骨折手术操作与技巧

第 2 版

主　编　王满宜

副主编　吴新宝　蒋协远

编　者（以姓氏汉语拼音为序）

安贵生　曹奇勇　查晔军　冯　华　高志强　公茂琪　龚晓峰

贡小英　韩　巍　贺　良　洪　雷　黄　强　姜春岩　蒋协远

李绍良　李　庭　李卫华　李　莹　刘国会　刘洪波　刘　俊

刘兴华　刘亚波　毛玉江　苏永刚　孙　林　滕　星　王金辉

王军强　王雪松　王　岩　危　杰　吴宏华　吴新宝　武　勇

夏志林　杨明辉　杨胜松　张伯松　张国柱　张　辉　张　健

张力丹　张　权　张玉富　赵春鹏　赵　刚　朱仕文　朱以明

人民卫生出版社

图书在版编目（CIP）数据

骨折手术操作与技巧/王满宜主编. —2 版.—北京：
人民卫生出版社,2016

ISBN 978-7-117-23277-7

Ⅰ.①骨…　Ⅱ.①王…　Ⅲ.①骨折-外科手术

Ⅳ.①R687.3

中国版本图书馆 CIP 数据核字（2016）第 217867 号

人卫智网	www.ipmph.com	医学教育、学术、考试、健康，购书智慧智能综合服务平台
人卫官网	www.pmph.com	人卫官方资讯发布平台

骨折手术操作与技巧

第 2 版

主　　编：王满宜

出版发行：人民卫生出版社（中继线 010-59780011）

地　　址：北京市朝阳区潘家园南里 19 号

邮　　编：100021

E - mail：pmph @ pmph.com

购书热线：010-59787592　010-59787584　010-65264830

印　　刷：北京盛通印刷股份有限公司

经　　销：新华书店

开　　本：889×1194　1/16　印张：29

字　　数：898 千字

版　　次：2008 年 1 月第 1 版　　2016 年 10 月第 2 版
　　　　　2019 年 9 月第 2 版第 3 次印刷（总第 7 次印刷）

标准书号：ISBN 978-7-117-23277-7/R·23278

定　　价：178.00 元

打击盗版举报电话：010-59787491　E - mail：WQ @ pmph.com
（凡属印装质量问题请与本社市场营销中心联系退换）

第 2 版前言

从事创伤骨科临床工作近 40 年,一直在想怎样才能把专业知识深入浅出地介绍给同行。我们深知,任何的书籍、文章和讲座如果让读者或听众觉得深奥,只能让他们感到你的知识渊博,而他们无法将你所讲述的知识付诸实践,你得到的只是赞叹和羡慕。久而久之人们会厌倦这种表达。只有学有所用才能永久吸引好学者并且使得他们记忆犹新终生难忘。

创伤骨科是一门实践的科学,没有经历过就很难理解所讲述的知识。创伤骨科又是变化无穷的临床实践,使得初学者感到上手容易,日臻成熟难。就像一盘围棋,从来不会有相同的复盘!

怎样才能够使一本富有临床实践经验的书籍展现给读者时,可以立即吸引他们的眼球,解决他们在临床实践中所面临的问题,这是我们编纂此书的根本目的。

本书摒弃以往教科书的书写方式,以病例介绍方式告诉读者积水潭创伤骨科的临床经验,在第 1 版的基础上又增加了更多的有意义的病例。读者可以通过一个典型病例联想到其他病例的治疗方法,起到举一反三的作用。本书因为是以病例介绍方式为主,所以在治疗理念和原则上与教科书的描述可能有所不同,也希望读者根据自己的实践经验分析与吸收。

最后,我要感谢我们创伤骨科所有的医护人员,他们为此书的编写放弃了与家人共享的休息时间,无私地把自己多年的临床经验介绍给读者。

北京积水潭医院创伤骨科

王满宜

2016 仲夏

目　录

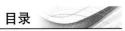

第一章 上肢手术

第一节 腕关节手术

病例1 桡骨远端骨折

【病例简介】

患者,男,45岁。右腕摔伤4小时,伴有腕关节肿胀、疼痛。患者从近1m高处摔落,以右手撑地,导致右腕受伤,来北京积水潭医院就诊拍片诊断为桡骨远端骨折(右)收入院。入院检查:右腕部肿胀、疼痛,活动受限,桡骨远端明显压痛,手指感觉运动好。身体其他部位无不适。患者既往体健,无传染病史。化验检查血糖稍高,其余无明显异常。拍摄腕关节正侧位片,X线平片上桡骨远端距关节面约1.5cm有一可疑骨密度增高区域(图1-1)。行腕关节CT检查(图1-2、图1-3)。

【手术指征的选择】

患者为中年男性,桡骨远端骨折,粉碎、短缩、移位,关节面有破坏。CT检查发现桡骨远端骨折粉碎程度远比X线平片上表现严重得多,而且月骨窝大约有1.2cm×1.5cm×1.8cm的不规则骨缺损区域,月骨窝的关节面被压缩到了关节面水平下约1.5cm处。手术指征明确。患者经控制血糖后,行手术治疗。这种损伤类型在临床上非常容易被忽略。

【术前计划与手术技巧】

患者桡骨远端骨折属Cooney通用分类法中的

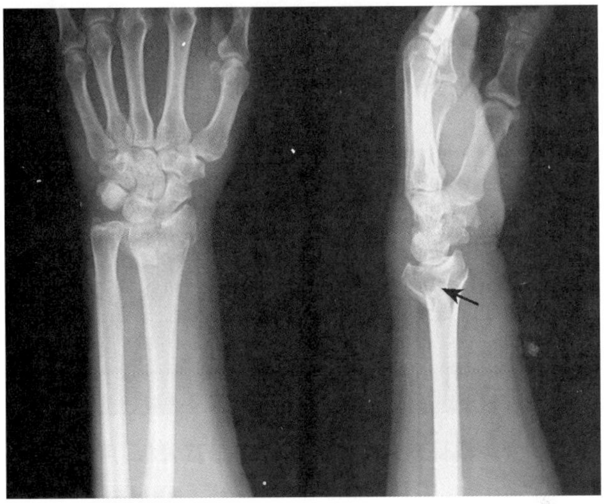

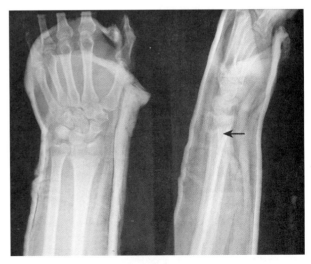

图1-1 桡骨远端骨折

腕关节正侧位片显示桡骨远端骨折累及关节面,但关节面连线尚完整,伴有向掌侧成角和桡骨短缩。仅桡骨远端距关节面约1.5cm有一可疑骨密度增高区域

图1-2 手法复位后短缩和成角纠正,但骨密度增高区仍存在

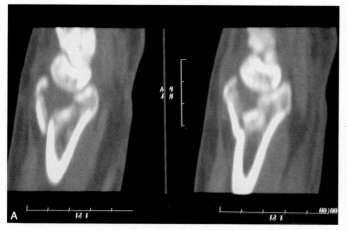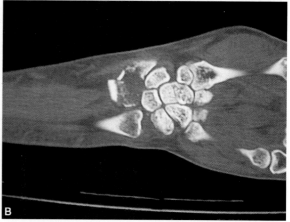

图1-3　CT检查发现桡骨远端骨折粉碎程度远比X线平片上表现严重得多，而且月骨窝大约有1.2cm×1.5cm×1.8cm的不规则骨缺损区域，月骨窝的关节面被压缩到了关节面水平下约1.5cm处

Ⅳb型，属关节内不稳定骨折。从CT片上可以看到，月骨窝压缩塌陷，桡骨远端掌背侧各剩一骨皮质壳，还不完整，有多处骨折移位。仅桡骨茎突处存留一块相对稍大的骨块。手术将尽量恢复桡骨远端的完整性，将压缩的关节面撬起，其下方必然形成一较大的骨缺损区域，用人工骨充填，复位满意后用掌侧T形接骨板螺钉固定。

伤后1周行手术。手术采用右腕掌侧Henry切口（图1-4），手术用时1小时。术中暴露骨折端发现骨折粉碎，骨折块小而薄（图1-5）。经骨折端进入将月骨窝压缩的关节面完整撬起，牵引下复位，透视下反复调整复位，关节面下骨缺损处填入人工骨，再次透视下调整至复位满意。于桡骨远端掌侧置一枚T形接骨板，用螺钉固定（图1-6）。

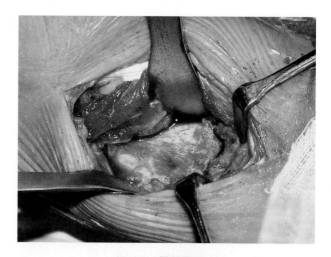

图1-5　暴露骨折端

【术后治疗及并发症】

术后第二天，开始在医生指导下进行腕关节功能训练。术后X线片显示桡骨远端畸形纠正，长度

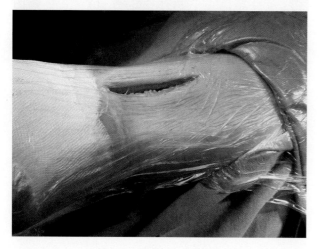

图1-4　掌侧Henry切口

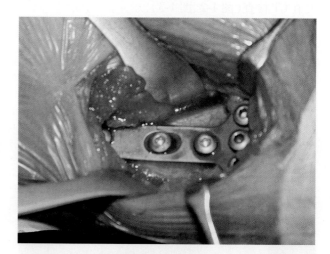

图1-6　桡骨远端掌侧置一枚T形接骨板，用螺钉固定

恢复，CT检查显示桡骨远端关节面复位良好（图1-7、图1-8）。术后两周拆线，伤口愈合好。3个月骨折愈合。功能恢复良好。

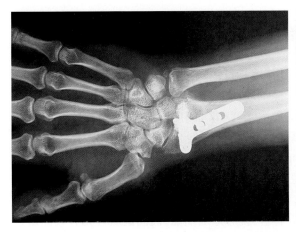
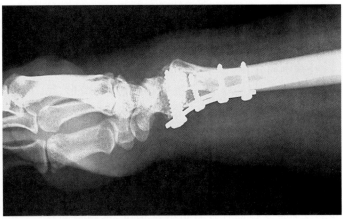

图1-7　术后X线片示桡骨远端畸形纠正,长度恢复,桡骨关节面下方密度增高区为植入的人工骨

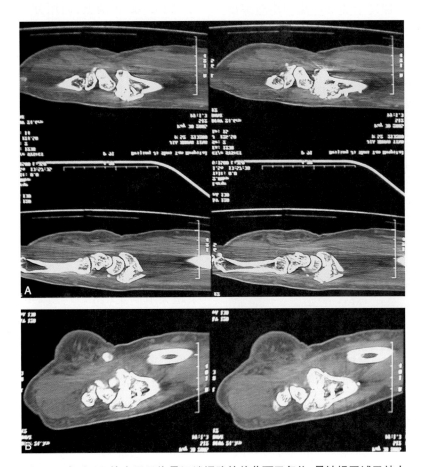

图1-8　术后CT检查显示桡骨远端塌陷的关节面已复位,骨缺损区域已被人工骨充填,关节面复位良好

（贡小英）

【推荐读物】

1. Jupiter JB,Lipton H. The operament of intraarticular fractures of the distal radius. Clin Othop,1993,292:48-61

2. Fernandez DL,Jupiter JB. Fractures of the Distal Radius:A Practical Approach to Management. New York:Springer-verlag,1996

3. Conwell HE. Fractures of the distal radius in adults. Clin Othop,1972,83:13-19

4. 蔡锦芳,于胜吉. 腕关节外科学. 北京:人民卫生出版社,2002

5. Mark AK,Pedro KB. Computed tomography scanning of intra-articular distal radius fractures:Does it influenc treatment? J Hand Surg,2001,26A:415-421

病例2 超关节外固定架固定术治疗桡骨远端不稳定骨折

【病例简介】

患者,女,51岁。因右腕摔伤后肿痛、畸形、活动受限,急诊就诊诊断为右桡骨远端骨折。行闭合牵引复位,石膏托外固定。拍片复查,桡骨远端背侧因骨折的粉碎性质而缺损巨大,背侧的皮质骨碎片向远端移位至桡腕关节间隙水平并嵌于腕背软组织中无法闭合复位(图2-1)。桡骨远端背侧因缺乏可靠的皮质骨支撑而存在骨折继发移位、掌倾角向背侧倾斜且移位的皮质骨碎片潜在刺激背侧软组织、磨损伸肌腱的风险,增加发生关节疼痛和功能障碍的可能性,于是行桡骨远端骨折切开复位,人工骨植入,超关节外固定架固定术。

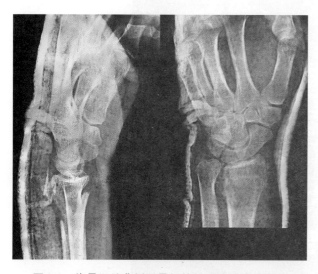

图2-1 桡骨远端背侧因骨折的粉碎性质而缺损巨大,背侧的皮质骨碎片向远端移位至桡腕关节间隙水平并嵌于腕背软组织中无法闭合复位

【手术指征的选择】

桡骨远端不稳定骨折是主要的手术指征,包括:①桡骨远端背(掌)侧皮质粉碎,关节面移位>2mm;②掌倾角向背侧倾斜超过20°~25°;③桡骨短缩>5mm;④复位后不稳定,易发生再移位。骨折在纵向牵引下骨折块复位困难,骨折端的骨皮质支撑不满意,在骨折端夹有肌腱或骨膜。对于严重的关节内粉碎骨折,桡骨短缩明显,内固定螺钉无有效固定位置的病例,外固定架固定是首选方法。如Frykman分型中的Ⅶ、Ⅷ两型,通用分类法中的Ⅱ、ⅣA、ⅣB型,关节内四部分骨折等首先应考虑外固定架。此患者桡骨远端背侧皮质粉碎,复位后不稳定,易发生再移位。腕背侧移位的骨片闭合复位很难达到满意的位置。

【术前计划与手术技巧】

术前拍腕关节正、侧位X线片,腕关节冠状位、矢状位和水平位CT(图2-2)。此患者骨缺损和无法闭合复位的骨片均在背侧,宜采用背侧入路,复位,植骨,固定。

取患肢前臂远端桡背侧纵切口(图2-3),从伸拇长肌腱和桡侧伸腕长、短肌之间进入,注意保护血管神经和肌腱,显露清理折端骨缺损区域和背侧移位的骨片(图2-4),复位,植骨,外固定架超关节固定(图2-5、图2-6)。术中透视骨折复位固定满意(图2-7),术后拍X线片证实(图2-8)。此手术的优点在于避免了局部存在内固定物的刺激,避免二期切开取出固定物所致的再次损伤。

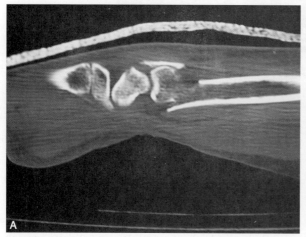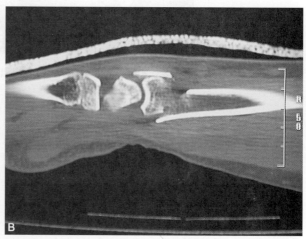

图2-2 骨缺损和无法闭合复位的骨片均在背侧

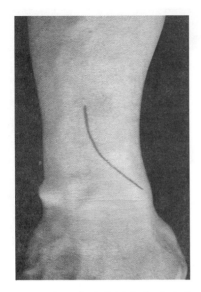

图 2-3　切口起自桡骨茎突,向上沿桡骨后缘并略偏向尺侧

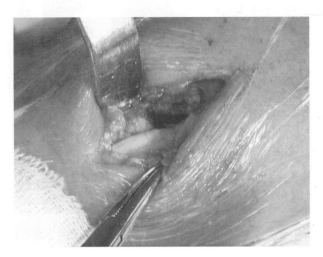

图 2-4　显露桡骨远端背侧骨缺损区和移位的骨片

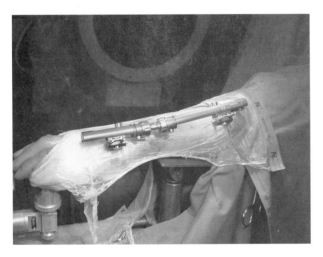

图 2-5　外固定架超关节固定

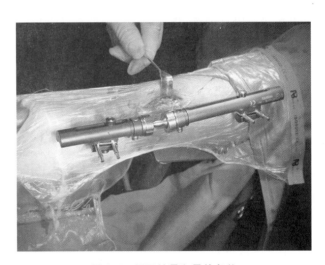

图 2-6　显示植骨和骨片复位

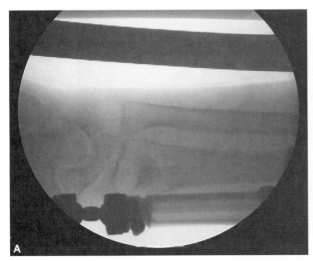

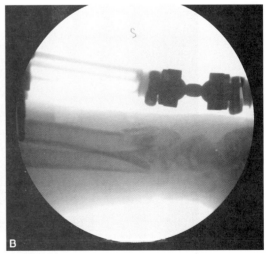

图 2-7　术中透视示骨折复位、固定、植骨满意

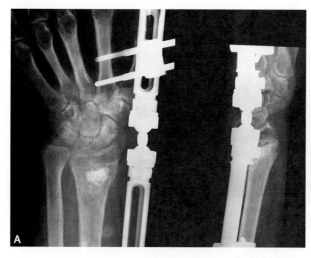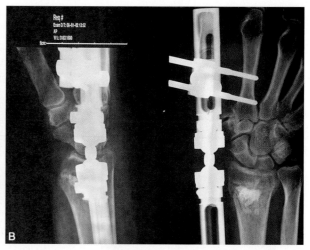

图2-8　术后X线片示骨折复位、固定、植骨满意

【术后治疗及并发症】

术后抗炎3天,每日进行针道护理。术后第二天开始进行康复训练,指导下进行前臂旋转功能锻炼。术后第4周松开一侧外固定架的球形关节动力化,初步行腕关节屈伸功能锻炼。术后6周骨折愈合,去除外固定架。

常见并发症主要有:桡神经损伤,肌腱损伤,肩手综合征,创伤性关节炎,针道感染,固定失效,畸形愈合,腕关节不稳定。此患者仅有轻微外背侧疼痛。

（安贵生）

【推荐读物】

1. 荣国威,王承武.骨折.北京:人民卫生出版社,2004:373-400

2. 高士濂.实用解剖图谱.上海:上海科学技术出版社,1980:173

病例3　尺、桡骨远端不稳定骨折切开复位、钢板螺钉内固定术

【病例简介】

患者,女,65岁。因左腕摔伤后肿痛、畸形、活动受限,急诊就诊诊断为尺桡骨远端不稳定骨折(左,粉碎)。其桡骨远端粉碎骨折波及桡腕关节,桡骨远端关节面压缩塌陷,近排腕骨随掌侧冠状面骨折块向近端脱位,尺骨头颈斜形骨折明显移位(图3-1)。予闭合复位石膏外固定,拍片复查,骨折复位不满意(图3-2)。因既往患血小板减少症和糖尿

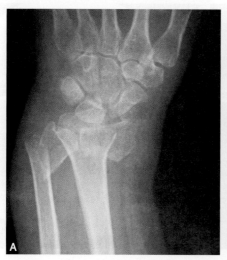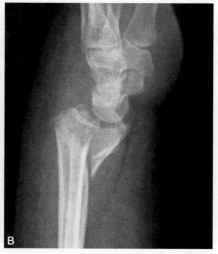

图3-1　桡尺骨远端骨折,移位明显

病,于伤后 1 周再次行闭合牵引复位,用石膏前后托固定于旋后位,拍片复查,骨折复位固定满意(图 3-3)。伤后 2 周复查,骨折发生继发性移位(图 3-4)。收入院,调整血糖,输血小板,于伤后 3 周行切开复位、钢板螺钉内固定术。

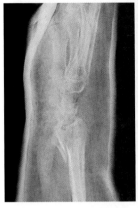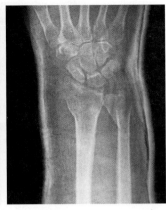

图 3-2　闭合复位后可见桡骨掌侧骨折块及尺骨远端骨折复位不满意

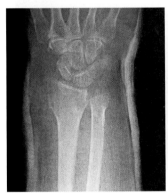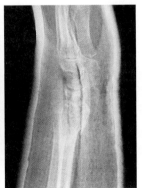

图 3-3　再次闭合复位后可见骨折复位良好。固定患肢于前臂旋后位

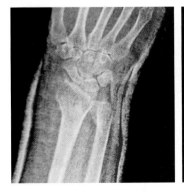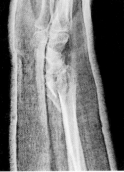

图 3-4　固定 1 周后,骨折出现继发移位

【手术指征的选择】

本例尺、桡骨远端均为不稳定性骨折,骨折闭合牵引复位后不能用石膏维持骨折复位至骨折愈合,而发生继发性移位,是手术的适应证。老年女性、骨质疏松、血小板减少和糖尿病是手术的相对禁忌证。

【术前计划与手术技巧】

本例尺、桡骨远端均为不稳定性骨折且骨折明显移位,对功能影响较大。患者入院时骨折已属陈旧性,应力争采取可靠的内固定才能减少因术后继续外固定对功能康复的影响。尺、桡骨远端骨折均需采用手术切开复位内固定以尽早获得骨折复位后的稳定。应优先复位固定对骨折稳定性影响大的桡骨。尺骨远折端固定困难,应选择合适的内固定物。术前准备应纠正患者的血小板减少和控制血糖。

手术常规采用桡骨远端桡、掌侧入路,从肱桡肌和桡侧屈腕肌之间进入,注意保护血管神经。切开碾挫的旋前方肌,显露、清理骨折端后进行骨折复位,手术中可以灵活使用克氏针做临时复位固定(图 3-5)。复位后用掌侧 T 形钢板固定(图 3-6)。

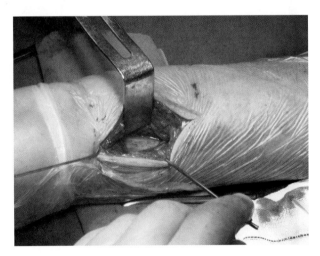

图 3-5　手术中切开复位后,可应用克氏针进行临时固定

另取前臂远端尺侧入路,从尺侧屈、伸腕肌腱之间进入,注意保护血管神经。显露、清理折端。将骨折复位后用克氏针做临时固定。因为尺骨骨折远折端骨块小,骨质松软,把持力差,故选用 2.7 系列异型钢板螺钉固定(图 3-7),可以使远折端多固定一枚螺钉。因尺骨远端有 3/4 被关节软骨所覆盖,应注意选择钢板的安放位置以免影响下尺桡关节的旋转活动。

【术后治疗及并发症】

术后常规抗感染治疗,伤口引流,复查化验检

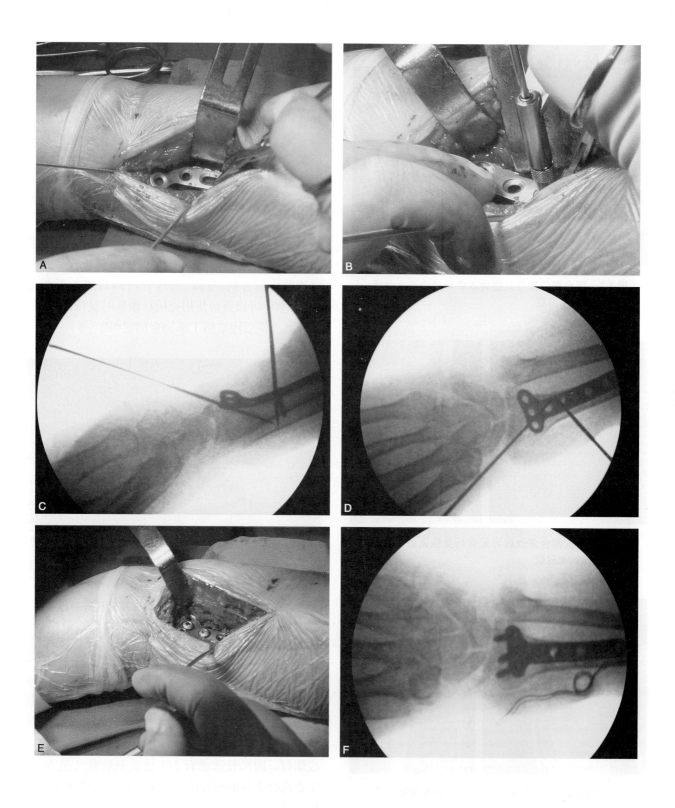

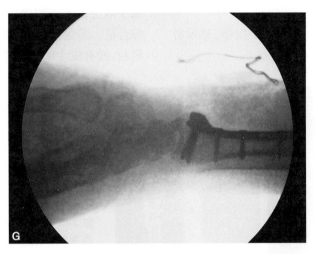

图 3-6　术中用 T 形钢板螺丝钉固定桡骨远端。可在术中
透视确认骨折复位及钢板置放位置

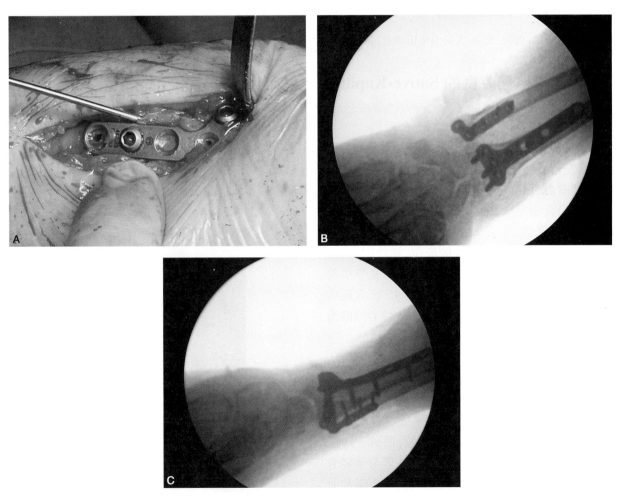

图 3-7　术中用 2.7 系列异型钢板螺丝钉固定尺骨远端。可在术中透视确认骨折复位及钢板置放位置

查,继续控制内科合并症。患肢免持重,保护下进行功能锻炼。

术后复查拍片(图3-8),并做CT扫描,显示骨折复位固定满意。

糖尿病患者术后需更加警惕伤口感染,血小板减少需警惕出血倾向,警惕反常出血导致筋膜间隔综合征。警惕尺、腕管综合征。本例患者术后恢复顺利,没有发生明显的并发症。

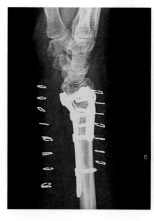
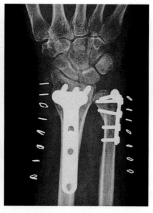

图3-8 桡尺骨远端骨折复位固定术后X线片,显示骨折复位固定满意

(安贵生)

【推荐读物】

1. 荣国威,王承武.骨折.北京:人民卫生出版社,2004:351-404

2. Rockwood,Green. Fractures in Adults. 6th ed. Philadelphia:Lippincott Williams & Wilkins,2006:909-964

病例4 改良的Sauve-Kapandji手术治疗下尺桡关节陈旧性脱位

【病例简介】

患者,男,28岁。2005年1月31日摔倒后致伤,伤后左前臂肿胀、疼痛、活动受限,于当地医院诊断为左桡骨骨折,行切开复位钢板内固定术,术后给予中立位石膏固定2个月。术后10个月出现左腕部疼痛、旋转受限,术后1年来北京积水潭医院治疗。入院后查体:左尺骨头背侧脱位,弹性固定,左侧下尺桡关节及腕尺侧压痛阳性。左腕关节活动度:掌屈50°,背伸70°,旋前60°,旋后45°。入院后行X线及CT检查(图4-1~图4-5)。入院后诊断为盖氏骨折术后(左)、下尺桡脱位(左,陈旧)。

【手术指征的选择】

对于陈旧的不可复位的下尺桡脱位,可以行尺骨远端切除术、尺骨远端半切除关节成形术或韧带重建下尺桡关节等手术,但是这些术式仅仅对于功能要求较低的老年患者有较好的疗效,而对于功能要求较高的年轻患者往往疗效不佳。患者为年轻男性,职业为急诊科医生,患者的要求为解决疼痛和前臂旋转受限问题,早日恢复正常的工作。因此我们决定行改良的Sauve-Kapandji手术来解决腕部和下尺桡的疼痛以及前臂旋转受限问题。改良的Sauve-

Kapandji手术适用于功能要求高、活动量大的年轻患者,这种手术能够明显地改善前臂的旋转功能,并且解决疼痛症状。同时,由于保留了三角纤维软骨复合体和腕尺侧韧带以及腕关节尺侧的骨性支撑,

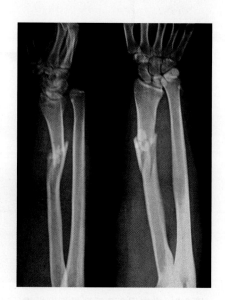

图4-1 伤后X线片示桡骨中下1/3骨折,下尺桡关节脱位,尺骨头背侧脱位明显,诊断应为盖氏骨折

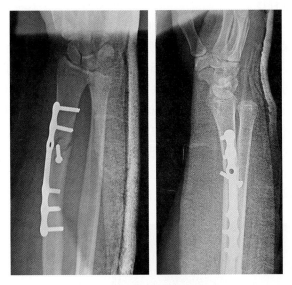
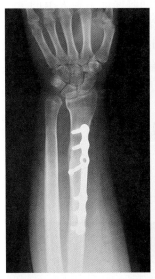
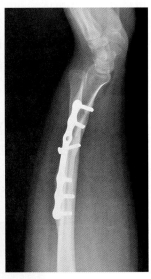

图 4-2 盖氏骨折切开复位内固定术后 X 线片，尺骨头仍然向背侧脱位，尺骨轻度正向变异

图 4-3 盖氏骨折切开复位内固定术后 1 年 X 线片，示尺骨头背侧脱位，桡骨弧度增大，尺骨正向变异明显

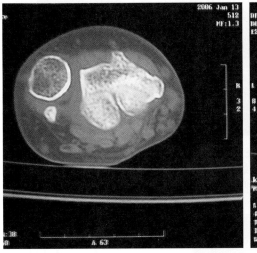
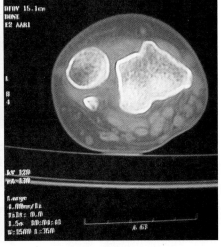

图 4-4 盖氏骨折切开复位内固定术术后 1 年下尺桡关节 CT 示尺骨头背侧脱位

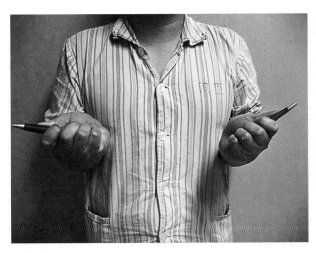
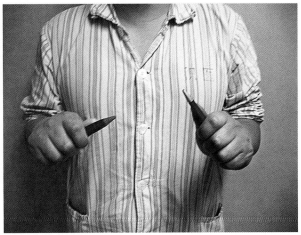

图 4-5 盖氏骨折切开复位内固定术后 1 年前臂旋转体位像（左侧为患侧）。可以看到左前臂旋转受限,旋后受限较重

使得这种手术在解决疼痛的同时保证了腕关节的生物力学的稳定性,并且使患者较好地恢复握力。另一方面改良的 Sauve-Kapandji 手术通过尺侧屈腕肌或尺侧伸腕肌悬吊尺骨近端,避免了常规的 Sauve-Kapandji 手术远期发生由于尺骨与桡骨撞击而导致的疼痛问题。

【术前计划与手术技巧】

拍摄健侧腕关节正侧位 X 线片,作为手术中确定尺骨变异的依据。术前行腕关节 CT 检查,以明确下尺桡脱位的程度和下尺桡关节创伤性关节炎的严重程度。

尺侧屈腕肌与尺侧伸腕肌之间纵行切口,注意保护尺神经的背侧感觉支。尺骨远端保留 1 ~ 1.5cm,段截尺骨 1 ~ 1.5cm,去除段截部分的骨膜,防止骨化和再愈合,去除下尺桡关节的关节软骨,将段截的尺骨中的松质骨植于下尺桡关节,以 2 枚螺钉固定下尺桡关节,术中根据健侧 X 线片调整尺骨变异。采用尺侧屈腕肌或尺侧伸腕肌的一半悬吊尺骨近端,以防止远期发生由于尺骨与桡骨撞击所导致的疼痛(图 4-6、图 4-7)。

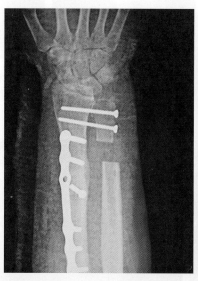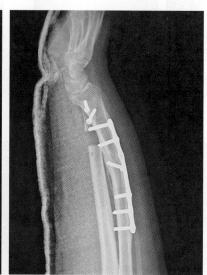

图 4-6 改良的 **Sauve-Kapandji** 手术术后 **1** 周 X 线片。尺骨正向变异和背侧脱位均得到纠正,尺骨段截后以 **2** 枚螺钉固定下尺桡关节,同时将下尺桡关节植骨融合,尺骨近端的透光处为尺侧伸腕肌悬吊点

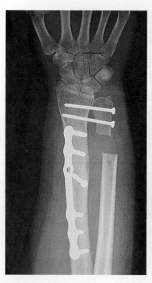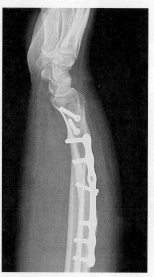

图 4-7 改良的 **Sauve-Kapandji** 手术术后 **8** 周 X 线片

【术后治疗及并发症】

术后肘下石膏托固定,可以允许前臂轻度的旋转功能锻炼;术后 2 周更换位腕关节支具,开始前臂主动旋转功能锻炼;术后 6 周开始腕关节屈伸功能锻炼(图 4-8)。X 线证实下尺桡关节融合后去除腕关节支具。

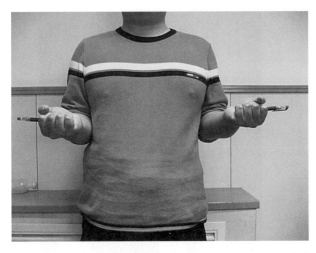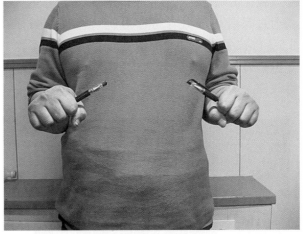

图 4-8　改良的 Sauve-Kapandji 手术术后 8 周前臂旋转体位像,前臂旋转恢复好

常见的手术并发症有尺神经背侧感觉支的损伤、下尺桡关节融合失败以及尺骨段截处的骨性愈合。

（高志强）

【推荐读物】

1. Lamey DM, Fernandez DL. Results of modified Sauve-Kapandji procedure in the treatment of chronic posttraumatic derangement of the distal radioulnar joint. JBJS, 1998, 80 (12):1758-1769

2. Minami A, Suzuki K, Suenaga N, et al. The Sauve-Kapandji procedure for osteoarthritis of the distal radioulnar joint. J Hand Surg,1995,20:602-608

病例 5　尺骨短缩截骨治疗桡骨远端骨折后尺腕撞击

【病例简介】

患者,男,48 岁。1 年前摔倒后致伤,伤后右腕肿胀、畸形、活动受限,于当地医院诊断为右桡骨远端骨折,行闭合整复石膏外固定,石膏固定 6 周,去除石膏后行功能锻炼。伤后 8 个月出现右腕部不适、尺侧疼痛,术后 1 年来北京积水潭医院治疗。入院后查体:右腕尺侧活动疼痛,尺侧压痛明显。右腕关节活动度:掌屈 70°,背伸 70°,旋前 60°,旋后 80°。入院后行 X 线检查（图 5-1、图 5-2）。入

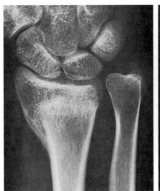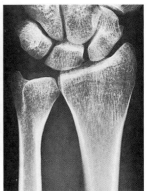

图 5-2　术前患侧与健侧

院后诊断为尺腕撞击综合征（右）、尺骨正向变异（右）。

【手术指征的选择】

尺腕撞击综合征是指尺骨远端长于桡骨远端 2mm 以上（尺骨正向变异）而引起的腕尺侧疼痛及活动受限的临床症候群。正常情况下,桡尺骨远端长度相等,如果尺骨远端长于桡骨远端 2mm 以上,则腕关节内的压力将增大,会导致腕关节尺侧部分关节接触压力增高,引起关节的磨损和退行性改变,诱发腕尺侧疼痛和活动受限。尺骨短缩截骨术

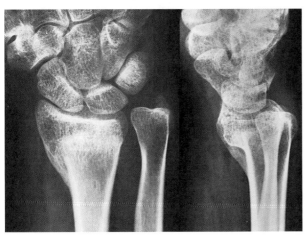

图 5-1　术前 X 线正侧位示尺骨正向变异约 3mm

治疗尺腕撞击综合征具有手术简单、便于操作的优点。通过尺骨短缩截骨可以对腕尺侧进行减压（图5-3），拉紧尺腕韧带并且控制腕尺侧的不稳定。但是要求桡骨的尺骨切迹完好、无台阶、无退行性改变。

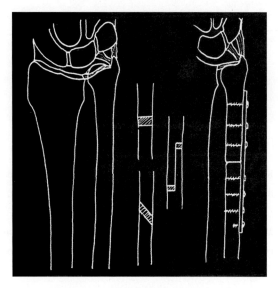

图5-3　尺骨短缩截骨的方法

【术前计划与手术技巧】

拍摄健侧腕关节正侧位X线片作为对照，以此作为手术中确定尺骨变异的依据。需要注意的是正常的桡尺骨远端的关系有不同的类型，在术前健侧腕关节X线片中要对此有清楚的认识，这也是正确确定尺骨变异的一项重要的依据。

以尺骨头近端4~5cm为中心行纵形切口，逐层切开，剥离骨膜，根据术前计划行尺骨短缩截骨。截骨方式有横形截骨、梯形截骨和斜形截骨（图5-3）。但我们推荐横形截骨，因为横形截骨具有手术操作简单、愈合可靠的优点。术中应注意所有的操作均应在前臂中立位下进行，以正确判断和测量截骨长度与内固定的位置。

【术后治疗及并发症】

术后用石膏将腕关节固定于功能位、前臂固定于中立位，4周后去除石膏，开始功能锻炼（图5-5）。定期复查X线片（图5-4），了解截骨端愈合情况，完全愈合后可取出内固定。

手术的并发症主要有尺神经背侧感觉支的损伤，尺骨截骨处发生延迟愈合和不愈合。

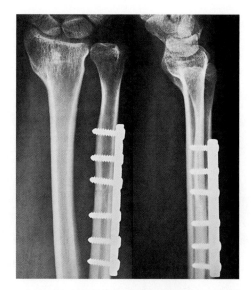

图5-4　术后X线正侧位片示尺骨变异恢复至正常

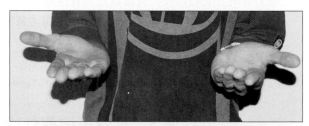

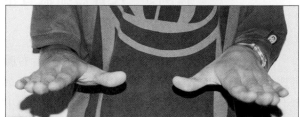

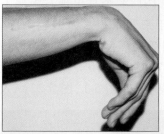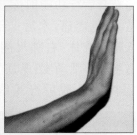

图5-5　术后体位像示腕关节活动恢复正常

（高志强）

【推荐读物】

1. Cooney WP, Dobyns JH, Linscheid RL. The Wrist：Diagnosis and Operative Treatment. Missouri：Mosby-year Book Inc，1998
2. 于胜吉. 腕关节外科学. 北京：人民卫生出版社，2002

病例6　桡骨远段骨折合并迟发下尺桡半脱位-带运动轴的跨腕关节外固定架

【病例简介】

患者,男,44岁。因爆炸伤至左上臂、前臂和手部功能障碍2小时就诊。查体:全身一般状况稳定,左手开放伤口,左前臂、手部张力高,左上臂及腕部反常活动,左手指感觉麻木,不敢活动,末梢淤血(图6-1)。X线片示左肱骨干中段粉碎骨折,左尺桡骨远段骨折,左尺骨茎突骨折(图6-2)。拇指指间关节骨折脱位。

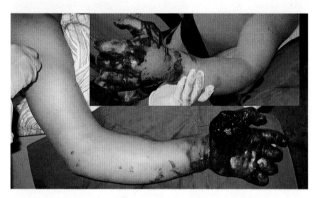

图6-1　患肢照片

诊断:爆炸伤。

1. 骨筋膜室综合征(左前臂、手)。
2. 肱骨干骨折(左,闭合)。
3. 尺桡骨骨折(左,闭合,远段)。
4. 尺骨茎突骨折(左,闭合)。
5. 皮裂伤(左手)。

6. 拇指指间关节骨折脱位(左,闭合)。

【手术指征的选择】

本病例的特点是:同一肢体多处骨折;骨折伴随严重的软组织损伤;软组织损伤的范围和严重程度一期难以准确判断。治疗的重点除了常规清创、骨折的复位和固定外,还需对前臂和手部进行彻底的减张,二期闭合减张伤口。

【术前计划与手术技巧】

肱骨干骨折是闭合的中段骨折,首选固定方案是切开复位钢板内固定。尺桡骨远段骨折常规是进行钢板内固定,对该患者减张后如果能用前臂远端的肌腹覆盖内固定物,通过钢板固定尺桡骨仍为首选。桡骨的固定如果采用直钢板,远端只能有2枚螺钉;如果用桡骨远端的T形钢板,虽然能横向用3枚螺钉,但板的强度差。尺骨的骨折线更靠远端,远端折块难以稳定固定。总之,尺桡骨不能单纯通过内固定达到稳定固定,术后需要适当制动。减张后辅以石膏制动不方便换药,更不能达到腕关节的功能训练。在这种条件下,用带铰链的跨腕关节外固定架既能达到制动、促进骨折和软组织恢复的效果,又能方便换药、观察创面,适当牵开关节间隙且早期行腕关节屈伸练习。拇指的指间关节骨折脱位尽可能闭合复位,克氏针固定。

1. 急诊行清创、减张、复位和固定术清创结束后,先行前臂和手的彻底减张术(图6-3),经前臂掌

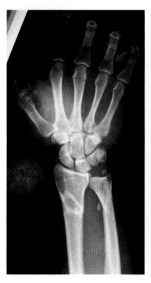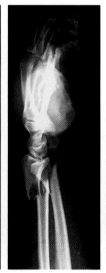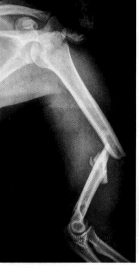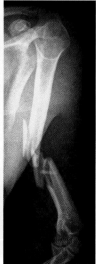

图6-2　伤后X线片

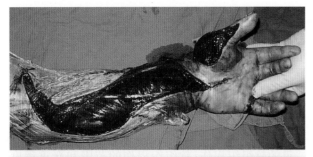

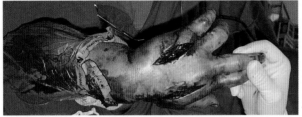

图 6-3　术中减张切口

侧减张口内的 Henry 间隙显露桡骨骨折,经尺背侧另做切口显露尺骨骨折(图 6-4)。按术前计划分别对尺桡骨进行复位、钢板内固定后,于腕关节纯桡侧安装带球窝关节的跨关节外固定架(Orthofix)。透视下确认远端 2 枚 Schanz 针分别置于第 2 掌骨近 1/3 及中 1/3(图 6-5),近端 Schanz 针位于桡骨钢板近侧,经前臂桡侧切开直视下拧入,防止损伤绕神经浅支(图 6-6)。跨腕关节外固定架能够术后早期进行腕关节屈伸练习的关键是:①外固定架置于冠状面,即纯桡侧,而不能是桡背侧;②安装连接杆时腕关节置于桡偏尺偏中立位;③球窝关节活动轴位于月头关节水平(De Bastiani,2000)(图 6-7)。术中放松位于月头关节水平的球窝关节,透视下被动最大

程度屈伸腕关节无半脱位(图 6-8)。用肌腹覆盖内固定物,适当缩小前臂减张的创面及术中 X 线片示骨折达到解剖复位,下尺桡对合正常,内固定物和外固定架针位置、长度均合适(图 6-9)。术中通过外固定架将腕关节固定于中立位,然后依次复位固定拇指的指间关节,对肱骨干行切开复位钢板内固定(图 6-10)。术后早期鼓励患者主动活动肩关节,进行手指的被动伸直练习防止屈指挛缩。每日放松月头关节水平的球窝关节,进行几次腕关节的被动屈伸练习,然后固定于中立位。

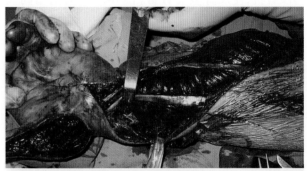

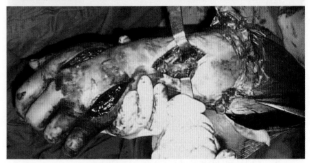

图 6-4　术中显露尺骨骨折

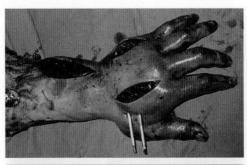

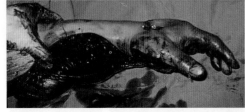

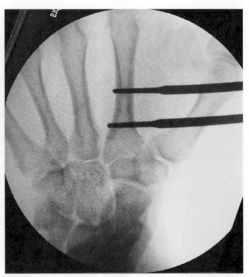

图 6-5　透视下放置远端 Schanz 针

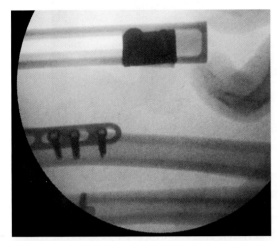

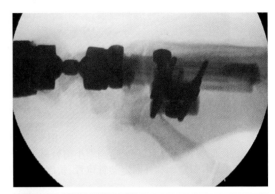

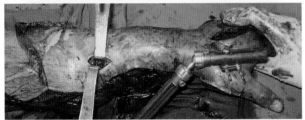

图6-6 直视下放置近端Schanz针

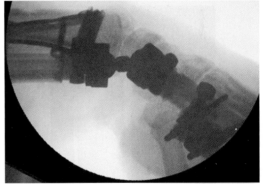

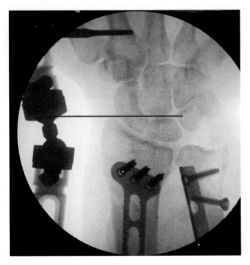

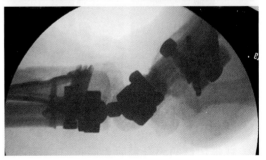

图6-8 透视下被动最大程度屈伸腕关节无半脱位

图6-7 术中透视
红线示球窝关节活动轴位于月头关节水平

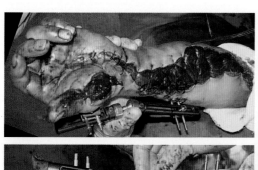

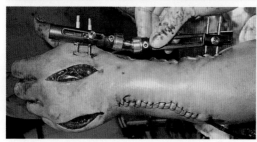

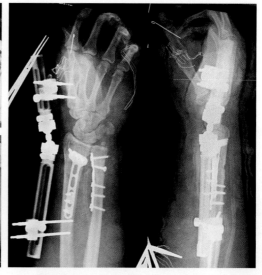

图6-9　闭合伤口并拍摄X线片

用肌腹覆盖内固定物,适当缩小前臂减张的创面及术中X线片示骨折达到解剖复位,下尺桡对合正常,内固定物和外固定架针位置、长度均合适

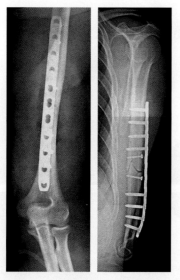

图6-10　肱骨干骨折行切开复位
钢板内固定

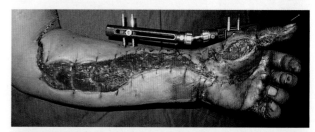

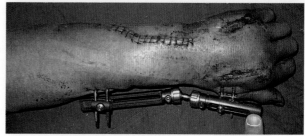

图6-11　术后2周前臂及手部创面

2. 减张切口的闭合术后2周时,对前臂和手部的减张创面进行清洁(图6-11)。手部背侧伤口无张力下直接缝合,大鱼际及前臂创面取大腿中厚皮片植皮(图6-12)。术中在麻醉下被动屈伸腕关节及被动伸直手指(图6-13)、被动屈伸肘关节(图6-14)改善活动度。

3. 迟发下尺桡半脱位的治疗植皮术后腕关节X线片示下尺桡关节出现半脱位,进一步采取CT扫描检查以确认尺骨头向背侧半脱位于桡骨远端(图6-15),如果其不能得到及时必要的复位,陈旧的尺骨远端背侧半脱位会导致日后前臂旋转功能受限,尤其是旋后功能受限。

治疗包括复位和固定下尺桡关节。可以试行麻醉下前臂被动旋后,透视证实复位成功后下尺桡关节临时克氏针固定。如果闭合复位失败,计划从原尺骨内固定切口入路切开复位。经过下尺桡关节面应用螺钉固定容易导致下尺桡骨性融合,应尽可能避免。内固定可以选择在下尺桡关节的近侧用螺钉或克氏针固定,术后辅以石膏制动。本病例中尺骨的内固定钢板会造成经尺桡骨的固定操作困难。通过在外固定架上增加横弓,经横弓在尺骨背侧增加1枚Schanz针能有效地控制下尺桡的旋转,代替内固定和石膏。在尺骨置入这枚Schanz针时务必确认经尺骨的长径,尽可能一次成功。位置偏了或反复钻孔都会增加术中甚至术后并发骨折的可能。

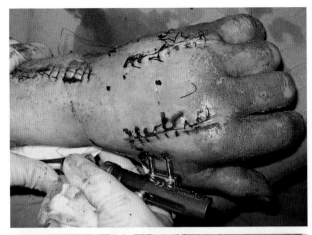

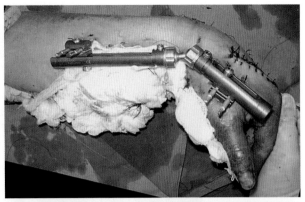

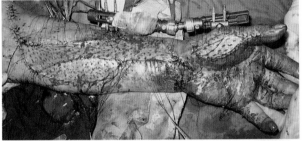

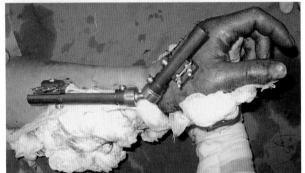

图 6-12 创面植皮

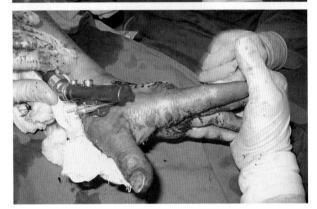

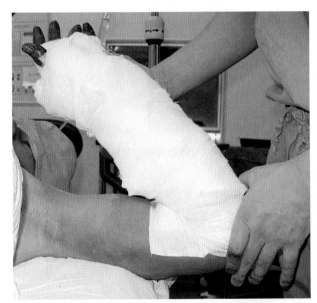

图 6-13 术中被动屈伸腕关节及被动伸直手指

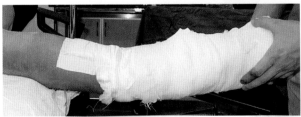

图 6-14 术中被动屈伸肘关节

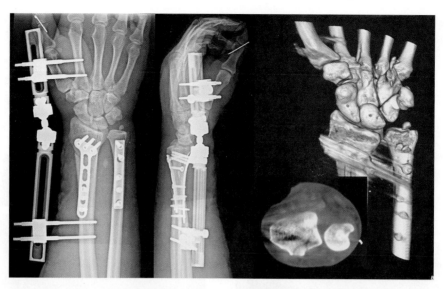

图 6-15　X 线片及 CT 示尺骨头向背侧半脱位于桡骨远端

手术中麻醉后先试行闭合复位。被动旋前时脱位增大(图 6-16),被动旋后时复位成功(图 6-17),克氏针临时固定(图 6-18)。在尺骨钻孔前先用克氏针定位,确认入针点在尺骨钢板近侧(图 6-19),然后置入 Schanz 针,使前臂固定于旋后位。术中拔出临时固定下尺桡关节的克氏针后透视下确认单独应用外固定架能有效防止下尺桡关节再脱位(图 6-20)。术后体位像见图 6-21。X 线、CT 示半脱位已经纠正(图 6-22)。

【术后治疗及并发症】

术后鼓励进行肩、肘、腕、手指的主动活动。术后 3 周拆除横弓及尺骨的 Schanz 针,下尺桡未见脱位复发(图 6-23)。开始练习前臂旋转。伤后 5 个月,X 线示尺桡骨骨折愈合,肱骨干骨折不愈合(图 6-24)。

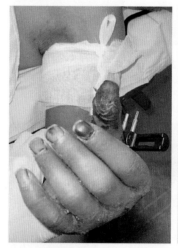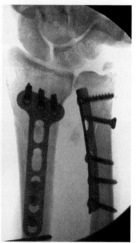

图 6-17　被动旋后时复位成功

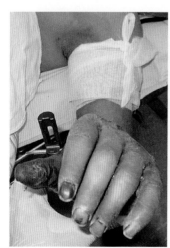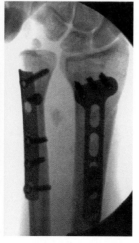

图 6-16　被动旋前时脱位增大

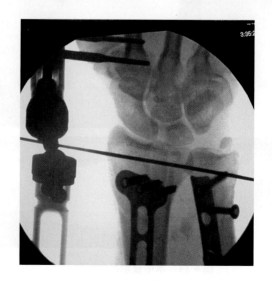

图 6-18　复位,克氏针临时固定

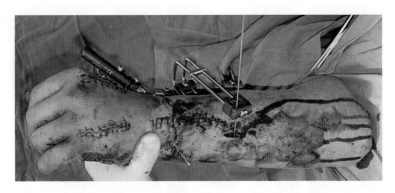

图 6-19　克氏针确认入针点在尺骨钢板近侧

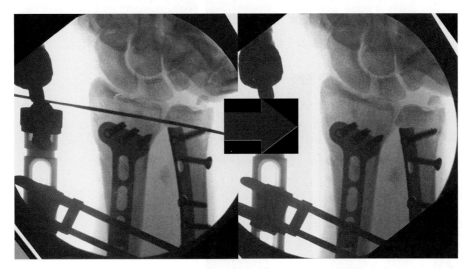

图 6-20　术中透视示单独应用外固定架能有效防止下尺桡关节再脱位

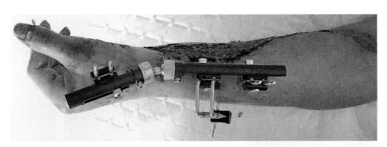

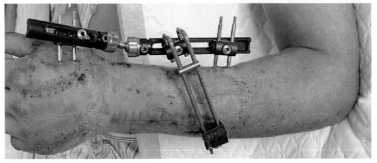

图 6-21　术后体位像

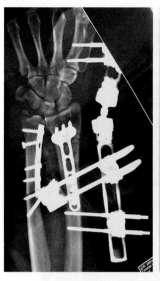
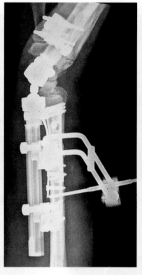
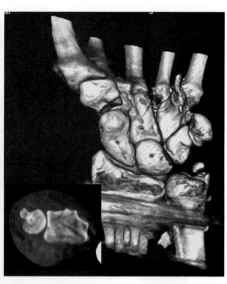

图 6-22　X 线、CT 示半脱位已经纠正

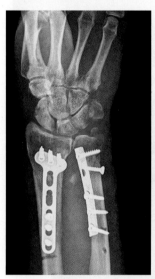
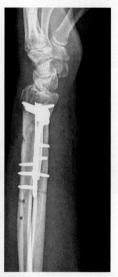

图 6-23　术后 3 周拆除横弓及尺骨的 Schanz 针，下尺桡未见脱位复发

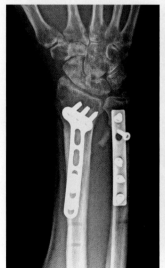
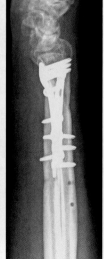
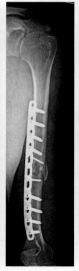
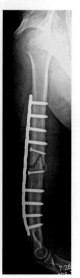

图 6-24　伤后 5 个月，X 线示尺桡骨骨折愈合，肱骨干骨折不愈合

肱骨干骨折不愈合的治疗应考虑原始致伤原因——爆炸伤严重破坏折端周围的血运。切开复位过程中对蝶形块的剥离、复位和固定也会破坏血供。通过单纯植骨能治愈不愈合。

术中发现不愈合端存在异常活动。为了减少出血,避免更广泛的剥离,在植骨的同时在前外增加3.5mm前臂钢板,增加稳定性(图6-25)。4个月后,X线示骨折愈合(图6-26)。患者左上肢的功能:腕关节屈伸及前臂旋转(图6-27)、肘关节屈伸(图6-28)和肩关节前屈上举、内外旋(图6-29)。

【讨论与思考】

1. 跨腕关节外固定架能起到类似石膏的制动腕关节的作用,对合并创面的病例更有利于观察伤口和更换敷料。带球窝关节的跨腕关节外固定架通过将球窝关节定位于腕关节的屈伸运动轴,还能在带外固定架的同时早期进行屈伸活动。外固定架中和了手部对尺桡骨远端的应力,对不能稳定固定的内固定物起到保护作用。早期活动可减少关节粘连的发生率。

2. 跨腕关节外固定架的横弓专门用于控制下尺桡关节。由于它距离下尺桡关节较远,和直接位于下尺桡近侧的螺钉或克氏针相比固定强度会弱一些,在拔除临时固定下尺桡的克氏针后,需要确认固定的可靠性,即透视下没有再次脱位。作为内固定后代替石膏的制动方式它是很好的选择,尤其是与石膏相比,在控制旋转的同时不用制动肘关节和腕关节。应用跨腕关节外固定架横弓另一个注意事项是在尺骨干拧入Schanz针时可能造成医源性骨折,

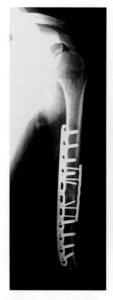
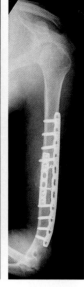

图6-26　术后4个月,X线示骨折愈合

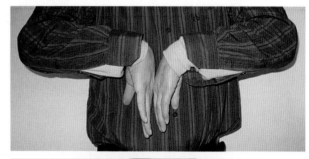

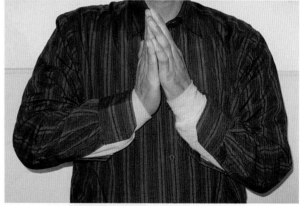

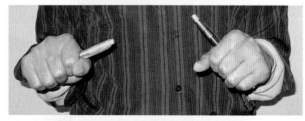

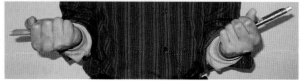

图6-27　腕关节屈伸及前臂旋转体位像

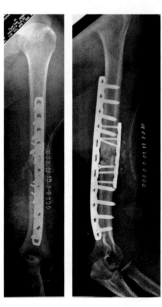

图6-25　前外增加3.5mm前臂钢板,增加稳定性

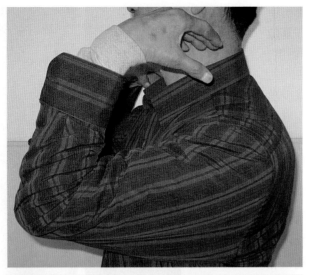

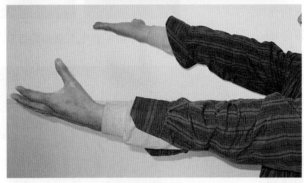

图 6-28　肘关节屈伸体位像

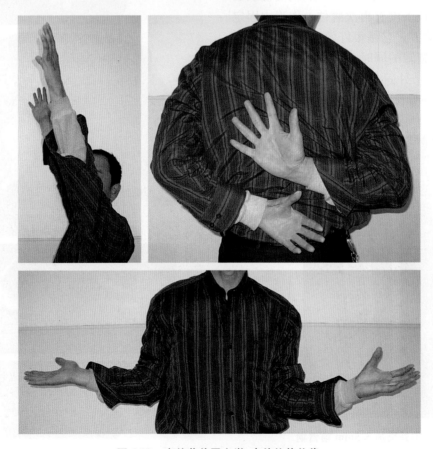

图 6-29　肩关节前屈上举、内外旋体位像

对尺骨干直径较细的患者应该慎用。拧入 Schanz 针时要先将横弓安装于外固定架连接杆,经过夹钳确认位置合适后再钻孔。不提倡先拧入 Schanz 针再安装横弓。

3. 多发创伤的患者治疗顺序应遵循:挽救生命→拯救肢体→开放伤口的处理→骨折固定→后期功能重建。多发创伤的病例在首诊时需要制定综合全面的治疗方案。

4. 内固定结合带铰链的跨关节外固定架能达到增加稳定,同时实现早期关节功能训练的目的。

5. 复杂的前臂损伤应重视上下尺桡关节脱位的早期诊断,并及时治疗。

(滕　星)

【推荐读物】

De Bastiani G, Apley AG, Goldberg A. Orthofix external fixation in trauma and orthopaedics. Springer-Verlag London Limited, 2000:157-160

病例7　切线位透视在桡骨远端骨折内固定术中的应用

【病例简介】

患者,男,36 岁。主因摔倒致右腕疼痛、肿胀、活动受限约 24 天入院。X 线示右桡骨远端骨折,移位明显,有碎块。关节面错位。

【术前计划与手术技巧】

伤后 26 天行切开复位内固定。术后 X 线示螺钉可能进入桡腕关节(图 7-1),复查 CT 示螺钉进入桡腕关节(图 7-2)。

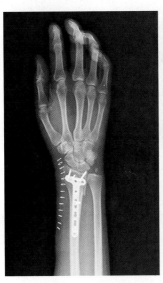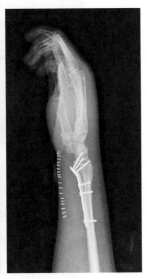

图 7-1　术后 X 线片示螺钉可能进入桡腕关节

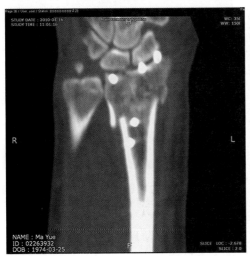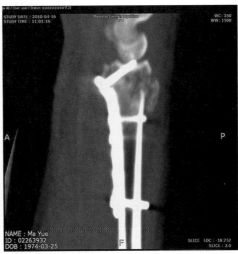

图 7-2　术后 CT 证实螺钉进入桡腕关节

伤后33天重新切开，更换2枚螺钉。术中切线位透视以明确关节面复位情况及螺钉有无进入关节（图7-3）。

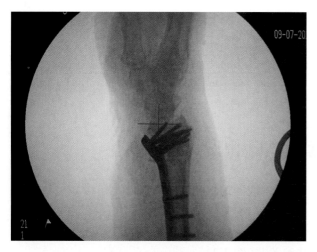

图7-3 术中斜侧位透视可见螺钉均位于桡腕关节面下方，并且可以看到关节面复位满意

【术后治疗及并发症】

术后关节功能恢复良好，术后1年取出内固定。

【讨论与思考】

近年来，随着对桡骨远端骨折认识的增加和治疗理念的发展，越来越多的医生选择通过切开复位内固定方法来治疗桡骨远端骨折。有统计显示，1996年至2005年，十年间美国通过切开复位接骨板内固定治疗桡骨远端骨折的比率由3%上升至16%。同时各种新型桡骨远端接骨板的临床应用也促进了桡骨远端骨折内固定手术率的提升。目前主流的桡骨远端接骨板多为解剖型锁定接骨板，在接骨板的远端多为低切迹设计以方便接骨板偏远放置。接骨板的远端多为双排螺钉以提供更好的软骨下支撑，并且应用桡侧和尺侧不同螺钉来支撑固定桡骨茎突或下尺桡关节部位。同时有些产品在远端可以选用可调角度的锁定螺钉进行固定，方便术者根据骨折的具体情况进行调整。以上这些优点给桡骨远端骨折内固定带来了极大的益处，同时也改善了桡骨远端骨折内固定的治疗效果。但是同样是这些优点在术中也带来了一定的风险：由于螺钉设计尽量偏远以及可调角度锁定螺钉的应用，可能会导致螺钉进入桡腕关节或者下尺桡关节，或者螺钉过长导致背侧肌腱刺激或肌腱断裂。为避免这些情况的发生，术中我们常常通过透视来确认接骨板和螺钉的位置，但是标准的正侧位透视有时无法完全明确螺钉是否进入桡腕关节和下尺桡关节，以及螺钉是否穿出背侧皮

质，因此我们在术中采用切线位透视来确认螺钉位置。切线位包括斜侧位和腕掌屈切线位。

我们知道桡骨远端在解剖上存在尺偏角，约为22°，因此在标准侧位透视时所看到的并不是真正的关节面的切线位；同时由于腕骨的干扰，使得我们很难判断螺钉是否进入桡腕关节（图7-4）。为解决尺偏角的影响，在术中侧位透视时我们将患肢抬起20°~25°（图7-5），这时抵消了尺偏角的影响，透视所看到的是真正的关节面切线位，此时可以清楚地看到螺钉是否进入桡腕关节，并且能够看到关节面的复位情况。

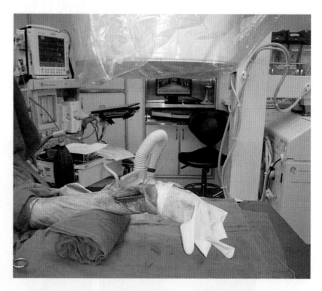

图7-4 术中标准侧位透视无法明确螺钉是否进入桡腕关节

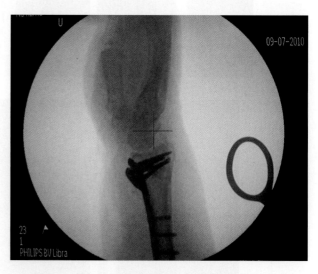

图7-5 术中斜侧位透视的体位：侧位透视时将患肢抬起20°~25°

在术中，螺钉除了可能进入桡腕关节外还可能进入下尺桡关节，这可能导致前臂旋转受限或下尺桡关节创伤性关节炎，在术中标准正位透视有时受

到接骨板和体位的影响无法判断螺钉是否进入下尺桡关节。另外我们知道桡骨远端在横截面上并不是方形,而是中间高两侧低的形状,背侧最高点为Lister结节(图7-6),因此在术中如果螺钉偏长从背侧皮质穿出但是没有超过Lister结节,此时在标准侧位透视时可能无法发现(图7-7),导致术后发生伸肌腱相关的并发症。为避免这两种情况的发生,术中可以采用腕掌屈切线位透视。透视时患肢屈肘约75°,腕关节极度掌屈,X线以腕关节为中心垂直透视(图7-8)。在这个位置下我们可以看到螺钉自背侧皮质穿出(图7-9),更换螺钉后再次腕掌屈切线位透视可见螺钉长度合适(图7-10)。

另外术中由于接骨板遮挡的原因,我们在标准正位透视时无法判断螺钉是否进入下尺桡关节(图7-11),应用腕掌屈切线位透视能够清楚地判断螺钉是否进入下尺桡关节(图7-12)。

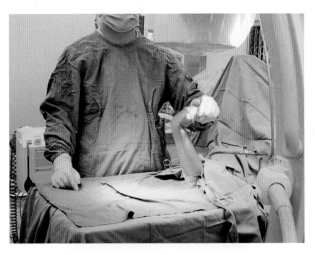

图7-8 术中腕掌屈切线位透视体位:肘关节屈肘75°,腕关节极度掌屈位

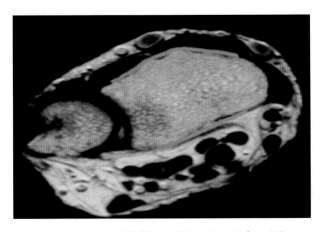

图7-6 桡骨远端横截面示意图:呈中间高两侧低的形状,最高点为Lister结节

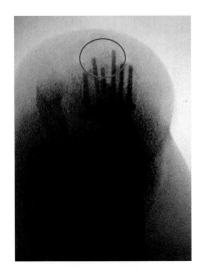

图7-9 术中腕关节掌屈切线位透视可见螺钉偏长穿出背侧皮质

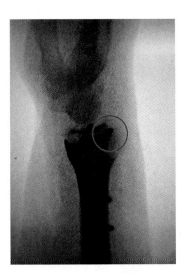

图7-7 术中标准侧位透视无法明确螺钉是否偏长穿出背侧皮质

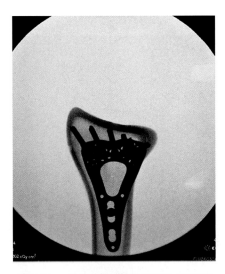

图7-10 术中更换螺钉后再次腕关节掌屈切线位透视可见螺钉长度合适

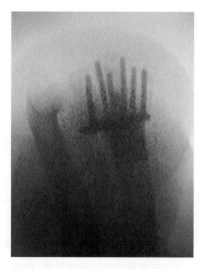

图 7-11　Sawbone 模型骨标准正位
透视见螺钉可疑进入下尺桡关节

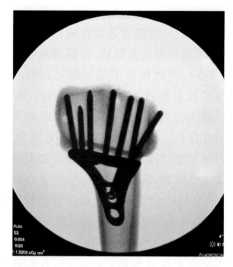

图 7-12　Sawbone 模型骨腕关节掌屈切线
位透视证实螺钉进入下尺桡关节

术中采用斜侧位及腕掌屈切线位透视能够使我们及时发现螺钉进入桡腕关节和下尺桡关节，从而避免了螺钉所导致的创伤性关节炎、疼痛和活动受限的发生。同时腕掌屈切线位透视能够让我们在术中及时发现螺钉自背侧皮质穿出，及时更换螺钉，从而避免发生伸肌腱相关的并发症。

【总结】

1. 术中切线位透视能够帮助我们避免发生螺钉相关的并发症。

2. 斜侧位透视能够明确螺钉是否出入桡腕关节。

3. 腕掌屈切线位透视能够明确螺钉是否进入下尺桡关节以及是否穿出背侧皮质。

（高志强）

【推荐读物】

1. 田伟，王满宜. 骨折. 第 2 版. 北京：人民卫生出版社，2013

2. Rockwood Green. Fractures in Adult. 6th ed. Philadelphia：Lippincott Williams & Wilkins，2006

病例 8　应用扩展的桡侧腕屈肌入路治疗复杂的桡骨远端骨折

【病例简介】

患者，男，45 岁。因从 2m 高处坠落致左腕肿胀、疼痛 3 小时就诊。X 线及 CT 检查示左桡骨远端骨折 C3 型粉碎性骨折（图 8-1、图 8-2），骨折掌背侧均涉及，并且关节面中央存在塌陷骨折块。拟行切开复位接骨板内固定治疗，采用何种手术入路为佳？

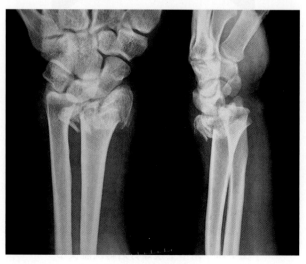

图 8-1　桡骨远端 C3 型骨折术前 X 线片

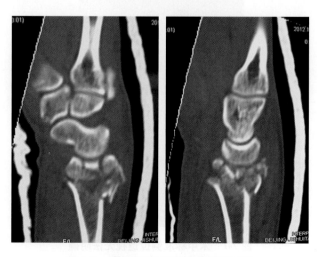

图 8-2　桡骨远端 C3 型骨折术前 CT

【术前计划与手术技巧】

桡骨远端骨折切开复位内固定的手术入路主要有背侧入路、掌侧入路和掌背侧联合入路。其中背侧入路的适应证相对较少，主要适用于背侧 Barton 骨折、背侧 Die-punch 骨折等特殊骨折，并且背侧入路存在肌腱刺激、肌腱断裂、关节囊挛缩以及无法固定掌尺侧骨折块（月骨窝掌侧块）等缺点。而掌侧入路因为掌侧骨面较平整、肌腱下间隙较大、有旋前方肌保护，同时掌侧接骨板的生物力学更稳定等优点而被广泛应用。对于复杂的桡骨远端骨折，如桡骨远端 C3 型骨折或者合并中央压缩骨折块的关节内骨折，以往应用单一入路治疗比较困难，可能需要采用掌背侧联合入路。掌背侧联合入路的优点是骨折复位更精确、固定更可靠（图 8-3）。掌背侧联合入路的缺点也很明显，由于掌背侧均被切开，使软组织合页破坏严重，可能影响骨折端的血运及骨折愈合，并且导致关节囊挛缩影响腕关节活动，并且术后

发生皮肤切口并发症的概率更高（图 8-4）。为解决掌背侧联合入路的缺点，我们应用扩展的桡侧腕屈肌入路来治疗复杂的桡骨远端关节内骨折。扩展的桡侧腕屈肌入路的皮肤切口位于桡侧腕屈肌表面，在第一腕横纹处向桡侧折拐（图 8-5）。切口长约 8cm，切开皮下后找到并保护桡动脉浅支，切开桡侧腕屈肌腱鞘，远端切至舟骨结节，打开肌腱下腕筋膜间隙，显露旋前方肌，L 形切开旋前方肌，剥离旋前方肌，切开桡侧第一间室，找到并分离肱桡肌肌腱（图 8-6），Z 形切断肱桡肌肌腱（图 8-7），将桡侧及背侧软组织剥离，注意保护尺侧软组织以保护前臂骨间动脉的血液供应；以持骨器将近折端旋前，清理骨折端后可以由近端向远端清楚地看到掌侧骨折块、背侧骨折块、中央压缩骨折块以及桡骨茎突骨折块等的具体情况（图 8-8）；再行相应的复位，复位完成后将近折端旋后复位，以掌侧解剖锁定接骨板固定，固定完成后分别修复肱桡肌肌腱及旋前方肌，缝合皮肤切口。

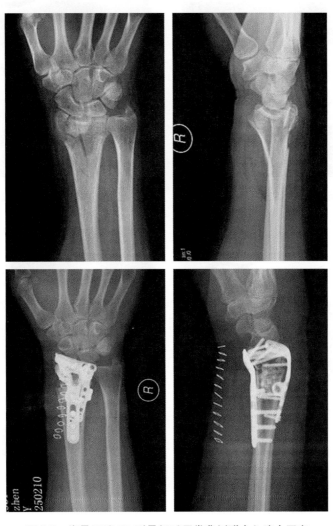

图 8-3　桡骨远端 C3 型骨折采用掌背侧联合入路内固定

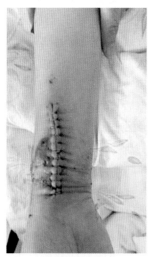
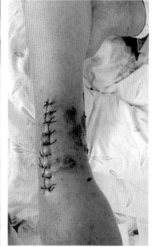
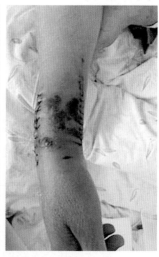

图 8-4　掌背侧联合入路内固定后软组织情况

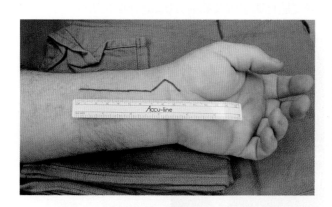

图 8-5　扩展的桡侧腕屈肌入路的皮肤切口

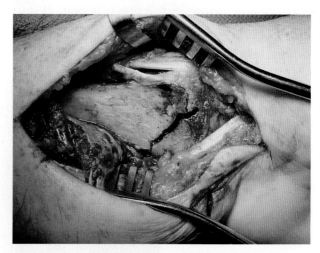

图 8-6　切开桡侧第 1 间室,找到并分离肱桡肌肌腱

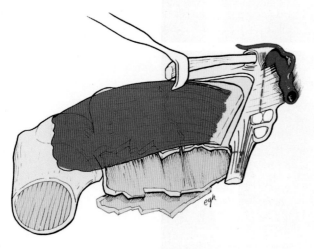

图 8-7　Z 形切断肱桡肌肌腱

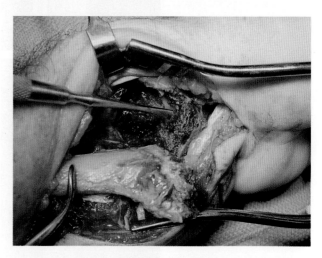

图 8-8　骨膜下剥离后,将近折端旋前,清理折端后可以清楚地看到关节内骨折块的情况

应用扩展的桡侧腕屈肌入路治疗复杂的桡骨远端关节内骨折能够清楚地看到掌侧骨折块、背侧骨折块、中央压缩骨折块以及桡骨茎突骨折块等的具体情况,再行相应的复位,如此骨折复位更精确。并且采用单一掌侧入路能够避免掌背侧联合入路所带

来的血运破坏、软组织挛缩、皮肤软组织并发症等缺点。同时应用扩展的桡侧腕屈肌入路结合掌侧解剖锁定接骨板能够避免掌背侧联合入路时掌背侧均应用接骨板情况的发生,对于减轻患者的经济负担也极为有利(图8-9)。

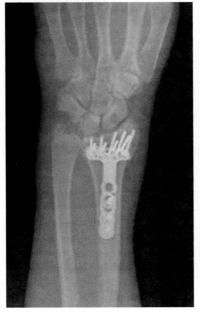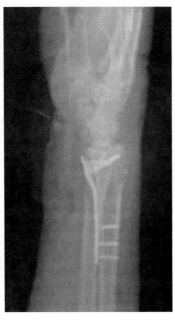

图8-9 应用扩展的桡侧腕屈肌入路治疗图8-1的桡骨远端关节内粉碎骨折术后X线片

【讨论与思考】

1. 扩展的桡侧腕屈肌入路对于复杂的桡骨远端关节内骨折是较好的选择。

2. 扩展的桡侧腕屈肌入路能够避免掌背侧联合入路的缺点。

3. 扩展的桡侧腕屈肌入路能够降低骨折的治疗费用。

(高志强)

【推荐读物】

1. 田伟,王满宜.骨折.第2版.北京:人民卫生出版社,2013

2. Rockwood Green. Fractures in Adult. 6th ed. Philadelphia: Lippincott Williams & Wilkins,2006

病例9 桡骨远端骨折的手术技巧

【病例简介】

患者,男,52岁。摔伤致桡骨远端粉碎性骨折,急诊来院就诊。拍片(图9-1、图9-2),予闭合复位,石膏外固定。复查,毁损的桡骨远端关节面复位不满意,做CT扫描进一步验证(图9-3、图9-4)。属于桡骨远端不稳定骨折,建议手术治疗,收入院。

【手术指征的选择】

此患者属于关节内移位的粉碎性骨折,闭合复位石膏固定疗效差,适合手术治疗(图9-5)。

【术前计划与手术技巧】

常规采取桡骨远端掌侧入路(图9-6、图9-7),注意保护血管神经肌腱,手术前要做植骨准备,过于粉碎的骨折要同时备好外固定支架。

与以往不同之处在于采用桡侧屈腕肌入路(图9-8),可以更好地保护血管和神经。

【术后治疗及并发症】

术后常规治疗。术后8周复查X线示折线模糊(图9-9、图9-10)。

康复训练采用主动练习前臂旋前旋后和桡腕关节屈伸,结果接近健侧(图9-11、图9-12)。

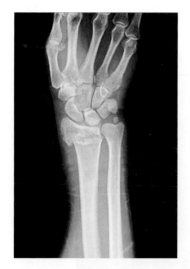

图9-1　急诊X线片

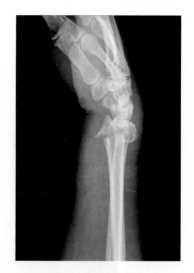

图9-2　急诊X线片

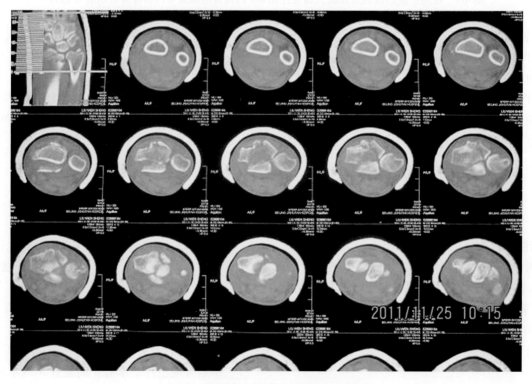

图9-3　CT示桡骨远端关节面复位不满意

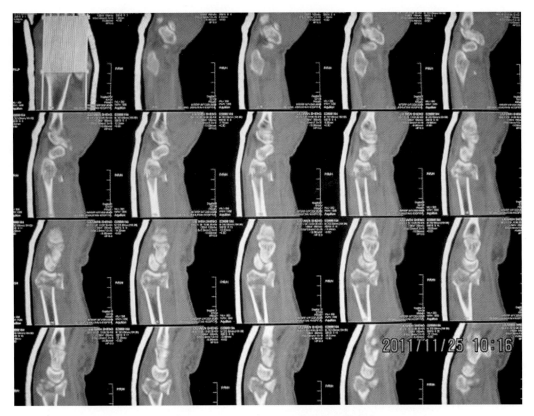

图 9-4 CT 示桡骨远端关节面复位不满意

桡骨远端骨折的通用分类法
Coony(1990)

• 关节外骨折   • 关节内骨折
　– 无移位   　– 无移位
　– 移位   　– 移位

　• 可闭合复位   　• 可闭合复位
　　稳定   　　稳定

　• 可闭合复位   　• 可闭合复位
　　不稳定   　　不稳定

　• 不可闭合复位   　• 不可闭合复位

　　　　　　　　　　　• 粉碎骨折

图 9-5 桡骨远端骨折分类

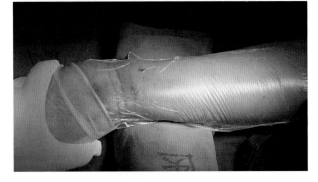

图 9-6 示掌侧入路

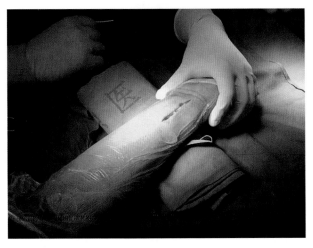

图 9-7 示掌侧入路

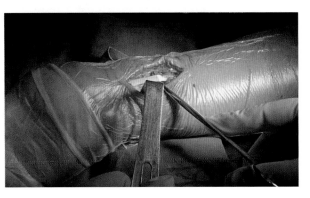

图 9-8 示取桡侧腕屈肌间隙入路

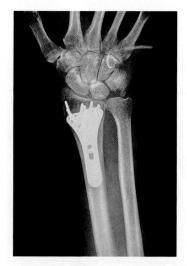

图9-9 术后8周X线片

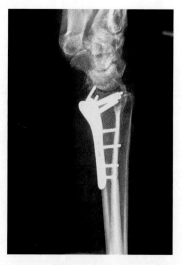

图9-10 术后8周X线片

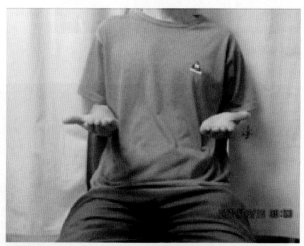

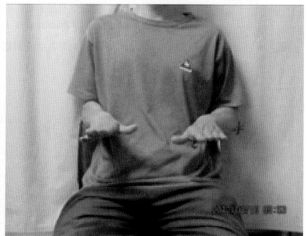

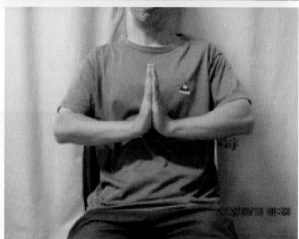

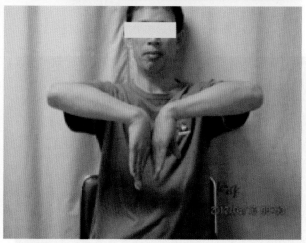

图9-11 康复训练后体位像

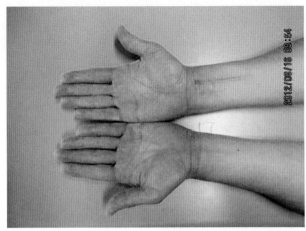
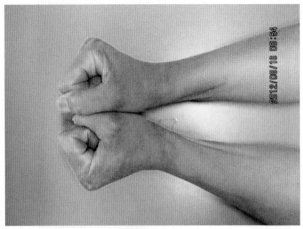
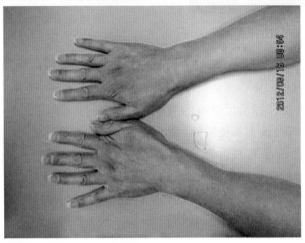

图 9-12 康复训练后体位像

（安贵生）

【推荐读物】

1. 田伟,王满宜.骨折.第 2 版.北京:人民卫生出版社,2013

2. Rockwood Green. Fractures in Adult. 6th ed. Philadelphia: Lippincott Williams & Wilkins,2006

第二节 桡尺骨手术

病例10 前臂骨折

【病例简介】

患者,男,14 岁。因骑车摔伤右前臂。伤后右前臂疼痛、肿胀、畸形及活动受限。否认伤后意识障碍及胸腹痛病史。伤后 1 小时由北京积水潭医院创伤急诊收入院。患者否认心肺及肝脏等慢性病史。入院后常规化验检查未见异常,拍摄右前臂正位、侧位 X 线片(图 10-1),见桡尺骨骨折,完全移位。

依据临床表现、X 线检查,诊断为尺桡骨骨折(右)。

【手术指征的选择】

患者为年轻男性,尺桡骨骨折移位明显,有强烈手术指征。尺桡骨骨干骨折,由于前臂旋转活动的结构要求,现应以关节内骨折的复位要求来进行治疗,需要达到解剖复位以获得良好的功能。除成角小于 10°及移位小于骨干直径 50%的单一尺骨干骨折外,其余各种移位的尺桡骨骨折均需手术治疗。患者患有严重疾病不能耐受手术者为手术禁忌证。

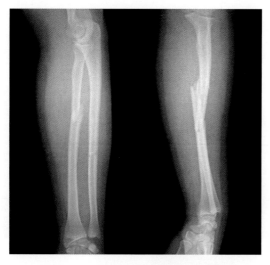

图 10-1　原始右前臂正、侧位 X 线片

【术前计划与手术技巧】

患者尺桡骨骨折,移位明显。桡骨骨折可选择 Henry 入路(图 10-2),尺骨骨折选择沿尺骨嵴的尺背侧入路。术中注意保护桡神经浅支和桡动脉(图 10-3、图 10-4),尽可能少剥离骨膜以利骨折愈合。对骨折复位后,选用有限接触的动力加压钢板进行稳定的固定。钢板应进行适当塑形以符合桡骨弯曲形态。对很小的骨碎块不要进行剥离和复位,保护其血运有利于愈合。

臂丛麻醉。患者取仰卧位,患肢外展置手术台旁小桌上。止血带下手术。取右前臂掌侧 Henry 入路及沿尺骨嵴的入路。需将两处骨折均暴露,在钢板固定前,将两处骨折都应复位并临时固定,以避免在进行第二处骨折固定时出现困难。术中应行骨膜下切开暴露骨折端,最小程度地剥离骨膜(图 10-4)。取 Henry 切口达桡骨时,应于前臂旋前为切开

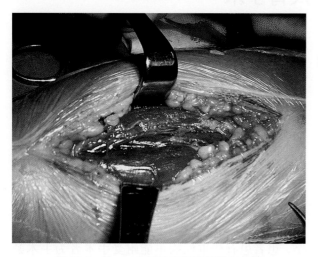

图 10-2　Henry 入路中将桡动脉拉向尺侧

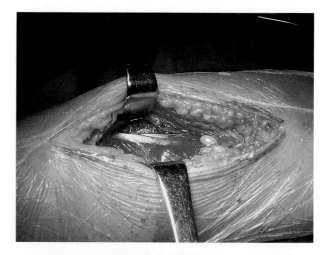

图 10-3　Henry 入路中将桡神经浅支拉向桡侧

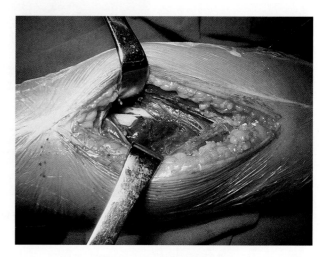

图 10-4　显露桡骨骨折端

旋前圆肌止点,这样可避免切断肌肉组织,减少出血;切开旋后肌止点时应将前臂旋后,因旋后肌止于桡骨掌侧。在钢板长度上应选择至少 6 孔的钢板,当骨折很不稳定或骨折粉碎严重时,需适当增加钢板的长度。置放钢板时,应使骨折两端钢板有足够长度。近骨折端固定螺钉位置最好离骨折线距离 >1cm。如果螺丝钉离骨折线 <1cm,当拧入螺丝钉时,易在螺丝钉孔和骨折端之间产生劈裂,影响固定效果。对斜形骨折,应单独或通过钢板应用拉力螺钉技术固定骨折端。桡骨钢板的准确塑形可以防止人为地桡骨弧度的改变。对两处骨折均固定后应检查前臂旋转活动,如活动范围接近正常,则骨折的复位良好。前臂双骨折内固定术后只缝合皮肤及皮下而不要缝合深筋膜。前臂深筋膜很紧,如勉强缝合,水肿和出血会使前臂筋膜间室压力增加,可能引起缺血挛缩。术后应放置引流,以减轻

血肿及肿胀。

【术后治疗及并发症】

骨折粉碎不严重,内固定稳定,术后不需要外固定,可加压包扎,抬高患肢直到肿胀开始消退。患者麻醉一恢复,即指导患者开始行肘、腕及手指的轻微主动活动(握拳练习)。术后10天左右患者应恢复前臂及相邻关节的活动范围。在有骨愈合证据以前,应禁止患者参加体育活动及患肢持重物。定期复查,每月一次,行X线检查,以确定骨折固定位置及骨折愈合变化情况(图10-5)。牢固内固定的情况下,骨愈合的准确时间很难确定。如果没有不愈合的放射学征象存在,如激惹性骨痂、折端骨吸收或螺钉松动,也没有临床失败征象存在,如感染和疼痛,则可以认为愈合在正常发展。骨折平均愈合时

间8～12周。该患者术后前臂旋转功能完全正常,术后18个月时取出内固定。

(刘国会　公茂琪)

【推荐读物】

1. Richards RR, Corley FG. Fractures of the shafts of the radius and ulna. //Rockwood CA, Green DP, Bucholz RW. Fractures in adults. 4th ed. Philadelphia-New York: Lippincott-Raven, 1996:869-928

2. Tile M. Fractures of the radius and ulna. //Schatzker J, Tile M. The rationale of operative fracture care. New York: Springer, 1987:103-129

3. Heim U. Forearm and hand/mini-implants. //Muller ME, Allgower M, Schneider R. Manual of internal fixation. 3rd ed. Springer-Verlag Berlin Heidelberg, 1991:453-484

4. Crenshaw AH. Fractures of shoulder girdle, arm, and forearm. In: Canale ST. Campbell's operative orthopaedics. 9th ed. Harcourt Asia and Science Press, 2001:2281-2362

5. Chapman MW, Gordon JE, Zissimos AG. Compression-plate fixation of acute fractures of the diaphyses of the radius and ulna. J Bone Joint Surg (Am), 1989, 71:159-169

6. Stern PJ, Drury WJ. Complications of plate fixation of forearm fractures. Clin Orthop, 1983, 175:25-29

7. Dymond IWD. The treatment of isolated fractures of the distal ulna. J Bone Joint Surg(Br), 1984, 66:408-410

8. Jupiter JB, Kellam JF. Diaphyseal fractures of the forearm. In: Browner BD, Jupiter JB, Levine AM. Skeletal trauma. 2nd ed. Harcourt Asia and Science Press, 2001:1421-1454

9. Schemitsch EH, Richards RR. The effect of malunion on functional outcome after plate fixation of fractures of both bones of the forearm in adults. J Bone Joint Surg (Am), 1992, 74:1068-1078

10. Grace TG, Eversmann WW. Forearm fractures. Treatment by rigid fixation with early motion. J Bone Joint Surg (Am), 1980, 62:433-438

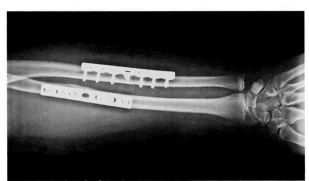

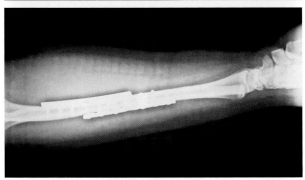

图 10-5　术后右前臂正、侧位 X 线片

病例11　尺桡骨多段骨折

【病例简介】

患者,男,27岁。机器绞伤右前臂。伤后右前臂肿胀、疼痛、活动受限。否认伤后意识丧失及胸腹部疼痛史。立即来北京积水潭医院急诊就诊。患者既往休健,无敏史。查体:患者生命体征平稳,右前臂明显肿胀,未见皮肤破损。压痛(+),可及反常活动和骨擦感,右手感觉、运动正常,尺桡动脉搏动可

及,余(−)。常规化验未见明显异常,拍摄右前臂正侧位X线片检查(图11-1)。

依据临床表现、X线检查,诊断为尺桡骨骨折(右,多段)。

【手术指征的选择】

患者为年轻男性,尺桡骨多段骨折,严重移位。前臂骨折应用进行解剖复位牢固固定。为恢复尺桡

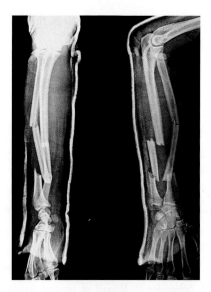

图 11-1　右前臂绞伤致桡尺骨多段骨折

骨的正常力线,并使患者能及早功能锻炼,切开复位内固定手术指征明确。从病史及检查方面,未见手术禁忌证。

【术前计划与手术技巧】

右尺桡骨多段骨折,选择切开复位、长接骨板及螺钉内固定。术中尽量减少骨膜的剥离尤为重要,注意保护神经血管结构和局部血运。前臂髓内针是另一种选择。但前臂尺桡骨任何一个骨出现对位不良,都会影响旋转功能。对桡骨骨折来讲,髓内针很难达到良好的复位。因此,对桡尺骨骨折的髓内固定应慎重应用。

伤后 1 周手术。臂丛麻醉。患者平卧位,采用右前臂掌桡侧 Henry 切口(图 11-2),选择肱桡肌内侧肌间隙入路,仔细显露桡神经浅支和桡动静脉。

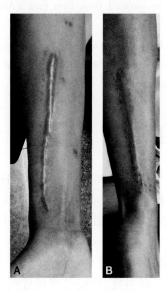

图 11-2　手术切口及其愈合

将神经和动静脉分别向桡尺侧小心牵开保护。显露桡骨两处骨折,只适当剥离骨折端处的骨膜以利于骨折复位,近端骨折移位不大,纠正成角畸形;远端骨折明显移位,予以复位并临时固定,选用 12 孔重建 LCP 适当塑形,放于桡骨掌侧骨膜外,用钢板固定器临时固定,骨折远近端分别三枚螺钉固定,中间骨折段的两端靠近骨折处分别一枚螺钉固定。桡骨骨折固定稳定。沿尺骨尺侧缘纵形切口,显露尺骨两处骨折,见骨折均明显移位。清理骨折端后复位骨折,近端骨折复位后较稳定,远端骨折复位后仍不稳定,用克氏针临时固定。选用 9 孔干骺端型 LCP 放于尺侧,近端三枚螺钉固定,中段及远端分别两枚螺钉固定,骨折固定稳定。拍 X 线片见骨折复位及固定满意。冲洗伤口,桡骨切口内放置引流管一根,关闭切口,切口张力不大,包扎,手术完毕。

【术后治疗及并发症】

手术后伤口愈合良好,未发生感染,未出现桡尺神经损伤表现。

术后 4 个月拍片见桡尺骨骨折线基本消失,有明显骨痂通过骨折端,骨折愈合良好(图 11-3)。前臂旋后 90°,旋前 50°,和健侧比较旋前稍差;肘关节屈曲活动同健侧(图 11-4)。

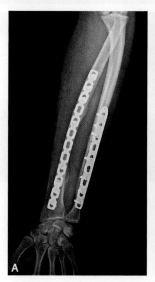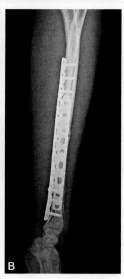

图 11-3　可见术后 4 个月桡尺骨骨折愈合,有少量骨痂形成。内固定物位置好

【讨论与思考】

此例桡尺骨均为三段骨折,在临床上并不多见。本例中,作者选用 LCP 进行固定,骨折端间并未进行加压操作,骨干应用足够长的钢板,间断应用锁定

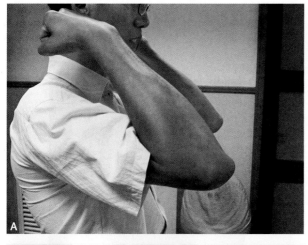
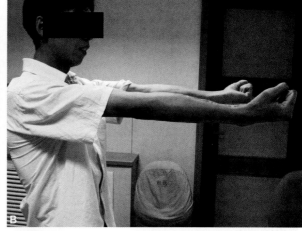
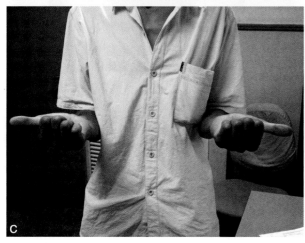
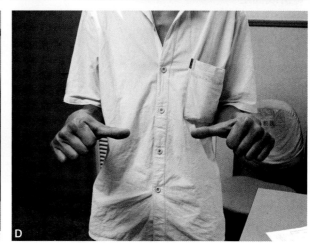

图 11-4　术后 4 个月患肢活动范围接近健侧

螺钉进行固定。骨折最终为 Ⅱ 期愈合,前臂功能恢复良好。这也是生物学固定的概念在实际中应用的一种方式。虽然在手术中没有进行骨折端加压固定的操作,此手术成功的基础仍是骨折的解剖复位和骨折周的微创操作。对于这种多段骨折的内固定治疗,手术中保护骨折周的血供组织十分重要,而锁定钢板为此操作提供了技术手段。目前认为前臂桡尺骨骨折仍应进行解剖复位坚强内固定。但在特定条件下,桡尺骨骨折的 Ⅱ 期愈合在临床上也是可接受的。

（苏永刚）

【推荐读物】

1. 荣国威,王承武. 骨折. 北京:人民卫生出版社,2004:405-441

2. Rockwood, Green. Fractures in Adults. 6th ed. Philadelphia: Lippincott Williams & Wilkins,2006:965-988

病例12　桡骨骨折不愈合

【病例简介】

患者,男,30 岁。主因左桡骨骨折术后 3 年,左上肢持重无力伴疼痛 2 年半于北京积水潭医院就诊并收入院治疗。患者 3 年前工作时绞伤左前臂,因左尺桡骨开放骨折于外院行清创,尺桡骨复位钢板螺钉固定。术后半年因左桡骨干骨折不愈合,尺骨干骨折愈合行尺骨干内固定取出,桡骨更换内固定,右髂骨取骨桡骨植骨术。术后因为感左前臂持重时疼痛始终不敢持重。

既往:体健。否认长期低热病史。

查体:左前臂中下段掌侧弧形切口瘢痕,桡骨干中段桡侧可触及皮下的钢板,有明显的局部压痛,不伴红肿和皮温增高。双肘、前臂和腕关节活动度见表 12-1。左手感觉、主动运动存在,末梢血运良好,可及桡动脉搏动。

表 12-1   术前关节活动度检查

	肘关节 （屈-0-伸）	前臂 （旋前-0-旋后）	腕关节 （屈-0-伸）
左	15-0-0	70-0-80	80-0-80
右	15-0-0	80-0-80	80-0-80

左前臂正侧位像示（图 12-1）：左桡骨干中段可见骨折线，折端硬化，髓腔封闭，外侧有 8 孔 DCP 钢板，两折端各 3 枚螺钉固定，通过钢板还有 1 枚螺钉跨骨折线固定。

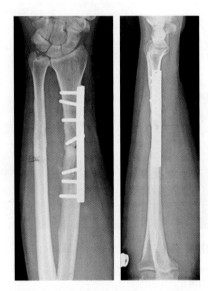

图 12-1   左前臂正侧位像示左桡骨干中段可见骨折线，折端硬化，髓腔封闭，外侧有 8 孔 DCP 钢板，两折端各 3 枚螺钉固定，通过钢板还有 1 枚螺钉跨骨折线固定

诊断：桡骨干骨折不愈合（左，钢板内固定右髂骨取骨植骨术后）。

进一步检查：

（1）常规术前检查：均正常。

（2）血沉、C 反应蛋白：正常。

（3）同一张片上拍双前臂旋后位全长正位像（图 12-2）：和健侧相比，患侧桡骨无短缩畸形。

【手术指征的选择】

适应证：诊断明确。更换内固定、植骨术后 2 年半，折端存在压痛，X 线片可见骨折线，两端骨质硬化、髓腔封闭，保守治疗无效。

禁忌证：无。

【术前计划与手术技巧】

（1）虽然术前局部无红肿和皮温增高，血沉、C

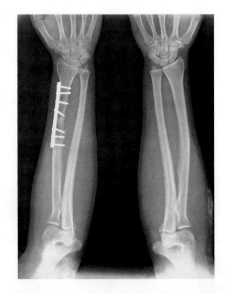

图 12-2   同一张片上拍双前臂旋后位全长正位像：和健侧相比，患侧桡骨无短缩畸形

反应蛋白正常，但如果术中发现折端周围有可疑感染的组织或分泌物，需要取出现有内固定，待感染控制后再治疗骨折不愈合。

（2）术中被动活动前臂判断折端有无反常活动。

（3）因为钢板在前臂已经 2 年半，为了避免骨折长期不愈合造成钢板疲劳断裂，术中需要在掌侧重新放置桥接钢板。

（4）折端的髓腔需要再通，邻近的皮质骨凿成鱼鳞状。

（5）为了在钢板下能充分植骨，需将钢板预弯成在折端呈"⌒"的形状。

（6）在掌、背侧和桡侧充分植骨，而尺侧适当的植骨。

手术采取仰卧位，左上肢外展至于桌上手术。沿原手术瘢痕入路，因多次手术，粘连严重，Henry 切口的肌肉间隙难以辨认，部分劈桡侧屈腕肌肌腹，能避免显露桡血管和正中神经引起的损伤。显露折端（图 12-3），未见感染征象，见掌侧有瘢痕，伴有反常活动。取出原有钢板，清除瘢痕后，见远近端掌侧骨皮质血运差（图 12-4）。见背侧有少许桥接骨痂（图 12-5），将邻近的皮质骨凿成鱼鳞状（图 12-6），用钻头再通髓腔（图 12-7），将 9 孔 LC-DCP 板预弯成在折端呈"⌒"的形状（图 12-8）并至于掌侧，两边各用 2 枚螺钉临时固定，拍片确认对位对线（图 12-9），每一断端各用 3 枚钉（6 层皮质固定）。取自体

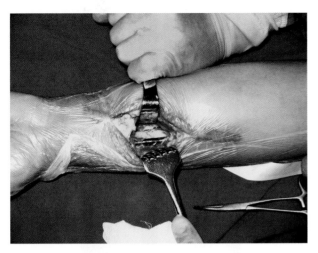

图 12-3 术中显露折端,未见感染征象,见掌侧有瘢痕,伴有反常活动

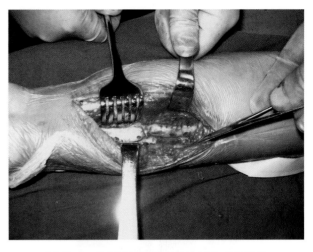

图 12-6 将邻近骨折端的皮质骨凿成鱼鳞状

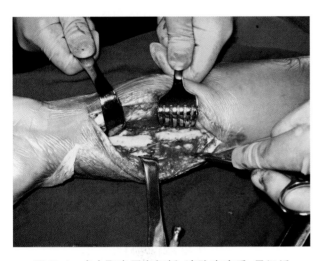

图 12-4 术中取出原有钢板,清除瘢痕后,见远近端掌侧骨皮质血运差

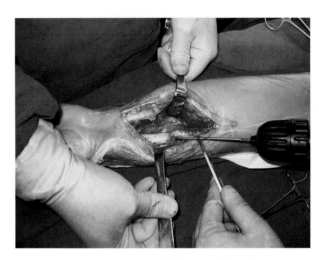

图 12-7 用钻头再通髓腔

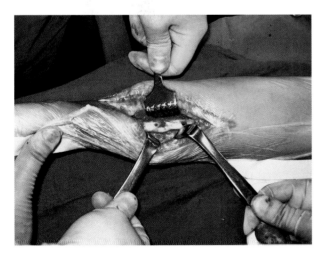

图 12-5 术中见桡骨背侧有少许桥接骨痂

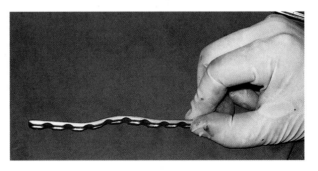

图 12-8 将 9 孔 LC-DCP 板预弯成在折端呈"⌒"的形状

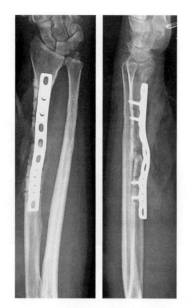

图 12-9　将钢板至于桡骨掌侧,两边各用 **2** 枚螺钉临时固定,拍片确认对位对线,每一断端各用 **3** 枚螺钉(**6** 层皮质固定)

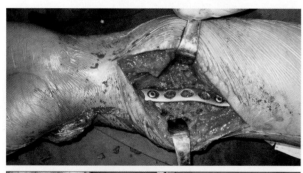

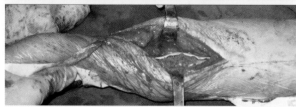

图 12-10　取自体髂骨骨松质,剪成条状,充分在掌、背侧和桡侧植骨,而尺侧适当的植骨

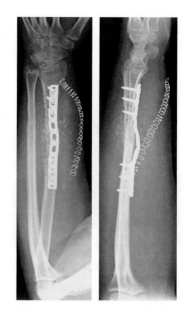

图 12-11　术后固定结果

髂骨骨松质,剪成条状,充分在掌、背侧和桡侧植骨(图 12-10),而尺侧适当的植骨。

术后平片见图 12-11。

【术后治疗及并发症】

术后常规抗感染治疗,护理伤口。可早期进行握拳练习,不持重进行关节活动。待复查拍片出现连续骨痂后,逐渐增加持重力量。本例患者术后恢复顺利,未发生手术并发症。

(滕　星)

【推荐读物】

1. 荣国威,王承武. 骨折. 北京:人民卫生出版社,2004:405-441

2. Rockwood, Green. Fractures in Adults. 6th ed. Philadelphia:Lippincott Williams & Wilkins,2006:965-988

病例 13　桡骨开放骨折

【病例简介】

患者,男,36 岁。主因砸伤后左前臂流血、畸形、功能障碍 6 小时入院。6 小时前患者左前臂被机器砸伤,出现流血、畸形,不能持重,当地医院包扎后来北京积水潭医院就诊。查体:全身一般状况良好,查体未见异常。专科情况:左前臂中段掌侧 4cm,背侧 10cm 伤口,之间有 4cm 横行伤口,伴广泛的皮下剥脱(图 13-1)。桡骨畸形、反常活动。肘关节能主动屈伸,下尺桡压痛。手指末梢毛细血管充盈良好。伤口涂片镜检:未见 G^+ 粗大杆菌。

X 线:左桡骨干粉碎骨折(图 13-2)。

诊断:桡骨骨折(左,开放,Gustilo Ⅲ a)。

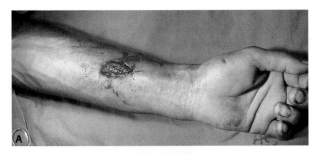
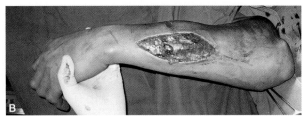

图 13-1　左前臂中段掌侧 4cm，背侧 10cm 伤口，之间有 4cm 横形伤口，伴广泛的皮下剥脱

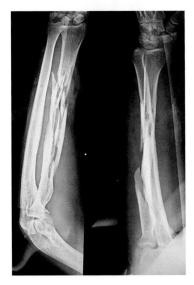

图 13-2　左桡骨干粉碎骨折，尺骨连续性好

【手术指征的选择】

此患者为开放骨折，有绝对手术指征。对于严重的开放骨折治疗，采取分次手术，循序渐进的治疗，是一种安全稳妥的治疗方案，但治疗时间较长。首先以维持骨折位置控制感染为目的进行治疗。感

染控制后再进一步治疗达到骨折愈合。

【术前计划与手术技巧】

手术治疗分期进行：①Ⅰ期急诊手术：清创，变污染伤口为清洁伤口或闭合伤口；恢复桡骨干长度对线；达到恢复下尺桡关系。②术后进一步治疗创面或伤口愈合中出现的并发症。③3～4 个月后，根据骨折愈合的进展针对不愈合的部位及原因，结合患者对功能的要求进一步治疗。

急诊手术目的：①清创，变污染伤口为清洁伤口。②维持桡骨干长度。③维持下尺桡关节的对位。

急诊手术过程：

（1）清创，掌背侧伤口均和折端相通。清创前后分别留取标本送细菌培养和药敏。

（2）入路和髓内针入点：Lister 结节桡侧纵切口 3cm，向桡侧前开桡侧腕短伸肌肌腱，显露 Lister 结节。于 Lister 结节，距关节面 5mm 处插入和背侧骨皮质成 30°角插入导针（图 13-3），并手动扩大入点。

（3）参考术前健侧桡骨的弧度将髓内针预弯出两个弧度，通过开放伤口协助复位，插入髓内针。通过导向装置锁定远端。牵引恢复桡骨长度和下尺

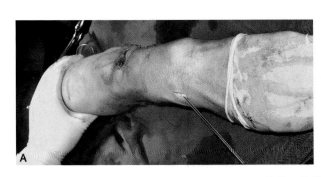
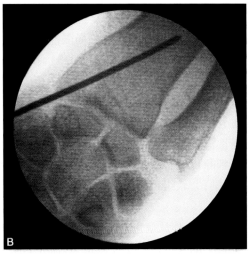

图 13-3　Lister 结节桡侧纵切口 3cm，于 Lister 结节距关节面 5mm 处插入和背侧骨皮质成 30°角插入导针

桡后,经皮用 Φ2.0mm 克氏针跨下尺桡关节固定,达到固定下尺桡,同时借助尺骨的完整性维持桡骨干的长度。

(4)选取桡骨近端掌侧 Henry 切口,经肱桡肌内侧间隙,钝性分离达骨干,保护周围组织,透视下拧入近侧锁钉。本患者由于桡骨近侧直径粗,最长的近侧锁钉仍不能穿透对侧皮质,但仍有一定控制短缩和旋转的作用。见术中 X 线片(图 13-4)。

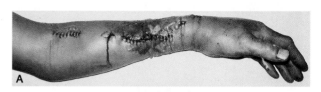

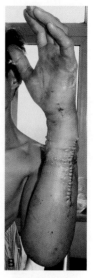

图 13-5 急诊术后伤口生长良好,前臂出现张力性水疱,但末梢血运良好

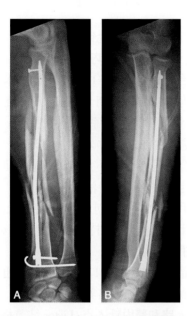

图 13-4 急诊术中 X 线示桡骨长度恢复、对线良好,下尺桡关节对位好

(5)缝合伤口,前臂 U 形石膏制动。

急诊手术术后常规抗炎、伤口换药护理治疗(图 13-5、图 13-6)。术中清创后细菌培养结果阴性。由于桡骨骨折愈合进展缓慢,术后 3 个月时拆除石膏和固定下尺桡关节的克氏针(图 13-7)。

急诊手术术后 6 个月,患者复查时主诉"左手持重时疼痛"。查体见桡骨中段背侧局限性、固定性压痛。肘、前臂、腕关节活动良好(图 13-8),拍片发现桡骨远端愈合不佳(图 13-9)。血沉、C 反应蛋白均正常。

再次分析病情:患者的疼痛和压痛部位相符合,X 线见桡骨背侧骨皮质未恢复连续,尺、桡侧皮质折线模糊。判断桡骨骨折未愈合。常见骨折不愈合原因有:①感染;②软组织损伤严重,血供差;③骨折固定不够稳定。

此病例血沉、C 反应蛋白均正常,可初步排除感染性不愈合。如果术中发现疑似感染,需先行扩创,根据范围决定是否取出髓内针,二期植骨内固定。

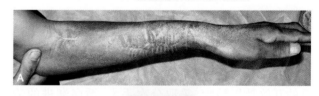

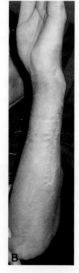

图 13-6 急诊手术后 6 周时,切口甲级愈合并已拆线,前臂无创面

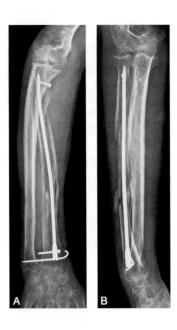

图 13-7 术后 3 个月 X 线示桡骨尺、桡、掌侧骨皮质折线模糊,未完全消失,下尺桡对合良好。能够拆除石膏,拔除克氏针

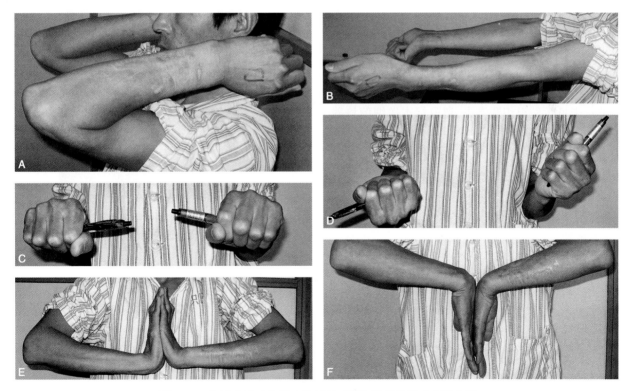

图 13-8 急诊术后 6 个月时双侧肘、前臂、腕关节活动范围良好

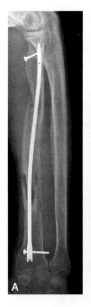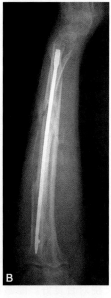

图 13-9 急诊术后 6 个月时 X 线示背侧骨皮质未恢复连续,尺、桡侧皮质折线模糊

从放射学影像上看,桡骨背侧愈合差,为需要植骨部位,故切口选择前臂背侧 Thompson 入路。桡骨已由髓内针固定,维持了桡骨的长度和对位,桡骨植骨时不可避免地要暴露骨折端,所以可通过增加钢板固定消除桡骨的旋转稳定,达到固定桡骨骨折的目的。

二次手术过程:

(1) 桡骨背侧 Thompson 入路,显露折端(图 13-10),未见污秽组织和渗出,留取标本送细菌培养和药敏。

(2) 被动旋转前臂,可见桡骨骨折端存在反常活动,说明骨折未愈合,内固定不稳定。

(3) 将重建钢板塑形后置于桡骨背侧,骨折远近端各用 3 枚双皮质螺钉固定。在桡骨背侧、尺桡侧分别植骨。

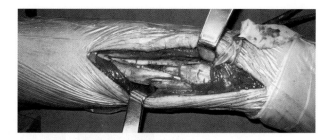

图 13-10 急诊术后 6 个月再次手术时术中所见骨折断端。折端呈钟乳石样,背侧、尺、桡侧皮质不连续,伴皮质缺损,有反常活动

【术后治疗及并发症】

常规抗感染治疗和伤口护理。术中培养阴性。术后 4 个月 X 线可见骨折愈合征象(图 13-11)。患者肘、前臂、腕关节活动恢复良好(图 13-12),左前臂旋后较术前减少约 30°。患者主诉持重时疼痛感消失。

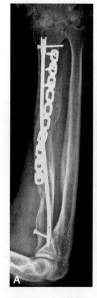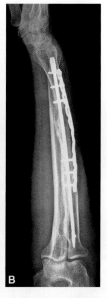

图 13-11 术后 4 个月 X 线示正侧位均有连续骨痂通过折端

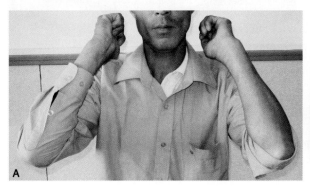

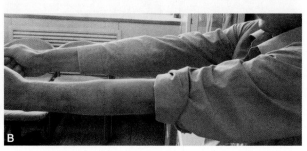

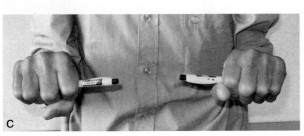
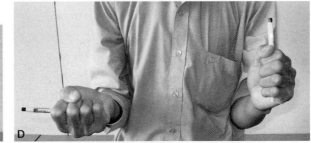
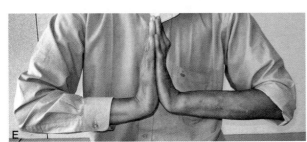
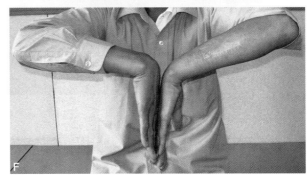

图 13-12　术后 4 个月双侧肘、前臂、腕关节活动范围。左前臂旋后较术前丧失 30°。患者持重时不再感疼痛,治疗满意

（滕　星）

【推荐读物】

1. 荣国威,王承武. 骨折. 北京:人民卫生出版社,2004:405-441

2. Rockwood, Green. Fractures in Adults. 6th ed. Philadelphia: Lippincott Williams & Wilkins,2006:965-988

病例 14　桡 骨 骨 折

【病例简介】

患者,男,19 岁。摔伤致左前臂损伤 1 小时急诊入院。诊断为左桡骨骨折(闭合)(图 14-1),给予急诊手术行左桡骨骨折切开复位接骨板内固定术(图 14-2),术后 4 天体检发现左前臂旋前活动范围接近正常,旋后仅能到中立位(图 14-3)。

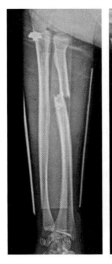
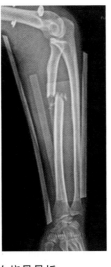

图 14-1　左桡骨骨折

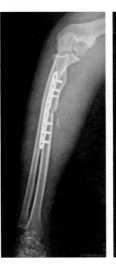
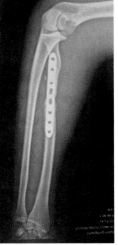

图 14-2　急诊手术行桡骨骨折切开复位接骨板内固定

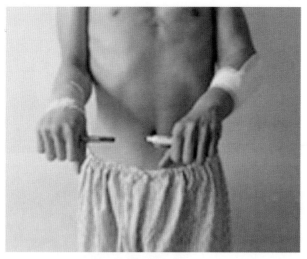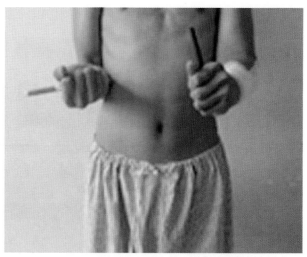

图 14-3　术后前臂不能旋后

我们在初次手术切口愈合后,即伤后第 20 天(初次手术后 2 周),再次进行手术,纠正桡骨远、近端的旋转对位(图 14-4),患者的前臂旋转功能得到完全恢复(图 14-5)。

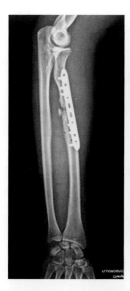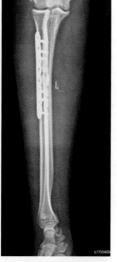

图 14-4　再次手术纠正桡骨旋转对位

【术前计划与手术技巧】

1. 患者为单纯桡骨骨折,尺骨完整,在肘关节侧位、前臂旋转中立位 X 线片中,根据改良的 Evans 方法可以明确判断初次术后桡骨远端处于接近中立位,而近端处于最大旋后位,所以术后前臂不能旋后。

为判断尺桡骨远、近端的旋转情况,应在前臂中立位投照 X 线片,肘关节正位时前臂为侧位,肘关节侧位时前臂为正位(图 14-6)。前臂骨折后投照 X 线片时,为减少患者的痛苦,不能强求上述前臂与肘关节的一致,须按如下要求投照:①包括上、下尺桡关节;②以肘关节正、侧位为标准,不要纠正前臂所处的位置。

Evans(1945)采用以健侧肘关节正位 X 线片上,桡骨近端在不同旋转位置上的不同形态,作为判断旋转位置的依据,并与患侧肘关节正位 X 线片所示桡骨近端的形态进行比较,得知患侧骨折近端的旋转度数,然后置骨折远端于相应的位置上复位固定,这种方法曾在临床上得到广泛应用。

在肘关节侧位前臂 X 线片上,以桡骨结节为标志,由中立位开始至最大旋后位,桡骨结节由后向前旋转,自其形态变化可以得知前臂旋后的程度。其标准见表 14-1 及图 14-7。

在肘关节侧位前臂 X 线片上,根据桡骨远端尺骨切迹的前角或后角与尺骨头的重叠范围,可以判断桡骨远端旋前或旋后的程度。桡骨远端尺骨切迹的前角较大而且尖锐,后角较小而圆钝,下尺桡关节向背侧倾斜30°,因此下尺桡关节间隙在前臂旋后30°时的肘侧位前臂 X 线片上显示得最为清楚,前后角均不与尺骨头重叠,自此旋前则前角逐渐与尺骨头重叠,旋后则后角与尺骨头重叠。其标准见表 14-2 及图 14-7。

正常前臂进行旋转时尺骨并不旋转。从尺骨正面观察,尺骨茎突位于尺骨头背面的正中。尺骨骨折时,远骨折端受旋前方肌牵拉而发生旋后。肘正位和侧位前臂 X 线片上均可以观察尺骨远折端旋转的程度。其标准见表 14-3 及图 14-8。

2. 前臂的旋转肌可分为两组,即旋前肌组——旋前方肌和旋前圆肌;旋后肌组——旋后肌和肱二头肌。按结构特点,也可分为两组:一组为短而扁的

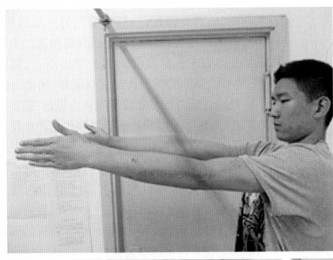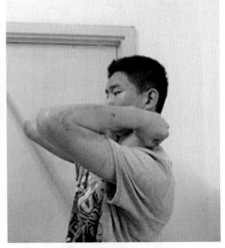

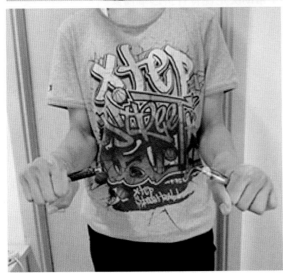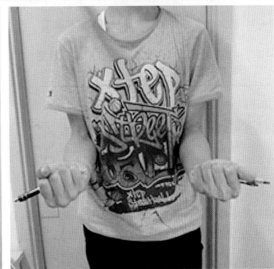

图 14-5 术后 2 个月复查,前臂旋转功能活动完全恢复

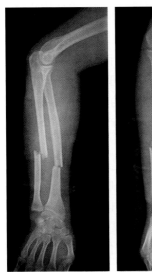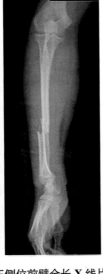

图 14-6 标准肘关节正侧位前臂全长 X 线片

表 14-1 桡骨结节突出方向与相应的前臂旋转角度关系

桡骨结节突出方向	相应的旋转角度
桡骨结节向后突出最大	中立位 0°
向后突出变小	旋后 30°
桡骨结节消失居中	旋后 60°
向前突出	旋后 90°
向前突出最大	旋后最大(>90°)

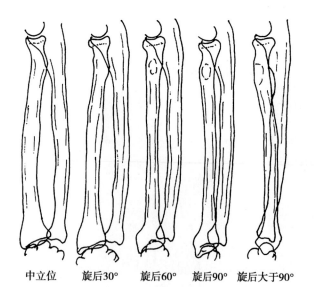

中立位　旋后30°　旋后60°　旋后90°　旋后大于90°

图 14-7　肘侧位 X 线片前臂旋后程度确定标准图

表 14-2　桡骨远端尺骨切迹前后角与尺骨头的重叠与相应的前臂旋转角度的关系

尺骨切迹前后角与尺骨头的重叠	相应的旋转角度
前角与尺骨头重叠1/2	旋前60°
前角与尺骨头重叠1/3	旋前30°
前角与尺骨头略有重叠	中立位0°
前角与后角完全重叠(下尺桡关节最清楚)	旋后30°
后角与尺骨头呈长方形重叠	旋后60°
后角与桡骨背缘和尺骨头呈三角形重叠	旋后90°
尺骨与桡骨完全重叠	旋后最大(>90°)

表 14-3　尺骨茎突位置与尺骨头的关系与相应的旋转角度的关系

尺骨茎突与尺骨头的关系	相应的旋转角度
尺骨茎突在尺骨头正中	正位片0°，侧位片90°
尺骨茎突在尺骨头边缘	正位片30°，侧位片60°
尺骨茎突与尺骨头略分开，不重叠	正位片60°，侧位片30°
尺骨茎突完全向侧方突出，尺骨头呈侧位	正位片90°，侧位片0°

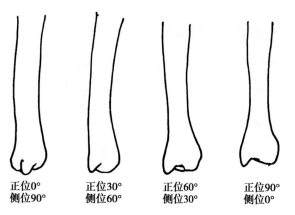

正位0° 侧位90°　正位30° 侧位60°　正位60° 侧位30°　正位90° 侧位0°

图 14-8　尺骨远端旋转时尺骨茎突位置变化图

旋转肌——旋前方肌和旋后肌。它们的止点在桡骨的两端，前臂旋转时，一肌收缩而另一肌放松，属静力肌。另一组为长肌——旋前圆肌和肱二头肌。它们的止点在曲柄状桡骨的两个突出点上，肌肉收缩时，桡骨沿着前臂的旋转轴进行旋转，属动力肌。

桡骨近端骨折位于旋后肌止点以远、旋前圆肌止点以近时，肱二头肌和旋后肌共同作用产生使桡骨近骨折端旋后的力量，本文讨论的此例病例就是这种情况。桡骨骨折位于旋前圆肌止点以远时，旋后力量被一定程度地中和，在此情况下，桡骨近骨折端通常在轻度旋后位或中立位(图 14-9)。因此，在对前臂骨折进行闭合整复调整旋转力线时，桡骨骨折的部位可以帮助决定桡骨骨折远端需要纠正的旋转度数。

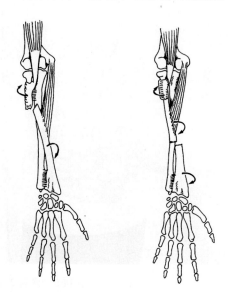

图 14-9　损伤暴力示意图
桡骨干骨折位于旋后肌和旋前圆肌止点之间时，骨折近端旋后，而骨折远端处于旋前；桡骨干骨折位于旋前圆肌和旋前方肌止点之间时，骨折近端处于轻度旋后或中立位

此外，起于前臂尺侧而止于腕关节及手部桡侧的肌肉，如桡侧腕屈肌，可产生使前臂旋前的力量；起于尺骨和骨间膜背侧的肌肉，如外展拇长肌、外展拇短肌和拇长伸肌，则可产生使前臂旋后的力量。

【讨论与思考】

本例病例行桡骨中上段骨折复位内固定时选择背侧 Thompson 入路也是临床上容易造成骨折远近端旋转对位的原因之一，因为手术时无论是将前臂置于胸前还是床旁手术桌上，在置放接骨板时，前臂都要放在旋前(至少中立位)才能进行，要避免骨折远、近端旋转对位，必须将骨折近端旋前以匹配骨折远端的旋转位置，而经验不多的医生很容易忽略此点，以致造成旋转对位，尤其是当骨折端粉碎，很难判断是否获得解剖复位时更是如此。

关于尺桡骨骨折手术入路的选择，除非血管有损伤，手术应在止血带下进行。对尺、桡骨的中段和远段骨折，手术入路最好采用单独两个切口，在两个切口之间应保留足够宽的皮肤桥。桡骨远1/3及中1/3骨折，一般采用掌侧Henry切口。入路在肱桡肌与桡侧腕屈肌之间。对桡骨远1/3骨折应将接骨板放在掌侧，虽然这违背接骨板应放在张力带侧（即背侧）的原则，但掌侧软组织覆盖好，且桡骨掌侧骨面平整，易于置放接骨板。对桡骨中1/3骨折将接骨板置放在桡侧，塑形适宜的接骨板置放在桡侧可以最好地保持桡骨最大弧度，但临床上为手术操作方便，更多地将接骨板放在掌侧。对桡骨近1/3骨折，掌背侧入路各有利弊。行背外侧的Thompson切口时，入路在桡侧腕短伸肌与指伸总肌之间，将接骨板置放在背侧骨面，但务必注意保护骨间背侧神经（图14-10）。对桡骨近端骨折我们更多采用掌侧Henry

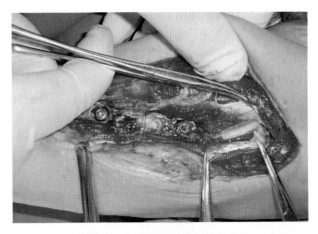

图14-10　背侧入路需注意分离保护斜穿旋后肌两层之间的骨间背侧神经

切口，可使骨间背侧神经损伤的可能性大大减小。但要认识到将接骨板置放在掌侧，当前臂旋前时，接骨板有可能碰撞尺骨近端使前臂旋前活动受限（图14-11）。对桡骨近段骨折畸形愈合需要截骨矫形或

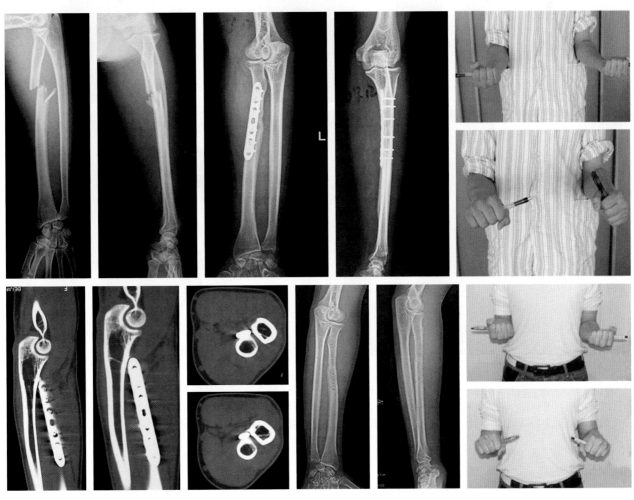

图14-11　病例1

患者，男，23岁。左桡骨近端骨折行掌侧入路接骨板内固定术后14个月。检查前臂活动见旋前受限。让患者在左前臂最大旋前位行CT检查发现接骨板与尺骨近端碰撞产生阻挡。行接骨板取出后前臂旋转恢复正常

异位骨化切除等操作时,为避免损伤骨间背侧神经,应行背侧入路分离保护该神经(图 14-12)。Jupiter 等人主张对桡骨上 1/3 和下 1/3 采用 Henry 切口,其优点是切口可以延长,并可以切开掌侧深筋膜;其缺点是切口的近侧是神经、血管结构。Tile 和 Jupiter 均主张对桡骨中 1/3 骨折采用 Thompson 切口,其优点是容易显露骨折且接骨板可置于张力侧;其缺点是不易延长切口。对尺骨骨折,沿尺骨嵴偏前或偏后切口,使皮肤切口在肌肉上方,而不是直接在骨嵴上方。偏前或偏后决定于桡骨手术切口,正确的切口应使尺、桡骨切口之间的皮肤宽度最大。入路在尺侧腕伸肌与尺侧腕屈肌之间,接骨板可置放在掌侧或背侧骨面,这取决于骨面与接骨板是否适合或粉碎骨块的位置,如果存在蝶形骨片,接骨板应置放在蝶形片一侧,并将其压住固定。

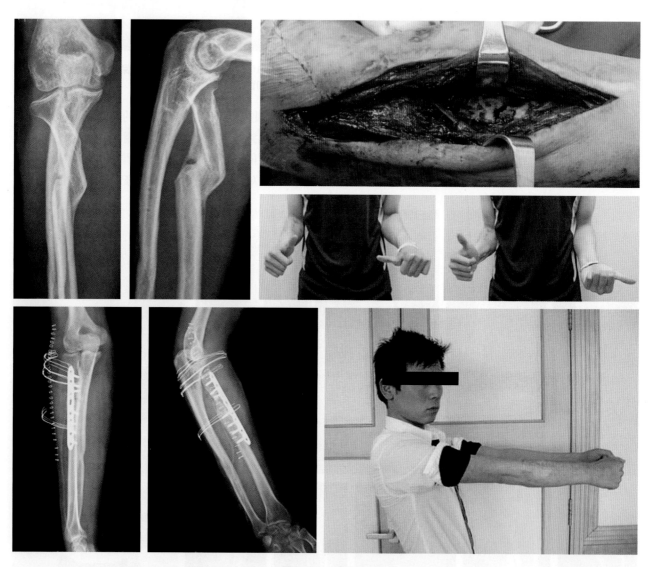

图 14-12　病例 2

患者,男,24 岁。因右前臂损伤后感染行多次手术后 1 年余,桡骨畸形愈合,前臂旋转严重受限,本次行截骨矫形手术。因术中需对骨折部位行截骨矫形,操作过程复杂,为避免损伤骨间背侧神经,同时考虑有可能需行上尺桡关节松解帮助恢复前臂旋转功能,手术行背侧入路,术中仔细分离保护骨间背侧神经,术后桡骨畸形得到纠正

（公茂琪）

【推荐读物】

1. 田伟,王满宜. 骨折. 第 2 版. 北京:人民卫生出版社,2013

2. Rockwood Green. Fractures in Adult. 6th ed. Philadelphia: Lippincott Williams & Wilkins,2006

病例15 下尺桡脱位合并桡骨头脱位——Criss-cross损伤

【病例简介】

患者,男,30岁。车祸伤致左前臂疼痛,活动受限。急诊检查见左前臂广泛肿胀,腕部偏近端桡侧有5cm×1.5cm的皮肤挫伤,腕部和肘关节处均有明显压痛。X线片显示下尺桡脱位(尺骨头向背侧脱位)(图15-1),尺骨头桡侧有撕脱骨折(图15-2),肘关节的X线片显示肱桡关节有向后外侧半脱位(图15-3)。MRI示骨间膜连续性存在(图15-4)。

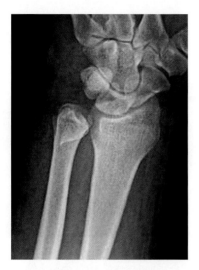

图15-1 X线片显示下尺桡脱位
(尺骨远端向背侧脱位)

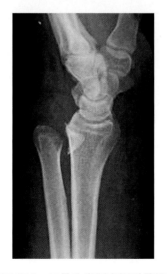

图15-2 尺骨头桡侧有撕脱骨折

【手术指征的选择】

急诊闭合复位失败,先以石膏制动,伤后10天,肿胀明显消退后手术。

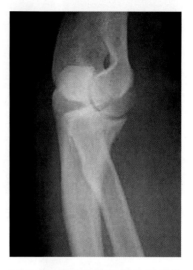

图15-3 肘关节的X线片显示肱桡关节有向后外侧半脱位

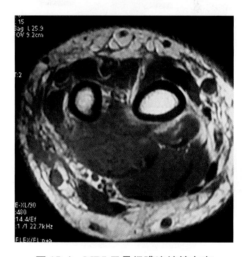

图15-4 MRI示骨间膜连续性存在

【术前计划与手术技巧】

有限切开,清理下尺桡关节和尺骨远端骨折端嵌入的软组织和瘢痕。透视下复位,用2枚克氏针经皮固定(图15-5)。桡骨头在前臂中立位稳定,旋前时桡骨头有向前脱位趋势(图15-6)。

【术后治疗及并发症】

术后用支具将前臂制动于前臂旋转中立位,3周去除支具开始练习肘关节屈伸活动,6周拔出克氏针,并开始逐渐练习前臂旋转活动。术后15个月随访,患者没有肘关节和腕关节疼痛,肘关节活动完全恢复,前臂旋前80°,旋后80°。X线片显示肱桡关节和下尺桡关节稳定(图15-7)。患者术后4个月已完全恢复以前的工作(职业汽车司机)。

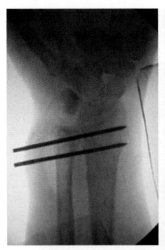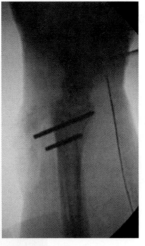

图 15-5　下尺桡复位后,用 2 枚克氏针经皮固定

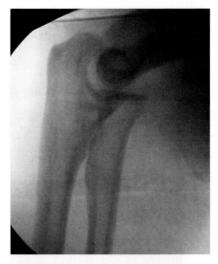

图 15-6　术中发现前臂旋前时,桡骨头有前脱位趋势

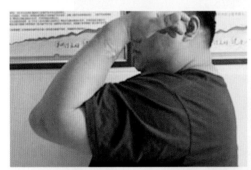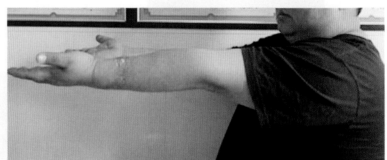

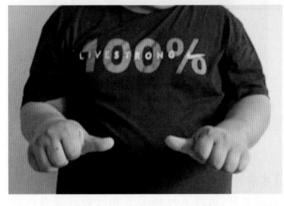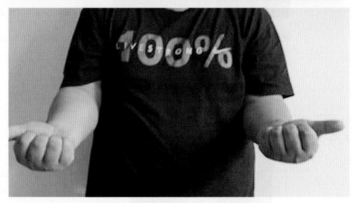

图 15-7　术后 15 个月随访,患者功能恢复满意,已恢复正常的司机工作

【讨论与思考】

创伤后单纯或合并桡骨骨折的下尺桡不稳定有很多报道。很少关于同时发生的下尺桡脱位合并桡骨头脱位的报道。不合并骨折的成人创伤后单纯桡骨头脱位和单纯下尺桡脱位都很少见。同时发生的桡骨头脱位和下尺桡脱位更少见。这种损伤只有近年来才有文献报道,这也说明以前有很多病例可能被忽略或漏诊。

此损伤的特点是上下尺桡关节均脱位或不稳定,而尺桡骨干没有骨折。由于单纯的桡骨头脱位和单纯下尺桡脱位的机制主要是由于前臂过度旋前或旋后,而稳定尺桡骨的骨间膜在前臂过度旋转时往往起到一个"枢轴"作用。骨间膜尤其是中央束往往是完整的。因此单一尺桡关节脱位时,另一端的尺桡关节也一定或有扭伤或半脱位。在临床上,见到单一下尺桡或桡骨头脱位的患者一定要意识到这一点,关注另一端尺桡关节是否有损伤。需要为患者拍摄前臂全长包括肘关节和腕关节的 X 线片。

诊断上需要和孟氏骨折、盖氏骨折或 Essex-Lopresti 损伤等相鉴别。

孟氏骨折指尺骨骨折合并桡骨头脱位。盖氏骨折指桡骨中下段骨折合并下尺桡脱位。而 Essex-Lopresti 损伤是指桡骨头骨折合并下尺桡脱位，是骨间膜中央束损伤后，桡骨整体向近端移位。此损伤中，骨间膜的中央束是完整的。

对于急性损伤，先在麻醉下试行闭合复位，如不成功可考虑切开复位。但术中一定要注意在透视下同时检查上下尺桡的稳定性，如果能在一定范围内上下尺桡均稳定，可以考虑不需内固定，术后用长臂石膏制动于屈肘 90°以及上下尺桡均稳定的前臂旋转位置。在首先稳定桡骨头的前提下，如果下尺桡不稳定，可以考虑用克氏针固定下尺桡，然后用石膏制动。

而对陈旧的损伤处理就很棘手。首先，同时复位上、下尺桡关节的陈旧脱位就很困难，另外由于骨间膜挛缩以及关节结构的改变，加之术后制动，使得很难乐观预测治疗疗效。Tosun 等曾报道治疗 1 例陈旧损伤，患者在治疗前有明显的患肢无力、肘关节"弹响"以及畸形。桡骨头切开复位失败后采用桡骨颈短缩截骨才使得上、下尺桡复位。但由于治疗病例数量相对较少，目前成熟的经验并不多，这也从另一方面更加证明了早期诊断和早期治疗的重要性。

【总结】

1. 见到单一下尺桡或桡骨头脱位的患者一定要关注另一端尺桡关节是否有损伤。

2. 诊断上需要和 Essex-Lopresti 损伤等相鉴别。此损伤中，骨间膜的中央束是完整的。

3. 早期诊断非常重要。

4. 对于急性损伤，先在麻醉下试行闭合复位，如不成功可考虑切开复位。

5. 损伤机制可能是骨间膜在前臂过度旋转时往往起到一个"枢轴"作用。

（李　庭）

【推荐读物】

1. Spicer DDM, Hargreaves D, Eckersley R. Simultaneous dislocations of the radiocapitellar and distal radioulnar joints. J Orthop Trauma, 2002, 16:136-138

2. Leung YF, Ip SPS, Wong A, et al. Isolated dislocation of the radial head, with simultaneous dislocation of proximal and distal radio-ulnar joints without fracture in an adult patient: case report and review of the literature. Injury, 2002, 33:271-273

3. 李庭, 蒋协远, 王满宜. Essex-Lopresti 损伤. 中华骨科杂志, 2003, 23:7315-738

4. 李庭, 蒋协远, 张力丹, 等. Essex-Lopresti 损伤的诊断与治疗. 中华医学杂志, 2005, 85:2674-2677

5. Rafee A, Rajasekhar C, Shah SV. Simultaneous dislocation of the proximal and distal radioulnar joints. Injury Extra, 2006, 37:233-236

6. Verettas DA, Drosos GI, Xarchas KC, et al. Simultaneous dislocation of the radial head and distal radio-ulnar joint. A case report. Int J Med Sci, 2008, 5(5):292-294

7. Tosun B, Selek O, Buluc L, et al. Chronic post-traumatic radial head dislocation associated with dissociation of distal radio-ulnar joint: a case report. Arch Orthop Trauma Surg, 2008, 128(7):669-671

病例 16　一例治疗失败的成人孟氏骨折引发的思考

【病例简介】

患者，男，16 岁。2013 年 5 月 22 日摔倒致伤右前臂和右肘，来院急诊就诊。查体：右前臂急性疼痛，右肘前外侧明显压痛，肘关节活动受限。前臂旋前位，短缩，中度肿胀，肘窝可触到脱位的桡骨头。伸指伸腕无受限。

【手术指征的选择】

拍摄标准前臂正侧位 X 线片和肘关节 CT（图16-1），可见尺骨骨折，向前成角，上尺桡关节和肱桡关节对合异常，桡骨头向前脱位。诊断为右前臂 Monteggia 损伤（Bado Ⅰ 型）。

【术前计划与手术技巧】

2013 年 5 月 23 日凌晨，完善检查后由我科一名高年主治医师在臂丛神经阻滞麻醉下行急诊手术治疗。取尺背侧入路，显露尺骨骨折后复位，以 1 枚 LCP 固定，恢复尺骨长度，纠正成角畸形，未切开复位桡骨头脱位。透视下见肘关节正位片肱桡和肱尺关节对合良好，侧位片上可见屈肘超过 90°时肱桡关节对合可，<90°时则桡骨头轻度向前，遂以 1 枚 2.0 克氏针贯穿固定肱桡关节于屈肘 90°位，并以长臂后托石膏旋后位制动，术后片见图 16-2。

2013 年 5 月 27 日（术后 4 天），因考虑桡骨头仍有轻度向前脱位，再次行手术探查肱桡关节。于臂丛麻醉下取肘关节外侧 Kocher 切口，切开肘肌和尺侧屈腕肌间隙，显露环状韧带和上尺桡关节，未见环状韧带嵌夹，缝合修复环状韧带。术中 C 形臂机下透视（图 16-3 ~ 图 16-6），并对照健侧肘关节，仍见侧位片上屈肘超过 90°时肱桡关节对合良好，<90°则

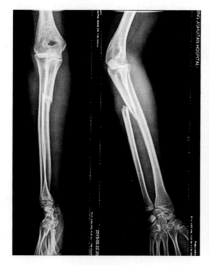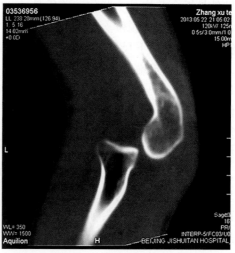

图 16-1　前臂正侧位 X 线片及肘部 CT 提示尺骨骨折,向前成角,桡骨头向前脱位

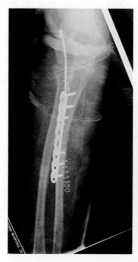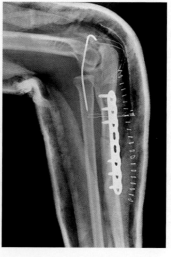

图 16-2　尺骨切开复位内固定,肱桡关节克氏针贯
穿固定,术后前臂正侧位 X 线片

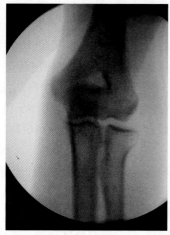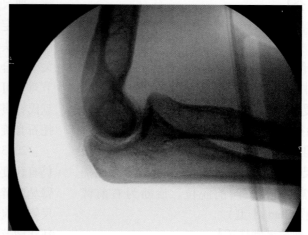

图 16-3　术中健侧肘关节正侧位

桡骨头轻度向前脱位。调整肱桡关节对合,再次以1枚2.0克氏针贯穿固定肱桡关节于屈肘90°位,并以长臂后托石膏旋后位制动,术后片见图16-7。

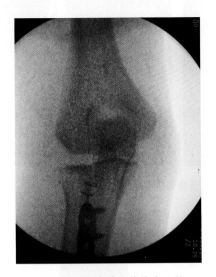

图16-4　患肢肘关节伸直正位

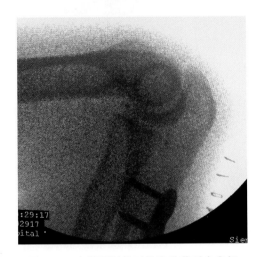

图16-5　患侧屈肘位时肱桡关节对合良好

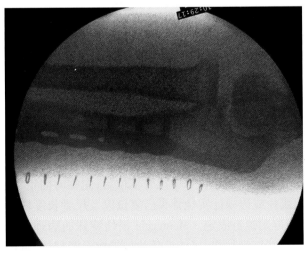

图16-6　患侧伸肘位时桡骨头轻度向前脱位

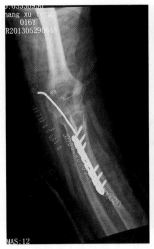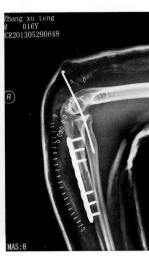

图16-7　第二次术后肘关节正侧位。侧位可见肱桡关节对合

2013年6月18日(第二次术后3周),拔除贯穿肱桡关节之克氏针,复查X线仍可见桡骨头向前脱位(图16-8),未予特殊处理,嘱进行肘关节和前臂功能锻炼,主动活动为主,被动活动为辅。每月复查1次,观察骨折愈合及功能恢复情况,并指导患者进行正确的功能锻炼。

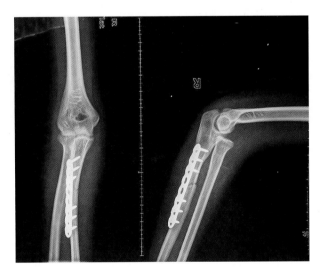

图16-8　拔除克氏针后复查X线片,仍可见桡骨头向前半脱位

【术后治疗及并发症】

术后切口愈合好。术后3个月骨折愈合。术后2个月复查时可见肱桡关节前方异位骨化形成。2014年2月10日(8个半月)因肘关节功能受限来院行肘关节松解术。术前X线片及CT(图16-9)可见骨折愈合,桡骨头向前脱位,肱桡关节前方异位骨化形成,肘关节活动ROM:伸肘差10°,屈肘90°;前臂活动ROM:旋后90°,旋前0°(图16-10)。

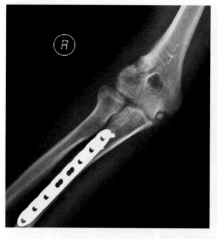
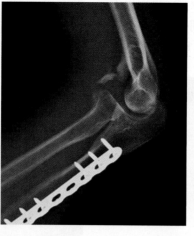
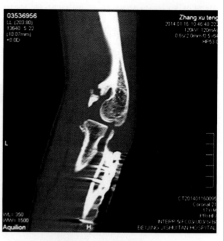

图16-9　X线片及CT见尺骨骨折已愈合,肱桡关节前方异位骨化形成

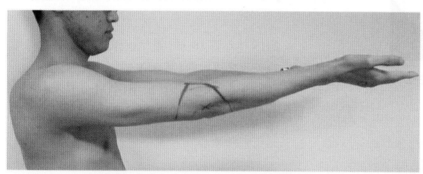
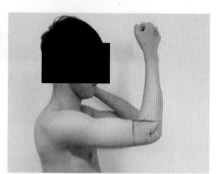
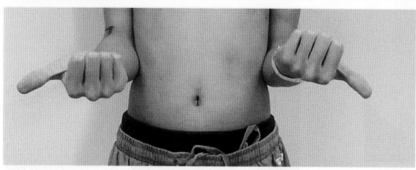
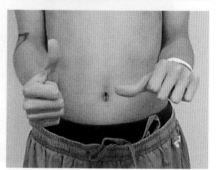

图16-10　本次松解术前体位像,可见屈肘受限,仅90°,旋前受限为0°

【讨论与思考】

1814年Monteggia最早报道尺骨上1/3骨折合并桡骨头前脱位,此即最常见的Monteggia损伤类型。1967年Bado把这种类型的骨折命名为Monteggia损伤,并根据尺骨骨折和桡骨头脱位的方向将其分为4种类型。Bado分型包括了所有的损伤类型,已被广泛接受。通常尺骨骨折容易诊断,但桡骨头脱位可能漏诊,任何有尺骨移位骨折的前臂损伤必须拍摄包含肘、腕关节的前臂正侧位X线片,以免漏诊上下尺桡关节脱位。若肱桡关节对位正常,无论前臂位置如何,桡骨干的长轴均应通过肱骨小头的中心。还必须进行细致的神经检查,因为这种损伤极易造成骨间背神经急性损伤。本例病例即为Ba-

do Ⅰ型,看似很简单的骨折,即使是很有经验的创伤骨科医师在术前、术中和术后都可能会遇到很多问题,包括漏诊,术中复位困难、桡神经损伤,术后桡骨头仍脱位或半脱位等。

Monteggia骨折是一种骨折-脱位损伤,需急诊处理,如有可能,在急诊室即应进行桡骨头的复位,手术亦应尽快施行。大部分病例通过牵引及对桡骨头的直接推压可使桡骨头复位,手术仅需行尺骨骨折切开复位内固定。术中尺骨复位后,先临时固定,拍X线片或透视证实桡骨头已复位以及尺骨长度恢复后,再用螺钉固定。Monteggia损伤特殊的病理表现是环状韧带损伤,可能是环状韧带横形撕裂,残端嵌于尺桡骨间。儿童的环状韧带松弛,环状韧带可能完整,但位于肱桡关节之间,在这些情况下,完整的环状韧带可能阻止桡骨头完全复位。桡骨头脱位不能闭合复位者少于10%,需行切开复位,如环状韧带组织完整则予以修补,有助于桡骨头的稳定,但不主张进行重建。术后通常以长臂石膏后托制动于前臂旋后位或中立位。若患者配合好,且术中肘关节及前臂活动时,骨折端及桡骨头稳定,术后7~10天即可去除石膏行肘关节屈伸及前臂旋转活动。

手术的关键在于尺骨的解剖复位、坚强内固定以及维持桡骨头复位后的稳定性。对尺骨骨折解剖复位坚强固定后,桡骨头再发生脱位的可能性很小。如术后出现桡骨头脱位,则首先要重新评价尺骨骨折复位的准确性。若尺骨骨折已获得解剖复位,则需切开复位桡骨头,并修补环状韧带,术后用长臂石膏制动。如尺骨骨折没有获得解剖复位,应取出内固定,重新复位尺骨并切开复位桡骨头。本例病例初次手术时即发现桡骨头向前脱位,应及时行桡骨头切开复位或检查尺骨复位情况。而二次切开探查时没有发现上尺桡关节内有环状韧带嵌夹,应首先考虑尺骨骨折没有解剖复位,需重新复位固定,单纯靠肱桡关节克氏针贯穿固定并不能解决问题,骨性结构对于桡骨头的复位和稳定性是第一位的。该术者两次手术均没有很好地考虑这些问题,最终没能恢复尺骨的解剖结构和桡骨小头的正常位置,影响了患者功能。

有时候术中判断尺骨复位情况以及是否需要切开探查上尺桡很困难。Lincoln 和 Mubarak 报道了单纯桡骨头向前脱位时的尺骨弓征(ulnar bow sign)。在正常侧位 X 线片,尺骨后缘是一条直线;若尺骨后缘不再是一条直线,出现尺骨向前弓形突起的 X 线表现,即为尺骨弓征。这一方法也有助于我们在孟氏骨折术中的判断,对于 Bado Ⅰ 型 Monteggia 损伤若出现尺骨弓征,桡骨头易向前脱位或半脱位。回顾这一病例,可以看到尺骨复位固定后仍有轻度向前弓形突起,即尺骨弓征。

诚然,修复环状韧带对维持桡骨头的稳定性有一定的作用,但是很多病例因环状韧带损伤严重无法修复,即使能修复,如果对于松紧度把握不好,仍会影响前臂的旋转功能。至于用筋膜索条重建环状韧带,其强度及张力均难以接近正常环状韧带水平,

而且易造成局部粘连,还会增加桡神经以及上尺桡关节损伤的机会,容易引起异位骨化形成。本例病例即因为多次手术,出现异位骨化而影响了前臂和肘关节的功能。因此作者认为,闭合复位让环状韧带、关节囊及周围血肿机化时粘连自行修复,而不行手术修复环状韧带,减少了局部创伤,符合微创理念,有利于局部软组织复原。

综上所述,对于成人孟氏骨折,初次手术的正确对于功能的恢复非常重要。首先应强调尺骨的解剖复位坚强固定,通常此时桡骨头脱位可自行复位,应本着能闭合复位不切开复位,环状韧带能自行修复不修补,能修补不重建的原则。但在确认尺骨解剖复位的情况下,即使轻度的肱桡关节不匹配,也应及时切开探查,不能姑息。

【总结】

成人孟氏骨折,尺骨复位固定后要注意桡骨头的复位情况。通常此时桡骨头脱位可自行复位,若桡骨头脱位或半脱位,即使轻度的肱桡关节不匹配,首先应考虑尺骨弓弧度是否恢复良好,再考虑行肱桡关节切开探查。特别是肱桡关节切开探查后若仍不能复位,必须对尺骨弧度进行调整。应本着桡骨头能闭合复位不切开复位,环状韧带能自行修复不修补,能修补不重建的原则。

(查晔军)

【推荐读物】

1. Ring D, Jupiter JB, Simpson NS. Monteggia fractures in adults. Bone JointSurg(Am),1998,80(12):1733-1744

2. Hagedorn JM, Reichel LM. Posterior interosseus nerve entrapment following monteggia fracture dislocation. Hand Surg Am, 2014,39(2):400-402

3. Hertel R, Rothenfluh DA. Chapter 27: Fractures of the Shafts of the Radius and Ulna. In: Bucholz RW, Heckman JD, Court-Brown C, et al. Rockwood and Green's fractures in adults, 6th ed. Philadelphia: Lippincott Williams & Wilkins, 2006: 961-988

4. Lincoln TL, Mubarak SJ. "Isolated" traumatic radial-head dislocation. PediatrOrthop,1994 Jul-Aug,14(4):454-457

5. Foruria AM, Morrey BF, Sánchez-Sotelo. Heterotopic ossification after surgery for fractures and fracture-dislocations involving the proximal aspect of the radius or ulna. Bone Joint Surg Am,2013 May 15,95(10):e66

第三节 肘关节手术

病例17 肱骨髁间骨折切开复位内固定术

【病例简介】

患者,男,26 岁。因左肘部摔伤 1 小时伴肿痛、活动受限急诊入院。体检局部肿胀,压痛阳性,活动受限。肢体末梢感觉运动及血运均良好。X 线片显示肱骨远端骨折,髁上部分移位明显。CT 显示骨折线涉及髁间,有轻度旋转移位(图 17-1)。诊断:肱骨髁间骨折(左)。于当日急诊在臂丛麻醉下行骨折切开复位,钢板螺丝钉内固定术。

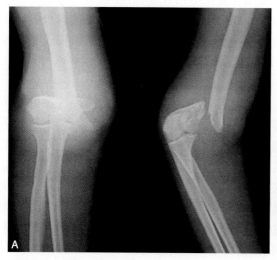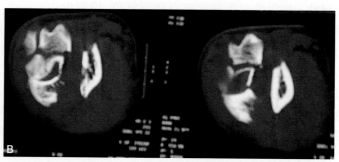

图 17-1 术前 X 线片及 CT。正侧位 X 线片(A)显示髁上部分骨折移位明显;CT(B)显示骨折涉及髁间,轻度旋转移位

【手术指征的选择】

大多数肱骨髁间骨折应首选切开复位内固定手术。切开复位内固定术的两个主要目的也是其最主要的优点在于恢复肱骨远端关节面的解剖结构的完整性和允许进行早期关节活动。由于肘关节与其他关节相比更不能耐受长时间的石膏固定,因此允许早期关节活动尤为重要。切开复位内固定手术的相对禁忌证除了全身情况不能耐受手术之外,还包括关节面骨折严重粉碎无法重建者,以及严重的骨质疏松无法获得可靠固定的老年患者。对于这些患者,治疗方法可选择闭合复位石膏固定、尺骨鹰嘴骨牵引或人工全肘关节置换术,但总体来讲,其肘关节治疗效果均不如行切开复位内固定治疗组。

【术前计划与手术技巧】

对于高能量损伤患者,首先应对骨折合并的软组织损伤(包括血管神经状况)作出评估。若合并血管神经损伤,应优先处理。对于肢体肿胀严重者,可先予半伸直位石膏托制动,抬高肢体,局部冰敷,并辅以脱水药物治疗。常规拍摄肘关节正侧位 X 线片,以了解骨折线的形态、粉碎程度以及移位情况。CT 检查有助于发现隐匿的冠状面及矢状面骨折线;三维重建则能直观地反映骨折全貌及骨折块的空间移位情况。对于骨折粉碎较重可能伴有骨缺损者,应准备自体髂骨移植。

手术时机:如有条件,应在伤后 24 小时内对肱骨髁间骨折患者积极行手术治疗。如无急诊手术条件,伤后两周内手术也可达到手术复位固定的目的。伤后 2~5 天内,骨折局部伤后软组织水肿明显,会增加一定的手术难度。对于合并皮擦伤或张力性水疱者,应待皮肤创面结痂干燥后再行手术治疗,以减小手术感染的概率。对于伤后肘关节及前臂肿胀严重者,应密切观察,预防前臂筋膜间隔综合征的发生。

全麻或臂丛麻醉均可。对于骨折较复杂,预计手术时间较长或有可能取髂骨移植者应选择全麻。患者取侧卧位,患侧上肢置放于躯干前方(图 17-2)。术中常规应用气囊止血带。

手术入路:通常取肘后正中切口,近侧起自鹰嘴

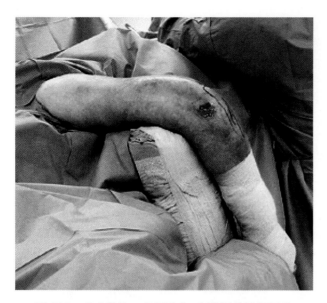

图 17-2 术中体位。患侧卧位,患肢置放于躯干前方,其下方以软垫托起

本例应用鹰嘴截骨入路:沿鹰嘴外侧缘切开肘肌及关节囊,显露鹰嘴关节面,在其最狭窄部(冠状突上方)截骨,以尽量减小对关节软骨的损伤。设计成钝角的 V 截骨线,以提高复位后的稳定性及利于骨折愈合。也可在截骨前自鹰嘴尖部向髓腔钻孔,作为之后的复位标记。截骨应首先以锯片宽度较小的摆动锯开始,到达软骨下骨后改用薄骨刀截断软骨面。截骨前可在鹰嘴下方自外向内塞入一块纱布,向近侧牵拉以使截骨处维持张力,同时保护滑车软骨面。截断鹰嘴后连同肱三头肌腱向近侧翻起即可充分显露肱骨远端关节面(图 17-4)。肱骨远端内固定完成后,即可复位鹰嘴,以张力带或螺丝钉作坚强固定。此入路对肱骨远端关节面显露最为充分,且术后可允许早期肘关节功能练习,是适合大多数肱骨髁间骨折的理想入路。其缺点是制造了一处新的骨折,且对操作准确性的要求较高。

尖上方 10cm,远侧止于鹰嘴尖下方 5cm 处。在鹰嘴部切口可弧形偏向内侧或外侧,以减小术后皮肤瘢痕导致的肘部不适感。切开皮肤及皮下组织后,向两侧充分游离皮瓣。在尺神经沟处显露尺神经,橡皮条牵拉保护。骨折移位严重时尺神经沟解剖紊乱,此时可以肱骨内上髁为标志在其后方逐层小心分离。显露尺神经后向远近端充分游离,远端游离至尺神经穿入尺侧屈腕肌肌腹处,并纵向分离 3～4cm 长度肌腹,以使尺神经具有充分的活动度(图17-3)。三种入路可用于显露肱骨远端关节面骨折,分别为经尺骨鹰嘴截骨、经肱三头肌腱舌形瓣及经肱三头肌腱两侧入路。

通过上述入路对肱骨远端骨折充分显露,全面了解骨折的形态,仔细清理骨折块间血肿。肱骨髁间骨折复位及固定通常的原则是首先复位髁间骨折块,以克氏针临时固定或螺钉固定,把其变为一个髁上骨折,然后再依次复位及固定内外侧柱。髁间的骨折线通常为矢状面骨折线,复位时应分别观察其下缘及后缘软骨面是否光滑,以避免存在轻度的旋转移位。可运用大复位巾钳钳夹复位,然后自外向内以克氏针临时固定或直接以 4.0mm 半螺纹骨松质螺钉加压固定。应注意螺钉或克氏针的尖部避免伤及尺神经。若滑车的矢状面骨折线两侧存在粉碎

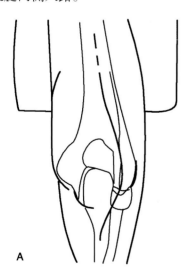
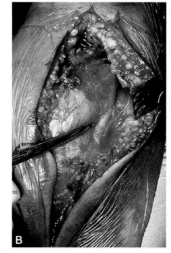
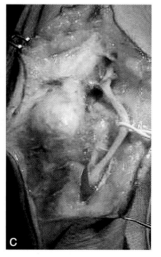

图 17-3 手术入路及尺神经处理
A. 肘后正中切口,在鹰嘴尖部弧向外侧,也可弧向内侧;B. 向两侧游离皮瓣,在尺神经沟部小心分离辨别尺神经;C. 向远近侧充分游离尺神经,橡皮条牵拉保护

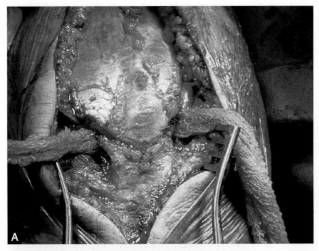
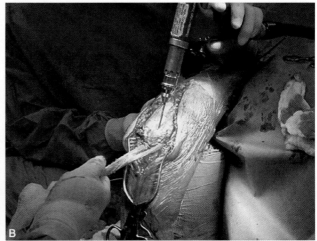
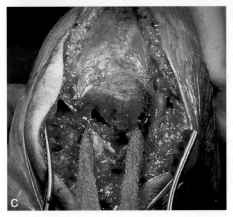
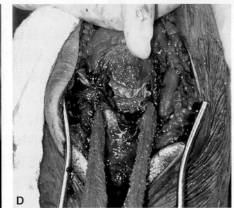
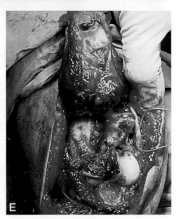

图 17-4　尺骨鹰嘴截骨

A. 设计成钝角的 V 截骨线,截骨前可在鹰嘴下方塞入纱布条做牵拉用;B. 截骨前自鹰嘴尖部向髓腔钻孔,作为之后的复位标记;C~E. 截断鹰嘴后连同肱三头肌腱向近侧翻起即可完整显露肱骨远端关节面

骨折块,此时加压固定可导致肱骨滑车变窄,应选用全螺纹骨松质螺钉固定以维持滑车的正常宽度。有时滑车的骨折还伴有冠状面骨折线,复位骨折块后根据骨折块的大小选用合适直径的螺钉自后向前固定,钉帽需埋入软骨面下方。通常 1~2 枚螺钉便可提供足够的髁间固定的稳定性。

完成髁间部分骨折的复位和固定后,接着分别处理内外侧柱骨折。内侧柱经常可见三角形骨折块,须予以精确复位。以内外侧皮质及鹰嘴窝作为复位标志,确认获得解剖复位后,自内外侧髁分别以 1~2 枚克氏针固定内外侧柱。复位过程中,易发生肱骨髁相对干骺端存在轻度的内旋或外旋移位,应予注意避免。再次确认复位满意后,内外侧柱分别以钢板固定。外侧柱可用合适长度的 3.5mm 重建板塑形后放置于其后方,因外髁后方无关节面,钢板远端可放置于足够低位以充分固定外髁骨折块。内侧柱钢板可放置于内侧或后方,放置于内侧的钢板与外侧板互相垂直,有更好的力学稳定性。缺点是

操作难度较大,其螺钉易与外侧柱螺钉发生冲突。另一缺点是钢板远端位于内上髁部皮下,易导致术后患者的不适感。也可把钢板放置于内侧柱后方,但应注意钢板放置的角度,避免钢板近端与外侧柱钢板冲突。完成钢板的最终固定前,必须活动肘关节,确认钢板不会阻挡肘关节伸直。

完成骨折的最终固定后,活动肘关节检查骨折端的稳定性。若仍存在折端活动,则需调整内固定方式,直至获得牢固的固定。

复位尺骨鹰嘴截骨块,以两枚 2.0mm 克氏针自鹰嘴尖部穿至髓腔,或以两枚螺钉固定于前方皮质,在鹰嘴尖下约 5cm 以远处皮质横行钻孔,然后以钢丝作"8"字盘绕完成张力带固定。克氏针的尾端应折曲后击入肱三头肌腱深层,以避免术后钉尾外退。再次检查确认肘关节能完全伸直。

关闭伤口前的最后一个重要步骤是处理尺神经。检查尺神经的游离度,确认其未受周围组织嵌压。通常尺神经沟空间已被钢板或螺钉占据,因此

安全的处理方法是把尺神经移至皮下,隔绝其与内固定物的接触。做一4~5cm长度的筋膜瓣,将尺神经放置于皮下组织和深筋膜之间,缝合筋膜瓣固定尺神经。逐层关闭伤口,放置引流管。

【术后治疗及并发症】

术后第一天即开始鼓励患者做主动的肘关节屈伸练习。对于经肱三头肌舌形瓣入路者,可先作小范围的被动伸屈活动,待2~3周后开始主动练习。术后康复过程中禁忌作强力的肘关节被动推拿,否则会增加异位骨化的发生风险。上肢持重及对抗性练习应待骨折愈合后开始。术后应每月一次复查X线片(图17-5),观察内固定物是否失效及骨折愈合进展。

尺神经麻痹是肱骨髁间骨折术后常见的一个并发症。其原因通常是由于术中游离不充分或内固定物刺激所致。单纯的环小指尺侧感觉减退可以保守治疗,若伴有运动障碍,则应积极探查,时间不宜超过3周,以免造成不可逆的手部功能损害。内固定失效和骨折不愈合是另一并发症,通常是由于术中操作不当,骨折块剥离广泛以及内固定不可靠所致。对于年轻患者可行翻修术,锁定钢板固定结合自体髂骨植骨是一个较好的选择,对于老年患者则可能需行人工肘关节置换术。

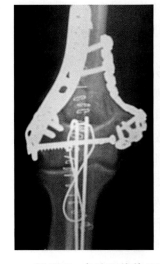
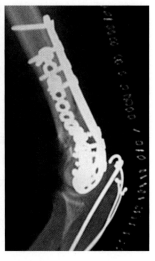

图17-5　术后X线片示双柱钢板固定。外侧为解剖型钢板,置于外侧柱后方。内侧为重建钢板,置于内侧嵴。一枚全螺纹松质骨钉固定髁间骨折。尺骨鹰嘴截骨后行张力带固定

(毛玉江)

【推荐读物】

1. 荣国威,王承武. 骨折. 北京:人民卫生出版社,2004:442-535

2. Rockwood, Green. Fractures in Adults. 6th ed. Philadelphia: Lippincott Williams & Wilkins,2006:989-1050

病例18　肱骨髁间骨折不愈合的手术治疗

【病例简介】

患者,男,40岁。主诉因右上肢车祸导致骨折手术治疗后14个月不能持重及肘关节活动受限入院。入院后查体:右侧肱骨远端后方正中可见长度约15cm的纵形手术切口,切口愈合良好;右肘关节呈明显内翻畸形,肱骨远端有异常活动及骨擦音;右肘关节屈曲120°,差45°伸直(即伸肘受限,差45°不能伸直,包含有肱骨远端假关节的活动)。右上臂与健侧相比短缩2cm。右肘关节X线片显示肱骨髁间术后改变,髁间骨折线已消失,但髁上骨折断端硬化,骨折不愈合,钢板断裂(图18-1)。

根据临床表现及X线检查,诊断为肱骨髁间骨折不愈合(右),肘内翻畸形(右),肘关节功障碍(右)。

【手术指征的选择】

患者为青壮年,原始为肱骨髁间骨折,已行切开复位内固定,髁间骨折线已消失,说明骨折已愈合。

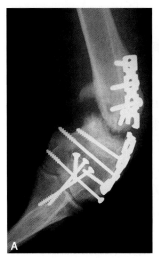
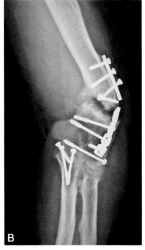

图18-1　右肘关节正侧位X线片显示肱骨髁间术后改变,髁间骨折线已消失,但髁上骨折断端硬化,骨折不愈合,钢板断裂

但髁上骨折部分没有愈合,且发生钢板断裂,局部有异常活动和骨擦音,距初次手术的时间已长达14个

月,再次手术的指征明确,体检也没有发现明显手术禁忌证。手术目的是使髁上骨折获得愈合,并同时改善肘关节屈伸功能。

【术前计划与手术技巧】

分析患者初次手术失败的原因,发现初次手术仅对肱骨远端的外侧柱进行了固定,而没有对内侧柱进行固定,这可能是导致患者初次手术失败的主要原因。典型的肱骨髁间骨折可分为2个部分,其一是髁间骨折,因累及的大多为松质骨,骨折不愈合少见;其二是髁上骨折,累及的部位处于松质骨与皮质骨的移行区域,再加上所受到的杠杆应力较大,既往对髁上部位的固定也不够重视等,临床上肱骨髁间骨折手术治疗后髁上部位不愈合并不少见。治疗不当将导致肘关节僵硬。肱骨远端可视为一个等腰三角形(图18-2),底边是线轴样滑车,两边有偏斜的内、外侧柱,分别终止于内上髁和外上髁的上缘。每个柱为三角形的两个斜边,分别向内、外侧偏斜,增加了肱骨远端在冠状面上的宽度。还应对髂骨部位进行消毒以备术中取骨之用。

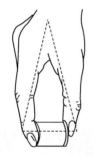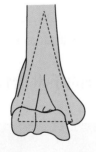

图18-2 可将肱骨远端视为一个等腰三角形

有两个部位需要固定,一是髁间骨折,二是髁上骨折。重点放在髁间骨折,但也应重视对髁上部位的固定,否则髁上骨折不稳定,或术后附加外固定,将导致关节僵硬。术中将髁间骨折复位后,应根据骨折块大小及对应关系如何选择适宜的螺钉固定,可用多枚克氏针临时固定,但不能将其作为永久的固定物。应使内固定物位于滑车的中心,不能穿出关节面或进入鹰嘴窝,否则会影响关节活动。小范围的关节软骨缺损可以接受,但一定要恢复肱尺关节的正常对合关系。髁间有缺损或属严重粉碎骨折时,应谨慎使用拉力螺丝钉固定,以防滑车关节面变窄。每个螺钉都要有良好的把持力,

并且注意螺钉之间不要发生冲突。固定髁间折块时,AO中空拉力螺钉系统会给手术操作带来一定便利。X线片显示的Riseborough and Radin Ⅲ型无粉碎骨折会在术中探查可发现其实际为Ⅳ型粉碎骨折,需要进行植骨,故应常规将髂骨部位消毒备用。

麻醉成功后取仰卧位,常规消毒铺单,气囊止血带下操作。取右肘后正中原初次手术切口进入并分别向远近端延长,切开皮肤皮下组织,首先在肘内侧分离并显露尺神经,对其游离后加以保护。切取肱三头肌肌瓣向远近端翻转显露肱骨髁及骨折端,见髁上骨折端大量瘢痕组织增生,骨折端存在异常活动,清理骨折端,切除部分硬化骨质,复位骨折并以克氏针临时固定。拍X线片证实已纠正肘内翻畸形,后外侧以7孔3.5mm系列加压钢板固定,后内侧则以5孔钢板螺钉固定。另取同侧髂嵴部位的松质骨植于骨折端。术中再次拍X线片证实复位及固定满意,冲洗,放置引流管,逐层缝合。术后X线片证实复位及固定满意。术后1年随访时见骨折愈合良好(图18-3),肘关节屈伸及前臂旋转功能恢复满意(图18-4)。

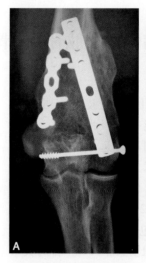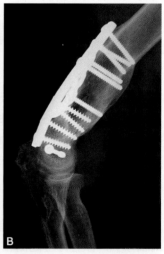

图18-3 术后1年随访时见骨折愈合良好,骨折复位及固定满意

【术后治疗及并发症】

术中游离和保护尺神经非常重要。为防止肘关节周围异位骨化,可口服氨糖美辛一天3次,每次25mg,持续至术后6周。

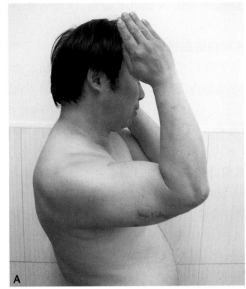
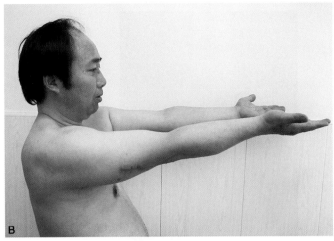
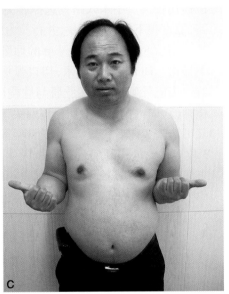
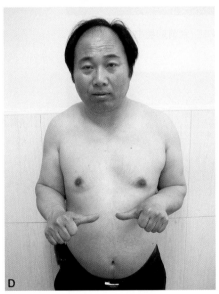

图18-4　术后1年随访时肘关节屈伸及前臂旋转功能恢复满意

（蒋协远）

【推荐读物】

1. 荣国威,王承武.骨折.北京:人民卫生出版社,2004:460-467

2. 黄雷,张波,王满宜,等.肱骨髁间骨折的手术治疗.中华骨科杂志,2001,21(3):158-162

3. Mezera K,Hotchkins RN,Rockwood CA. Fractures in Adults. 4th ed. Philadelphia-New York:Lippincott-Raven,1996:929-1024

4. RingD,Jupiter JB. Fracture-dislocation of the elbow. J Bone Joint Surg（Am）,1998,80:566-580

5. O'Driscoll SW,Ring D,Jupiter JB,et al. Salvage of contaminated fractures of the distal humerus with thin wire external fixation. Clin Orthop,1999,359:203-208

6. Ring D,Jupiter JB. Fractures of the distal humerus. Orthop Clin North Am,2000,31:103-113

病例19　累及前方软骨面的肱骨外髁骨折

【病例简介】

患者,男,44岁。因车祸致伤。伤后右肘关节疼痛、活动受限。否认伤后意识丧失及胸腹痛病史。伤后2天由急诊收入院。患者否认肝炎等慢性病史。入院后常规化验检查未见异常,拍摄肘关节正侧位 X 线片,并行 CT 检查(图 19-1 ~ 图 19-3)。

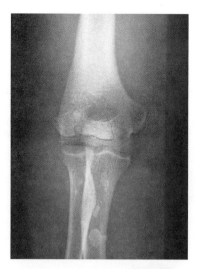

图 19-1 术前肘关节正位 X 线片

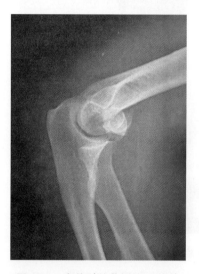

图 19-2 术前肘关节侧位 X 线片

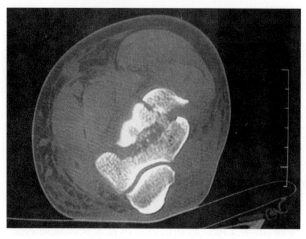

图 19-3 术前肘关节 CT 片

依据临床表现、X 线、CT 检查,诊断为肱骨外髁骨折(右Ⅱ型)。

【手术指征的选择】

患者为年轻男性,关节内骨折,有移位。骨折涉及肱骨小头后方非关节面部分及滑车桡侧半(图 19-3),故诊断为肱骨外髁骨折。此例为关节内骨折,手术指征明确。从病史和检查方面,未见明确手术禁忌。

【术前计划与手术技巧】

患者肱骨远端外髁前方及滑车均有骨折,术前 CT 示骨折粉碎。从骨折位置看,如果单独前方骨块较大也可以用单独外侧入路由后向前拉力螺钉固定,但该病例单纯行肘关节外侧入路复位及固定滑车骨块较困难。后方入路行尺骨鹰嘴截骨也可显露但损伤较大。手术入路宜选择肘关节前方 Henry 入路,能直视下复位骨折块,并行拉力螺钉埋头固定。

伤后 8 天手术。臂丛麻醉仰卧位,气囊止血带下操作。Henry 入路手术,切口弧形避开肘横纹,自肱二头肌外侧进入,在肱肌与肱桡肌间显露并保护桡神经,向内侧牵开肱肌显露肘关节前方,切开关节囊可清晰显露骨折块,以克氏针暂固定骨折块后,以 3 枚半螺纹松钉埋头固定(图 19-4、图 19-5)。术后未缝合前方关节囊。手术用时 1 小时 45 分钟,手术中出血约 300ml。术后以长臂石膏后托固定 1 周。

【术后治疗及并发症】

术后发现伸拇、伸指无力,判断为桡神经牵拉损伤,未经特殊处理。3 天后感觉及肌力开始恢复,桡神经损伤症状术后 3 个月完全恢复。手术后伤口愈合好。石膏固定 1 周,练习关节活动。术后 CT 示骨折复位好(图 19-6、图 19-7)。术后 7 个月复查时肘

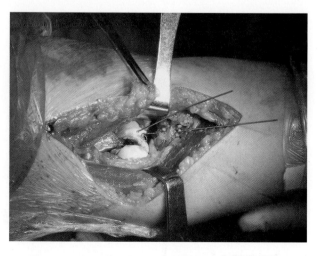

图 19-4 术中肘关节前方入路操作,滑车处骨折块以克氏针暂固定后拉力螺钉固定

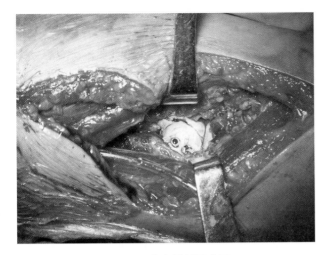

图 19-5　术中骨折固定后

关节活动度伸 30°、屈 100°(图 19-8、图 19-9)、前臂旋前 80°、旋后 80°，术后 X 线片见肘关节前方轻微异位骨化(图 19-10、图 19-11)，患者肘关节 Mayo 评分 95 分，功能优。

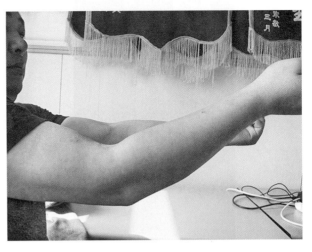

图 19-8　术后 7 个月体位像，伸肘 30°

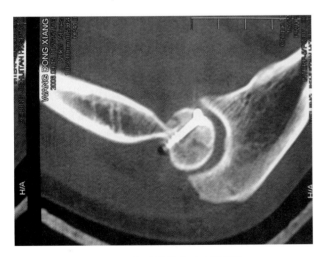

图 19-6　术后肘关节 CT 冠状位

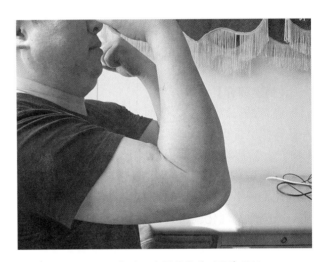

图 19-9　术后 7 个月体位像，屈肘 100°

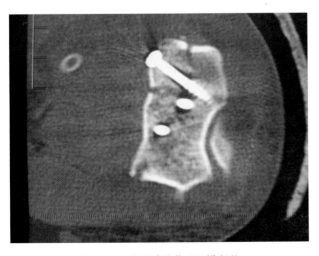

图 19-7　术后肘关节 CT 横断位

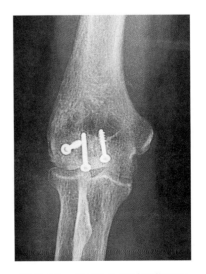

图 19-10　术后 7 个月肘关节正位

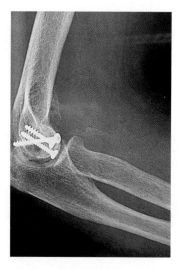

图 19-11　术后 7 个月肘关节侧位，可见肘关节前方异位骨化影

（李　莹）

【推荐读物】

1. 荣国威,王承武.骨折.北京:人民卫生出版社,2004:442-479

2. Rockwood, Green. Fractures in Adults. 6th ed. Philadelphia: Lippincott Williams & Wilkins, 2006:1015-1116

病例 20　肘内翻畸形截骨矫正

【病例简介】

患者,男,27 岁。12 岁时因骑车摔伤左肘部致左肱骨髁上骨折。当地医院给予闭合整复石膏制动 1 个月。后逐渐出现肘内翻畸形,拿重物时左肘出现过电样刺痛,左环、小指尺侧感觉减退。伤后 15 年到北京积水潭医院就诊,患者否认肝炎等慢性病史。入院后常规化验检查未见异常,拍摄右上肢全长正位、侧位 X 线片(图 20-1)。

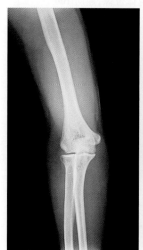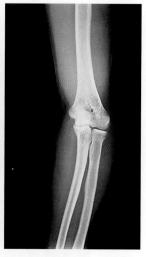

图 20-1　左肘内翻 16°,右肘提携角 5°

依据临床表现、X 线检查,诊断为肘内翻畸形(左),慢性尺神经炎(左)。

【手术指征的选择】

肘内翻畸形是肱骨髁上骨折后常见并发症,绝大多数患者因外形不美观而要求行矫正手术,也有少数因明显的尺神经慢性炎症而就诊。因为肘内翻患者的肘关节活动范围一般是接近正常的,且手术本身存在一定风险和并发症,故对畸形较轻的患者应慎重考虑手术截骨治疗。该患者肘内翻畸形 16°,对侧相差超过 20°,且有明显的尺神经炎症状,行截骨矫形的适应证较强。肱骨髁上骨折造成的肘内翻畸形目前的观点是早期纠正畸形,此患者年龄偏大。

【术前计划与手术技巧】

对肘内翻畸形一般行肘外侧闭合楔形截骨来矫正,术前根据两侧上肢全长 X 线片,测量出准确的截骨角度,需考虑锯片厚度的影响。对肘内翻较严重的患者,截骨角度大,对合截骨面后会增加尺神经的张力,对术前即存在慢性尺神经炎的,术后对尺神经影响会更大。因此,对存在这些情况的患者,除行肘外侧切口截骨外,应首先行肘内侧切口再行尺神经的探查和松解,根据术中情况决定是否行尺神经的前移。而内固定的选择则根据术中对合截骨面后的稳定情况来决定,成人一般选择双钢板固定或单钢板固定附加短时间的石膏外固定。该患者因对合截骨面时即出现两断端的明显错位而行双钢板固定。

臂丛麻醉,患者取仰卧位。患侧上肢置于胸前。止血带下手术。先取左肘关节内侧入路。探查尺神经,术中见尺神经沟变浅,位于沟内的神经变粗、较硬,尺侧腕屈肌起点处尺神经受卡压变细,在肘关节屈曲时,尺神经张力明显增大(图20-2)。术中对卡压处和神经外膜进行了松解。对合截骨面时如松解后的尺神经移动不明显,张力不大,则留在原位,否则应进行前移。该例患者进行了尺神经的前移。再取肘外侧入路,根据术前测量的内翻角度加上健侧提携角得出截骨角度,并计算出截骨三角在桡侧的底边长度。远端截骨线紧靠髁上关节囊附丽部,与关节线平行,近端截骨线向尺侧斜行向远,使两截骨线相交于尺侧皮质内面,尽量保留内侧皮质完整,然后取出楔形骨块,伸直肘关节并对合截骨面。先用克氏针临时固定。术中拍片与健侧对比,确认截骨后肘关节提携角恢复,外观良好后再行钢板固定(图20-3)。该患者应用双钢板固定,固定牢固,无须应用外固定。

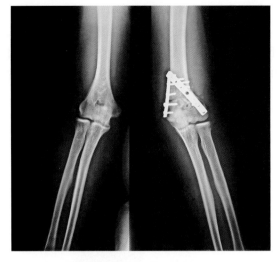

图 20-3 术后双肘 X 线片对比

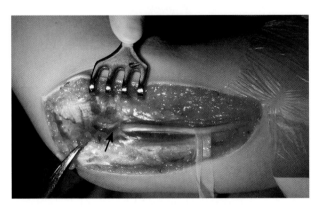

图 20-2 术中尺神经受卡压情况

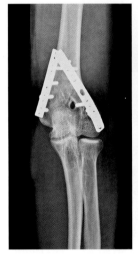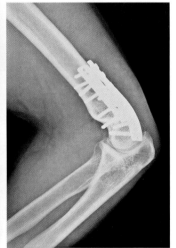

图 20-4 术后 4 个月截骨面愈合良好

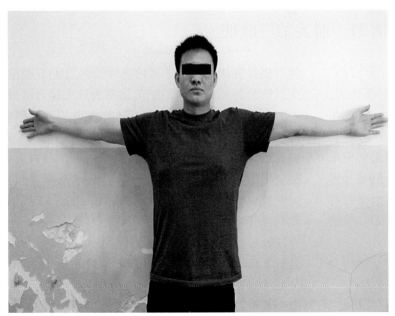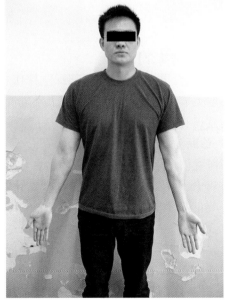

图 20-5 术后 4 个月肘关节外观

【术后治疗及并发症】

肱骨髁上截骨矫形手术,内固定应稳定可靠,以达到术后肘关节不用外固定保护,进行早期活动的目的。该患者先进行了尺神经的探查松解,最后作了前移,应用了双钢板固定,术后愈合牢固,肘关节功能良好,矫形满意,术前的尺神经症状术后消失。术后4个月可见骨折愈合良好,肘关节功能恢复同健侧(图20-4~图20-6)。

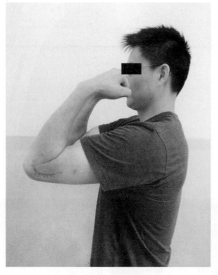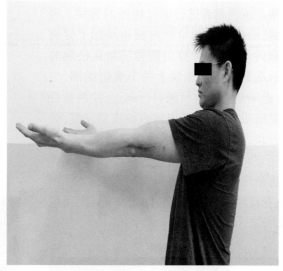

图20-6 术后4个月肘关节活动范围

【讨论与思考】

截骨手术易出现矫正不足或过度,强调术前准确的双侧对比测量及术中精准的操作。临时固定后拍摄X线片是一种稳妥的办法,必要时可进一步矫正。对畸形较重的患者,尤其是术前即存在症状的患者外翻截骨后会造成或加重慢性尺神经炎的症状,故对该种情况强调行尺神经探查松解,必要时前移。很少数的情况会出现内固定的失效。

(公茂琪)

【推荐读物】

1. 荣国威,王承武. 骨折. 北京:人民卫生出版社,2004:442-479

2. Rockwood, Green. Fractures in Adults. 6th ed. Philadelphia: Lippincott Williams & Wilkins,2006:1015-1116

病例21 肘关节三联征

【病例简介】

患者,男,39岁。因足部踩空摔伤右肘部3天,右肘关节疼痛、畸形、明显肿胀及活动受限。否认伤后意识丧失及胸腹痛病史。伤后曾到附近医院就诊,诊断为肘关节骨折脱位。伤后3天到北京积水潭医院创伤急诊就诊后收入院。患者否认肝炎等慢性病史。入院后常规化验检查未见异常,拍摄右肘关节正位、侧位X线片,并行CT检查(图21-1~图21-3)。

依据临床表现、X线检查,诊断为肘关节损伤三联征(右)(terrible triad of the elbow)。

【手术指征的选择】

患者为年轻男性,诊断为肘关节损伤三联征,即伴有桡骨头骨折和尺骨冠状突骨折的肘关节脱位。此损伤为肘关节的严重损伤,通常为较大暴力所致;不但肘关节有多处骨折,而且还伴有肘关节周围韧带、关节囊等软组织的广泛损伤。处理不当,通常晚期会造成陈旧肘关节脱位或周关节僵硬。目前对肘关节损伤三联征通常主张手术治疗,早期修复和稳定肘关节,尽可能地早期恢复肘关节的正常活动。此病保守治疗的条件是:①肱尺、肱桡关节获得了同心圆性中心复位;②桡骨头骨折块较小(<25%),或骨折无移位且不影响前臂旋转;③肘关节获得了充分的稳定性,能够在伤后2~3周内开始活动。此例患者不符合保守治疗条件,从病史和化验检查等方面,也未见明显手术禁忌。

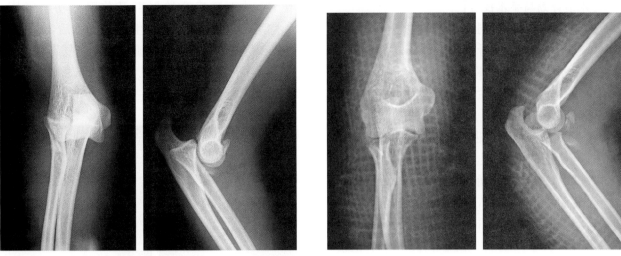

图 21-1　原始右肘关节正、侧位 X 线片　　　　图 21-2　手术前闭合复位后右肘关节正、侧位 X 线片

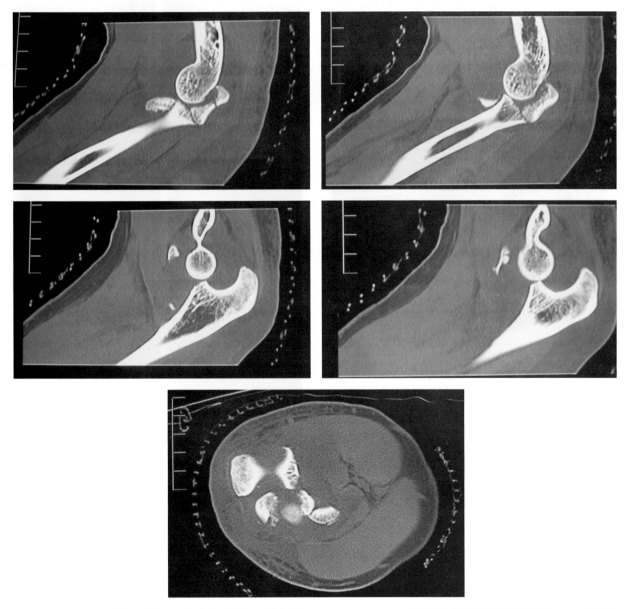

图 21-3　术前 CT 扫描可清楚显示肘关节后脱位、冠状突骨折（Regan and Morrey 分型 Ⅱ 度）及桡骨头粉碎骨折（Mason Ⅲ 型）

【术前计划与手术技巧】

患者肘关节脱位,同时合并桡骨头粉碎骨折(Mason Ⅲ型)及冠状突骨折(Regan and Morrey 分型Ⅱ度),手术入路宜选择 Kocher 入路。虽然术前 CT 显示桡骨头骨折为粉碎性,有数个骨块,关节内也有游离体(图 21-1 ~ 图 21-3),但手术中仍应尽可能保留桡骨头的完整性,对其进行复位,然后再用微型接骨板进行稳定的内固定。冠状突骨折因骨折块较小,可采取克氏针自后向前固定。

伤后 1 周手术。臂丛仰卧位。患侧上肢置于胸前。止血带下手术。取右肘关节外侧 Kocher 入路。手术用时 2 小时 15 分钟。由于采取的是肘外侧入路,按照由内至外、由深层至浅层的步骤进行手术,即首先对冠状突骨折进行复位,用克氏针自后向前进行固定,然后对桡骨头骨折进行复位,用微型钢板进行固定,最后再对外侧复合体进行修补(图 21-4)。术中 X 线片证实肘关节脱位已复位,冠状突骨折及桡骨头骨折复位固定满意。

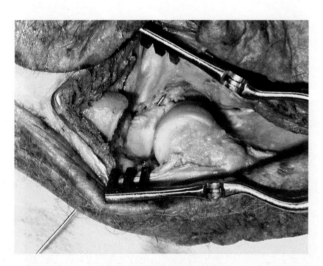

图 21-4　术中示意图

【术后治疗及并发症】

由于原始损伤存在肘关节后脱位,术后用石膏后托将肘关节制动于屈肘 90°位、前臂旋转中立位

10 天。去石膏后开始肘部及前臂的功能锻炼。手术后伤口愈合好,未发生感染。术后 3 个月复查时右肘关节屈伸及前臂旋转功能恢复满意,X 线片显示骨折愈合良好,未见异位骨化(图 21-5 ~ 图 21-7)。

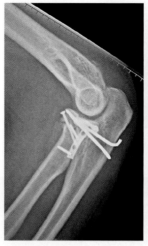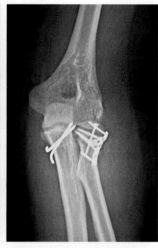

图 21-5　术后 3 天右肘关节正、侧位 X 线片,肘关节骨性结构完全复位

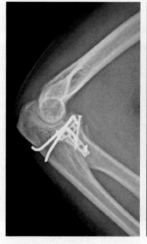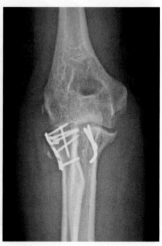

图 21-6　术后 3 个月右肘关节正、侧位 X 线片

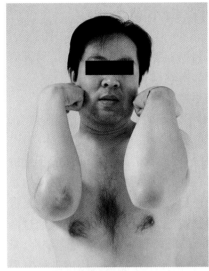
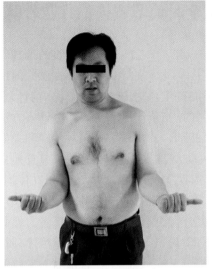
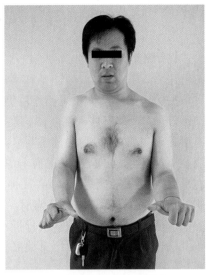

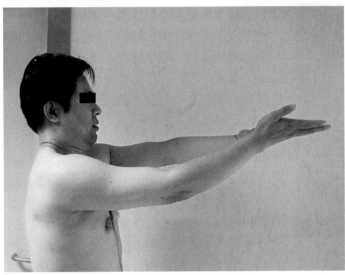
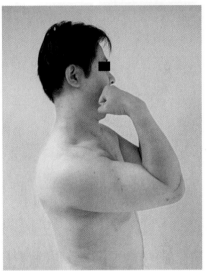

图 21-7 术后 3 个月随访时右肘关节屈伸及前臂旋转功能恢复满意

（蒋协远）

【推荐读物】

1. Tashjian RZ, Katarincic JA. Complex elbow instability. J Am Acad Orthop Surg, 2006, 14（5）:278-286

2. Broberg MA, Morrey BF. Results of treatment of fracture dislocations of the elbow. Clin Orthop, 1987, 216:109-119

3. Josefsson PO, Gentz CF, et al. Dislocations of the elbow and intraarticular fractures. Clin Orthop, 1989, 246:126-130

4. Ring D, Jup iter JB, Zilberfarb J. Posterior dislocation of the elbow with fractures of the radial head and coronoid. J Bone Joint Surg, 2002, 84A:547-551

5. Pugh DM, McKee MD. The "terrible triad" of the elbow. Tech Hand Upper Extrem Surg, 2002, 6:21-29

6. Doornberg JN, Ring D. Coronoid fracture patterns. J Hand Surg［Am］. 2006, 31（1）:45-52

7. Pugh DM, Wild LM, Schemitsch EH, et al. Standard surgical protocol to treat elbow dislocations with radial head and coronoid fractures. J Bone Joint Surg Am, 2004, 86A（6）:1122-1130

8. Deutch SR, Jensen SL, Tyrdal S, et al. Elbow joint stability following experimental osteoligamentous injury and reconstruction. J Shoulder Elbow Surg, 2003, 12（5）:466-471

9. Schneeberger AG, Sadowski MM, Jacob HA. Coronoid process and radial head as posterolateral rotatory stabilizers of the elbow. J Bone Joint Surg Am, 2004, 86-A（5）:975-982

病例22 人工全肘关节置换治疗肱骨髁间骨折不愈合

【病例简介】

患者,男,47岁。个体工作者。主诉因车祸导致右肘关节外伤2次手术治疗后仍不能持重及肘关节活动障碍13个月入院。体检发现右肘关节周围有多处伤口瘢痕,右肘关节呈明显内翻畸形,并出现明显不稳定的连枷臂,局部有异常活动及骨擦感。右上臂与健侧相比短缩2cm,尺神经沟处Tinnel征阳性,右肘关节不能抗重力伸肘。X线片显示右肘关节呈陈旧性骨折脱位改变,骨折不愈合,骨折端硬化,肱骨远端及尺骨鹰嘴严重缺损(图22-1)。

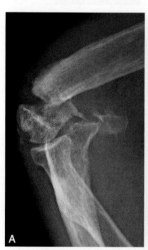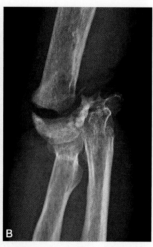

图22-1 X线片显示右肘关节呈陈旧性骨折改变,骨折不愈合,骨折端硬化,骨缺损

根据临床检查及X线表现,诊断为肱骨远端骨折不愈合(右),尺神经炎(右)。

【手术指征的选择】

患者已经过两次手术治疗,且存在明显骨缺损,肘关节不稳定,且存在严重功能障碍,如何恢复肘部稳定性和活动范围是治疗的重点,也是难点。再采取传统的切开复位内固定治疗很难恢复肘关节功能;采取肘关节融合术,虽可恢复肘部稳定性,但肘关节活动丧失,仍可对患者造成严重的功能受限。虽然患者仅47岁,但有强烈的愿望要求恢复肘部功能和稳定性。人工肘关节技术在近年已逐渐成熟,临床效果虽还不及人工膝关节和髋关节,但已有超过10年随访取得良好疗效的报道。经认真讨论和分析并与患者充分沟通后,决定采取人工全肘关节置换治疗,使患者很快能够恢复大部分肘关节功能,给生活和工作带来很大方便。针对此患者来讲是一个适宜的选择。结合各项化验检查,特别是局部有无存在感染的情况,发现没有手术禁忌证。

【术前计划与手术技巧】

有许多方法用于肘部骨折不愈合或畸形愈合,但对年轻和爱好运动的患者还应首选非假体治疗,全肘关节置换只是一种挽救措施。主要适应于年龄大于60岁伴肘部疼痛、僵硬及体力活动较少的患者,以及肘关节不稳定但能够积极配合术后康复锻炼的患者。但此例患者虽然仅47岁,但已经经过两次手术治疗,肘关节的肱骨远端存在明显骨缺损,只有采取人工肘关节置换技术才能最大限度地恢复肘部功能。患者存在以往的手术切口、关节明显不稳定及关节周围纤维化、骨和(或)软组织缺损及既往有感染史给进行假体置换带来一定困难和风险。现在多数医生对肘部创伤患者应用铰链式半限制性假体进行治疗。

进行仔细的体检有助于了解和认识以往的手术切口、感染状况和肘关节的轴线关系。皮肤瘢痕形成,皮肤擦伤的愈合,钢板和螺钉的凸起和(或)既往多处的手术切口,均可使肘部皮肤受到损害。进行全肘关节置换时需考虑行软组织皮瓣转移术。

全身麻醉成功后取仰卧位,常规消毒铺单,气囊止血带下操作。取右肘的正中切口,切开皮肤皮下组织约15cm,向两侧游离皮瓣,见肘关节后方软组织粘连,在肘内侧游离尺神经并保护之,将肱三头肌腱拉向桡侧,首先除去肱骨髁陈旧骨折块,处理肱骨骨折端,尖锥开髓,以髓腔锉扩髓,合适后插入肱骨端假体试膜;然后再处理尺骨端,以磨钻处理尺骨侧,开髓并扩大尺骨近端髓腔,用电锯修整骨端,插入尺骨侧试膜。见肘关节伸直差10°,屈曲基本正常,肘关节软组织张力合适,携带角为5°~10°。将试膜拔除,用高压冲洗枪冲洗髓腔及周围组织,植入骨水泥,然后置入尺骨假体及肱骨假体,用特制锁扣连接,使肘部处于完全伸肘位,待骨水泥凝固后被动活动肘关节见肘关节活动无受限。拍X线片示假体位置良好,遂再次冲洗、放置引流管,清点器械纱布无误后,逐层缝合,术毕。用掌侧石膏夹板将上肢制动于半伸肘位2~3天,有助于手术切口的愈合及伸肘功能的恢复(图22-2)。

【术后治疗及并发症】

术后48小时开始进行关节活动训练。为保护

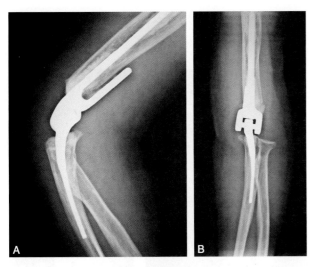

图 22-2　手术后 X 线片示肘关节假体位置良好

时不能进行旋后练习以保护 LCL 复合体。屈肘 90°位前臂完全旋前进行功能锻炼时，也需要用夹板或支具保护。术后 3~4 周要避免伸肘超过 30°，以防止出现肘脱位或半脱位；若患者的伸肘锻炼很困难，则需在术后第 6 周使用伸肘夹板并持续应用 12 周。日常生活中的要求是上举重物应少于 5kg，并避免从事任何使上肢受到暴力冲撞的运动（如打网球、高尔夫球等）。

术后并发症包括切口愈合问题、血肿形成和假体周围骨折等。对前者必须加以警惕，以往的多处手术切口会造成皮瓣血运障碍，其治疗措施包括：延长使用夹板的时间，伤口清创，皮瓣转移等。血肿形成为感染造成了良好环境，如果血肿较大，则应考虑进行手术清除，并放置负压吸引。

三头肌，可进行主动屈肘和被动重力伸肘活动，要求在前臂完全旋前时进行锻炼。术后 6 周内屈肘 90°

如果术中发生假体周围骨折，除非骨性结构良好、能够进行 ORIF，否则需立即将非铰链式关节改

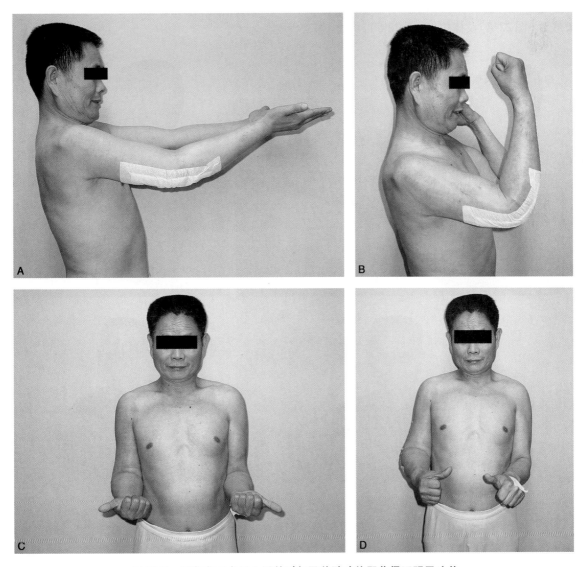

图 22-3　患者在手术后 1 周其肘部及前臂功能即获得了明显改善

为铰链式关节,也可根据骨折部位、内植物是否松动及患者的全身状况,采取非手术治疗。

因可能出现多种并发症,包括感染、假体松动、不稳定、磨损和(或)假体植入失败,都可能需要对全肘关节成形进行翻修,其中最为严重的并发症是感染。早期感染可以通过及时的手术清创而将假体留在体内,同时给予静脉或口服抗生素;顽固性感染则须将假体和全部骨水泥完整取出,并进行切除性关节成形术。

创伤患者行全肘关节成形后,其疼痛得到缓解,功能得到改善。此例患者在手术后1周其肘部及前臂功能即获得了明显改善(图22-3),对假体就有了更高的要求,相邻关节的正常运动将导致假体机械性的过早损坏。由于假体松动或磨损碎片对支撑骨产生腐蚀,使翻修手术变得较为困难。

需要指出的是应加强对患者手术后的随访,以便及时处理相关问题。通过此例患者术后1年随访时的X线片(图22-4)及体位像(图22-5),可见肘关节假体无松动迹象,肘部及前臂功能恢复良好,患者主观满意度也较高。

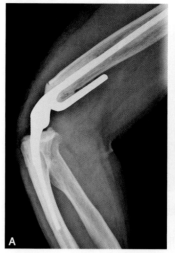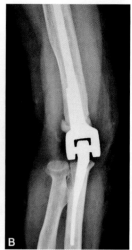

图 22-4 患者术后1年随访时的X线片示假体位置好,未见假体松动迹象

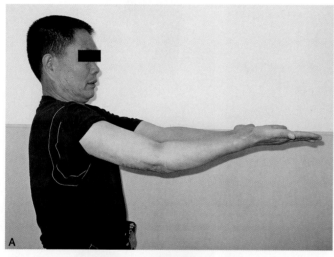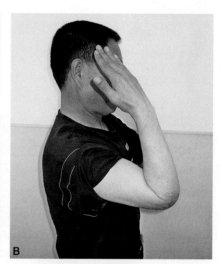

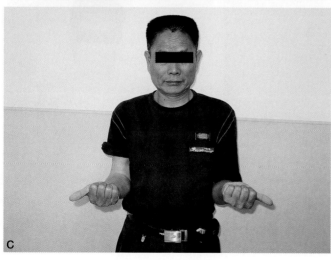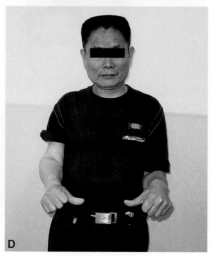

图 22-5 患者术后1年随访时的体位像,示肘部及前臂功能恢复良好,患者主观满意度也较高

【讨论与思考】

1. 选择全肘关节成形术应注意的问题　植入物失败是创伤后全肘关节成形术最常见的并发症，同时也是年轻的、运动量较大患者的一个特殊问题。对于运动量大的患者，不应首选人工肘关节置换，可考虑采取关节清创、关节囊松解、ORIF、牵开或嵌入式关节成形、异体骨移植、关节融合、切除性关节成形术等。

2. 人工全肘关节类型的选择　从广义范围上讲，人工全肘关节分为两类：铰链式和非铰链式。两种类型的人工关节都具有内锁形的关节接触面，从而具有内在的关节限制性。适用非铰链式人工关节的先决条件是具有良好的骨性支撑且畸形较轻，有稳定的关节囊韧带的支持，但肘部创伤后往往不具备上述条件。非铰链式人工肘关节包括：肱骨小头髁型、Kudo 型、Liverpool 型、Lowe 型、Souter 型、Pritchard 型、Roper-Tuke 型和 Sorbie 型等。

铰链式人工肘关节在肘部创伤后的重建中具有重要作用，这种半限制性假体的设计思路是允许软组织吸收部分应力从而减少骨水泥接触面的过多负荷。骨支撑较差、存在畸形和（或）韧带功能丧失者均可使用此种假体，肱骨远端鹰嘴窝近端存在大块骨缺损和尺骨近端冠状突近端呈现骨缺损者也可应用此种假体。因为多数铰链式假体没有与桡骨头相匹配的装置，所以不需要保留桡骨头。铰链式假体包括：Gschwend-Scheier-Bahler（GSB）、Osteonics、Pritchard-Walker、Triaxial 和 Morrey-Coonrad 等，目前大多使用 Morrey-Coonrad 假体。

（蒋协远）

【推荐读物】

1. Ruth JT, Wilde AH. Capitello-condylar total elbow replacement. J Bone Joint Surg (Am), 1992, 74:95-100

2. Risung F. The Norway elbow replacement. J Bone Joint Surg (Br), 1997, 79:394-402

3. O'Driscoll SW, An KN, Korinek S, et al. Kinematics of semi-constrained total elbow arthroplasty. J Bone Joint Surg (Br), 1992, 74:297-299

4. Gschwend N, Simmen B, Matejovsky Z. Late complications in elbow arthroplasty. J Shoulder Elbow Surg, 1996, 5:86-96

5. Morrey BF, Bryan RS. Infection after total elbow arthroplasty. J Bone Joint Surg (Am), 1983, 65:330-338

6. Kraay MJ, Figgie MP, Inglis AE, et al. Primary semi-constrained total elbow arthroplasty: Survival analysis of 113 consecutive cases. J Bone Joint Surg (Br), 1994, 76:636-640

7. Wolfe SL, Figgie MP, Inglis A, et al. Management of infection about total elbow prosthesis. J Bone Joint Surg (Am), 1990, 72:198-212

8. Ljung P, Jonsson K, Rydholm U. Short-term complications of the lateral approach for non-constrained elbow replacement. J Bone Joint Surg (Br), 1995, 77:937-942

9. Morrey BF, Adams RA. Semiconstrained arthroplasty for the treatment of rheumatoid arthritis of the elbow. J Bone Joint Surg (Am), 1992, 74:479-490

10. Morrey BF, Adams RA. Semiconstrained elbow replacement for distal humeral nonunion. J Bone Joint Surg (Br), 1995, 77:67-72

病例23　Essex-Lopresti 损伤

【病例简介】

患者，男，46 岁。2004 年 1 月 3 日滑雪摔伤左前臂，即感疼痛，活动受限，急来北京积水潭医院急诊就诊，诉左肘疼痛，当日经急诊入院。否认高血压、糖尿病、肝炎等慢性病史。入院查体见左肘及左前臂明显肿胀，左肘外侧压痛明显，肘关节活动受限。在急诊予拍摄左肘关节 X 线片（图 23-1），发现左桡骨头粉碎骨折，且桡骨有向近端移位趋势。进一步拍摄左腕关节（图 23-2）及左前臂全长 X 线片（图 23-3），并拍摄健侧前臂、腕关节 X 线片（图 23-4）作为对照。发现左侧下尺桡关节脱位，桡骨整体向近端移位。术前进一步做左肘关节 CT 扫描（图 23-5）了解骨折情况，发现桡骨头骨折严重粉碎。

根据病史、临床表现及 X 线、CT，诊断为 Essex-Lopresti 损伤（左）。

【手术指征的选择】

Essex-Lopresti 损伤是指桡骨头骨折合并下尺桡关节脱位，是一种比较少见的使前臂、腕及肘部同时受累的损伤。Essex-Lopresti 在 1951 年较为详细地报告了 2 例急性桡骨头骨折合并下尺桡关节脱位的病例。此后，桡骨头骨折合并下尺桡关节脱位即被称为"Essex-Lopresti 损伤"。Essex-Lopresti 损伤的机制和大多数单纯的桡骨头骨折类似，即手臂伸展时所受到的纵向应力使桡骨头撞击肱骨小头，若应力足够大，则使桡骨头骨折发生移位，然后破坏下尺桡关节和前臂骨间膜，并使得整个桡骨向近端移位

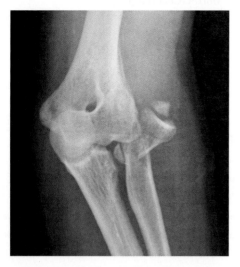

图 23-1　左肘关节 X 线片,发现左桡骨头粉碎骨折,且桡骨有向近端移位趋势

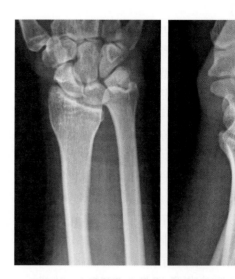

图 23-2　左腕关节 X 线片,发现左侧下尺桡关节脱位

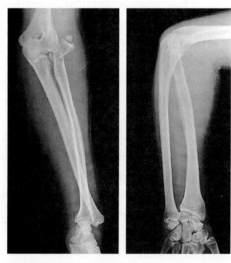

图 23-3　左前臂全长 X 线片,发现桡骨整体向近端移位

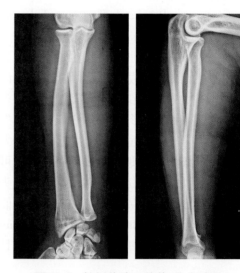

图 23-4　健侧前臂 X 线片,作为对照

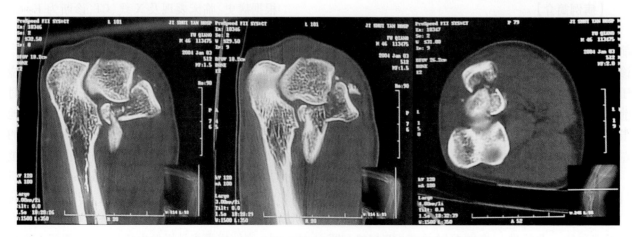

图 23-5　左肘关节 CT 扫描,了解骨折情况,发现桡骨头骨折严重粉碎

（图 23-6）。对于 Essex-Lopresti 损伤，早期诊断非常重要。初诊时患者的症状和医生的注意力往往集中在肘部的桡骨头骨折，前臂和腕部的表现经常不是很明显，所以很多 Essex-Lopresti 损伤在早期未能被发现。如果早期不能得到适当的治疗，这种严重损伤的预后很差，严重影响前臂以及肘、腕关节的功能。因此，一定要加强对这种损伤的认识，争取早期诊断。一般都建议对于所有桡骨头骨折尤其是桡骨头骨折有移位的患者，在初诊时应当常规检查下尺桡关节或拍摄包括肘部、腕部的前臂全长 X 线片。但由于损伤程度的不同，很多患者初诊时在腕部 X 线片上可能没有明显的异常表现，因此有些学者提出可以用 MRI 或超声来早期诊断骨间膜是否有损伤。

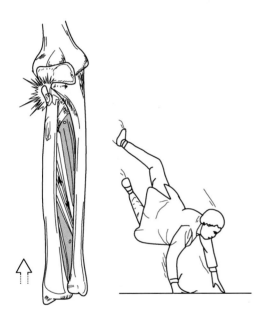

图 23-6 Essex-Lopresti 损伤的机制，手臂伸展时所受到的纵向应力使桡骨头撞击肱骨小头，若应力足够大，则使桡骨头骨折发生移位，然后破坏下尺桡关节和前臂骨间膜，并使得整个桡骨向近端移位

Essex-Lopresti 损伤需要手术治疗。但由于此损伤严重，且涉及整个前臂，往往肿胀严重，有时会在伤后很快出现水疱，此时出现软组织并发症的可能较大，是过早手术的一个相对禁忌证。本例病人即在伤后肿胀严重，没有进行急诊手术，在进行消肿、对症治疗后，于伤后 5 天进行手术。

【术前计划与手术技巧】

主要治疗原则是恢复或重建桡骨长度，同时复位并稳定下尺桡关节。恢复或重建桡骨长度是首要任务。在可能的情况下应尽量在早期对桡骨头骨折施行切开复位内固定（ORIF），如桡骨头骨折粉碎严

重不能施行内固定则可考虑进行人工桡骨头假体置换。如果早期进行单纯桡骨头切除术，一般都会导致桡骨向近端移位，并产生严重的前臂及肘、腕关节疼痛，功能障碍。关于人工桡骨头假体的选择，近年来许多生物力学研究都表明硅胶桡骨头假体置换无法提供足够的生物力学强度，不能重建肘部的生物力学稳定性，也并不能有效地防止桡骨向近端移位。近来的研究均表明，金属桡骨头假体的生物力学特性更接近于正常的桡骨头。

本例病人桡骨头骨折是 Mason Ⅲ 型，CT 显示是严重的粉碎，术前估计基本无复位内固定的可能，手术做好两手准备，将内固定材料和人工假体均备好。术前根据双侧肘和腕关节 X 线片，用模板估测所需人工桡骨头假体的型号和大小。

处理下尺桡关节损伤也是治疗 Essex-Lopresti 损伤的一个重要组成部分，应早期进行复位并同时对其进行一定的固定。

患者取仰卧位或侧卧位，患侧上肢置于胸前，常规消毒、铺无菌巾。采用 Kocher 入路，通过肘肌和尺侧腕伸肌间隙显露肱桡关节，将尺侧腕伸肌向外侧尺骨副韧带复合体（lateral ulnar collateral ligament complex，LUCLC）的上方牵开，LUCLC 对维持肘关节内翻和旋转稳定性非常重要，术中应注意保护。在桡骨头水平纵行分开桡侧副韧带和环状韧带，桡神经运动支（骨间后侧神经）绕行桡骨头经过，在显露过程中应保持前臂旋前并避免切开旋后肌，以保护此神经。

术中进一步评价桡骨头骨折粉碎的程度，认为无法进行复位内固定。

切除桡骨头并尽可能多保留桡骨的长度。用骨锉将骨断端磨平，髓腔锉扩髓。选用稍大的假体以防止旋转。被动活动肘关节和前臂时，假体与周围骨结构或软组织间不应发生撞击，同时假体与肱骨小头间应有良好的接触，且覆盖在桡骨近端，使假体与肱骨小头软骨面之间维持 2mm 间距。假体的旋转轴应与桡骨一致，以防止在假体柄的基底部产生剪切应力而影响肘屈伸和前臂旋转。用打入器轻轻敲击假体头部使其充分插入。假体牢固置入后，再次被动活动肘和前臂，以证实肘和前臂活动范围良好且肘外翻稳定性较术前明显改善。

冲洗伤口，放置引流管，修补关节囊和环状韧带，但不要缝合过紧，否则将影响前臂旋转。

在恢复桡骨长度后，对下尺桡关节进行闭合复位并检查其稳定性，如稳定则可用石膏或支具将前

臂固定于充分旋后位,此病人的下尺桡在术中闭合复位后不稳定,因此用螺钉将其固定(图23-7)。

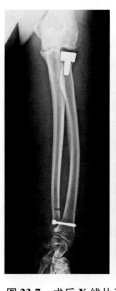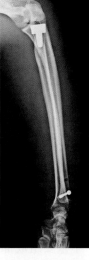

图23-7 术后X线片示桡骨头骨折无法施行内固定,进行人工桡骨头假体置换,下尺桡在术中闭合复位后不稳定,因此用螺钉将其固定

【术后治疗及并发症】

术后第3天即开始在理疗师指导下行功能锻炼,颈腕吊带制动3周。术后7～10天或肘关节稳定后开始行主动屈伸活动。因下尺桡有脱位,术中进行了螺钉固定,先不能进行前臂旋转练习。术后6周取下尺桡螺钉,进行前臂旋转练习。

手术的并发症可能会有感染、伤口裂开、不愈合、桡神经深支损伤、桡骨长度恢复不足、下尺桡再脱位、肘关节异位骨化等。

此例病例未发现明显的并发症。

(李 庭)

【推荐读物】

1. Curr JF, Coe WA. Dislocation of the inferior radio-ulnar joint. British J Surg, 1946, 34:74-77

2. Levin PD. Fracture of the radial head with dislocation of the distal radio-ulnar joint: case report. Treatment by prosthetic replacement of the radial head. J Bone Joint Surg (Am), 1973, 55:837-840

3. Essex-Lopresti P. Fractures of the radial head with distal radio-ulnar dislocation, Report of two cases. J Bone Joint Surg (Br), 1951, 33:244-247

4. Edwards GS Jr, Jupiter JB. Radial head fractures with acute distal radioulnar dislocation. Clin Orthop, 1988, 234:61-69

5. Trousdale RT, Amadio PC, Cooney WP, et al. Radio-ulnar dis-sociation, A review of twenty cases. J Bone Joint Surg (Am), 1992, 74:1486-1497

6. Hargadon EJ, Porter ML. The Essex-Lopresti injury: a variation. J Hand Surg (Br), 1988, 13:450-452

7. Khurana JS, Kattapuram SV, Becker S, et al. Galeazzi injury with an associated fracture of the radial head. Clin Orthop, 1988, 234:70-71

8. Eglseder WA, Hay M. Combined Essex-Lopresti and radial shaft fractures: case report. J Trauma, 1993, 34:310-312

9. Capuano L, Craig N, Ashcroft PG, et al. Distraction lengthening of the radius for radial longitudinal instability after distal radio-ulnar subluxation and excision of the radial head: a case report. Scand J Plast Reconstr Surg Hand Surg, 2001, 35:331-335

10. Szabo RM, Hotchkiss RN, Slater RR Jr. The use of frozen-allograft radial head replacement for treatment of established symptomatic proximal translation of the radius: preliminary experience in five cases. J Hand Surg (Am), 1997, 22:269-278

11. McDougall A, White J. Subluxation of the inferior radio-ulnar joint complicating fracture of the radial head. J Bone Joint Surg (Br), 1957, 39:278-287

12. Rockwood CA, Greens DP, Bucholz RW, et al. Fracture in Adlts. 4th ed. Lippincott-Raven: New York, 1996:929-1024

13. Wallace AL, Walsh WR, van Rooijen M, et al. The interosseous membrane in radio-ulnar dissociation. J Bone Joint Surg (Br), 1997, 79:422-427

14. Browner BD, Jupiter JB, Levine AM, et al. Skeletal Trauma. 2nd ed. Philadelphia: WB Saunders, 1992:1456-1464

15. Canale ST, Daugherty K, Jones L. Campbell's oprative orthopeadics. 9th ed. Saint Louis: Mosby, 1999:2281-2362

16. Taylor TKF, O'Connor BT. The effect upon the inferior radio-ulnar joint of excision of the head of the radius in adults. J Bone Joint Surg (Br), 1964, 46:83-88

17. Failla JM, Jacobson J, van Holsbeeck M, et al. Ultrasound diagnosis and surgical pathology of the torn interosseous membrane in forearm fractures/dislocations. J Hand Surg (Am), 1999, 24:257-266

18. Hotchkiss RN, An KN, Sowa DT, et al. An anatomic and mechanical study of the interosseous membrane of the forearm: Pathomechanics of proximal migration of the radius. J Hand Surg (Am), 1989, 14:256-261

19. Knight DJ, Rymaszewski LA, Amis AA, et al. Primary replacement of the fractured radial head with a metal prosthesis. J Bone Joint Surg (Br), 1993, 75:572-576

20. Jaakkola JI, Riggans DH, Lourie GM, et al. Ultrasonography for the evaluation of forearm interosseous membrane disruption in a cadaver model. J Hand Surg (Am), 2001, 26:1053-1057

病例24 肘关节松解

【病例简介】

患者,男,21岁。2006年11月2日从2m高处摔下致左尺骨鹰嘴骨折,11月13日行骨折切开复位,张力带内固定术。术后肘关节行被动推拿,术后2个月左肘被动活动30°~100°,主动活动欠佳。术后3个月左肘异位骨化明显,肘关节固定于屈肘70°(图24-1)。于术后四个半月门诊以肘关节僵硬收住院。入院后常规化验检查未见异常,查血沉、C反应蛋白未见异常,拍摄左肘正侧位片,并行CT检查(图24-2~图24-4)。

依据临床表现、X线检查,诊断为尺骨鹰嘴骨折术后(左),创伤后肘关节僵硬(左)。

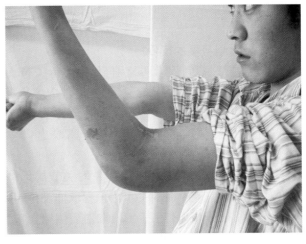

图24-1 术前肘关节固定于屈肘70°位

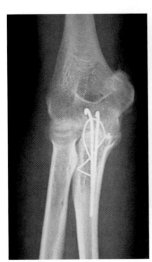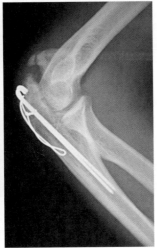

图24-2 术前左肘正、侧位X线片

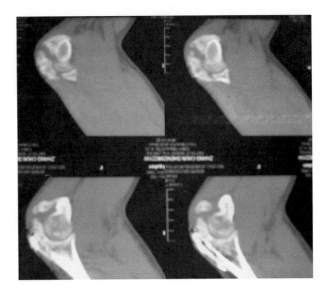

图24-3 术前肘关节CT

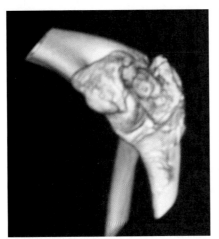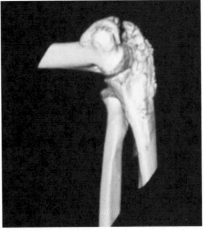

图24-4 术前左肘关节CT三维重建示异位骨化主要位于内后侧

【手术指征的选择】

患者为年轻男性,尺骨鹰嘴骨折术后,创伤后肘关节僵硬,患者改善肘关节及上肢功能的要求迫切,手术指征明确。从病史和检查方面,未见明显手术禁忌。

【术前计划与手术技巧】

因患者肘关节间隙未明显缩窄,考虑行关节囊及异位骨化切除。因患者曾行尺骨鹰嘴骨折切开复位内固定术,考虑采用原切口,必要时延长原切口。骨折虽已愈合,但时间尚短,暂不考虑取出内固定物。

为预防异位骨化的发生,术前左肘关节局部进行单次放疗,放疗4小时内手术。患者取仰卧位,左上肢置于胸前,于止血带下手术。取肘后侧原切口,显露并保护尺神经。于外侧自尺侧腕伸肌肘肌间隙

及肱三头肌间隙进入,切除肘关节前后关节囊,清理桡骨头窝、尺骨鹰嘴窝及冠状突窝。于内侧远端将部分屈肌止点向前掀起,近端自肱肌肱三头肌间进入,切除异位骨化,清理桡骨头窝、尺骨鹰嘴窝及冠状突窝,并清理尺神经沟。术中,轻度外力作用下肘关节活动0°~140°(图24-5);因肘关节屈伸活动时尺神经不紧,未行尺神经前移。切口缝合前于切口内留置引流管。手术用时1小时15分钟,出血量20ml。术后X线片示异位骨化大部分切除(图24-6)。

【术后治疗及并发症】

术后臂丛置管连续镇痛下主动功能锻炼,尽量避免被动推拿(图24-7)。术后前3天每天锻炼3次,每次30分钟;3天后,可加强功能锻炼。引流管可考虑于术后3~4天去除。术后第2天开始口服氨糖美辛100mg,每日3次连服4周。

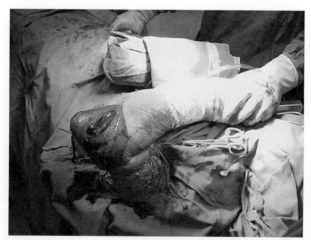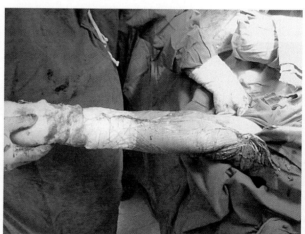

图24-5 术中轻度外力下左肘活动0°~140°

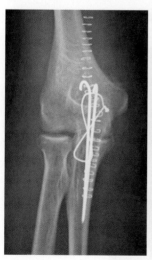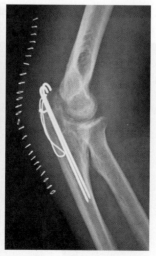

图24-6 术后肘关节正、侧位X线片

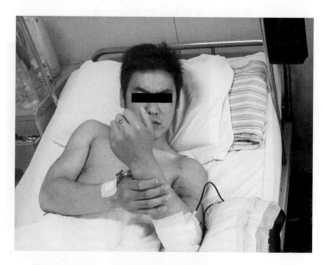

图24-7 术后于臂丛置管连续镇痛下,主动功能锻炼

　　手术后伤口愈合好,未发生感染,患者恢复良好。术后 2 周肘关节活动 0°～130°,前臂旋转同术前,无受限表现(图 24-8)。术后 6 周复查,肘关节活动 0°～130°(图 24-9),X 线片未见异位骨化再生(图 24-10)。

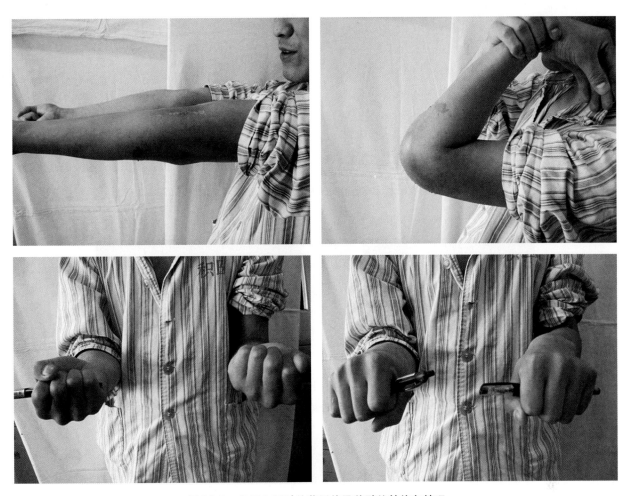

图 24-8　术后 2 周肘关节屈伸及前臂旋转恢复情况

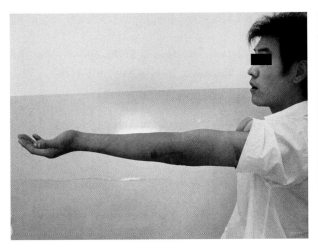

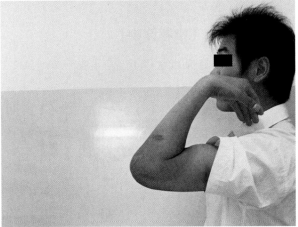

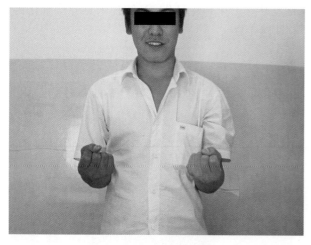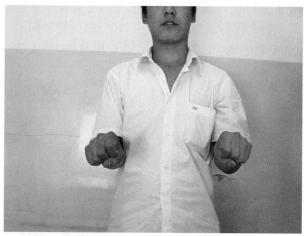

图 24-9　术后 6 周肘关节屈伸及前臂旋转恢复情况

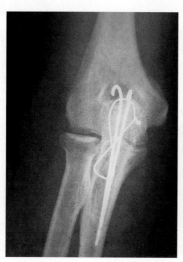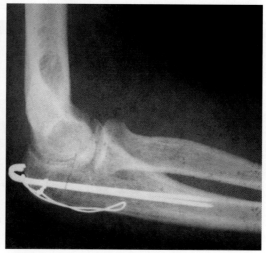

图 24-10　术后 6 周肘关节正侧 X 线片

（刘兴华）

【推荐读物】

1. 荣国威,王承武.骨折.北京:人民卫生出版社,2004:442-479

2. Rockwood, Green. Fractures in Adults. 6th ed. Philadelphia: Lippincott Williams & Wilkins,2006:1015-1116

病例 25　肘关节陈旧脱位

【病例简介】

患者,女,47 岁。2007 年 3 月行走时摔伤左肘致肘关节脱位(图 25-1),当日于外院行脱位闭合复位成功(图 25-2)后未以石膏固定,以颈腕吊带固定 1 周去固定。1 个月后于北京积水潭医院复查发现肘关节仍处于脱位状态(图 25-3)。2007 年 4 月 23 日门诊以肘关节陈旧脱位收治住院。入院后常规化验检查未见异常,并行 CT 检查(图 25-4)。

依据临床表现、X 线检查,诊断为肘关节脱位(左,陈旧)。

【手术指征的选择】

患者为中年女性,肘关节陈旧脱位,关节畸形,功能受限(图 25-5)。患者改善肘关节及上肢功能的要求迫切,手术指征明确。从病史和检查方面,未见明显手术禁忌。

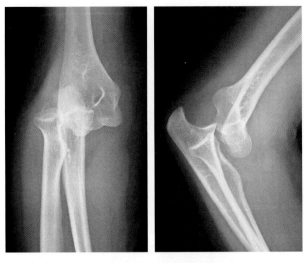
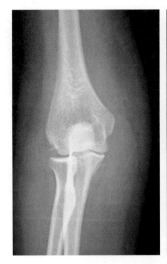
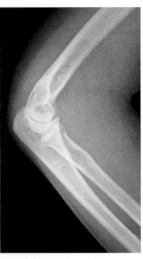

图 25-1　摔伤后肘关节正侧位 X 线片

图 25-2　于外院行脱位闭合复位后肘关节正侧位 X 线片

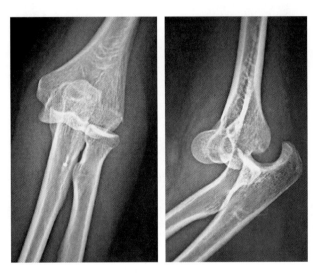

图 25-3　1 个月后肘关节正侧位 X 线片示肘关节仍脱位

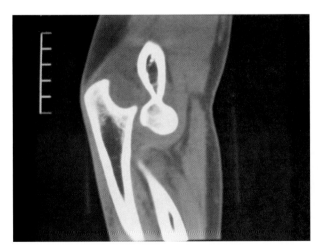
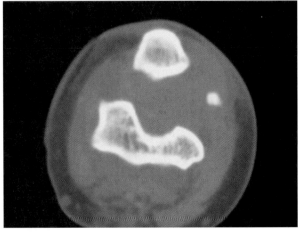

图 25-4　术前肘关节 CT 示脱位明显

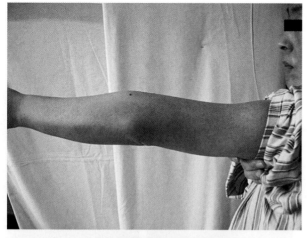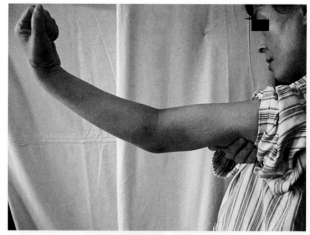

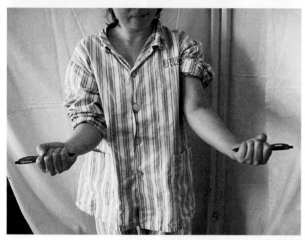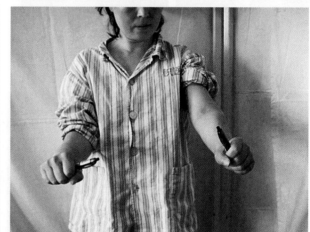

图 25-5　术前肘关节屈伸及前臂旋转情况(屈伸 0°～30°,旋转不受限)

【术前计划与手术技巧】

手术除要分析肘关节骨性结构异常外,还应考虑肘关节陈旧脱位后软组织病理改变:①肱三头肌腱挛缩;②内外侧副韧带挛缩;③前后关节囊挛缩;④尺神经可能需行松解甚至前移。计划行后侧切口。肘关节脱位复位后存在不稳定因素,为尽早尽可能恢复关节功能,需尽早开始功能锻炼,可考虑以铰链式外架维持稳定。

手术时,患者取仰卧位,左上肢置于胸前,于止血带下手术。取肘后侧切口(图 25-6),显露并保护尺神经。于外侧自尺侧腕伸肌肘肌间隙及肱三头肌间隙进入,显露桡骨头。松解前后关节囊,清理桡骨头窝、尺骨鹰嘴窝及冠状突窝。轻柔复位关节后,于C形臂下透视确定肘关节活动轴(图 25-7),以铰链式外架维持稳定。术中以外架固定后肘关节屈伸 0°～145°(图 25-8)。因肘关节屈伸活动时尺神经不紧,未行尺神经前移。切口缝合前于切口内留置引流管。手术用时 3 小时,出血量 600ml。术后 X 线片示脱位复位(图 25-9)。

【术后治疗及并发症】

术后第 1 天开始肘关节主动屈伸功能锻炼,尽量避免被动推拿。术后前 3 天每天锻炼 3 次,每次 30 分钟;3 天后,可加强功能锻炼。引流管可考虑于

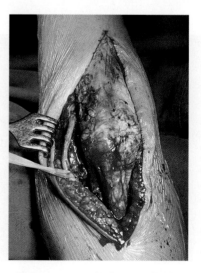

图 25-6　采用后侧切口行脱位切开复位

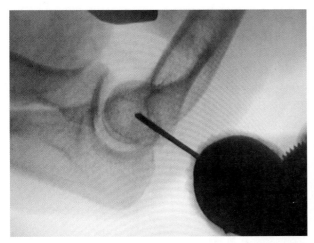
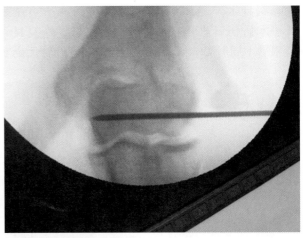

图 25-7　术中于 C 形臂下透视确定肘关节活动轴

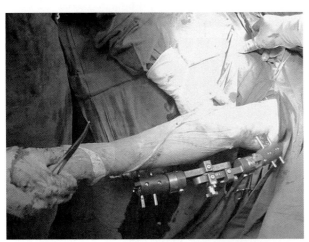
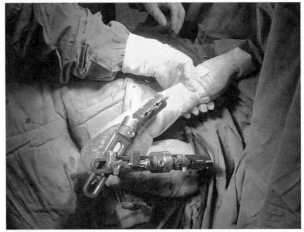

图 25-8　术中铰链式外架固定后肘关节活动 0°～145°

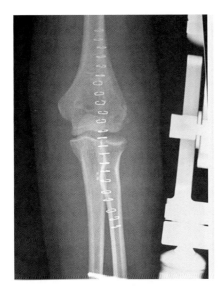
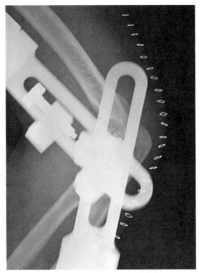

图 25-9　术后肘关节正侧位 X 线片

术后 3~4 天去除。术后第 2 天开始口服氨糖美辛 100mg,每日 3 次,连服 6 周。

手术后伤口愈合好,未发生感染,患者恢复良好。术后 1 周肘关节活动 15°~110°,前臂旋转无受限表现(图 25-10)。术后 6 周复查,X 线片未见脱位及异位骨化迹象(图 25-11),肘关节活动 10°~140°(图 25-12)。

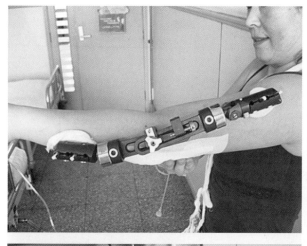
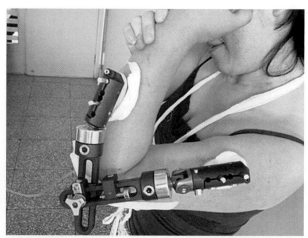
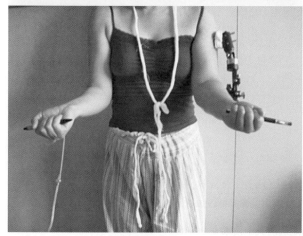
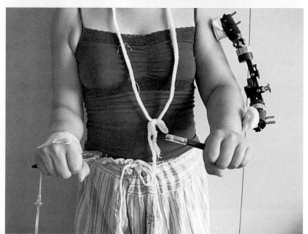

图 25-10 术后 1 周肘关节屈伸及前臂旋转情况(屈伸 15°~110°,旋转不受限)

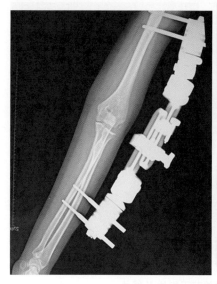
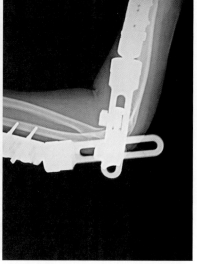

图 25-11 术后 6 周肘关节正侧位 X 线片

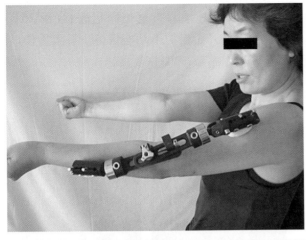
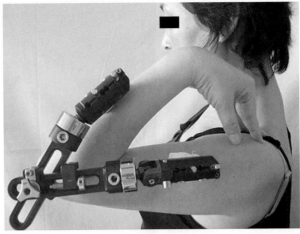
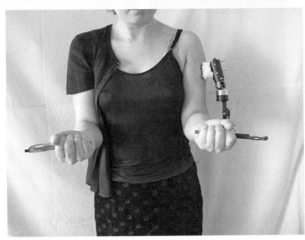
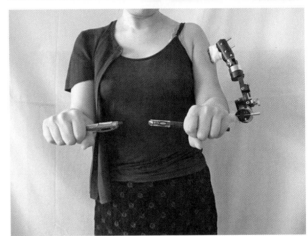

图 25-12 术后 6 周肘关节屈伸及前臂旋转情况(屈伸 10°～140°,旋转不受限)

(刘兴华)

【推荐读物】

1. 荣国威,王承武.骨折.北京:人民卫生出版社,2004:442-479

2. Rockwood, Green. Fractures in Adults. 6th ed. Philadelphia: Lippincott Williams & Wilkins,2006:1015-1116

病例 26 尺骨冠状突骨折

【病例简介】

患者,男,30 岁。2014 年 9 月摔伤致右尺骨冠状突骨折,伤后行冠状突骨折切开复位内固定术。

依据临床表现、X 线检查(图 26-1),诊断为尺骨冠状突骨折(肘关节后内侧旋转不稳,posteromedial rotational instability,PMRI)(右)。

【手术指征的选择】

患者为青年男性,右尺骨冠状突骨折,为关节内骨折,尺骨冠状突前内侧以及前方尖部皆受累,影响肘关节稳定性(图 26-2),手术指征明确。从病史和检查方面,未见明显手术禁忌。

【术前计划与手术技巧】

1. 术前设计 患者骨折位于内侧及前方,可考虑行内侧切口,注意保护尺神经以及内侧副韧带前束。

2. 手术技巧患者仰卧位,内侧切口,于内侧肌间隔后方显露并保护尺神经,不一定需要游离;之后于近端自内侧肌间隔前方将肱肌移向前方,于远端自旋前圆肌与桡侧腕屈肌之间进入,可充分显露骨折;注意保护高耸结节上附着之内侧副韧带前束。细致清理折端,之后复位骨折,以冠状突钢板固定。

89

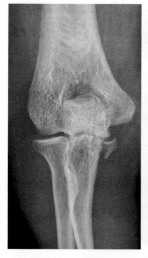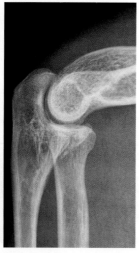

图 26-1　尺骨冠状突骨折

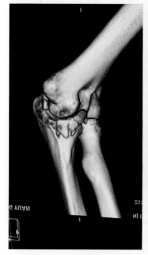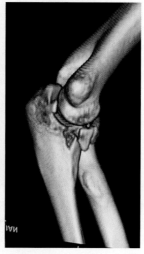

图 26-2　三维重建示尺骨冠状突前内侧以及前方尖部骨折

【术后治疗及并发症】

术后 X 线片示骨折复位固定满意（图 26-3）。术后第 2 天，开始保护下功能锻炼。手术后伤口愈合好，未发生感染，患者恢复良好。

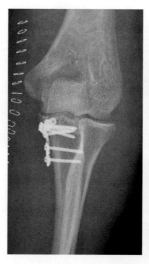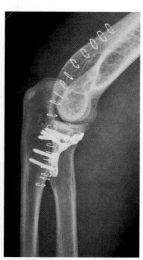

图 26-3　术后 X 线片示骨折复位固定满意

（刘兴华）

【推荐读物】

1. 田伟，王满宜. 骨折. 第 2 版. 北京：人民卫生出版社，2013

2. Rockwood Green. Fractures in Adult. 6th ed. Philadelphia：Lippincott Williams & Wilkins，2006

病例 27　侧方外固定架治疗肱骨髁上 12-B2. 2 骨折

【病例简介】

患者，男，27 岁。车祸伤，左肱骨远端骨折（AO 分型 12-B2. 2）（图 27-1）。

【术前计划与手术技巧】

上臂石膏托制动，拍摄患肢的全长正侧位 X 线片。配合使用静脉用的消肿药物，伤后 2 天手术。

1. 局部阻滞麻醉，仰卧位，在 G 形臂机透视下完成手术，不使用止血带。外固定架系统为 Orthofix Small Blue D. A. F（91000 Series）（针对骨骼粗壮或者上臂较长的患者）或者 Orthofix Small Blue D. A. F（31000 Series）（针对瘦小的患者）。

2. 骨折的固定。助手始终维持牵引，使骨折大致恢复长度和对线。体表标记桡神经走行和三角肌止点（图 27-2）。

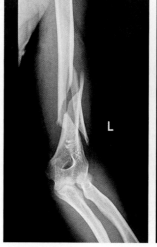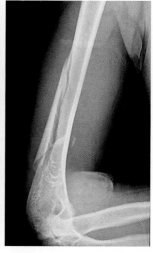

图 27-1　X 线片示肱骨远端骨折

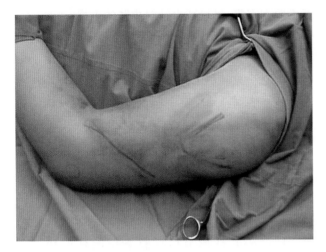

图 27-2 体表标记桡神经走行和三角肌止点

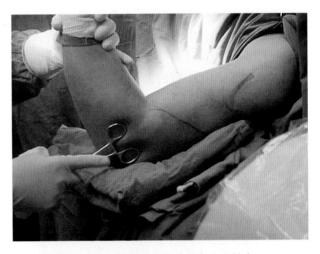

图 27-3 纯侧位下选取肱骨的滑车为进针点

（1）骨折远段 Shantz 针的置入：将骨折远段轻柔旋前，透视下调整至肱骨远端纯侧位，选定肱骨的滑车为最远端的进针点（图 27-3）。

切开皮肤 1cm，依次以血管钳和尖锥钝性分离至骨膜，在套筒的保护下用直径为 3.2mm 的钻头自外向内钻孔（图 27-4），注意钻头要在滑车的中央。

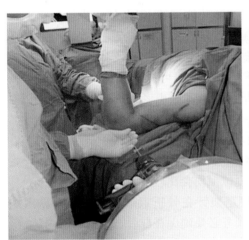
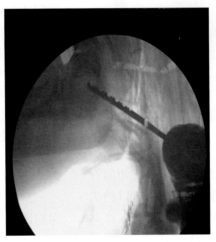
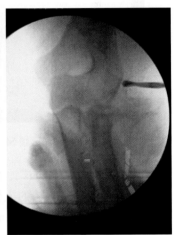

图 27-4 切皮，分离至骨膜，于滑车旋转中心自外向内钻孔

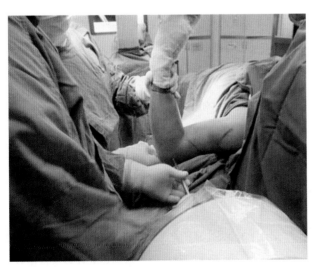
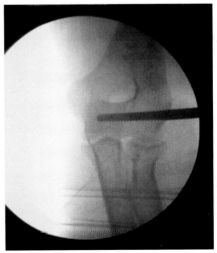

图 27-5 徒手拧入 Shantz 针，不穿过对侧皮质

然后徒手拧入 HA 涂层的 4.5mm 的 Shantz 针,尽量与肱骨长轴垂直,注意不要穿透对侧皮质,以免损伤尺神经(图 27-5)。

将 orthofix 31000 型的外固定架夹钳模板最远端孔套于第 1 枚针连同其上之套袖,取该模板上的最近侧孔(即第三孔)为第 2 枚针的入针点。用同样的方法置入第 2 枚远端的 Shantz 针(图 27-6)。第 2 枚针最好位于肱骨侧方前后缘中点,略高于肱骨的尺骨鹰嘴窝,平行与第 1 枚针,穿透对侧皮质约 2cm。

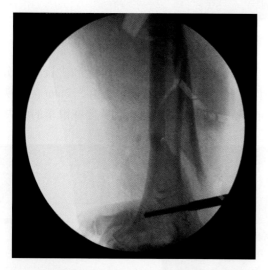

图 27-6 示远端 Shantz 钉置入

(2)骨折近端 Shantz 针的置入:选取三角肌在肱骨的止点作为近折端的入针点。皮肤切口约为 4cm,轻柔地钝性分离软组织至肱骨的外侧面,在其前后缘中间于夹钳模板的最近和最远的孔各拧入 1 枚 Shantz 针,去除模板后,缝合伤口。缝合的时候注意不要太密集,尽量减少针对皮肤的干扰。

(3)骨折复位和固定:轻柔外旋前臂并向远侧纵向牵引,使肘关节连同骨折端在透视下位于前后位。将 Orthofix 外固定架松开球形节和连杆固定螺栓后安装在骨折远近段的 Shantz 针上。透视下手法闭合复位(图 27-7),纠正主要骨折端间的短缩,旋转和侧方移位。

拧紧针夹钳,连杆长度固定螺栓和球形节固定螺栓,尽量使外架的纵轴和肱骨干的解剖轴平行,连杆于皮肤的最合适的距离为 2cm。将上臂内旋,使肱骨干在透视下为侧位。借用两把专用的复位钳在稍微松开球形节后调整侧位的移位和成角(图 27-8),而最终达到理想的复位(图 27-9～图 27-11)。

【术后治疗及并发症】

术后常规拍摄肱骨干正侧位平片确认复位和固定的情况。术后第二天更换伤口敷料后即指导患者进行肩肘关节的功能训练,以及如何进行针道的护理。在骨痂出现前,外旋的训练应注意不要过度。使用生理盐水擦洗外固定架针及其周围皮肤,然后用无菌敷料包裹,后期可以旷置,针道周围的坏死组织应尽早清除。术后患者处理恢复情况见图 27-12～图 27-17。

【讨论与思考】

1. 适合于肱骨干远端骨折合并大块的蝶形骨折片,切开复位损伤会比较严重。

2. 外固定架针在骨折近端尽量选择在软组织薄弱区,远端务必要确保在肱骨滑车的骨质内。

3. 蝶形骨折常规不需要小切口切开复位。

4. 如果存在桡神经损伤不用常规进行探查。

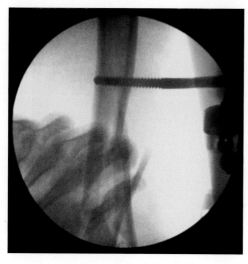

图 27-7 透视下手法复位

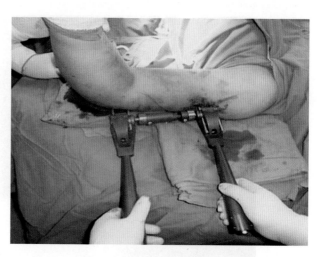

图 27-8 复位钳在稍微松开球形节后调整侧位的移位和成角

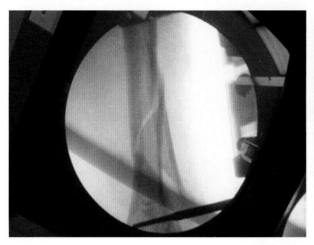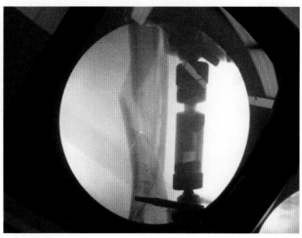

图 27-9　复位后的正侧位片

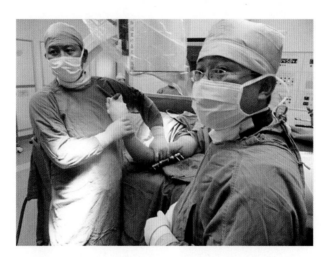

图 27-10　拧紧外固定架各个关节后对蝶形骨折块
进行手法复位

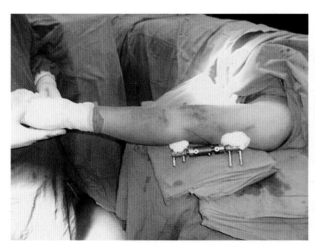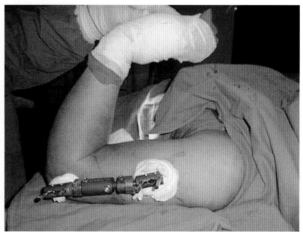

图 27-11　术后的体位像

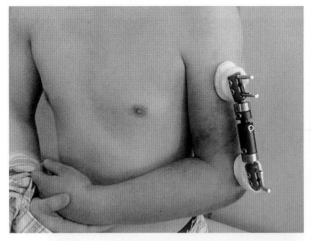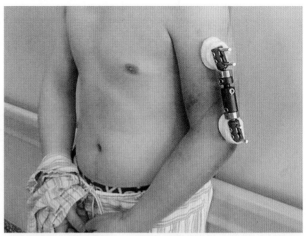

图 27-12　术后第一天

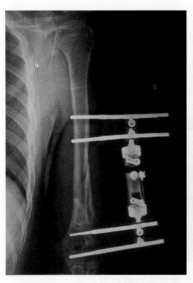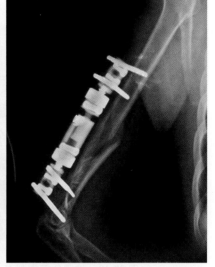

图 27-13　术后 6 周,可见骨折线模糊

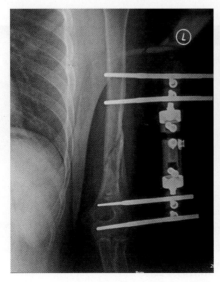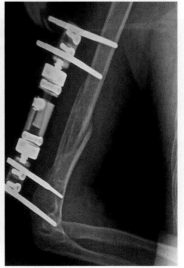

图 27-14　术后 3 个月,骨皮质已经连续

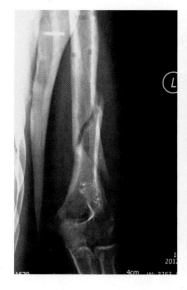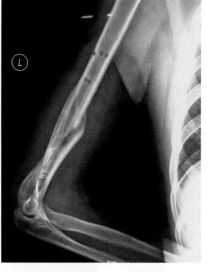

图 27-15 术后 4 个月,拆除外固定架,骨皮质完全连续

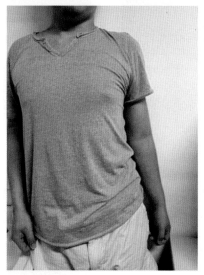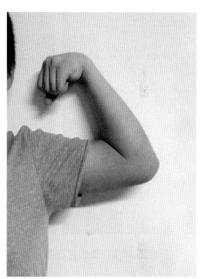

图 27-16 术后 4 个月的关节活动,伸直 0°,屈曲 120°

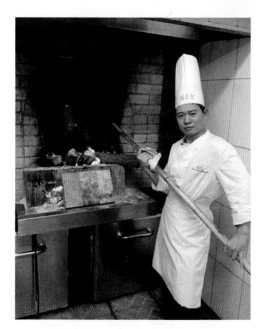

图 27-17 术后半年,返回工作岗位

5. 确定骨折愈合即可拆除外固定架。

(赵　刚)

【推荐读物】

1. 黄雷,石文元.外固定肢体功能重建.北京:人民卫生出版社,2012
2. 赵刚.外固定架治疗肱骨髁上骨折合并蝶形块的骨折.中华创伤骨科杂志,2009,11:8

病例 28　冠状突重建治疗冠状突缺损的肘关节陈旧脱位

【病例简介】

患者,男,18 岁。因外伤致右上肢功能障碍 2 月余于 2009 年 11 月 26 日门诊以"右肘关节陈旧脱位,冠状突缺损,肘关节僵硬"收入院。

患者于我院就诊前 2 月余,从 6 层楼高处坠落,致昏迷、多发骨折、胸腹外伤。于当地医院就诊,急诊剖腹探查发现脾破裂,行脾切除术。拍片提示右肘关节向后孟氏损伤Ⅱ型(图 28-1),双侧桡骨远端骨折(图 28-2、图 28-3),右跟骨骨折,左 1、2、3 跖骨骨折。

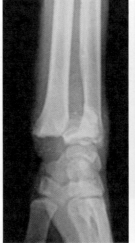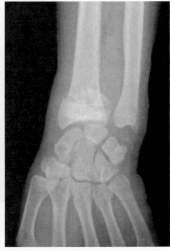

图 28-3　受伤时左腕关节正侧位

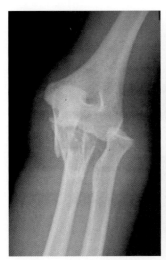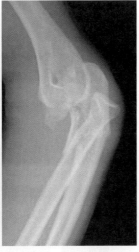

图 28-1　受伤时右肘关节正侧位

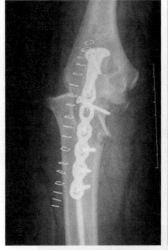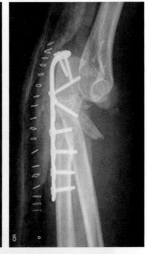

图 28-4　初次术后右肘关节正侧位

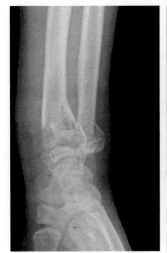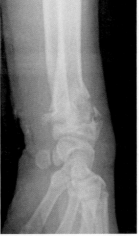

图 28-2　受伤时右腕关节正侧位

昏迷 1 周后清醒。一个半月前(受伤后半个月)行右跟骨、右肘关节切开复位内固定术(图 28-4 ~ 图 28-7),右腕关节克氏针固定+外固定架固定,左

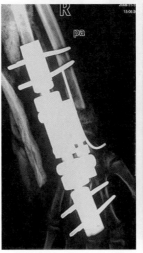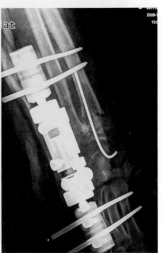

图 28-5　初次术后右腕关节正侧位

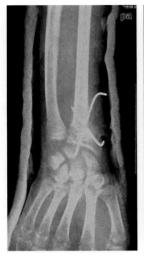
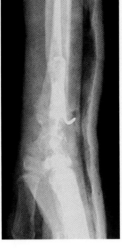

图 28-6　初次术后左腕关节正侧位

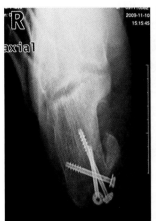
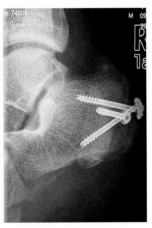

图 28-7　初次术后右跟骨侧位和轴位

腕关节切开复位克氏针+石膏外固定,左足石膏外固定。外固定架及石膏固定 1 个月后拆除(半个月前)。

【手术指征的选择】

现患者右肩、肘、腕、指关节活动均受限,为进一步诊治来我院就诊,收入院。

查体:右肘关节伸直差 10°,屈曲约 30°,旋转完全中立位受限。右肩关节外展 30°,内收 45°,后伸 50°,内外旋大致正常。右腕关节僵直(图 28-8)。各手指均背伸受限,屈曲畸形。X 线片及三维 CT 提示右肘关节术后脱位,冠状突缺如(图 28-9)。

【术前计划与手术技巧】

入院后先请物理康复科辅助行右肩、肘、腕、手部功能训练。

完善术前相关检查,于 2010 年 1 月 11 日于臂丛麻醉下行右肘关节松解、切开复位、桡骨头切除重建冠状突、尺骨近端重新内固定、侧副韧带修复、尺神经松解前移、外固定架固定术。

术中取仰卧位,患侧肩部垫高,患肢置于胸前操作,术中使用无菌止血带。采用后侧入路于内侧显露并保护尺神经。自肘关节内、外侧进入,显露后见肘关节完全向后脱位,冠状突缺损,尺骨近端不愈合,可及异常活动,桡骨头骨折畸形愈合。取出肘关节前、后方关节囊,去除关节内之增生瘢痕,将肱尺关节复位后明显不稳定,且桡骨头影响关节对合,切除桡骨头,重新固定尺骨近端并以松质骨植骨,处理冠状突基底,取部分自体桡骨头重建冠状突后以克

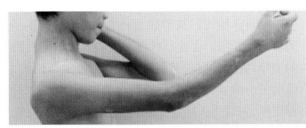
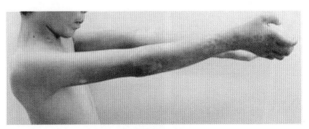
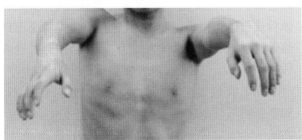
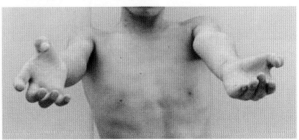

图 28-8　患者入院时体位相,活动严重受限

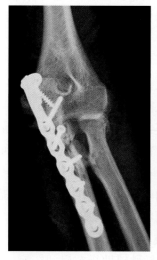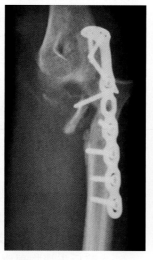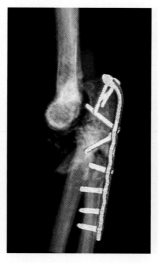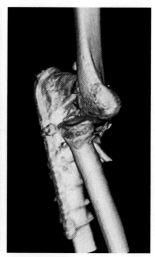

图 28-9　入院时患者 X 线片、CT 及体位像。右肘正侧位,三维 CT 示肘关节脱位,冠状突缺如

氏针自后向前固定。重建冠状突后关节稳定,肘关节活动范围正常,关节对合良好,修复内外侧副韧带,尺神经皮下前移。定位肘关节旋转中心,以 stryker DJD Ⅱ 铰链式可活动外固定架固定保护。

【术后治疗及并发症】

术后第 1 天开始口服吲哚美辛 25mg,每日 3 次,以预防异位骨化。术后第 1 天开始主动以及被动辅助肘关节屈伸以及旋转功能锻炼。术后 X 线片及体位相见图 28-10、图 28-11。

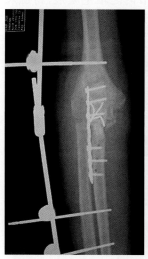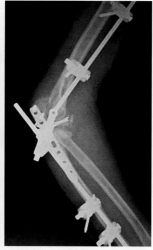

图 28-10　冠状突重建术后 X 线片

术后 1、2、3、6、9 个月分别进行随访复查。外固定架于手术后 2 个月去除。9 个月随访时患者关节稳定,功能良好(图 28-12、图 28-13)。

【讨论与思考】

尺骨冠状突是维持肘关节正常稳定及功能的重要结构。鹰嘴与冠状突顶点的连线向后倾斜,与尺骨骨干成 30° 角,可帮助防止肱骨滑车向前方脱位。冠状突与桡骨头一起形成前方支撑,防止肘关节向后脱位或半脱位。冠状突骨性结构的缺失可造成明显的肘关节不稳定。Closkey 等在研究中发现,切除冠状突超过 50% 会造成肘关节轴向不稳定;Hull 等证实冠状突高度的丢失与肘关节内翻应力下的稳定性有相关性。因此对于肘部的复合损伤,如肘关节三联症、向后孟氏骨折、经鹰嘴的肘关节前脱位等,必须重视冠状突的修复,否则可能引起肘关节再脱位。本例患者原始损伤为向后孟氏骨折,第一次手术时,术者只认识到的尺骨近端骨折的固定,而忽视了对冠状突的固定,因此引起肘关节陈旧脱位。

超过 3 周的肘关节脱位称为陈旧脱位,多伴有关节活动受限。合并冠状突缺损的肘关节陈旧脱位的治疗,要改善肘关节屈伸功能,需行关节松解,去除肘关节前、后方关节囊以及增生瘢痕,并恢复骨性稳定性,但因为长期处于脱位状态,原冠状突骨折块常已磨损缺失,无法重新固定。重建冠状突可以异体骨或自体骨移植,所用的材料有异体桡骨头、自体髂骨、自体桡骨头、自体鹰嘴尖,乃至自体胫骨骨块。Moritomo 等报道,以自体鹰嘴尖重建冠状突治疗肘关节陈旧脱位效果良好。Morry 等报道,切除不足 50% 鹰嘴不会造成临床上的关节不稳定。本例患者在术中发现尺骨近端陈旧骨折不愈合,无法选用鹰嘴尖,而桡骨头因陈旧骨折,畸形愈合,若保留反而影响关节复位和活动,故予切除后作为重建冠状突

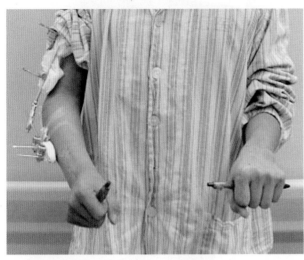
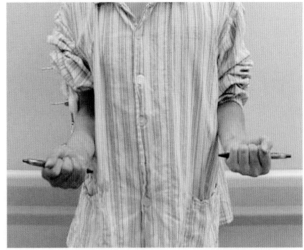
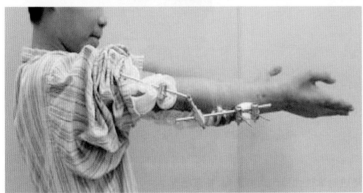
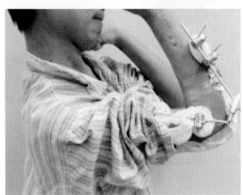

图 28-11　冠状突重建术后功能体位像示患者肘关节屈伸、旋转活动

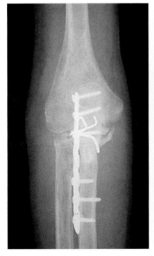
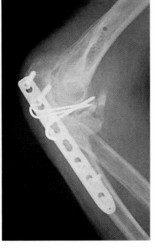

图 28-12　9 个月随访时患者的 X 线片

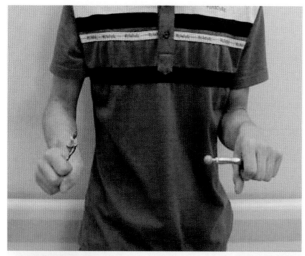
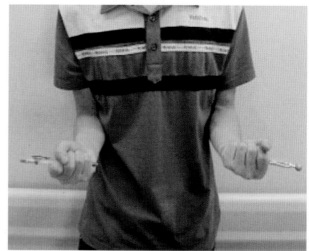
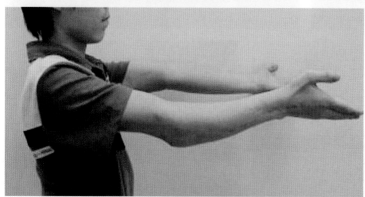
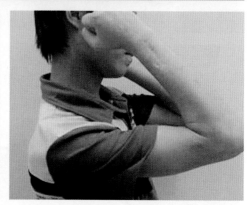

图 28-13　9 个月随访时体位像提示功能满意,关节稳定

的材料。考虑到冠状突承受应力较大,术后需以 stryker 铰链式外固定架进行保护。

【总结】

冠状突是肘关节重要的稳定结构,合并冠状突缺损的肘关节陈旧脱位治疗十分困难,需要在肘关节松解的同时重建冠状突的骨性结构,既改善关节功能,又维持关节稳定性。重建骨块可取自鹰嘴、髂骨或桡骨头等。

（查晔军）

【推荐读物】

1. Morrey BF, An KN. Stability of the elbow: osseous constraints. J Shoulder Elbow Surg,2005,14(1 Suppl S):174S-178S

2. Morrey BF. Current concepts in the treatment of fractures of the radial head,the olecranon,and the coronoid. J Bone Joint Surg[Am],1995,77-A:316-327

3. Closkey RF,Goode JR,Kirschenbaum D,et al. The role of the coronoid process in elbow stability. A biomechanical analysis of axial loading. J Bone Joint Surg[Am],2000,82-A:1749-1753

4. Hull JR,Owen JR,Fern SE,et al. Role of the coronoid process in varusosteoarticular stability of the elbow. J Shoulder Elbow Surg,2005,14:441-446

5. Van Riet RP,Morrey BF,O'Driscoll SW. Use of osteochondral bone graft in coronoid fractures. J Shoulder Elbow Surg,2005,14:519-523

6. Moritomo H,Tada K,Yoshida T,et al. Reconstruction of the coronoid for chronic dislocation of the elbow. Use of a graft from the olecranon in two cases. J Bone Joint Surg[Br],1998,80-B:490-2

7. An KN,Morrey BF,Chao EY. The effect of partial removal of proximal ulna on elbow constraint. ClinOrthop,1986,209:270-279

病例29　经鹰嘴向前肘脱位

【病例简介】

患者,女,50岁。2014年8月摔伤致右尺骨冠状突骨折、尺骨鹰嘴骨折并桡骨头向前移位(经鹰嘴向前肘脱位),伤后行骨折切开复位内固定术。

依据临床表现、X线检查(图29-1),诊断:经鹰嘴向前肘脱位(右)。

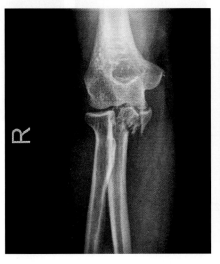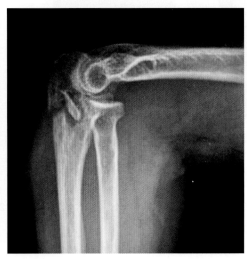

图29-1　受伤时右肘关节正侧位

【手术指征的选择】

患者为中年女性,CT重建(图29-2)示右尺骨冠状突骨折、右尺骨鹰嘴骨折并桡骨头向前移位(经鹰嘴向前肘脱位),为关节内骨折,尺骨冠状突前内侧以及前方尖部皆受累,影响肘关节稳定性,手术指征明确。从病史和检查方面,未见明显手术禁忌。

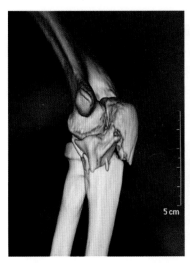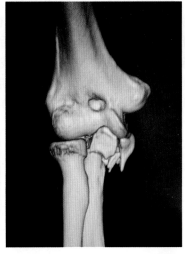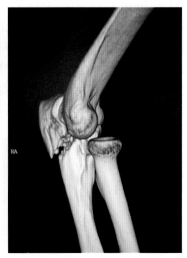

图29-2　受伤时右肘关节CT重建

【术前计划与手术技巧】

患者冠状突骨折合并鹰嘴骨折,可考虑行后方切口,复位鹰嘴同时复位冠状突,尤其需注意高耸结节复位。患者仰卧位,取后侧入路,显露尺骨鹰嘴骨折及冠状突骨折,先临时复位鹰嘴骨折,之后复位冠状突骨折,可考虑加以双钢板固定(图29-3)。

【术后治疗及并发症】

术后拍片示骨折复位固定满意(图29-4)。术后第2天,并始保护下功能锻炼。手术后伤口愈合好,未发生感染,患者恢复良好。

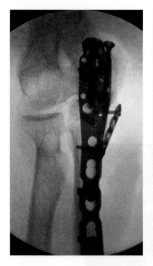
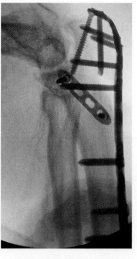
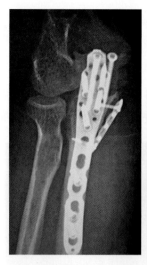
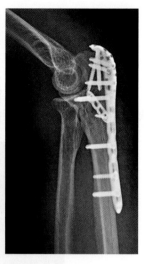

图 29-3　尺骨鹰嘴骨折复位后复位冠状突骨折，双钢板固定

图 29-4　术后拍片示骨折复位固定满意

（刘兴华）

【推荐读物】

1. 田伟，王满宜. 骨折. 第 2 版. 北京：人民卫生出版社，2013

2. Rockwood Green. Fractures in Adult. 6th ed. Philadelphia：Lippincott Williams & Wilkins，2006

病例 30　真皮间隔式关节成形术治疗关节面严重破坏的肘关节僵硬

【病例简介】

患者，女，33 岁。因右肘关节外伤术后活动受限 6 个月于 2009 年 10 月 28 日门诊以"右肘关节僵硬，肱骨远端骨折术后畸形愈合"收入院。

患者于我院就诊前 6 个月，因摔倒致伤，引起右肘关节明显疼痛、肿胀、畸形，于当地医院行 X 线及 CT 检查，提示患者右肱骨远端关节面严重粉碎骨折（图 30-1）。于当地医院行切开复位，克氏针内固定，石膏制动 6 周后开始进行功能锻炼，肘关节屈伸功能明显受限，影响工作及生活（图 30-2）。

【手术指征的选择】

患者术后 6 个月肘关节功能仍严重受限，为进一步诊治来我院就诊入院。

查体：右肘关节伸直差 60°，屈曲约 90°，旋转大致正常（图 30-3）。右肩、腕关节活动良好。

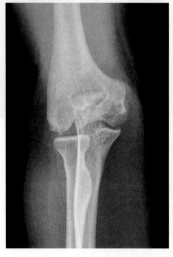
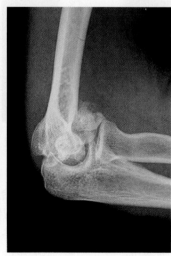
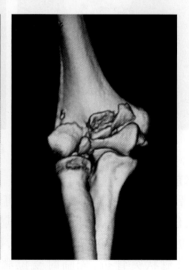

图 30-1　受伤时右肘关节正侧位 X 线片及三维 CT 提示肱骨远端关节面粉碎骨折

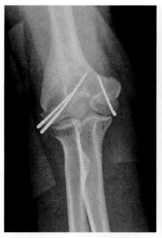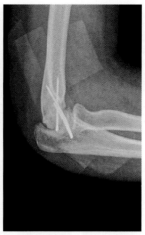

图30-2　克氏针内固定术后正侧位

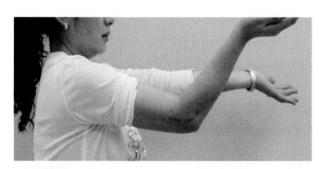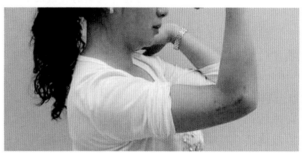

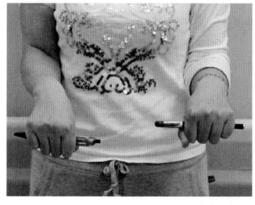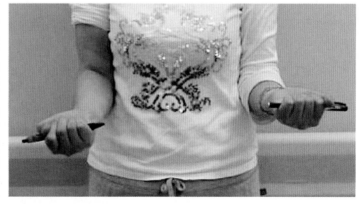

图30-3　患者术前体位像,肘关节屈伸严重受限

X线片及三维CT提示右肘关节软骨缺失,关节面严重破坏,关节间隙狭窄(图30-4)。

【术前计划与手术技巧】

入院后完善术前相关检查,于2009年11月2日于全麻下行右肘关节真皮间隔式关节成形术+外固定架固定术。

术中取仰卧位,患侧肩部垫高,患肢置于胸前操作,术中使用无菌止血带。

首先进行肘关节松解。采用内外侧切口进入,于内侧显露并保护尺神经。因需显露整个肱骨远端并脱位,直接于肱骨内、外上髁游离内外侧副韧带和肌肉止点,切除前后方关节囊及增生的瘢痕组织和骨赘,仔细进行松解。术中见肱骨外髁缺损明显,整个肱骨远端关节软骨缺失严重,骨性结构异常,仔细清理关节间隙内粘连,将肱骨远端自肘关节内向外侧脱位,避免尺神经的牵拉。修整整个肱骨远端,保留内外侧柱,中间以磨钻仔细磨平至松质骨面。取腹股沟区4cm×10cm大小区域,电动取皮刀去除表皮,取下真皮后可直接缝合。将真皮上脂肪组织修剪后,覆盖于肱骨远端,拉紧后经肱骨远端骨孔以爱惜邦线仔细缝合固定,再将肘关节复位,经骨孔修复内外侧副韧带,尺神经皮下前移,留置引流,缝合伤

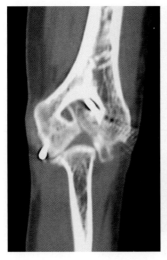
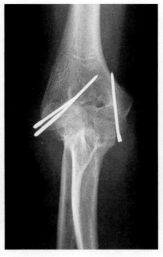
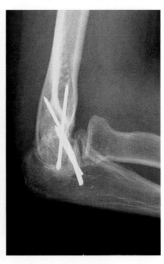

图 30-4　入院后患者的 X 线及 CT 检查提示关节面严重破坏,关节间隙狭窄

口。定位肘关节旋转中心,以 stryker DJD Ⅱ 铰链式可活动外固定架固定保护,并将关节间隙撑开约 8 ~ 10mm。

【术后治疗及并发症】

术后第 1 天即开始主动以及被动辅助肘关节屈伸以及旋转功能锻炼。术后 X 线片见图 30-5,体位像见图 30-6。

术后 1、2、3、6、9、12 个月分别进行随访复查。外固定架于术后 2 个月去除。12 个月随访时患者关节稳定,功能良好(图 30-7)。

【讨论与思考】

目前对于肘关节僵硬进行松解手术恢复功能的手术技术有了很大的提高,患者通常可以获得较满意的疗效,但是对于关节面严重破坏的僵硬患者,单纯进行肘关节松解,虽然可在一定程度上改善活动度,但由于软骨缺失,活动范围的增加通常会引起疼痛,这就成为治疗上的一个难点。

间隔式关节成形术可"再造"关节面,减轻患者的疼痛,并明显改善活动范围。理想的适应证为年轻、活动较多的患者,通常在 30 ~ 50 岁之间,不适合行全肘关节置换,同时存在活动范围严重受限(关节面严重破坏导致),或活动时严重疼痛(关节破坏或炎症性关节炎导致),活动范围可满足日常生活。

适用于间隔式关节成形术的理想的移植物组织应符合以下条件:①易于得到;②获取移植物的同时基本不会带来合并症;③易于固定在肱骨远端;④能够提供耐用的表面直至下一次关节修整手术;⑤只引起很小的炎症反应。很多组织都被尝试使用过,包括肌瓣、猪膀胱、脂肪、真皮(皮肤)、加铬处理的

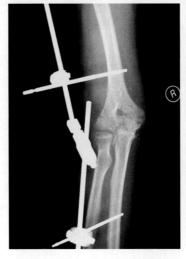
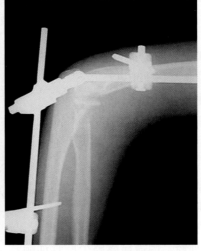

图 30-5　术后 X 线片

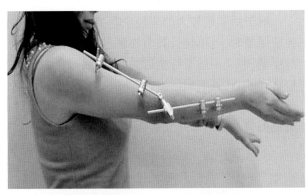
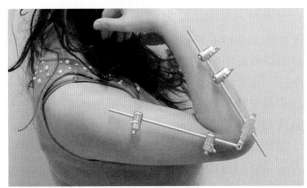
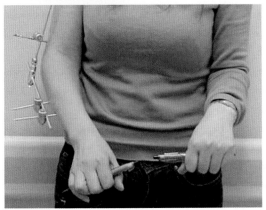
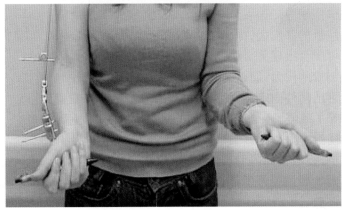

图 30-6　患者术后体位像提示功能满意

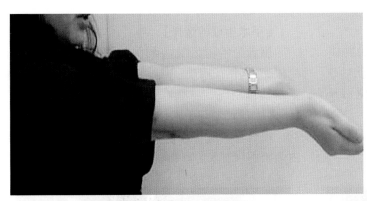
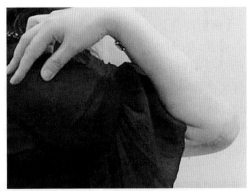
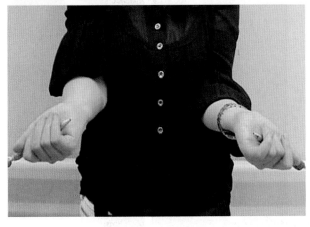
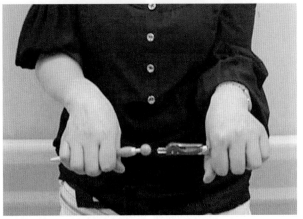

图 30-7　患者术后 1 年随访时的体位像,可见患者肘关节功能满意,关节稳定

异种移植物以及自体和异体的阔筋膜和肌腱。目前最广泛使用的是 Morrey 推荐的异体跟腱移植物和近年来为 Froimson 所推崇的自体真皮组织。迄今尚无科学证据证明哪种组织在剪切力和压力作用下表现更佳。作者倾向使用真皮移植物,因为真皮层是皮肤中最坚韧的一层,有很好的延展性和耐磨性,且供区的相关并发症很少。

据报道间隔式肘关节成形术术后并发症有:异位骨化、肱三头肌腱断裂、骨质吸收、关节不稳定、关节半脱位或脱位、感染、间隔物磨损、复发性疼痛和关节僵硬等。作者认为关节不稳定和感染是最需要注意的并发症,因术中将侧副韧带完全游离,术后可能会出现关节松弛,故术中要尽可能地修复侧副韧带的张力,而正确的应用 Stryker DJD Ⅱ 代铰链式可活动外固定架,可以保护关节的稳定性和侧副韧带的修复,还可以撑开关节面,保护间隔物免受剪切等应力。而感染是最严重的并发症,一旦发生感染,需取出间隔物,也会影响最终的疗效。关于间隔物磨损等并发症目前并没有相关的随访结果和经验。

【总结】

对于活动量较大的年轻患者关节面破坏严重且关节僵硬时,若单纯行关节松解术,改善活动后会引起疼痛,但又不适于行全肘关节置换,可考虑行关节松解、间隔式关节成形术,用间隔物来代替破坏的关节面,腹部真皮是目前较合适的间隔物。但要注意避免关节不稳定等并发症。

（查晔军）

【推荐读物】

1. Ljung P, Jonsson K, Larsson K, et al. Interposition arthroplasty of the elbow with rheumatoid arthritis. J Shoulder Elbow Surg, 1996,5(Part I):81

2. Cheng SL, Morrey BF. The treatment of the none-stiff, painful arthritic elbow by distraction interposition arthroplasty. J Bone Joint Surg[Br], 2000, 82:233-238

3. Morrey BF. Nonreplacement reconstruction of the elbow joint. Instr Course Lect, 2002, 51:63-67

4. Morrey BF, Larson AN. Interposition Arthroplasty of the Elbow, in MorreyBF: The Elbow and its Disorders. 4th ed. Philadelphia: WB Saunders Company, 2009

病例31 肘关节陈旧脱位

【病例简介】

患者,女,21 岁。2014 年 3 月摔伤致左肘肿痛并活动受限,伤后因妊娠未行拍片及治疗。伤后 3 个月生产,产后拍片示肘关节陈旧脱位,行脱位切开复位,外固定架固定。

依据临床表现、X 线(图 31-1)检查,诊断为肘关节陈旧脱位(左)。

【手术指征的选择】

患者为年轻女性,左肘关节陈旧脱位,关节活动受限,手术指征明确。从病史和检查方面,未见明显手术禁忌。

【术前计划与手术技巧】

患者骨折脱位(图 31-2),考虑行双侧切口,自内侧松解尺神经,双侧入路去除关节粘连纤维组织,

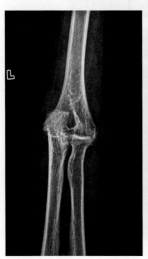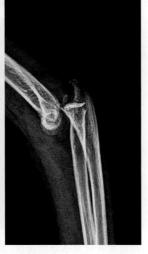

图 31-1　X 线片示肘关节陈旧脱位

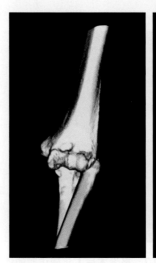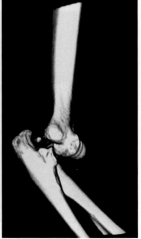

图 31-2　术前 CT 示骨折脱位

之后复位脱位,修复外侧结构,以可活动的肘关节外固定架维持复位。

患者仰卧位,双侧入路,一般内侧肱骨远端"铰锁"严重,需要彻底松解(图31-3)。

【术后治疗及并发症】

术后第2天,开始功能锻炼(图31-4);术后服用氨糖美辛6周以预防异位骨化。外架于术后2个月去除。手术后伤口愈合好,未发生感染,虽出现少量异位骨化,但患者肘关节功能恢复良好。

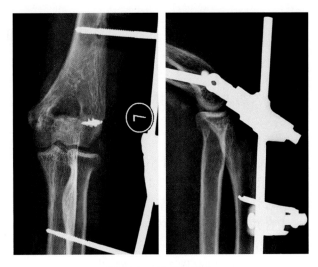

图31-3 术后X线片

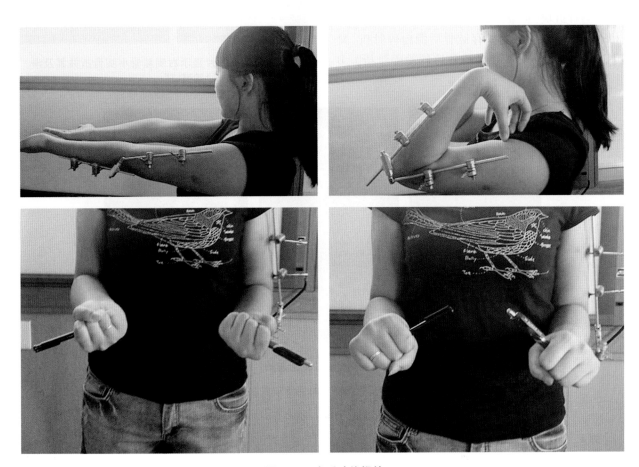

图31-4 术后功能锻炼

(刘兴华)

【推荐读物】

1. 田伟,王满宜.骨折.第2版.北京:人民卫生出版社,2013

2. Rockwood Green. Fractures in Adult. 6th ed. Philadelphia: Lippincott Williams & Wilkins,2006

病例32 肱骨小头骨折

【病例简介】

患者,男,14 岁。因摔倒致右肘肿痛 20 天就诊。

【手术指征的选择】

X 线片显示右侧肱骨小头骨折并累及滑车,侧位片显示"双弧征"(图 32-1);CT 显示肱骨小头比较完整,骨折块与内侧滑车整块相连,向前方移位明显,未合并桡骨头、内外侧髁或尺骨鹰嘴和冠状突骨折(图 32-2)。根据 Dubberley 分型为ⅡA 型。

Dubberley 分型(图 32-3)Ⅰ型:肱骨小头骨折或没有累及滑车外侧嵴;Ⅱ型:肱骨小头和滑车作为一个完整的骨折块;Ⅲ型:肱骨小头骨折块和滑车骨折块相互分离。根据是否并存肱骨后髁粉碎骨折,又将Ⅰ～Ⅲ型分为 A(不并存肱骨后髁粉碎骨折)、B(并存肱骨后髁粉碎骨折)两个亚型。

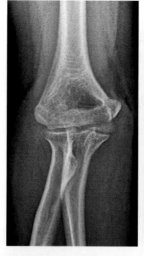
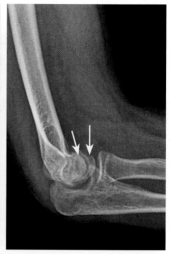

图 32-1 X 线片显示右侧肱骨小头骨折并累及滑车,侧位片显示"双弧征"

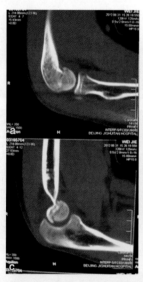
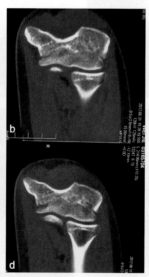
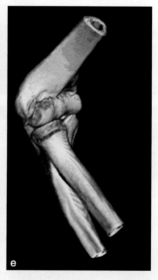

图 32-2 CT 显示肱骨小头较完整,骨折块与内侧滑车整块相连,未合并桡骨头、内外侧髁或尺骨鹰嘴和冠状突骨折

【术前计划与手术技巧】

伤后 22 天行手术治疗,选用肘关节外侧入路,皮肤切口以肱骨外髁和桡骨头为体表标记,一般沿肱骨外上髁嵴向远端延伸至桡骨颈水平(图 32-4)。向近端髁可剥离桡侧腕长短伸肌自肱骨外侧缘起点,向远端于肘肌和尺侧腕伸肌间隙进入为(Kohr 入路);自指总伸肌前方间隙入路为 Kaplan 入路;或者选用劈开指总伸肌入路(图 32-5)。该病例因为是ⅡA 型骨折,选用劈开指总伸肌入路,不需要显露肱骨小头后髁,前方尽量避免损伤桡神经深支

(骨间背神经)。术中可清楚显露整个肱骨小头连同内侧滑车骨折块(图 32-6),清理骨折端后解剖复位骨折块,空心钉导针自前向后和自外向内固定,选用相应长度的 Herbert 空心螺钉固定(图 32-7)。术中确认螺钉固定牢固,屈伸肘关节无受限,术后 X 线片显示骨折解剖复位,螺钉固定位置和长度合适(图 32-8)。

【术后治疗及并发症】

术后未予制动,逐渐进行肘关节功能锻炼。末次随访时间为术后 2 年,X 线片显示骨折完全愈合,

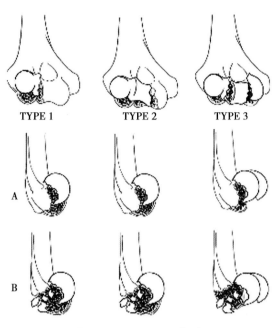

图 32-3 Dubberley 分型

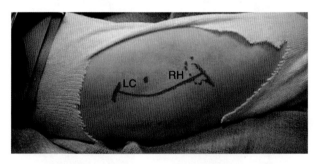

图 32-4 示切口,肱骨外上髁嵴向远端延伸至桡骨颈水平

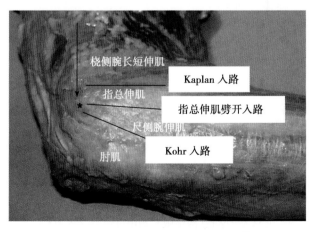

图 32-5 示 Kaplan 入路、Kohr 入路、指总伸肌入路

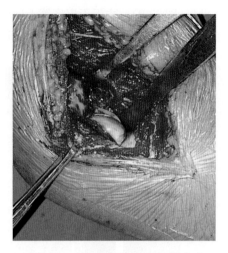

图 32-6 术中可显露整个肱骨小头连同内侧滑车骨折块

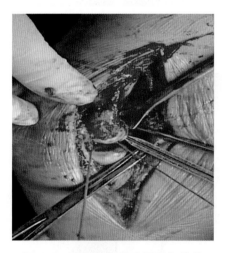

图 32-7 清理骨折端后解剖复位骨折块,Herbert 空心螺钉固定

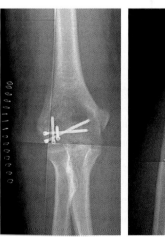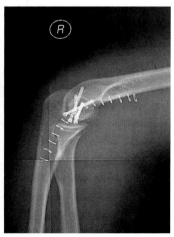

图 32-8 术后 X 线片

没有出现异位骨化、肱骨小头缺血性坏死及创伤性关节炎等并发症(图32-9)。主诉无疼痛等不良症状,屈伸肘关节活动良好,前臂旋转不受限(图32-10)。

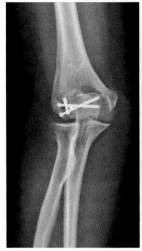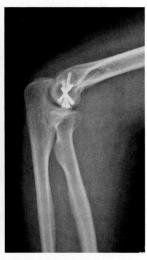

图32-9　术后2年X线片

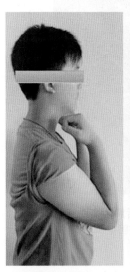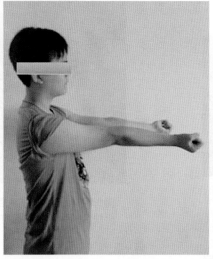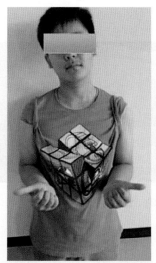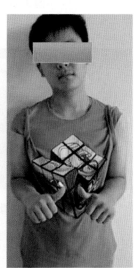

图32-10　术后2年体位像

【讨论与思考】

肱骨小头骨折的诊断和分型要结合肘关节的损伤机制、临床表现和影响学检查,尤其是三维CT显示的骨折线特点来确定,要注意防止漏诊和或合并的其他损伤,且需与肱骨外髁骨折、通髁骨折等损伤相鉴别。

对于移位明显的肱骨小头骨折需手术治疗,治疗原则为重建以肘关节旋转轴性为中心的解剖复位,以及选择牢固的内固定方式。

大多采用单纯外侧入路即可完成,必要时可加用内侧入路,少数可选用前方或后正中入路,内固定多采用加压Herbert空心螺钉。

同时应重视对合并损伤如桡骨头骨折、内髁骨折及尺骨鹰嘴骨折的复位内固定,对合并内外侧副韧带损伤的处理要合理。

术后积极、合理、有效的康复锻炼能够促进肘关节功能的恢复。

(张玉富)

【推荐读物】

1. DubberleyJH, FaborKJ, MacDermid JC. et al. Outcome after open reduction and internal fixation of capitellar and trochlear fractures. J Bone Joint Surg(Am),2006,88(1):46-54

2. Desloges W, Louati H, Papp SR, et al. Objective analysis of lateral elbow exposure with the extensor digitorumcommunis split compared with the Kocher interval. J Bone Joint Surg (Am),2014,96(5):387-393

3. 蒋协远,公茂琪,张力丹,等.肱骨小头移位骨折的手术治疗.中华医学杂志,2001,81(5):293-294

4. Durakbasa MO,Gumussuyu G,Gungor M,et al. Distal humeral coronal plane fractures:management, complications and outcome. J Shoulder Elbow Surg,2013,22(4):560-566

5. 张玉富,公茂琪,蒋协远.成人肱骨小头骨折的诊断与治疗.北京大学学报(医学版),2016,48(2):268-273

第四节　肱骨干手术

大多数肱骨干骨折,通过闭合复位石膏固定或其他外固定方法,可取得很高的骨折愈合率,但会存在一定的畸形愈合。人体对肱骨畸形有很高的代偿能力。上臂对肢体长度的恢复要求不高,存在20°以内的前后方成角畸形、30°以内的侧方成角畸形及旋转畸形对人体的日常生活不会造成太大影响。所以肱骨干骨折的保守治疗通常会获得良好的临床结果。但肱骨干骨折的外固定需要较长时间,患者感觉不适,生活不变,并需要临床医生不断地进行观察调整。随着社会的发展进步,患者对恢复工作的时间及肢体美观的要求有所提高。随着外科内固定技术的发展,肱骨干骨折的手术治疗已可满足患者的需求,手术适应证也逐渐扩大。以早期功能锻炼为目的,几乎所有移位的肱骨干骨折都有手术适应证。对于肱骨干简单的横形骨折,由于易产生骨折端分离,目前对此类肱骨干骨折更倾向于内固定治疗。目前对肱骨干骨折的手术治疗方法主要有闭合复位带锁髓内针固定、切开复位钢板螺丝钉固定、MIPO固定技术及外固定架固定技术。

病例33　肱骨干骨折带锁髓内针内固定

【病例简介】

患者,女,55岁。主诉:右上臂外伤疼痛畸形1小时。患者1小时前下楼梯时跌倒,右上肢着地,上臂受到台阶撞击后肿胀、疼痛、畸形,可及异常活动。

查体:一般情况良好。上臂近端1/3肿胀、压痛阳性,可及异常活动。手指、手腕、前臂感觉运动血运正常。

影像学表现:肱骨近端1/3螺旋骨折,成角、旋转畸形(图33-1)。

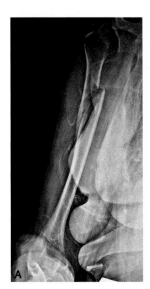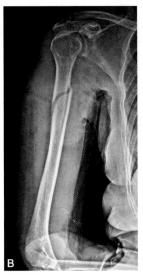

图33-1　原始损伤:肱骨干中上1/3螺旋骨折

根据病史、体检及影像学检查,诊断为肱骨干骨折(右)。

【手术指征的选择】

肱骨干骨折保守治疗有很高的骨折愈合率。随着内固定技术及内固定材料的发展和完善,在微创的情况下对肱骨干骨折进行内固定治疗,可使患肢在没有外固定的条件下得以早期活动,给患者生活带来很大便利。

【术前计划与手术技巧】

术前计划包括:①对骨折范围进行评估分析。髓内固定最适合肱骨干中段骨折;根据骨折粉碎程度决定锁钉的数目;肱骨远端1/3髓腔纤细不宜髓内针固定。②术前要仔细检查是否合并神经血管损伤。

手术操作:

1. 体位　可选平卧体位(图33-2)。如有条件可选用半卧位(沙滩椅位)手术操作更方便。

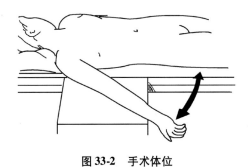

图33-2　手术体位

2. 术中需透视辅助操作　应用C形臂(图33-3)透视比G形臂透视更方便。

3. 入路　肩峰外侧,长度约3~5cm(图33-4)。可选用横形或纵形切口。

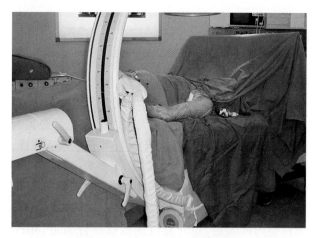

图33-3 术中应用C形臂透视

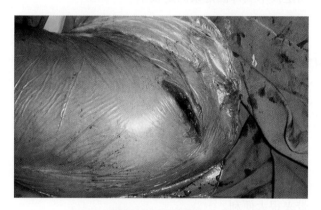

图33-4 手术切口

4. 顺三角肌纵形纤维钝性分离三角肌,显露肩峰下滑囊,必要时予以切除。

5. 分离保护肩袖(冈上肌腱),显露肱骨大结节(图33-5)。

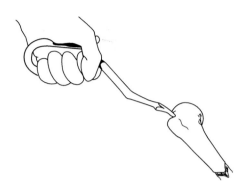

图33-5 在肱骨大结节顶点内侧开髓

6. 透视下用克氏针确定入点,用开髓器或专用钻头开口。入点应位于大结节顶点内侧,结节间沟后方约5~10mm处。

7. 插入导针,闭合牵引复位骨折端,将导针置入远端髓腔(图33-6)。在透视下闭合复位肱骨干骨折,插入导针,通常无操作困难。

8. 导针引导下插入髓内针(图33-7)。

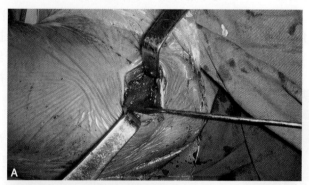

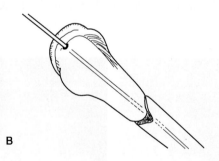

图33-6 在肱骨大结节顶点开髓后,向髓腔内插入导针

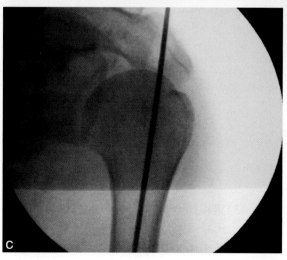

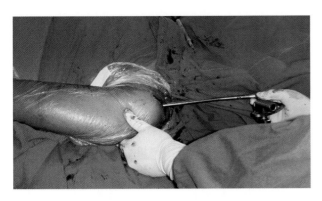

图 33-7 顺导针插入髓内针

9. 近端应用 1 枚螺钉进行锁定(图 33-8),通常通过导向器进行。锁定时应确认髓内针末端已插入肱骨近端骨面以下(图 33-9)。

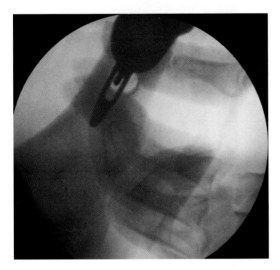

图 33-8 远端应用 1 枚螺钉进行锁定,通常通过徒手操作进行

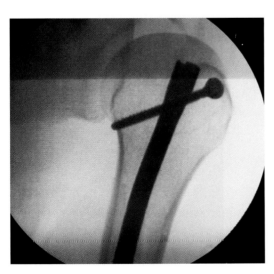

图 33-9 髓内针尾应低于大结节顶点

10. 透视下徒手进行远端锁定。骨折端不稳定时可考虑用 2 枚螺钉进行锁定。锁定远端时应注意肱骨大结节与肱骨外髁外侧朝向一致,减少肱骨干的旋转畸形。

11. 关闭切口。

12. 术后拍摄 X 线片(图 33-10)。

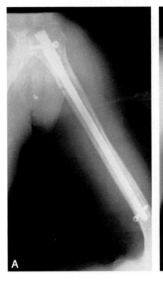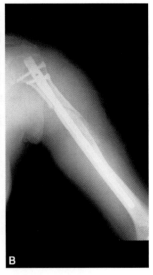

图 33-10 术后 X 线片示肱骨干骨折复位固定满意

【术后治疗及并发症】

术后常规抗感染治疗和伤口护理。在可靠的内固定条件下,应尽早开始肩肘关节的功能锻炼,尽早恢复肩肘关节的活动范围,特别要注意保持外展和前屈活动。早期应指导患者被动进行前屈上举活动。此活动对肱骨干产生的旋转应力较大,应在骨折出现愈合征象后再进行主动练习。如果骨折固定后仍存在旋转不稳定,术后应用外固定制动辅助治疗。

(刘洪波)

【推荐读物】

1. Burmback RJ,Bosse MJ,Poka A,et al. Intramedullary stabilization of humeral shaft fractures in patients with multiple trauma. J of Bone Joint Surgery,1986,68 A:960-969

2. Habernek H,Orthner E. A Locking nail for fractures of humerus. J of Bone Surgery,1991,73B:651-653

3. Henley MB,Chapman JR,Claudi BF. Closed retrograde hackethal nail stabilization of humeral shaft fractures. J of Orthop Trauma,1992,6:18-24

4. Ingman AM,Waters DA. Locked Itramedullary nail of humeral shaft fractures:Implant design surgical technique,clinical results. JBJS,1994,76B:23-29

病例34　肱骨干骨折不愈合

【病例简介】

患者,男,32岁。因实验室爆炸伤及右上臂、肘关节以上前方皮肤缺损,肱骨干中段骨折(图34-1),肱二头肌部分断裂,肱动、静脉损伤,正中神经损伤,急诊行清创、肱骨干骨折外固定架固定,肱动、静脉吻合,神经修复术。手术后3个月拍片示肱骨干外固定架术后,上肢力线正常,骨折端分离约1cm(图34-2,图34-3),行外固定架取出、带锁髓内钉固定、取髂骨植骨术(图34-4,图34-5)。植骨术11个月后X线片显示骨折端吸收。植骨术后13个月X

线片显示骨折端间隙未消失,远端锁钉折断(图34-6、图34-7)。

依据临床表现、X线检查,诊断为肱骨干骨折术后不愈合(右)。前2次手术失败的主要原因是骨折端分离及骨折端周软组织严重损伤。

【手术指征的选择】

患者为年轻男性,右肱骨干骨折术后不愈合。查体局部可及明显异常活动,保守治疗无效,手术指征明确。从病史和检查方面,未见明显手术禁忌。

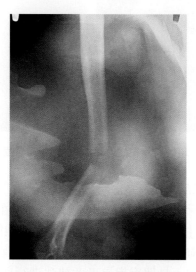

图34-1 原始损伤后右肱骨干正位X线片

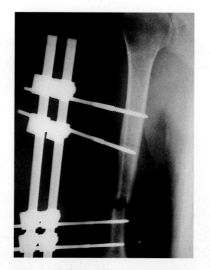

图34-2 外固定架术后3个月右肱骨干正位X线片

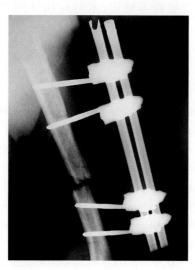

图34-3 外固定架术后3个月右肱骨干侧位X线片

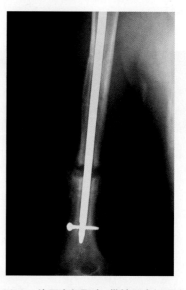

图34-4 外固定架取出、带锁髓内钉固定、取髂骨植骨术后,右肱骨干正位X线片

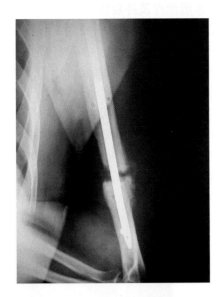

图34-5　外固定架取出、带锁髓内钉固定、取髂骨植骨术后,右肱骨干侧位 X 线片

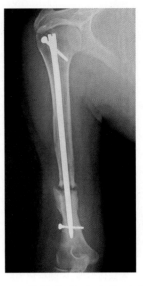

图34-6　植骨术后 13 个月,右肱骨干正位 X 线片显示骨折端间隙未消失,髓内钉周围明显透亮带形成

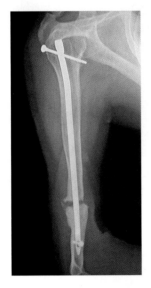

图34-7　植骨术后 13 个月,右肱骨干侧位 X 线片显示骨折端间隙未消失,髓内钉周围明显透亮带形成

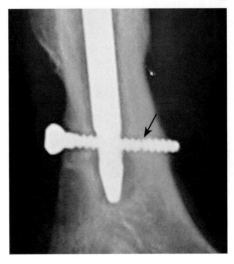

图34-8　植骨术后 13 个月,右肱骨干正位 X 线片示远端锁钉折断

【术前计划与手术技巧】

从 X 线片显示髓内钉周围明显透亮带形成,远端锁钉折断(图 34-8)分析:内固定已失效,需要重新选择固定方式。原固定之髓内钉由于远近端各只有 1 枚锁钉,而且远端为动力型锁钉,因此骨折固定不牢固、稳定性差。原始损伤导致广泛软组织损伤,血供差,也是骨折不愈的原因。由于 X 线片显示骨质疏松,仍然首选髓内固定,选择的髓内钉远近端至少各有 2 枚锁钉固定。清理骨折断端时,可适当短缩肱骨干,保证骨折端无明显间隙,同时取大量自体髂骨植骨。

由于原始损伤累及血管,手术前确定肱动脉位置就显得十分重要,以防止前方锁钉伤及肱动脉(图 34-9)。由于前次手术时髓内钉钉尾打入位置较深,取出时注意小心操作,尽量避免过多破坏肱骨近端骨质,以免影响髓内钉近端固定强度。手术中,在处理骨折端并用带锁髓内钉固定后,肱骨干作旋转活动时,发现骨折断端仍然有轻微活动。为稳定骨折端,我们在骨折端外侧用 3.5mm 系列钢板进行附加固定,限制旋转活动。最后在骨折端周围,取大量自体髂骨植骨(图 34-10、图 34-11)。

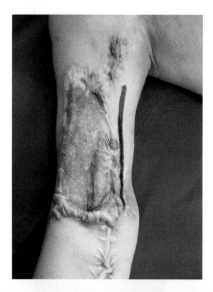

图 34-9　手术前体位像,内侧标记为肱动脉搏动位置

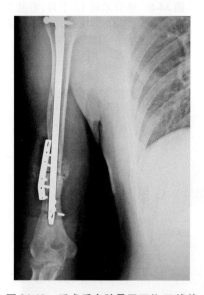

图 34-10　手术后右肱骨干正位 X 线片

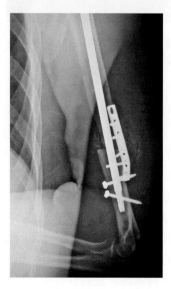

图 34-11　手术后右肱骨干侧位 X 线片

【术后治疗及并发症】

手术后第二天开始进行肘关节屈伸练习。手术后第三天,患者在进行肘关节屈伸练习过程中,突然出现伸腕、伸拇、伸指功能丧失。我们分析原因,考虑此病例损伤部位软组织条件差,广泛瘢痕粘连,术后血肿压迫导致出现神经症状可能性大,未进一步手术探查,予以保守观察,3 个月后患肢伸腕、伸拇、伸指功能自行恢复。手术后 4 个月 X 线片显示骨痂明显形成(图 34-12、图 34-13)。手术后 8 个月 X 线片显示骨折完全愈合,肘关节伸直差 10°(图 34-14、图 34-15)。

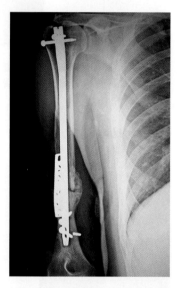

图 34-12　手术后 4 个月,右肱骨干正位 X 线片显示骨痂明显形成

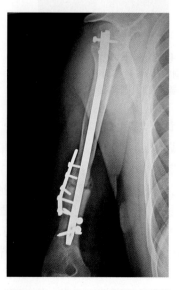

图 34-13　手术后 4 个月,右肱骨干侧位 X 线片显示骨痂明显形成

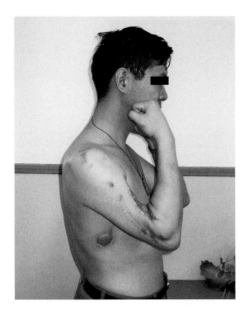

图34-14 手术后8个月,肘关节屈曲活动达到130°

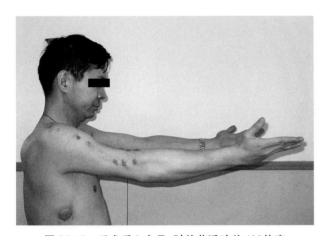

图34-15 手术后8个月,肘关节活动差10°伸直

【讨论与思考】

骨折不愈合是肱骨干骨折手术后最常见的合并症。在处理不愈合的骨折断端时,一定要彻底去除硬化骨,必要时将肱骨干适当短缩,这样有利于骨折的愈合。对于肱骨干骨折使用髓内固定后仍有轻微旋转活动,侧方附加钢板固定是行之有效的方法。手术后第三天突然出现神经麻痹症状,考虑与血肿压迫有关,未行探查,自行恢复。这种进行保守治疗观察的信心来自作者的临床经验和术中的仔细操作观察。本例肱骨干骨折不愈合手术8个月后骨折愈合,肘关节功能恢复满意。

(刘亚波)

【推荐读物】

1. 荣国威,王承武.骨折.北京:人民卫生出版社,2004:436-548

2. Rockwood,Green. Fractures in Adults. 6th ed. Philadelphia:Lippincott Williams & Wilkins,2006:1117-1160

病例35 肱骨干前入路 MIPO 内固定手术

【病例简介】

患者,女,42岁。因摔伤致左上臂疼痛、活动受限。否认伤后意识丧失及胸腹痛病史。急诊入院,患者否认肝炎等慢性病史。入院后常规化验检查未见异常,左上肢血运、感觉及右手指活动正常。拍摄左肱骨干正侧位X线片示肱骨干中段横断骨折(图35-1)。

依据临床表现、X线检查,诊断为肱骨干骨折(右)。

【手术指征的选择】

患者为中年女性,肱骨干中段横形骨折,移位明显。为避免患肢长时间石膏制动所引起的肩、肘功能障碍,决定采取手术治疗。病史及检查未见手术禁忌。

【术前计划与手术技巧】

为减少手术切开复位对肱骨干骨折端的血运破坏,同时为避免肱骨干带锁髓内针固定肱骨干骨折潜在的旋转不稳定导致骨折不愈合的风险,决定采用MIPO技术,以锁定加压钢板(LCP)固定骨折端。

伤后7天手术。臂丛麻醉。患肢上臂前方手术入路(图35-2)。先自肘上切开,保护位于肱桡肌和肱肌之间的桡神经(图35-3),屈肘放松肱二头肌后,肱骨髁上正中纵劈肱肌,于肱肌深层与肱骨干表面插入LCP,钢板应尽量置放于肱骨干正前方,居中(图35-4)。于上臂近端三角肌前缘选取切口,纵向钝性分离三角肌纤维,显露LCP近端,注意钢板不能卡压肱二头肌长头肌腱。可用骨膜起子于透视下辅助骨折端复位(图35-5)。LCP远、近端各用2~3枚锁定螺钉进行双皮质锁定固定(图35-6)。

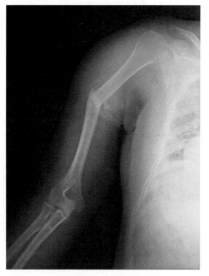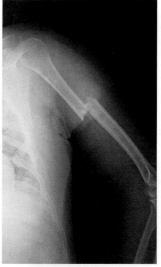

图 35-1　患者左肱骨干中段横形骨折,移位明显

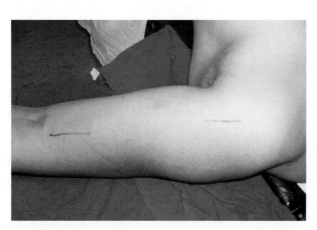

图 35-2　手术入路:沿肱二头肌外侧缘及三角肌前缘的连线

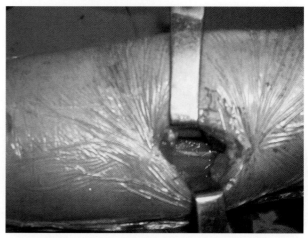

图 35-3　显露并保护肱桡肌与肱肌之间的桡神经

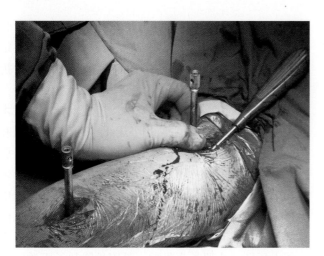

图 35-4　屈肘放松肱二头肌后,肱骨髁上正中纵劈肱肌,于肱肌与肱骨干骨膜间插入 LCP,钢板应置放于肱骨干正前方,居中

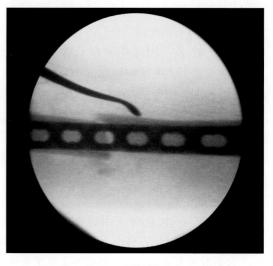

图 35-5　透视下以骨膜起子复位骨折端

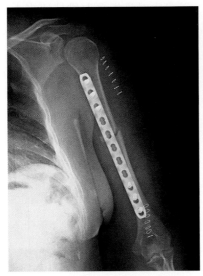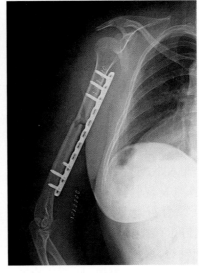

图 35-6 骨折端复位后,远、近端各锁定 3 枚螺钉

【术后治疗及并发症】

手术后伤口愈合好,未发生感染,无桡神经损伤。术后 3 个月复查,骨折愈合好,功能佳。

【讨论与思考】

此病例为肱骨干中段的横形骨折,骨干两端有充分可靠的锁定区域。此类型骨折多数医生愿选用闭合复位带锁髓内针固定。应用 MIPO 技术是一种变通的选择。

（张国柱）

【推荐读物】

1. 谢小平,叶蜀新,林海,等.钢板前置固定治疗肱骨中下段骨折.中国修复重建外科杂志,2005,19,25:195-196
2. 罗从风,姜锐,胡承方,等.锁定加压钢板微创固定治疗肱骨干骨折的初步报告.中华创伤骨科杂志,2006,8:1005-1009

病例 36 重视肱骨干骨折术后不愈合再次手术前的旋转畸形

【病例简介】

患者,男,38 岁。因外伤致左侧肱骨干骨折,于当地医院行切开复位,钢板螺丝钉内固定手术。术后 9 个月于当地医院复查,发现骨折不愈合,钢板断裂。再次手术,切开取钢板螺钉,逆行髓内针重新固定,取左侧髂骨植骨术。伤后 1 年 8 个月,患者自觉左上肢疼痛,于当地医院拍片示骨折不愈合(图 36-1),来北京积水潭医院门诊,以肱骨干骨折术后不愈合收入病房。

入院后查体:患者右上臂外侧纵切口长 22cm,瘢痕愈合。皮肤无红肿,皮温不高。上臂下 1/3 处可及压痛及反常活动,触及骨擦感。肩关节前屈上举:左侧 90°,右侧 160°;外展上举:左侧 60°,右侧 150°;内旋:左右侧均到达 T_8;外旋:左侧 10°,右侧 30°。肘关节屈曲:左侧 90°,右侧 130°;伸肘左右侧均达 0°。

X 线示左肱骨干中下 1/3 骨折线清晰,骨质不连续,骨密度低。髓腔内有一根髓内针,骨折端远近各有一枚锁定螺钉固定(图 36-1)。

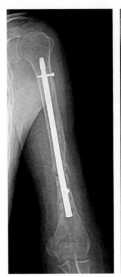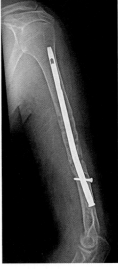

图 36-1 术前显示肩关节正位而肘关节是侧位,肩关节侧位而肘关节是正位,说明骨折有 90° 的旋转畸形

实验室检查无异常。

【手术指征的选择】

本病例病史典型,骨折不愈合,内固定物失效诊断明确。治疗原则为手术切开取出原内固定物,清理骨折端,重新坚强固定,取自体髂骨骨松质填充骨折端。由于患者有明显的骨质疏松,选用 LCP 接骨板固定可提高固定可靠性。

【术前计划与手术技巧】

仰卧位,左上肢外展,于全身麻醉下按原来手术瘢痕行左侧肱骨干外侧入路,显露保护桡神经,显露骨干、骨折端。术中探查发现骨折端有明显的旋转反常活动,范围约20°。骨折端有纤维结缔组织连接。同时发现远端锁钉孔有骨吸收,锁钉明显松动。用骨刀在骨干上标记轴线,取出原髓内钉。清理切除骨折端及髓腔增生的纤维结缔组织,按标记的轴线复位骨折,选用8孔 LCP 接骨板预弯,置于肱骨干外侧,远近端各用4枚锁定螺钉固定。固定后探查骨折端无异常活动,拍片显示骨折端对合良好(图36-2),取同侧髂骨骨松质填充骨折端。留置引流,逐层缝合。

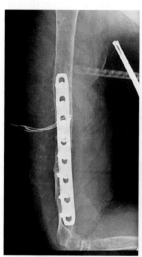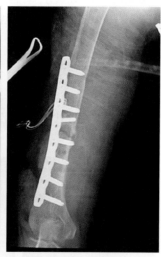

图36-2　术中显示骨折对位对线好,但影像不全,不能判断旋转移位

手术结束时我们突然发现患者在麻醉体位下患肢处于内旋位,被动外旋为10°,与术前明显不同。此时我们再次阅读术前 X 线片(图36-1),发现肱骨近端(肩关节)表现为正位像,而肱骨远端(肘关节)表现为侧位像,这正说明原来的骨折固定有约90°的旋转畸形,因为原来的内固定已经失效,骨折端有反常活动,所以表现出一定的肩关节的外旋活动。而我们没能在术前读出 X 线片所反映出的旋转畸形,误以为肩关节的外旋受限是由于骨折后患肢肩关节失用的原因造成的,从而没有发现骨折的畸形而在

手术中对骨折采取维持原来力线的固定方式,当骨折被坚强固定后,反常活动消失,使得肱骨的内旋畸形得以明显显现而被发现。

发现此问题后,我们重新消毒铺单,立即重新进行手术复位固定。按原手术入路,取出固定骨折之钉板,将肱骨远折端外旋90°复位,由于骨质疏松,骨干上又已有多个钉孔,为了保证骨折固定的稳定,我们加长了接骨板,选用10孔 LCP 重新固定。重复以上步骤完成手术。术后检查,左肩关节外旋恢复至35°,拍片显示肱骨干远近端正侧位图像对应关系恢复正常(图36-3)。

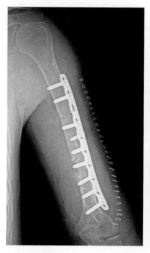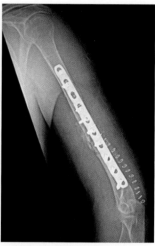

图36-3　术后影像显示正确的肱骨干对应关系

【讨论与思考】

1. 对于骨干骨折不愈合的病例,判断骨干的旋转移位应以骨折两端关节的对位关系为准。对于骨折不愈合骨折端,其形态以失去判断旋转移位的标准。

2. 要仔细查体,对发现的异常情况要认真分析,找到合理的科学的原因。

3. 拍摄、阅读 X 线片要全面。要强调在显示骨折的同时,应显示骨折相邻的两个关节。不能只看到骨折局部,要从肢体的整体出发,作出最合理的判断。

4. 术前术后认真检查对比,对发生的异常现象要认真分析,怪现象的发生必然有其原因,不予重视容易铸成大错。

(赵春鹏)

【推荐读物】

1. 荣国威,王承武. 骨折. 北京:人民卫生出版社,2004:436-548

2. Rockwood, Green. Fractures in Adults. 6th ed. Philadelphia: Lippincott Williams & Wilkins,2006:1117-1160

病例 37　肱骨前外侧入路 MIPO 固定手术

【病例简介】

患者,女,42 岁。因左上臂撞伤致左肱骨干骨折,于伤后 2 天来北京积水潭医院就诊。查体:患者步入病房,神清合作。左上臂未见皮肤破损,中下段肿胀畸形,可及压痛及骨擦音,异常活动明显。左手主动伸指、伸拇不能,虎口部皮肤感觉减退。

X 线片显示:肱骨干中下 1/3 长斜形骨折,后内侧可见长段骨折块(图 37-1)。

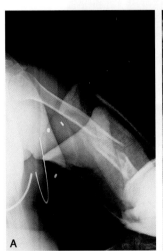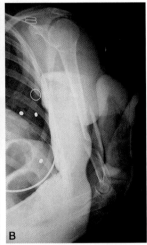

图 37-1　肱骨中下 1/3 处骨折,后方有较长骨折块

诊断:肱骨干骨折(左);桡神经损伤(左)。

【手术方式的选择】

此例肱骨干骨折为中下段骨折,骨折位置较低,累及范围较广;应用髓内针固定骨折远端锁定不可靠。传统钢板固定手术创伤较大。应用 MIPO 技术是良好的选择。

【术前计划与手术技巧】

1. 臂丛麻醉。患者仰卧位,患肢外展。

2. 取肱骨远端前外侧切口(图 37-2),分离肱桡肌和肱肌间隙,暴露桡神经,桡神经连续性完好。切口近端可及骨折远端。将肱桡肌和桡神经一起拉向后外侧,暴露肱骨远端前外侧。近肘关节处可在桡神经后方顺肌纤维方向钝性分离肱桡肌,以暴露肱骨髁上部位的前外侧。

3. 于肱骨干三角肌结节前方取纵切口,分离三角肌纤维至肱骨干。暴露肱骨干前外侧。此部位桡神经位于三角肌节结后方,在三角肌结节前方操作是相对安全的。

4. 将 LCP 直钢板远端轻微折弯后,顺切口(远

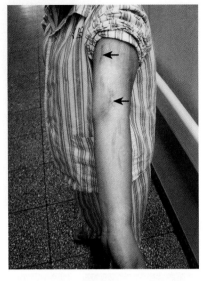

图 37-2　患者康复后的手术切口斑痕

端、近端均可)沿肱骨干前外侧表面插入。将钢板置于肌肉深层,肱骨表面。

5. 牵引复位骨折端,用 3 枚锁定螺钉将钢板固定在肱骨远端前外侧。此时由于肱骨远端解剖形态的关系,钢板外缘与骨皮质相贴附,内缘有悬空。用锁定螺钉以内固定架方式固定钢板与肱骨干远端。

6. 透视下牵引复位骨折端,将钢板近端与肱骨干前外侧贴附。此时由于肱骨远端解剖形态的关系,钢板内缘与骨皮质相贴附,外缘有悬空。用 3 枚锁定螺钉以内固定架方式固定钢板与肱骨干远端。在复位固定肱骨干骨折时,应注意近端的肱骨大结节与肱骨外髁同处于肱骨干的外侧面,这样可避免骨折端出现旋转畸形。

7. 透视下确认骨折端的复位。游离骨折块在此情况下可不直接进行固定(图 37-3)。

8. 常规冲洗缝合包扎伤口。

【术后治疗及并发症】

术后患肢颈腕吊带制动,避免主动肩关节前屈上举动作。可主动练习肘关节伸屈活动和被动练习肩关节活动,直至放射学检查出现骨痂形成。

患者术后 3 个月可见骨折端骨痂形成,游离骨折块虽然没有固定,且存在一定骨折间隙,但仍能在进行功能锻炼的条件下顺利愈合(图 37-4)。桡神经功能在术后 4 个月逐渐自然恢复。术后 2 年 3 个月复查见骨折愈合牢固,在患者要求下,沿原切口取出内固定钢板(图 37-5)。患者肘关节活动范围无受限(图 37-6)。

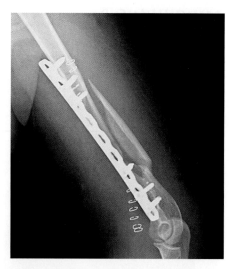

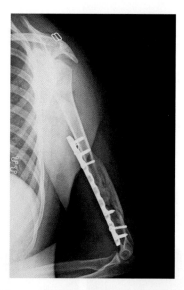

图 37-3　术后骨折固定情况，可见后方游离骨块没有直接固定

图 37-4　术后 3 个月可见骨折愈合征象

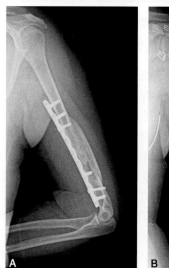
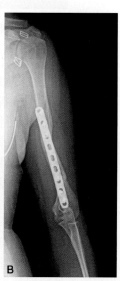
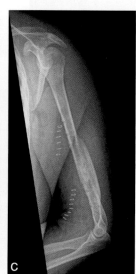
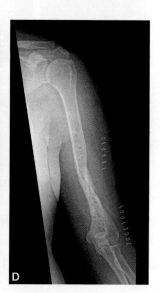

图 37-5　术后 2 年 3 个月，骨折愈合良好，沿原切口取出内固定钢板

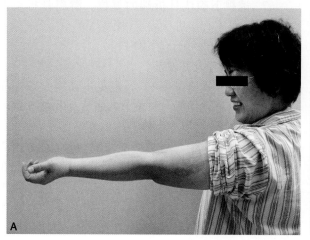
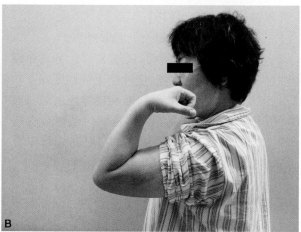

图 37-6　术后 2 年 3 个月复查，可见患者肘关节活动范围恢复正常

【讨论与思考】

应用 MIPO 技术对肱骨干骨折进行固定是近几年一种新兴骨折固定技术,它是对于不适合进行髓内针固定的骨折类型进行微创固定的一个补充。对肱骨干中下 1/3 的螺旋骨折进行内固定,此法比髓内针在生物力学上有固定优势。

（张力丹）

【推荐读物】

1. Wagner M, Frigg R. Internal Fixators Concepts and Cases using LCP and LISS. New York:Thieme,2006:285-330

第五节 肩关节手术

病例38 肩关节后脱位的延误诊断

【病例简介】

患者,男,19 岁。汽车修理工。因在汽车下仰卧修车时,汽车滑动,碾压过左肩致伤。在当地拍片诊断为:①锁骨骨折(左);②大结节骨折(左)(图 38-1)。采取保守治疗,锁骨带制动。伤后多次拍片复查,维持原治疗(图 38-2)。伤后 6 周,以肩关节后脱位(陈旧)收入院。

查体:患肩周围肌肉萎缩,肩关节前方空虚,后方较健侧饱满,左肩主被动活动明显受限,被动前屈上举 40°,轻度内旋位固定畸形,无旋转活动,肘关节、腕关节活动良好,左手指端感觉运动良好,血运好。上臂外侧皮神经支配区无感觉减退。拍片检查显示盂肱关节对位异常(图 38-3 ~ 图 38-5)。

诊断:①肩关节后脱位合并大小结节骨折(左,陈旧)。②锁骨骨折(左,骨折愈合)。

【手术指征的选择】

肩关节脱位后必须进行复位,否则肩关节无法得到一个良好的活动范围。对于肩关节陈旧后脱位,尤其是肱骨头与肩胛盂后缘重叠绞锁,需要手术治疗。

【术前计划与手术技巧】

患肩碾压伤,受伤机制复杂;原始 X 线片患肩仅表现为大结节骨折,轻微移位,可保守治疗(图 38-1)。原始片小结节骨折不明显,应有 CT 检查最佳。但 3 天后复查 X 线片,大结节、小结节均有骨折,且移位,盂肱关系不对称,肱骨头明显内旋,此时肩关节已发生后脱位(图 38-2)。

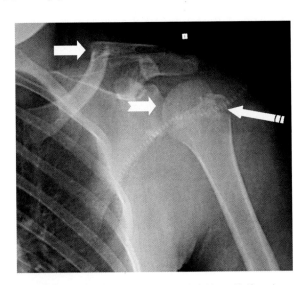

图 38-1 患者男性,19 岁。伤后原始 X 线片。白箭头示轻微移位的锁骨骨折。燕尾白箭头示肩关节无脱位,盂肱关系对应良好。虚尾箭头示大结节骨折。原始片小结节骨折不明显,应有 CT 检查最佳

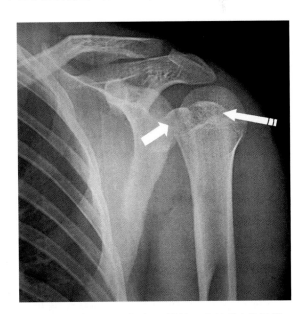

图 38-2 伤后 3 天复查 X 线片。大结节(虚尾箭头)、小结节(箭头)均有骨折,且移位,盂肱关系不对称,肱骨头明显内旋,此时肩关节已发生后脱位

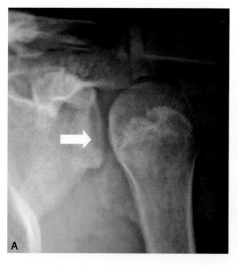
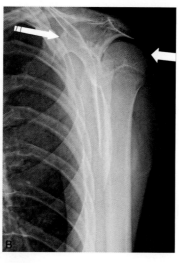

图 38-3
A. 脱位 8 周,白箭头示肩胛骨正位片上明显不对称的盂肱关系,关节间隙增加;B. 脱位 8 周,白箭头示肩胛骨侧位片上向后脱位的肱骨头。虚尾箭头示喙突,为前方

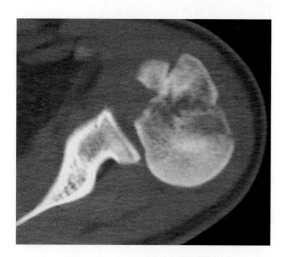

图 38-4　CT 示肱骨头后脱位

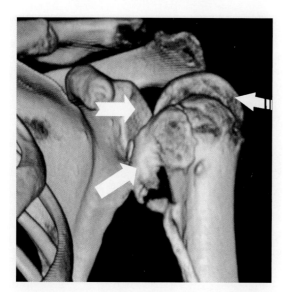

图 38-5　螺旋 CT:白箭头示移位的小结节、结节间沟以及小部分大结节。燕尾箭头示空虚的肩关节。虚尾箭头示向后脱位的肱骨头,极度内旋,肱骨头朝后

该患者肩关节后脱位 8 周,同时小结节带结节间沟及小部分大结节骨折,并向内侧移位,且局部有骨痂形成。手术选择三角肌胸大肌间隙入路进入,以二头肌长头腱为解剖标志,注意区分大小结节骨折,完整解剖出骨折线,从大结节骨折间隙可进入肩关节内,复位后将结节骨折以 Ethibond 5 号不吸收缝线缝合固定,同时将损伤的肩袖缝合修补完整,术中检查稳定。

【术后治疗及并发症】

术后外旋位支具制动 6 周(图 38-6、图 38-7)。去除支具后进行肩关节理疗康复。

【讨论与思考】

肩关节后脱位非常容易漏诊,主要与认识不足有关。了解受伤过程和损伤机制非常重要。对于肩部受伤机制复杂,包括电击伤、电治疗以及有震颤痉挛病史的患者,要特别注意是否合并肩关节后脱位。

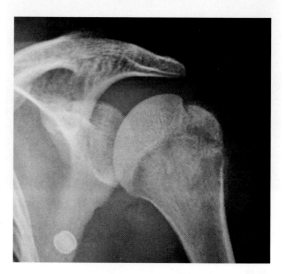

图 38-6　术后 X 线片

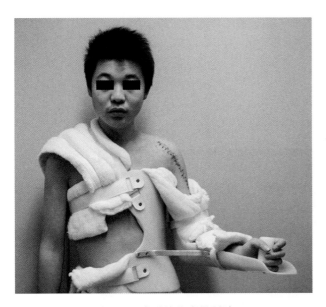

图38-7 术后外旋支具制动

肩关节后脱位的临床表现较为隐秘,不像前脱位有明显的方肩畸形、肩关节空虚以及剧烈的疼痛。肩关节后脱位仅表现为轻度疼痛,肩关节主被动活动受限,患肩不能外旋。因此,医生对肩关节后脱位的重视、恰当的临床检查和清晰准确的 X 线是防止漏诊的关键。

在肩部创伤诊断中要求投照三个相互垂直平面的平片,即创伤系列片,包括肩胛骨正位片、肩胛骨侧位片(肩胛骨切线位片)和腋位片。投照时,肩关节尽量处于旋转中立位。

由于肩胛骨平面与冠状面成 30°~40°角,盂肱关节前倾,普通的肩关节前后位片实际为肩关节斜位片。在投照真正的肩胛骨正位片时,患肩紧靠片盒,健侧向前倾斜约 40°,此时投照肱骨头与肩胛盂无重叠,可清楚显示关节间隙,肩盂前后缘完全重叠。肩关节后脱位时,正常的肱骨头关节盂对应消失,关节间隙增大,肱骨头内旋(图38-3)。

在投照真正的肩胛骨侧位片时,患肩外侧紧靠片盒,健侧向前倾斜约 40°,X 线束在肩胛冈下切线位通过。肩胛骨投影为 Y 形结构,前方分叉为喙突,后方为肩峰,垂直一竖为肩胛体投影,肩盂位于 Y 形结构的中心。肩关节后脱位时,肱骨头位于关节盂后方,肩峰下方,且突出明显(图38-3)。

腋位片可清晰显示盂肱关系,可以准确诊断肩关节后脱位、大小结节骨折移位方向和程度,但在急诊常因疼痛不能投照,我们建议应常规进行 CT 检查,扫描间隔 2mm。CT 可明确脱位方向及伴随的结节骨折(图38-4),螺旋 CT 更清晰(图38-5)。

对于陈旧后脱位,同时要注意是否合并神经损伤,尤其是腋神经。对于肩部损伤,常规应检查臂外侧上皮神经支配区感觉是否减退,该神经为腋神经的终末支。但应注意,感觉正常并不能完全代表腋神经没有损伤,应结合三角肌肌力的检查,甚至肌电图检查。

(黄 强)

【推荐读物】

1. 荣国威,王承武. 骨折. 北京:人民卫生出版社,2004:612-631

2. Rockwood, Green. Fractures in Adults. 6th ed. Philadelphia: Lippincott Williams & Wilkins,2006:1257-1284

病例39 肩胛盂骨折

【病例简介】

患者,女,27 岁。因车祸致左肩胛骨骨折伤后 4 周,由门诊入院。因同时合并多发肋骨骨折、血气胸、下颌骨骨折,在外院行胸腔闭式引流、下颌骨骨折手术治疗。伤后 4 周情况好转,为进一步治疗肩胛骨骨折转北京积水潭医院。骨科情况:患肩无特殊畸形,无明显肿胀,肩关节周围轻度萎缩,压痛不明显,因疼痛患肩活动受限。左肘关节、腕关节及手指活动良好,指端血运良好,桡动脉搏动良好。拍片显示肩胛盂骨折(图39-1、图39-2)。

诊断:左肩胛盂骨折(Ideberg V 型)合并同侧肩峰骨折。

【手术指征的选择】

肩胛骨正位 X 线片显示肩胛盂骨折并翻转向下移位,肩峰骨折,腋位片示肩胛盂骨折并移位,关节盂与肱骨头正常对应关系消失(图39-1)。螺旋 CT 示肩胛盂骨折向前翻转移位,且肩胛体骨折,骨折线横行达肩胛骨内侧缘(图39-2)。

本例患者为肩胛盂中上 1/3 横行骨折,且螺旋 CT 示肩胛体骨折,骨折线横行达肩胛骨内侧缘,肩胛盂骨折块游离向前翻转移位,因此可诊断为 Ⅴa 型肩胛盂骨折(图39-3)。

肩胛盂骨折为关节内骨折,当关节面移位明显

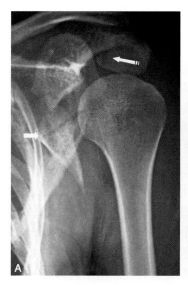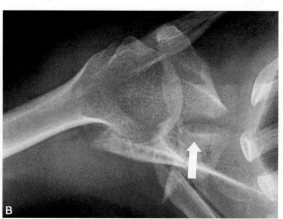

图 39-1

A. 肩胛骨正位片。白箭头示翻转移位的肩胛盂骨折块；白虚尾箭头示肩峰骨折。B. 腋位片。白箭头示翻转移位的关节盂骨折块

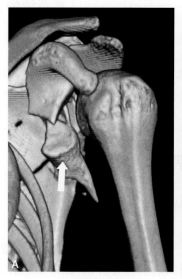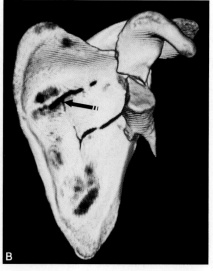

图 39-2

A. 螺旋 CT。白箭头示翻转移位的肩胛盂骨折块。B. 螺旋 CT。黑虚尾箭头示肩胛体骨折线骨折

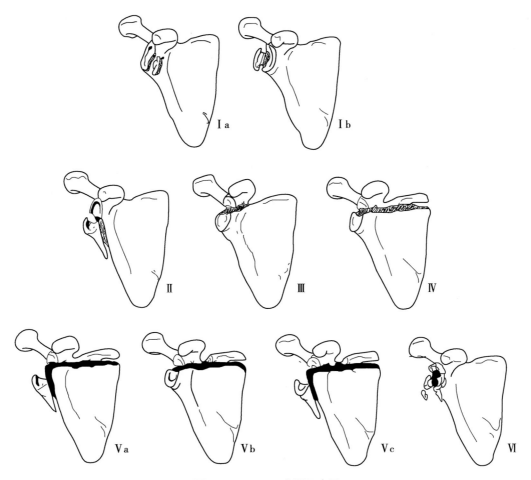

图 39-3 Ideberg 分型示意图

时,切开复位内固定可减少创伤后关节炎的发生几率及维护关节的骨性稳定。V 型骨折多为严重暴力伤所致,手术指征包括:①关节面台阶超过 0.5cm;②关节面分离明显;③肱骨头随骨块向下移位,盂肱关系不对称;④肩关节上方悬吊复合体(SSSC)的损伤伴关节盂明显移位。

【术前计划与手术技巧】

对于肩胛盂骨折,可根据骨折块的位置,选择前方三角肌-胸肌入路或肩关节后方入路。本例患者为陈旧骨折,关节盂骨块向前方翻转移位,因此应从前方进入,松解并复位骨折块,但其为中上 1/3 横断骨折,前方固定很困难,因此术前即决定再从后方固定复位的骨折块。手术采用患者左侧卧位的漂浮体位,全麻后侧卧位,肩关节前后方均消毒铺单,以便术中随时观察前后方情况,同时固定肩峰骨折。在前方进入时,需切断肩胛下肌止点才可进入关节,注意保护下方的腋神经,手术结束时要切实修复肩胛下肌止点,小结节处打孔缝合。后方入路可参考病例 42。

【术后治疗及并发症】

术后颈腕吊带制动,早期被动功能锻炼。6 周后 X 线有骨折愈合迹象后开始主动活动(图 39-4、图 39-5)。

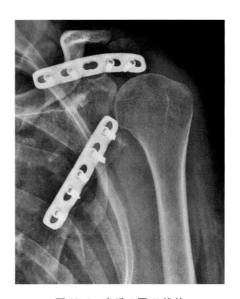

图 39-4 术后 6 周 X 线片

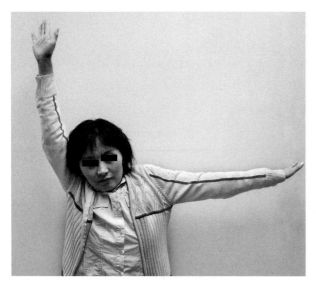

图 39-5　术后 6 周体位像

【讨论与思考】

肩胛盂骨折比较少见,只占肩胛骨骨折的 1%,

为关节内骨折。Ideberg 通过 300 例肩胛盂骨折的分析,将其分为 5 种类型:Ⅰ 型-关节盂缘骨折,Ⅰ A 型-前方关节盂缘骨折,Ⅰ B 型-后方关节盂缘骨折;Ⅱ 型-关节盂横断骨折,分横形、斜形骨折线,关节盂骨块常为三角形游离骨块,向下方移位;Ⅲ 型-关节盂上方骨折,骨折线向内上达到喙突基底,常伴有肩峰骨折,锁骨骨折或肩锁关节脱位;Ⅳ 型-关节盂横形骨折,骨折骨折线达到肩胛骨内缘;Ⅴ 型-在 Ⅳ 型基础上伴 Ⅱ 型、Ⅲ 型或同时伴 Ⅱ 和 Ⅲ 型。Goss 曾对其做了补充,即 Ⅵ 型,关节盂粉碎骨折。

（黄　强）

【推荐读物】

1. 荣国威,王承武.骨折.北京:人民卫生出版社,2004:612-631

2. Rockwood, Green. Fractures in Adults. 6th ed. Philadelphia: Lippincott Williams & Wilkins,2006:1257-1284

病例 40　经肩外侧三角肌小切口治疗肱骨近端骨折

【病例简介】

患者,女,43 岁。因骑电动车被汽车撞伤致左肩疼痛,肿胀,活动受限,左膝及左大腿疼痛,反常活动 3 天,由急诊入院。入院诊断为"肱骨近端骨折(左),股骨髁间骨折(左)"。入院后完善检查,于伤后第 8 天在全麻下对两处骨折行有限切开复位,钢板螺丝钉内固定术。术后恢复顺利,术后第 4 天出院。

【手术指征的选择】

患者为多发骨折,肱骨近端骨折为四部分外翻型骨折,移位明显,手术后肱骨头愈合率较高,股骨髁间骨折波及股骨干中上段(图 40-1)。两处骨折均为不稳定骨折,手术复位内固定手术指征强烈。

【术前计划与手术技巧】

为减少手术对患者的损伤,减少出血和输血,拟对关节内骨折进行切开复位,钢板螺丝钉固定,而对关节外骨折行闭合复位桥接固定。肱骨近端骨折切开复位内固定手术目前流行使用三角肌胸肌入路,显露充分,便于骨折端的复位骨折操作,但是损伤较大,出血较多,有术后肱骨头坏死的风险,而且对肱骨外侧和后侧显露困难。因此拟行肩关节外侧劈三角肌小切口进行手术。

尽管对于肱骨近端骨折手术最好是采用沙滩椅体位,但是不便于两处骨折的操作,患者采用平卧位

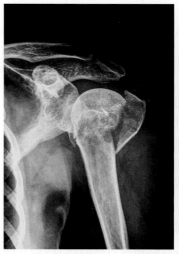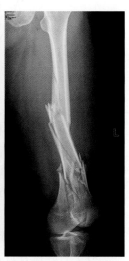

图 40-1　术前诊断:肱骨近端骨折(左),股骨髁间骨折(左)

全身麻醉,以便能够同一个体位,完成两处骨折固定手术,同时能够获得良好的肌松,便于术中对骨折的复位。在患者左肩及左髋下用棉垫垫高,将左上肢和左下肢均消毒,铺单,护皮膜封闭于手术野内,便于术中活动肢体。C 形臂机置放在术者对侧,不影响术者的操作(图 40-2)。

肱骨近端骨折手术步骤:麻醉,铺单完成后,以护皮膜将左上肢封牢,以免术中活动上肢时无菌单滑脱。第一步,在肩峰外侧做约 5cm 纵形切口,分开

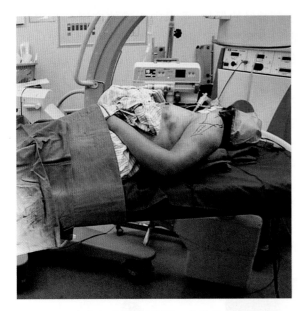

图40-2　患者平卧位,便于同一个体位完成下肢手术。患肩垫高,C形臂机置于术者对侧,便于操作

三角肌纤维,切开肩峰下滑囊,以手指于肱骨骨膜外向远端分离,触摸并抬起腋神经,继续向远端游离。于体外使用5孔Philos钢板做模板,在其远端3个螺钉孔水平做另一纵形切口,与近端切口在同一条线上。分开三角肌远侧的肌纤维,显露肱骨干,以另一手指沿骨膜外向近端游离,与近端手指会合。此时铺设钢板的隧道已完成(图40-3)。第二步,通过近端切口,辨认肱二头肌长头腱,其内侧是小结节,外侧是大结节,用粗不可吸收线分别缝扎悬吊肩袖的止点、大结节、小结节。通过大小结节之间的骨折端,撬拨,旋转复位肱骨头,恢复肱骨头的130°头干角,同时使大小结节复位成为可能,也可向肱骨头内打入螺纹针协助撬拨复位。然后将大小结节复位到头的下方正确位置,拉紧悬吊缝线打结临时固定。第三步,插入5孔Philos钢板,确认钢板从腋神经深面经过,置放到大结节下方5mm处,避免术后引起与肩峰撞击而疼痛。因为腋神经紧贴三角肌深面走行,且有1.5cm活动度,一般不会损伤。通过远侧切口,通过钢板钉孔打入1枚普通皮质骨螺钉,此时透视下观察钢板位置及骨折复位情况,如果肱骨头有内翻移位,应以钢板为模板向近端钉孔内打入1枚皮质骨螺钉,同时拧紧两端螺钉,常常会得到满意的复位(图40-4)。第四步,在确认骨折复位及钢板位置均达到满意后,在瞄准器的引导下向近端打入至少4枚锁定螺钉,远端3枚锁定螺钉,达到比较满意的桥接固定。整个手术过程中,C形臂机透视角度的准确性极其重要,操作助手的完美配合可以大大

减少手术时间。在结束手术前,除了要检查肱骨近端的正侧位外,还要检查极度内旋位和极度外旋位。检查骨折复位情况和各个螺钉的长度,螺钉预钻孔时不要突破关节面。透视满意后逐层缝合伤口,不放引流管。

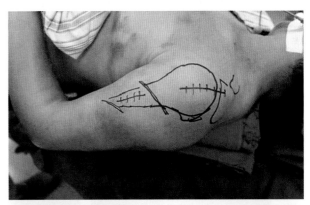

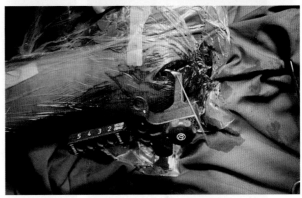

图40-3　完成2个切口后,骨膜外游离出通道,插入钢板

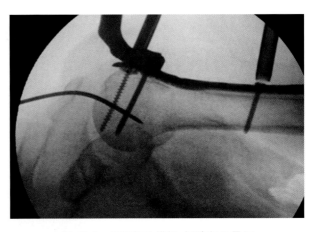

图40-4　以钢板为模板,撬拨复位骨折

【术后治疗及并发症】

由于腋神经在肩峰下4~6cm的三角肌深面走行,致使Philos钢板肱骨距部位的最重要的支撑锁定螺钉不能完成。骨折固定术后的被动训练和体位

就显得尤为重要,否则极容易导致内固定的失效或钢板的断裂。尤其对于内侧骨距粉碎的患者,有文献将其列入禁忌证类型。因此,我们建议手术后即可开始严格的被动练习,指导患者弯腰进行被动的钟摆运动和内外旋练习,同时加强上肢各肌肉的等长收缩练习(图40-5)。4~6周时检查肩关节被动前屈和外展。有明确骨折愈合影像学证据后再开始持重练习,规律复查(图40-6、图40-7)。

【讨论与思考】

1. 应用肩峰前外侧小切口入路,可以完成一部分对肱骨近端骨折钢板内固定的手术治疗。

2. 应用本法治疗肱骨近端骨折时,骨折的复位、腋神经的保护、手术中正确的应用C形臂机透视,以及和骨折固定强度相适应的术后康复方法是保证治疗效果的关键。

3. 本方法对患者特点和骨折类型以及术者经验要求较高,临床实践中要注意适应证的选择,才能达到良好治疗效果。

4. 由于骨折端的显露不完整,不充分,直视下解剖复位骨折有一定困难。因此本法可以作为介于保守治疗和经三角肌胸大肌入路切开复位内固定治疗之间的治疗方法选择。

5. 如果术中不能完成较好的骨折复位,建议切开复位钢板固定。

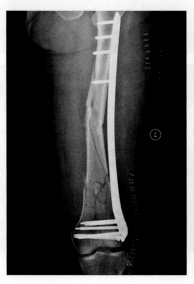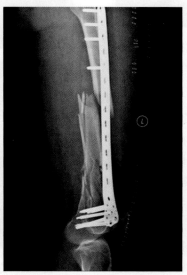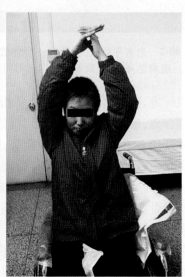

图40-5 术后6周严格的被动练习肩关节功能

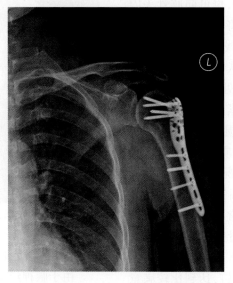

图40-6 术后4个月,肱骨近端骨折愈合

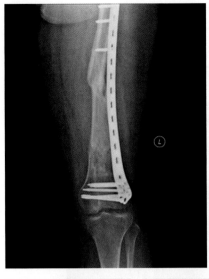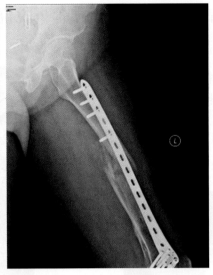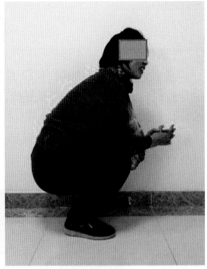

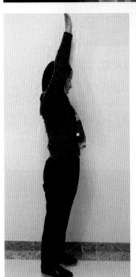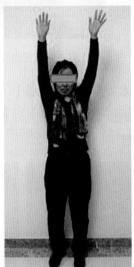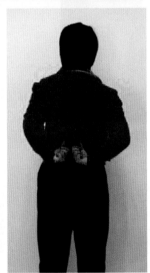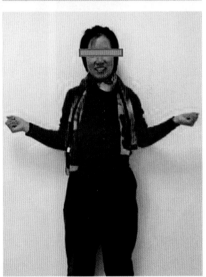

图40-7　术后6个月,股骨骨折愈合。肩关节、髋、膝关节功能基本同健侧

（张　权）

【推荐读物】

1. RodererG,ErhardtJ,GrafM,et al. Clinical Results for Minimally Invasive Locked Platingof Proximal HumerusFractures. J Orthop Trauma,2010,24:400-406

2. Michael JG,BoraiahS,David LH,et al. The Anterolateral Acromial Approach for Fracturesof the Proximal Humerus. J Orthop Trauma,2008,22:132-137

3. RobinsonCM,Murray IR. The extended deltoid-splitting approach to the proximal humerus variations andextensions. J Bone Joint Surg[Br],2011,93-B:387-392

4. 王心迎,白海军,吉旭彬,等.微创技术结合 LCP 内固定治疗肱骨近端骨折疗效观察.山东医药,2010,50(11)86-87

5. Michael JG,Matthew H G,Joshua S D,et al. Theextended anterolateral acromial approach allows minimally invasive access to the proximal humerus. Clinical orthopaedics and related research,2005,434:123-129

6. Lukman AK,Khan C,RobinsonM,et al. Assessment of axillary nerve function and functional outcome afterfixation of complex proximal humeral fractures using the extendeddeltoid-splitting approach. Injury,Int J Care Injured,2009,40:181-185

病例41 肱骨近端骨折脱位

【病例简介】

患者,男,25岁。2013年12月摔伤致左肱骨近端骨折脱位,伤后行骨折切开复位,钢板螺钉内固定术。

依据临床表现、X线片、CT(图41-1)检查,诊断为肱骨近端骨折脱位(左)。

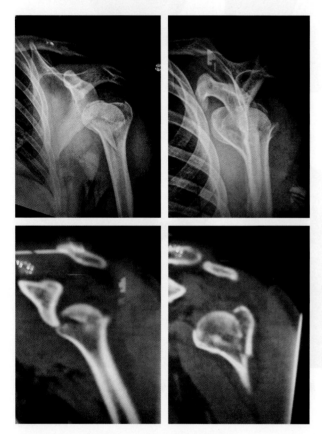

图41-1 术前X线片、CT

【手术指征的选择】

患者为年轻男性,左肱骨近端骨折脱位,手术指征明确。从病史和检查方面,未见明显手术禁忌。

【术前计划与手术技巧】

因患者骨折粉碎的同时,合并关节脱位,考虑先行复位脱位,之后行骨折切开复位内固定。患者仰卧位,取三角肌胸大肌切口,外展牵引复位脱位,之后渐复位骨折,以克氏针行临时固定,之后以钢板螺钉固定(图41-2)。

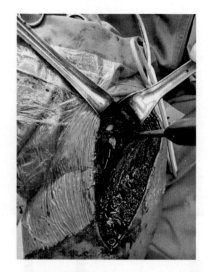

图41-2 示三角肌胸大肌入路

【术后治疗及并发症】

术后X片示复位固定满意(图41-3)。手术后伤口愈合好,未发生感染,患者恢复良好。

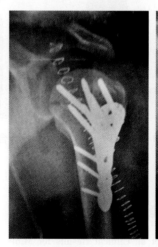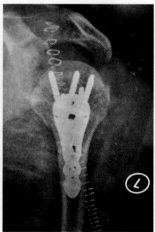

图41-3 术后X线片示复位固定满意

(刘兴华)

【推荐读物】

1. 田伟,王满宜.骨折.第2版.北京:人民卫生出版社,2013
2. Rockwood Green. Fractures in Adult. 6th ed. Philadelphia:Lippincott Williams & Wilkins,2006

病例42　肩胛颈解剖颈骨折

【病例简介】

患者,女,29岁。骑车时被汽车从后面撞倒,致伤右肩,由急诊入院。骨科情况:脊柱正中位时右肩较健侧低平(图42-1),右肩肿胀,肩关节周围压痛明显,因疼痛所致患肩活动受限。右肘关节、腕关节及手指活动良好,指端血运好,桡动脉搏动良好。

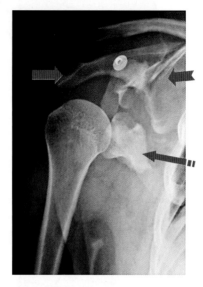

图42-2　原始X线片清晰显示肩胛颈骨折向下方移位(红虚尾箭头),肩锁关节间隙增大(红箭头),肩胛冈基底骨折并向外下方侧移位(红燕尾箭头)

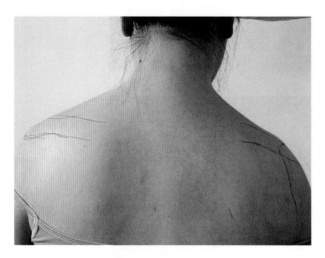

图42-1　右侧患肩较健侧低平

【手术指征的选择】

1. 诊断右肩胛颈骨折合并肩锁关节脱位、肩胛冈基底骨折(floating shoulder injury)。

2. 病例分析　X线片清晰显示肩胛颈骨折向下方移位,折端分离,肩锁关节间隙增大,肩胛冈基底骨折并向外下方移位(图42-2)。

肩胛颈骨折有两种类型:一种是骨折线起自喙突基底内侧,占90%,因肩胛盂、肩胛颈(骨折远端)与喙突相连,在喙锁韧带作用下,骨折保持相对稳定,移位特点多为骨折端重叠、肩胛骨外缘向外侧移位以及骨折端成角移位;另一种是骨折线位于喙突基底外侧,为肩胛颈解剖颈的骨折,此时肩胛盂、肩胛颈与肩关节悬吊复合体无任何相连,骨折不稳定,在重力和肱三头肌作用下,骨折端分离明显(图42-3A、B)。

当肩胛颈骨折合并肩关节悬吊复合体损伤时,常称之为"漂浮肩"(floating shoulder)。Goss最早提出"肩关节悬吊复合体"的概念(图42-4)。其前上方为锁骨、喙锁韧带和喙突,后上方为锁骨、肩锁关节及其韧带、肩峰及肩胛冈,为一环形结构悬吊肩胛骨。

对于肩胛颈骨折合并悬吊复合体损伤,治疗结果文献报道差异很大,我们认为复位固定肩胛颈骨折才是获得良好疗效的关键,仅复位悬吊复合体无助于肩胛颈骨折的复位和稳定,尤其是合并解剖颈骨折时。

对于本例患者,肩胛颈骨折在重力作用和肱三头肌牵拉下,骨折断端明显分离,不利于骨折愈合,同时肩锁关节分离,肩胛冈骨折移位亦非常明显,手术指征明确。

【术前计划与手术技巧】

对肩胛颈骨可采取肩关节后方入路。手术时可全麻俯卧位。因此例患者是女性,肩关节周围肌肉并不发达,我们取肩关节后方直切口。切口起自肩峰后角内侧2~3cm并指向腋窝后方。将三角肌后缘掀起,必要时可游离其肩胛冈止点(术后必须重建)。在冈下肌与小圆肌间隙进入显露后方肩胛颈骨折(图42-5)。冈下肌神经支配为肩胛上神经,小圆肌为腋神经支配,手术时注意勿进入四边孔,以免损伤腋神经。

本例患者同时合并肩锁关节脱位,因此手术时切口向上延长,直达脱位的肩锁关节,以便术中复位固定(图42-6,手术切口)。肩胛颈、肩胛冈基底以钢板固定,肩锁关节脱位以2枚螺钉固定(图42-7,术后片)。

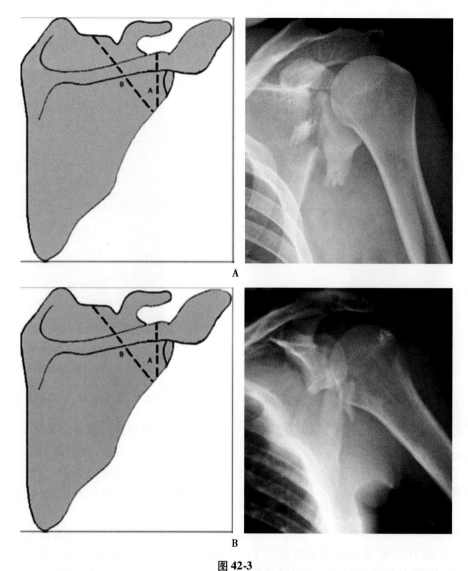

图 42-3

A. 肩胛颈解剖颈骨折,骨折线位于喙突基底外侧,骨折不稳定,折断分离。B. 肩胛颈
外科颈骨折,骨折线起自喙突基底内侧,骨折相对稳定

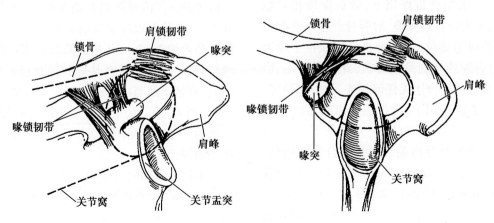

图 42-4 肩关节悬吊复合体

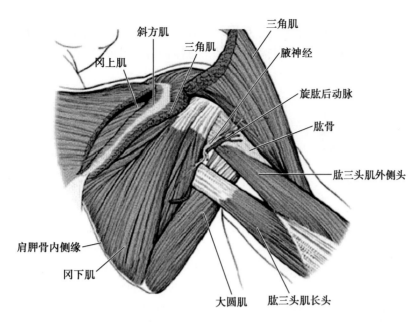

图 42-5 掀开三角肌后 1/3 纤维后,显露深层的冈下肌、小圆肌,于其间隙进入。避免误入四边孔

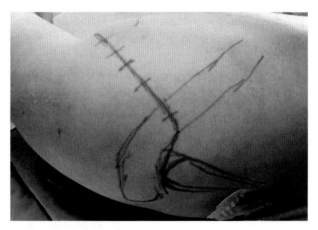

图 42-6 本例手术切口。以脱位的肩锁关节为中心,切口向上延长

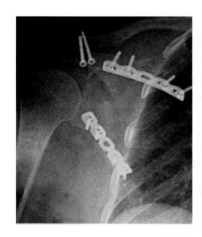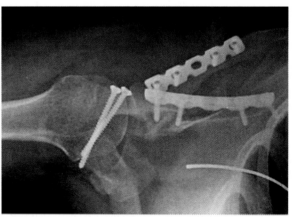

图 42-7 为术后肩胛骨正位片、腋位片

【术后治疗及并发症】

术后颈腕吊带制动，早期被动功能锻炼。6 周后拍摄 X 线片显示骨折有愈合迹象后开始主动活动（图 42-8，体位像）。

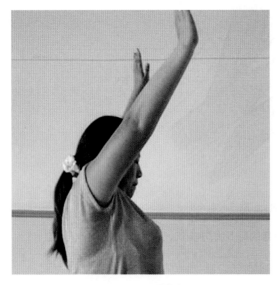

图 42-8　术后体位像

【讨论与思考】

肩胛骨骨折不能是被"忽略或遗忘"的骨折。充分认识肩胛骨骨折的病理改变，是选择手术和非手术治疗的关键。重建 CT 的使用，为肩胛骨骨折提供了清晰的影响，可以更好地指导治疗。改良 Judet 入路，可以将肩胛骨后方、外侧缘、内缘以及肩胛冈骨折充分显露，有助于更好地完成复位和固定。注意保护后方肩袖组织，有效重建三角肌后 1/3 止点。

（黄　强）

【推荐读物】

1. 田伟，王满宜.骨折.第 2 版.北京：人民卫生出版社，2013

2. Yingze Zhang. Scapular Fracture（Segment 14），in Clinical Epidemiology of Orthopaedic Trauma. New York：Thieme，2009

3. AnavianJ，ConflittiJM，Khanna G，et al. A Reliable Radiographic Measurement Technique for Extra-articular Scapular Fractures. ClinOrthopRelat Res，2011，469：3371-3378

4. Ada JR，Miller ME. Scapular fractures. Analysis of 113 cases. Clin OrthopRelat Res，1991，269：174-180

5. Ideberg R. Fractures of the scapula involving the glenoid fossa. In：Bateman JE，Welsh RP，eds. Surgery of the Shoulder. Philadelphia：BC Decker，1984：63-66

6. 黄强，张力丹，蒋协远.不稳定肩胛颈骨折的手术治疗.中华创伤骨科杂志，2006，4：306-310

7. NorkSE，BareiDP，GardnerMJ，MD，et al. Surgical Exposure and Fixation of Displaced Type IV，V，and VI Glenoid Fractures. J Orthop Trauma，2008，22：487-493

8. JonesCB，CorneliusJP，SietsemaDL，et al. Modified Judet Approach and Minifragment Fixation of Scapular Body and Glenoid Neck Fractures. J Orthop Trauma，2009，23：558-564

病例 43　肩胛盂骨折

【病例简介】

患者，男，47 岁。因左肩重物砸伤 16 天入本院治疗。

受伤后因为：①多发肋骨骨折（左 1~5 肋）；②血气胸（左），在我院胸外科行开胸探查、左肺楔形切除术、肋骨骨折内固定术、胸腔闭式引流术，胸部症状平稳后转入我科。

骨科情况：患肩无特殊畸形，无明显肿胀，肩关节周围轻度萎缩；左锁骨中段、左上臂中上段压痛明显，可触及异常活动及骨擦感，左肩后外上部位压痛明显；左肩因疼痛活动受限。左肘关节、腕关节及手指活动良好，指端血运好，桡动脉搏动良好。

【手术指征的选择】

1. 诊断　①左肩胛盂骨折（Ideberg V 型），合并同侧肩胛冈骨折；②左锁骨中 1/3 骨折；③左肱骨干中上 1/3 骨折。

2. 病例分析　X 线片清晰显示左肱骨干、左锁骨骨折，但肩关节正位、侧位仅能提示肩胛骨有骨折，不能清晰显示骨折的部位和移位程度（图 43-1）。断层 CT 扫描亦不能反映骨折的整体移位情况，仅能判断出肩胛盂骨折；重建 CT 成像则完全显示出肩胛盂下半部骨折，肩胛盂骨折并累及肩胛骨外侧缘皮质，向下方移位并旋转，肩胛体骨折，骨折线直达肩胛骨内侧缘，肩胛骨内侧缘无明显移位，肩胛冈骨折，远骨折端向下方移位（图 43-2）。

肩胛盂骨折比较少见，只占肩胛骨骨折的 10%~20%，为关节内骨折。Ideberg 通过对 300 例肩胛盂骨折的分析，将其分为 5 种类型。I 型：关节盂缘骨折，分为 I A 型前方关节盂缘骨折；I B 型后方关节盂缘骨折。II 型：关节盂横断骨折，分为横形、斜形骨折线，关节盂骨折块常为三角形游离骨块，向下方

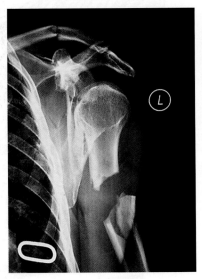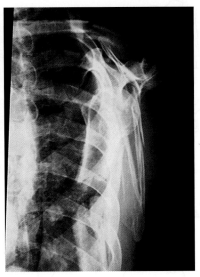

图 43-1　术前肩胛骨正侧位

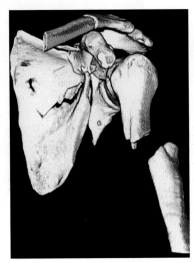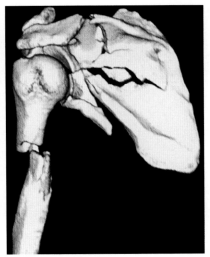

图 43-2　重建 CT 的前面观、后面观

移位。Ⅲ型：关节盂上方骨折，骨折线向内上达到喙突基底，常伴有肩峰骨折、锁骨骨折或肩锁关节脱位；Ⅳ型：关节盂横行骨折，骨折线可延伸至肩胛骨内缘。Ⅴ型：在Ⅳ型基础上伴Ⅱ型、Ⅲ型或同时伴Ⅱ型和Ⅲ型。Goss 曾对其做了补充，即第Ⅵ型，关节盂粉碎骨折（图 43-3）。

本例患者为肩胛盂中下 1/2 骨折，斜形骨折线累及肩胛骨外侧缘，同时有骨折线横形延伸至肩胛骨内侧缘，因此可诊断为Ⅴa 型肩胛盂骨折。

对于肩胛骨骨折，常规应投照肩胛骨正位、侧位（肩胛骨切线位）X 线片，但常常因合并同侧胸部损伤，同侧上肢多发骨折，不能有效地进行标准投照，也就影响了对骨折移位的判断；断层 CT 扫描也仅能对关节内骨折有一定的帮助，不能反映整个肩胛骨

骨折的全貌；重建 CT 成像则有效地解决了这一问题，可以清晰地显示肩胛骨、肩胛颈骨折后的内外侧移位、骨折断端的重叠、成角，以及肩胛盂骨折的移位情况。

肩胛盂骨折的手术指征包括：①关节面台阶超过 0.5cm；②关节面分离明显，肱骨头随骨折块移位，盂肱关系不对称；③肩关节上方悬吊复合体（SSSC）损伤且合并关节盂明显移位。

【术前计划与手术技巧】

肩胛体、肩胛颈以及肩胛盂骨折手术治疗时，大多需要采用后方入路，只是 Ideberg ⅠA 型、Ⅲ型手术治疗时才采用前方三角肌-胸肌入路。

我们最常使用的后方入路是改良的 Judet 入路（图 43-4）。切口起自肩峰后角，沿肩胛冈向内到肩

137

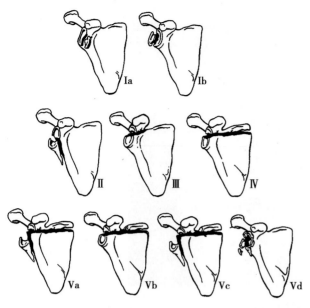

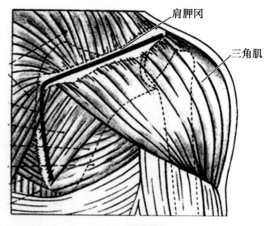

图 43-5　沿肩胛冈切断三角肌止点

图 43-3　Ideberg 分型

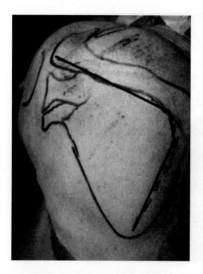

图 43-4　Judet 入路皮肤切口

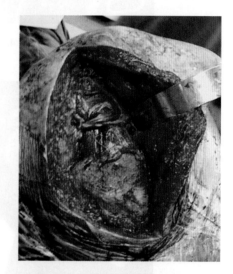

图 43-6　重建三角肌后 1/3 止点

胛骨内缘,再沿肩胛骨内缘向下,在深筋膜表面掀起皮瓣,尽量保留完整的深筋膜;仔细辨认三角肌后缘并游离,沿肩胛冈到肩峰后角切断三角肌后 1/3 止点(图 43-5),向外侧掀开,显露深层的冈下肌和小圆肌,于其间隙钝性进入,显露肩胛盂、肩胛颈后方,避免在小圆肌下方进入四边孔。注意结扎肩胛颈后方的旋肩胛动脉。可沿肩胛盂后方、肩胛骨外侧缘复位关节内外的骨折,可用 3.5 系列重建钢板、锁定钢板固定。对于 Ideberg Ⅱ型和Ⅴa 型,常使用一枚空心钉或半螺纹松钉,在肩胛盂下缘向喙突基底固定关节盂骨块。手术完成后,经肩胛冈打孔、"爱惜邦" 2 号不吸收缝线缝合重建三角肌后 1/3 纤维的止点。(图 43-6)

对于肩胛骨骨折,手术可采用俯卧位,同侧上肢

消毒后置于体侧,以便手术固定后检查肩关节的活动及稳定性。同时合并前方锁骨骨折,或手术需要前方入路配合复位时,可采用侧卧位("漂浮"体位)。

对于本例患者,因其前方的锁骨骨折、肱骨干骨折较为复杂,我们采用了两次消毒,首先平卧位钢板螺钉固定锁骨骨折,再行肱骨干骨折闭合复位带锁髓内针内固定,关闭切开后再变换成俯卧位,再行肩胛骨骨折的切开复位内固定手术。

与上一例不同的是,我们采用了改良的 Judet 入路。对于肩部肌肉发达、骨折相对复杂或陈旧,我们常选用改良的 Judet 入路,切断三角肌后方止点,手术暴露更为充分。对于相对简单的新鲜骨折、肩部肌肉并不粗大,就可以选用直切口,拉起三角肌后 1/3 纤维显露深层。在三角肌深层,分开冈下肌、小圆肌,两个入路的操作相同。

本例中我们沿肩胛盂、肩胛骨外缘后方复位关

节盂骨折,并用锁定钢板固定,为避免螺钉进入关节,钢板一端常做侧弯;一枚空心钉在肩胛盂下缘向喙突基底固定关节盂骨块;肩胛冈骨折亦使用锁定钢板固定(图43-7)。

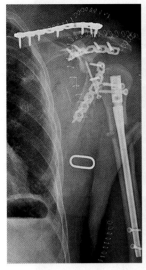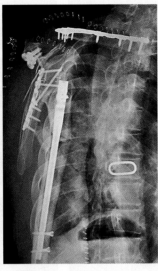

图43-7 术后肩胛骨正侧位片

【术后治疗及并发症】

手术后颈腕吊带保护,早期行肩关节被动功能锻炼。

(黄 强)

病例44 肩胛骨骨折

【病例简介】

患者,男,44岁。2013年12月摔伤致左肩胛骨骨折,伤后行骨折切开复位,钢板螺钉内固定术。

依据临床表现、X线、CT(图44-1)检查,诊断为肩胛骨骨折(左)。

【手术指征的选择】

患者为中年男性,左肩胛骨骨折,关节面移位,手术指征明确。从病史和检查方面,未见明显手术禁忌。

【推荐读物】

1. 田伟,王满宜.骨折.第2版.北京:人民卫生出版社,2013

2. Yingze Zhang. Scapular Fracture (Segment 14), in Clinical Epidemiology of Orthopaedic Trauma. New York; Thieme, 2009;580-612

3. Anavian J, Conflitti JM, Khanna G, et al. A Reliable Radiographic Measurement Technique for Extra-articular Scapular Fractures. Clin Orthop Relat Res,2011,469:3371-3378

4. Ada JR, Miller ME. Scapular fractures. Analysis of 113 cases. Clin Orthop Relat Res,1991,269:174-180

5. Orthopaedic Trauma Association. Classification, Database, and Outcomes Committee: Fracture and dislocation classification compendium—2007. J Orthop Trauma,2007,21:S1-S134

6. Ideberg R. Fractures of the scapula involving the glenoid fossa.//Bateman JE, Welsh RP, eds. Surgery of the Shoulder. Philadelphia;BC Decker,1984;63-66

7. 黄强,张力丹,蒋协远.不稳定肩胛颈骨折的手术治疗.中华创伤骨科杂志,2006,21(4):306-310

8. Nork SE, Barei DP, Gardner MJ, et al. Surgical Exposure and Fixation of Displaced Type IV, V, and VI Glenoid Fractures. J Orthop Trauma,2008,22:487-493

9. Jones CB, Cornelius JP, Sietsema DL, et al. Modified Judet Approach and Minifragment Fixation of Scapular Body and Glenoid Neck Fractures. J Orthop Trauma,2009,23:558-564

【术前计划与手术技巧】

患者骨折粉碎,考虑自肩关节后侧入路切开,先行复位关节面,之后行骨折切开复位内固定。患者俯卧位,取Judet入路,自冈下肌与小圆肌间隙显露肩胛骨内侧缘,复位关节面骨折,之后固定肩胛骨内侧缘(图44-2)。

【术后治疗及并发症】

术后X线片示复位固定满意(图44-3)。手术后伤口愈合好,未发生感染,患者恢复良好。

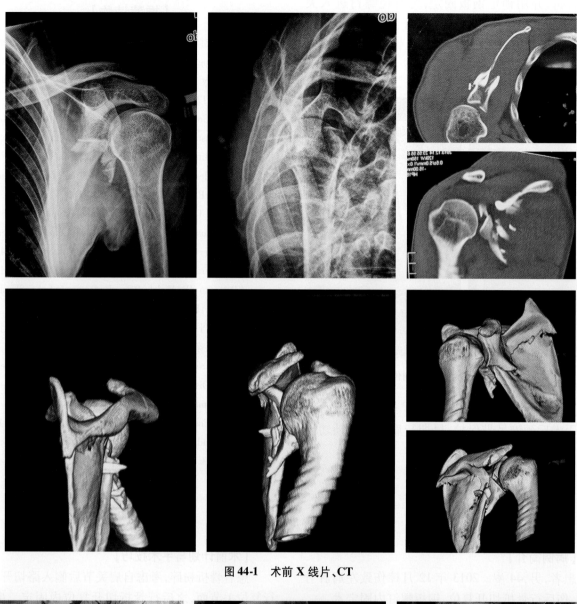

图 44-1　术前 X 线片、CT

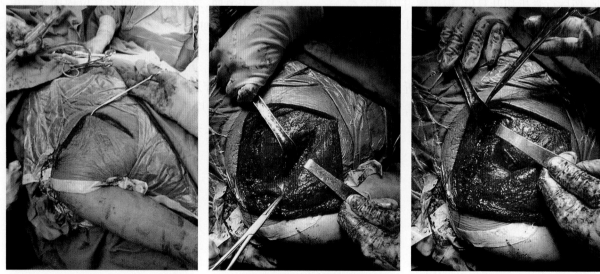

图 44-2　手术过程

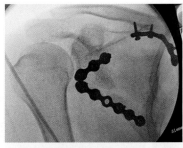
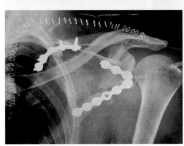
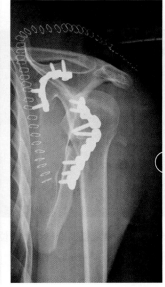
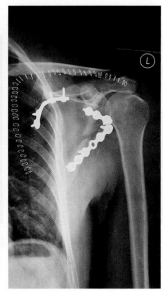

图44-3　术后X线片示复位固定满意

（刘兴华）

【推荐读物】

1. 田伟,王满宜.骨折.第2版.北京:人民卫生出版社,2013

2. Rockwood Green. Fractures in Adult. 6th ed. Philadelphia: Lippincott Williams & Wilkins,2006

病例45　闭合复位外固定架治疗锁骨骨折

【病例简介】

患者,男,42岁。因骑自行车跌倒致伤而入院。入院诊断:①右锁骨骨折(图45-1);②左尺桡骨骨折。

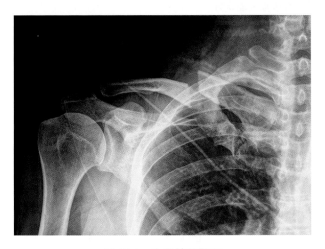

图45-1　右侧锁骨骨折

入院后常规检查后拟行:①右锁骨骨折闭合复位外固定架固定;②左尺桡骨切开复位钢板内固定术。

【手术步骤】

1. 气管插管全身麻醉后,患者取仰卧位,患侧肩下垫薄枕。常规消毒铺手术巾单。

2. 透视下确定骨折远近端的外固定架固定针入针点。

3. 切皮、置入套筒、钻孔、拧入外固定架针,透视下确认外固定架针位置。

4. 骨折远近端的2枚固定针分别用1根外固定架杆连接固定。

5. 把持住已经与固定针连接固定的骨折远近端连杆复位骨折端。

6. 透视下(①锁骨正位;②向头端倾斜45°位;③向尾端倾斜45°位)确认骨折复位可接受(图45-2)。

7. 用第三根外固定架连杆连接骨折远近端连杆并固定。

8. 用第四根外固定架连杆,跨越第三根连杆,与骨折远近端的外固定架针连接并固定。

9. 透视下确认骨折复位固定满意(图45-3)。

10. 包扎伤口,术毕。

【术后治疗及并发症】

1. 肩臂部肌肉等长收缩,肩关节被动活动。

2. 每月复查。

3. 手术后10周拆除外固定架(图45-4~图45-7)。

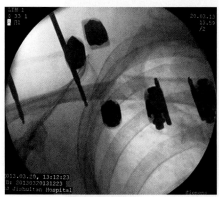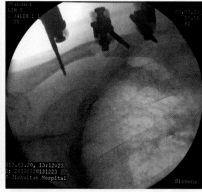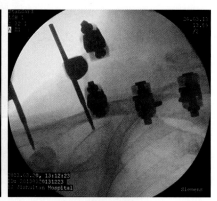

图 45-2　手术时透视下确认骨折复位固定好

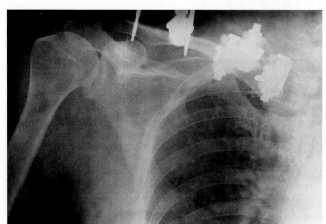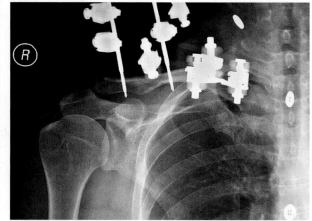

图 45-3　手术后 X 线片显示骨折复位固定好

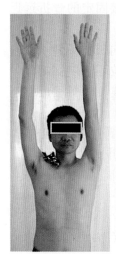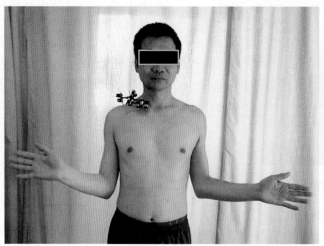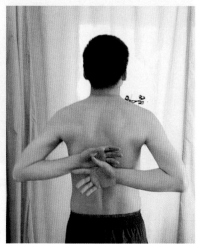

图 45-4　手术后 10 周,拆外固定前的肩关节功能

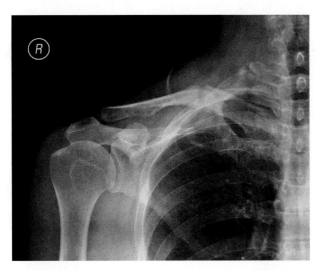

图 45-5 拆外固定架后的 X 线片显示骨折愈合表现

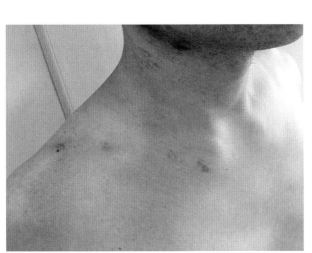 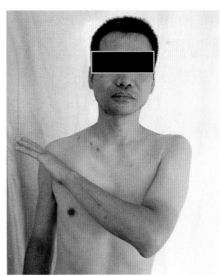

图 45-6 6 个月后锁骨骨折外固定架固定所致皮肤瘢痕与尺骨骨折手术瘢痕

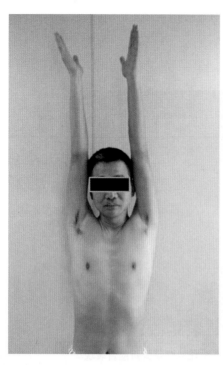
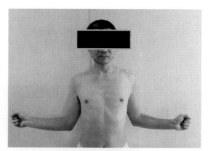
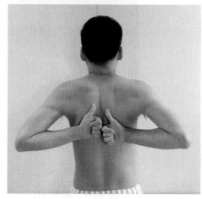

图 45-7　1 年后的肩关节功能表现

【讨论与思考】

锁骨骨折使用保守治疗通常会取得非常好的疗效,是首选的治疗方法。近年来,手术治疗锁骨骨折的报道逐渐增多。与切开复位接骨板固定术相比较,闭合复位外固定架固定术具有复位满意,固定牢固,手术部位瘢痕小,不需要二次手术等优点。

（张柏松）

【推荐读物】

1. Robinson CM, Goudie EB, Murray IR, et al. Open reduction and plate fixation versus nonoperative treatment fordisplaced-midshaftclavicular fractures: a multicenter, randomized, controlled trial. J Bone Joint Surg Am, 2013 Sep 4, 95 (17): 1576-1584

2. McKee RC, Whelan DB, Schemitsch EH, et al. Operative versus nonoperative care of displaced midshaftclavicular fractures: a meta-analysis of randomized clinical trials. J Bone Joint Surg Am, 2012 Apr 18, 94 (8): 675-684

3. 马显志, 张伯松, 王振栋, 等. 不同方法治疗锁骨中段 1/3 移位骨折疗效的对比观察. 中华医学杂志, 2016, 96 (1): 25-29

第二章　骨盆髋臼手术

第一节　骨盆手术

病例46　C2型骨盆骨折

【病例简介】

患者,女,19岁。因车祸致伤双髋关节、左大腿活动受限9天收入院。患者伤后因腹痛在当地医院行开腹探查,空肠及结肠浆膜层肠壁修补术,并给予腹腔引流。因双侧髋关节、左大腿疼痛,活动受限。在当地拍片发现骨盆骨折、左股骨干骨折。在拔除腹腔引流管,一般情况稳定后转来北京积水潭医院。患者否认肝炎等慢性病史。入院后体检:一般情况好。左大腿压痛,骨盆分离挤压试验阳性,在右侧大阴唇处可以触及移位的耻骨。双髋活动受限。左足背感觉减退,左足趾背伸肌力3级。常规化验检查未见异常,拍摄骨盆正位、骨盆入口位、出口位X线片,并行CT检查(图46-1~图46-5)。

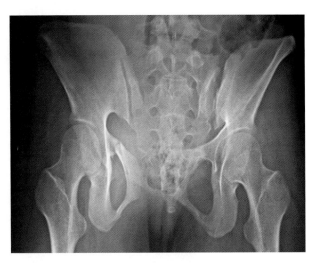

图46-2　出口位X线片示左侧骶髂关节脱位,双侧耻坐骨支骨折,右侧耻骨支旋转移位

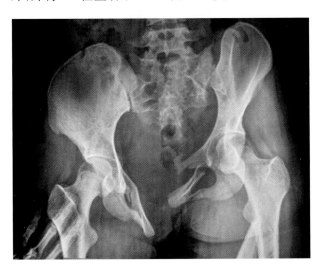

图46-1　骨盆正位X线片示左侧骶髂关节骨折脱位,左侧半骨盆向后上移位;双侧耻坐骨支骨折,右侧耻骨支骨折向下外旋转移位,耻骨联合分离。左侧股骨上段骨折

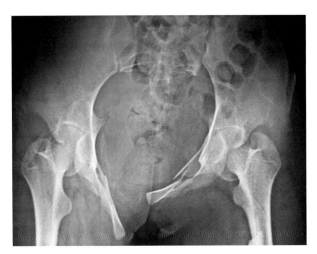

图46-3　入口位X线片示左侧骶髂关节向后方移位,右侧耻骨支旋转移位非常明显

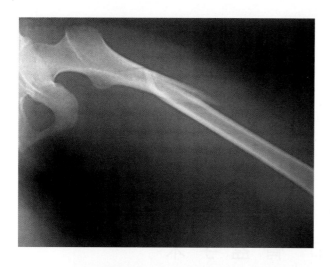

图 46-4 左股骨正位 X 线片示股骨上段骨折,轻度移位

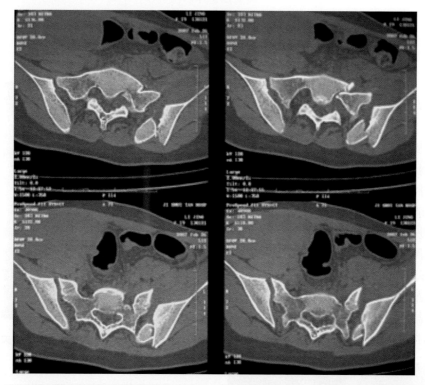

图 46-5 术前 CT 进一步显示左侧骶髂关节骨折脱位,骶骨骨折,左侧半骨盆后移

依据临床表现、X 线检查,诊断为骨盆骨折(Tile C2 型);股骨骨折(左);腰$_5$神经根损伤(不全性)。

【手术指征的选择】

患者为年轻女性,骨盆骨折,左半骨盆移位明显,主要是向后方移位。左股骨干骨折。多发骨折应用积极手术治疗。为恢复患者骨盆的正常解剖结构,并使患者能及早进行功能锻炼,骨盆骨折及左股骨骨折均应手术治疗,手术指征明确。从病史和检查方面,未见明显手术禁忌。

【术前计划与手术技巧】

手术中应先行股骨骨折闭合复位,髓内针固定。

患者骨盆骨折由侧方挤压的外力引起,左侧骨盆骨折涉及骶骨,并有骶髂关节的骨折脱位,左半骨盆后移明显,且有一定的垂直不稳定。患者伤后时间较长,左侧骨盆骨折不可能闭合复位,需切开复位,手术入路宜选择后方骶髂关节入路。患者右侧耻骨支骨折向下移位,并伴有旋转,术中试行闭合撬拨,若复位良好,则骨盆的前环损伤以外固定架固定(图 46-6)。

于伤后 15 天,全麻下手术。首先在牵引手术床上行左股骨骨折闭合复位,髓内针固定(图 46-7)。然后俯卧位,左侧骶髂关节后方入路,复位左侧骶髂

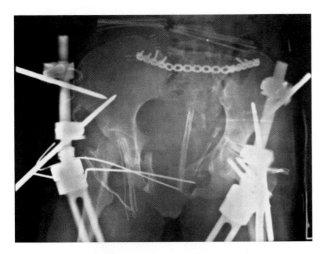

图 46-6　术中 X 线片示左骶髂关节复位良好,但右侧耻骨支骨折移位仍较大,术中临时外固定架及克氏针固定

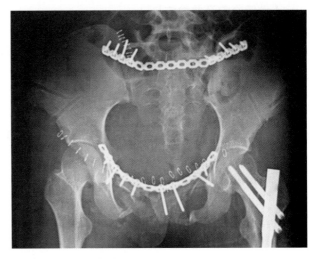

图 46-8　术后骨盆正位 X 线片示骨盆环轮廓恢复,前后环复位好

关节骨折脱位。手术时发现左侧髂骨明显后移,手术中利用轴向牵引克服向上移位,用骨刀插入到髂骨折端中将左侧髂骨推顶到前方,从而复位骨折。将 16 孔 3.5mm 系列重建板塑形后放到双侧骶髂关节后方固定两侧髂骨。术中透视观察骨盆后环复位好。然后平卧位,经皮用斯氏针推顶右侧耻骨上支位置有所改善,但不满意(图 46-6)。因患者伤情重,手术时间较长,临时用外固定架固定骨盆前环。在外固定架固定骨盆前环 1 周后,取下外固定架,自耻骨联合前方入路行双侧耻骨支骨折切开复位内固定术。手术中发现左侧耻骨支骨折移位很大,在切开直视的情况下复位也较困难。通过复位器械将耻骨支骨折复位后以重建板螺钉固定。术后 X 线片见图 46-7 ~ 图 46-10。

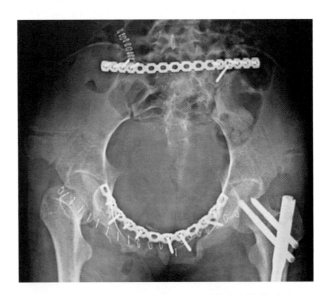

图 46-9　术后入口位 X 线片示左侧骶髂关节后移纠正,右侧耻骨支骨折得到复位,骨盆前环得到重建

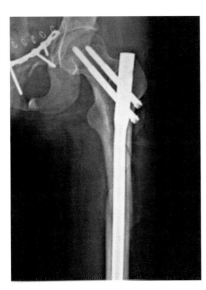

图 46-7　术后左股骨正位 X 线片示骨折复位固定满意

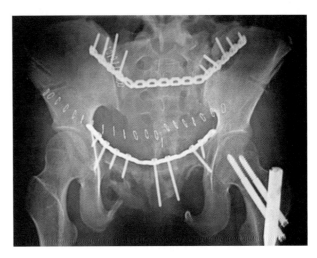

图 46-10　术后出口位 X 线片显示手术后复位固定情况

【术后治疗及并发症】

手术后伤口愈合好，未发生感染。术后患者左侧腰$_5$神经损伤未加重，1 周后伸趾肌力恢复到 4 级。

（朱仕文）

【推荐读物】

Tile M，Helfet DL，Kellam JF. Fractures of the pelvis and acetabulum. 3rd ed. Philadelphia：Lippincott Williams & Wilkins. 2003

病例 47　C2 型开放性骨盆骨折

【病例简介】

患者，男，28 岁。因混凝土机挤压致骨盆、左大腿肿痛，活动受限，伴右大腿根流血，伤口 6 小时来北京积水潭医院急诊。

急诊检查：BP 100/70mmHg，P100 次/分；颅脑、胸腹无异常；双侧腹股沟区、阴囊明显青紫肿胀，右侧腹股沟区内侧有长约 10cm 皮肤裂口，渗血明显，耻骨联合处空虚；左大腿近 1/3 明显肿胀畸形，搬动时反常活动明显；腰背部有约 30cm×15cm 皮肤剥脱伤，膨隆且波动感明显；双侧骶区压痛；左侧 L$_4$ 以下平面感觉麻木，踝趾活动无异常。查 Hb126g/L，HCT37.2%，尿潜血(++++)；拍摄骨盆正位(图 47-1)、股骨干正侧位(图 47-2)、腰椎正侧位片及胸片。

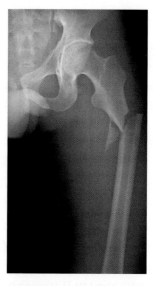

图 47-2　股骨干正位片示转子下骨折，内侧有粉碎骨块，骨折线靠近小转子

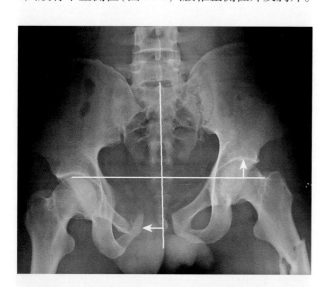

图 47-1　术前骨盆正位片示左侧明显垂直移位，右侧明显外旋伴骶髂关节轻分离，属 Tile C2 型

急诊处理：局麻清创缝合右腹股沟区伤口；局麻左侧胫骨结节骨牵引；腹带捆绑骨盆后收入病房。

依据临床表现、X 线及实验室检查，诊断为骨盆骨折(Tile C2，开放)；股骨干骨折(左，转子下)；腰骶部皮肤剥脱伤(Morel-Lavalle 损伤)；腰骶丛损伤(左，不全)；尿道挫伤。

【手术指征的选择】

患者为年轻男性，骨盆骨折，前后环均显著损伤，左侧明显垂直移位(>1cm)，右侧有旋转不稳(耻骨联合分离>3cm)；股骨干近 1/3 粉碎骨折；腰背部大面积皮肤剥脱伤。以上三种病情手术指征明确。入院后予牵引，生命体征平稳，有关检查无显著异常，术前 Hb100g/L，HCT29.4%，抗生素预防感染 3 天。伤口干燥，无明显感染征象，故无绝对手术禁忌。

【术前计划与手术技巧】

骨盆为开放骨折，且腰背部有大面积皮肤剥脱伤，前后方切开复位感染风险大，首选闭合复位，前方外固定架，后方骶髂螺钉固定。尽可能解剖复位后方移位以保证骶髂螺钉正确置入而降低医源性神经损伤；股骨干转子下骨折，内侧有粉碎骨块，骨折线紧邻小转子，首选闭合复位重建型带锁髓内钉固定。因骨盆前方耻骨联合分离显著，不适合做会阴部反牵引，因此应骨盆骨折固定后再上牵引床行髓内钉术；腰骶部剥脱伤应充分引流，消灭无效腔，加压包扎以防复发或感染。

不稳定骨盆骨折，复位时可能破坏血肿，引发小动脉或小静脉再出血,股骨干骨折手术也有一定出血量,因此配血须充分。

术前应清洁灌肠,降低肠内容物或胀气对骶骨透视的影响。术前应交代复位及固定骨盆后环损伤时有腰骶神经损伤的可能,前方外架则有损伤股外侧皮神经损伤的可能。

伤后5天全麻下手术。

普通床仰卧位,骨盆分离挤压及纵向推拉确认骨盆显著不稳。右侧骶髂关节移位小,首先透视下1枚骶髂螺钉经皮固定右侧骶髂关节。双侧髂前下棘处外固定Schanz针置入,经外固定架复位左侧骨盆,前方损伤复位理想,但左侧后方移位不能纠正,遂沿髂嵴前1/3作切口,骨盆复位钳(Farabeuf钳)直接钳夹髂骨,复位满意后紧固外架。透视下打入左侧骶髂螺钉。更变成骨科牵引床,仰卧位闭合复位,重建带锁髓内钉固定左侧股骨干转子下骨折(图47-3)。

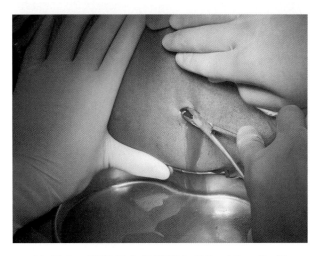

图47-4 腰背部皮肤剥脱伤(Morel-Lavalle损伤),小切口充分引流血肿

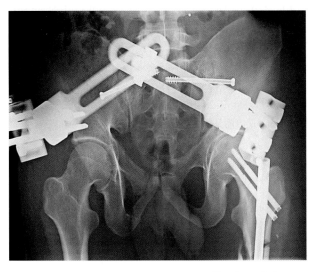

图47-3 术后骨盆出口位,显示骨盆骨折复位满意;转子下骨折重建髓内钉固定

侧卧位,小切口引流剥脱伤皮下血肿,剥脱区经皮肤全层带腰背筋膜缝合,消灭无效腔,放置引流管(图47-4~图47-6)。

【术后治疗及并发症】

术中Hb降至86g/L,予输血浆400ml,悬浮RBC1600ml,血压平稳。术后发现右侧股外侧皮神经医源性损伤。伤口顺利愈合,无感染。

术后8周门诊拔除外固定架(图47-7)。骨折顺利愈合;左下肢感觉异常恢复,右侧大腿外侧仍有部分感觉轻麻木;功能恢复满意;步态坐姿正常,无疼痛,恢复工作。术后约2年再次入院取出内固定物(图47-8、图47-9)。

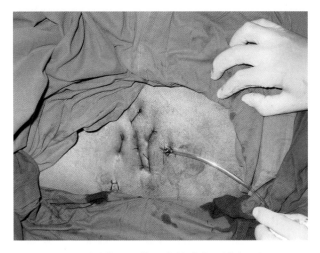

图47-5 剥脱伤经皮带腰背筋膜全层缝合,消灭无效腔,并放置引流

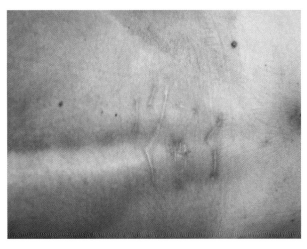

图47-6 腰背部剥脱伤顺利愈合,无感染及复发

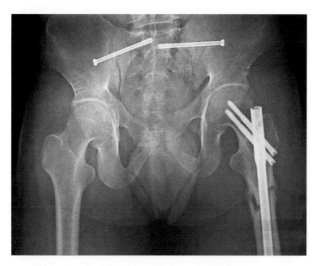

图 47-7　2 个月后拔除外固定架,骨折复位满意,骨盆骨折线模糊,转子下骨折有少量骨痂

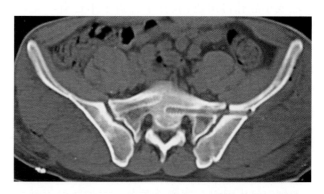

图 47-9　取出内固定物后骨盆 CT,显示后方位置满意

（曹奇勇）

【推荐读物】

1. Tile M. Pelvic ring fractures: should they be fixed? J Bone Joint Surg,1988,70B:1-12

2. Tile M,Helfet DL,Kellams JF. Fractures of the pelvis and acetabulum. 3rd ed. Philadelphia:Lippincott Williams & Wilkins, 2003

3. Olson SA,Burgess A. Classification and initial management of patients with unstable pelvic ring injuries. AAOS instructional Course Lectures,2005,54:383-393

4. Templeman DC,Simpson T,Matta JM. Surgical management of pelvic ring injuries. AAOS instructional Course Lectures, 2005,54:395-400

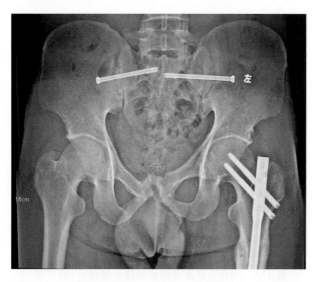

图 47-8　2 年后骨盆正位 X 线片显示骨折愈合,位置满意

病例 48　骨盆骨折合并股骨颈骨折的治疗经验

【病例简介】

患者,女,23 岁。因高处跌落伤,当时胸部疼痛,呼吸困难,在当地医院就诊诊断为骨盆骨折,股骨颈骨折(右),胸腔积液,肾挫伤包膜下积血(右)。患者受伤时怀孕 3 个月,伤后在当地医院流产。右股骨髁上骨牵引治疗。经输血、抗休克治疗 1 周后转来北京积水潭医院。入院后拍片见骨盆骨折、髋臼骨折、股骨颈骨折(图 48-1 ~ 图 48-5)。

入院诊断:骨盆骨折(右 C3);髋臼骨折(右双柱);股骨颈骨折(右 Garden Ⅳ);肺挫伤。

【手术指征的选择】

多发骨折和显著移位的关节内骨折,有明确的

手术指征。此例患者无绝对手术禁忌证,需进行手术治疗,复位和固定损伤移位的骨关节结构。

【术前计划与手术技巧】

由于患者同时合并骨盆骨折、髋臼骨折及同侧股骨颈骨折,任何一个骨折的治疗由于有其他骨折的存在而变得非常困难。如经骶骨骨折的骨盆骨折,由于有同侧髋臼骨折和股骨颈骨折而使其复位很困难。同样,由于骨盆骨折的存在而使髋臼骨折很难复位。股骨颈骨折的复位也存在同样的困难。由于股骨颈骨折可认为是骨盆环外的骨折,在此例损伤中相对独立简单,计划先行右侧股骨颈骨折闭合复位,空心钉内固定。这样首先恢复了骨盆外骨

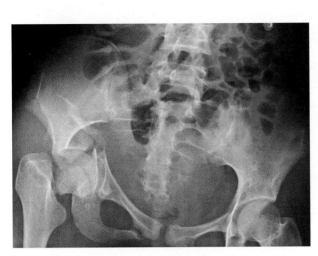

图 48-1　右髋正位:可看到右侧经骶孔的骶骨骨折,右侧髂耻线、髂坐线均断裂,右侧耻坐支断裂,经髂骨翼的骨折线使髋臼顶和主骨不相连

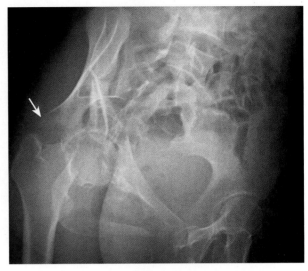

图 48-2　右髋闭孔斜位:可看到典型的"马刺征"(箭头),髂耻线断裂、闭孔环断裂

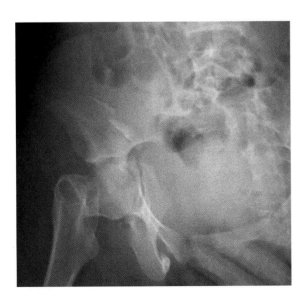

图 48-3　右髋髂骨斜位:髋臼顶上方髂骨翼的骨折,髂坐线断裂

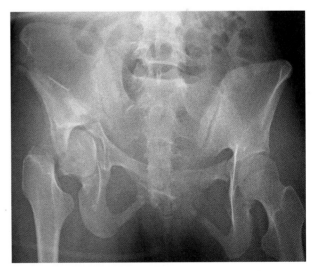

图 48-4　骨盆出口位:可看到右侧经骶孔的骶骨骨折,右侧半骨盆上移,对侧耻坐骨支断裂

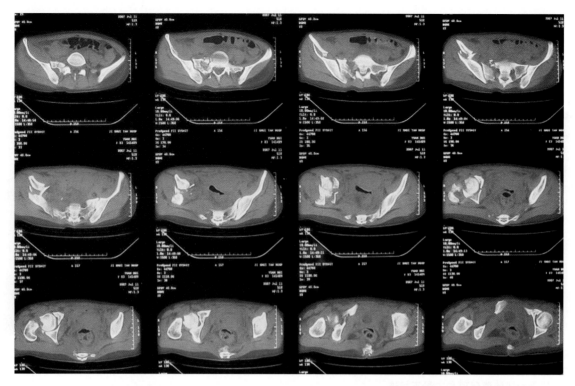

图48-5　骶髂关节及髋臼CT：右侧骶骨骨折（经骶孔），右侧髋臼骨折，骨折线在髋臼顶上方

折的完整性，为进行复杂的骨盆环骨折的复位和固定创造了有利条件；而后先经髂腹股沟入路行髋臼骨折复位和固定，后闭合复位骨盆骨折并固定。

完善各项检查后于伤后16天在全麻下进行手术。首先在牵引床上闭合复位右侧股骨颈骨折，此例股骨颈骨折闭合复位顺利（图48-6），经皮透视下用3枚空心钉完成固定（图48-7），股骨颈骨折复位固定满意。股骨颈骨折固定手术完成后，更换手术台，将患者置于可透视的手术台上，仰卧位。取右侧髂腹股沟入路，暴露所有前

柱骨折，以自近向远的原则依次复位固定右髋臼骨折。先将前柱高位部分（髂骨翼）的骨折复位固定后，继续复位髂骨以远的髋臼其余骨折时，发现髋臼骨折很难复位。术中探查发现近端髂骨随着骶骨骨折而呈漂浮状，不稳定，髋臼不能在正常位置复位。术中决定更改手术顺序，先行骨盆骨折的复位和固定。患者仰卧位，重新消毒铺单。通过先前髂腹股沟切口，经闭合方法复位骶骨骨折，术中C形臂透视监控下，证实右骶髂关节骨折复位满意后，在骨盆出口位、入口位透

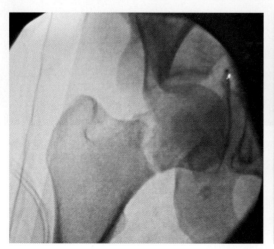

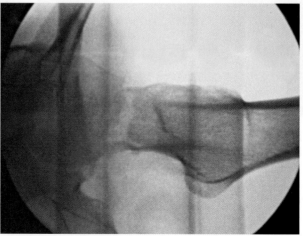

图48-6　股骨颈骨折闭合复位——正位及侧位

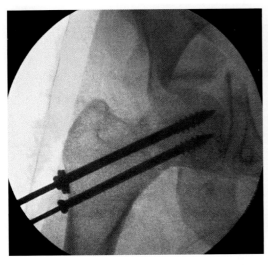
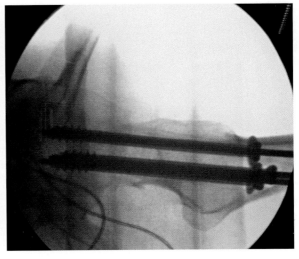

图 48-7　3 枚空心钉内固定————正位侧位显示基本获得解剖复位

视监控下,用 1 枚 7.3mm 空心钉经骶髂关节固定骶骨骨折。又回到前方髂腹股沟切口,先复位前柱骨折,并同时经第二窗口对后柱进行复位,并用 2 枚拉力螺丝钉对后柱进行固定,用重建钢板固定前柱骨折。最后 C 形臂透视,确保所有骨折复位满意,且没有螺丝钉进入关节,彻底冲洗伤口及止血后,逐层缝合关闭伤口。手术用时 4 个半小时,自体血回吸收 1224ml,输异体血 2000ml,异体血浆 800ml。术后拍片见骨盆髋臼骨折复位固定满意(图 48-8 ~ 图 48-13)。

【术后治疗及并发症】

术后常规抗感染治疗及伤口护理。患肢免负重 6 周。随诊复查拍片,见骨折部有愈合征象后,逐渐增加患肢负重,进行行走练习。康复过程中注意进行健侧肢体的功能锻炼。

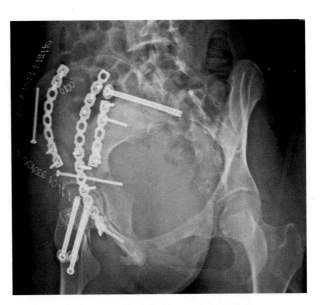

图 48-9　术后髂骨斜位:后柱解剖复位

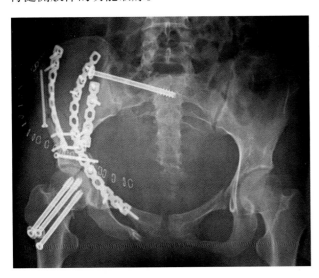

图 48-8　术后正位:骨折获得解剖复位

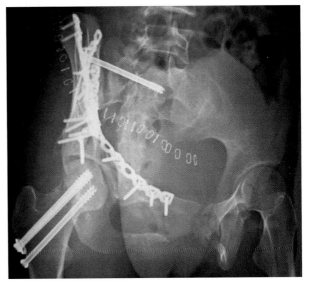

图 48-10　术后闭孔斜位:前柱解剖复位

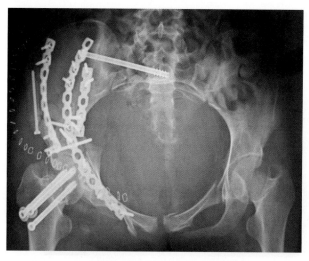

图 48-11　术后骨盆入口位:SI 关节无向后移位,骶髂关节螺丝钉位置良好

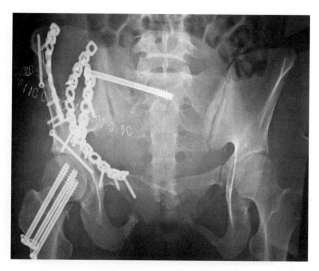

图 48-12　术后骨盆出口位:骶骨解剖复位,纠正了向上移位,骶髂关节螺丝钉位置良好

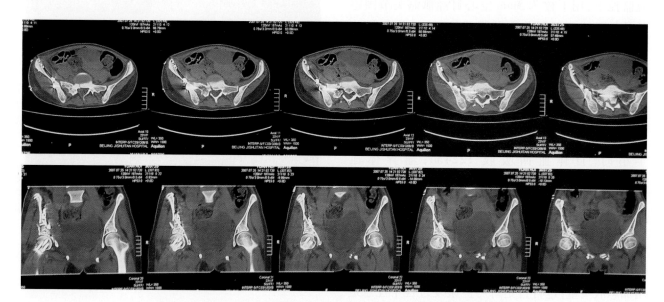

图 48-13　术后 CT:骶骨骨折、髋臼骨折均复位良好,内固定物位置良好

（吴新宝）

【推荐读物】

1. 荣国威,王承武.骨折.北京:人民卫生出版社,2004:821-890

2. Rockwood, Green. Fractures in Adults. 6th ed. Philadelphia: Lippincott Williams & Wilkins,2006:1583-1714

病例 49　计算机导航经皮螺钉内固定 S_2 治疗骶髂关节脱位

【病例简介】

患者,男,40 岁。因车祸伤致双髋关节剧痛、活动受限 1 天,来北京积水潭医院就诊入院。入院后体检:一般情况好。双侧腹股沟区及骶尾部广泛皮下瘀斑及压痛,骨盆分离挤压试验阳性。双髋活动受限。双下肢感觉、肌力、反射如常。常规化验检查未见异常。拍摄骨盆正位、左髂骨斜位、闭孔斜位、骨盆入口位、出口位 X 线片,并行 CT 检查(图 49-1、图 49-2)。

依据临床表现、X 线检查及 CT 检查,可见:双侧骶髂关节脱位,其中左侧骶骨 1 区撕脱骨折,左髂骨翼骨折,两骨折线相连,髂骨翼骨折内旋移位明显;

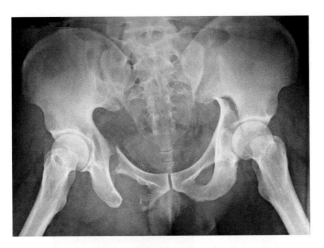

图 49-1　术前骨盆正位 X 线片

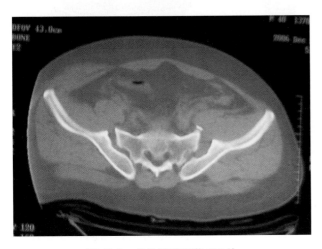

图 49-2　术前骶髂关节 CT 片

左髋臼高位横断骨折,其中前柱移位明显;右侧耻、坐骨支骨折;患者骶椎(S₁)腰化,S₁与骶髂关节连接少(图 49-3、图 49-4)。诊断:骨盆骨折(Tile C3

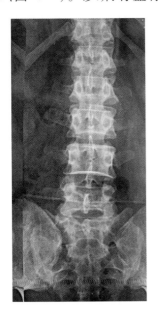

图 49-3　腰椎正位 X 线片

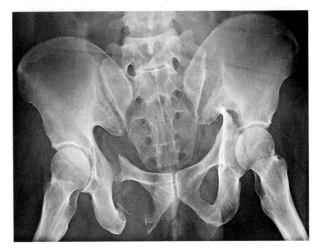

图 49-4　骶椎正位片

型,临床上骨盆环破裂合并髋臼骨折也可称为 C3 型损伤)。

【手术指征的选择】

C3 型骨盆骨折是垂直、旋转双向不稳定的骨折,髋臼高位横断骨折前柱移位明显,患者一般状态好,具备手术适应证。其中骨盆后环损伤中的双侧骶髂关节脱位,左侧骶髂关节分离移位明显,而右侧分离轻微,在骨盆环其余部位及髋臼切开复位后,可通过术中挤压闭合复位的方法实施经皮螺钉内固定治疗骶髂关节脱位。计算机辅助透视影像导航经皮螺钉内固定是治疗可闭合复位或轻微移位的骶髂关节脱位的最佳适应证。该技术的禁忌证是患者过于肥胖或者肠腔内明显胀气,无法获得计算机导航手术系统所需要的注册透视影像。此外,若移位不能纠正,也不适宜应用该技术。此患者一般状态好,手术区域无感染,无手术的禁忌证。

【术前计划与手术技巧】

手术设计:治疗骨盆骨折的目的是保持患者血流动力学稳定,尽量恢复骨盆环的完整性和稳定性,骶髂关节及相关韧带构成骨盆环后方结构的骶髂复合体,是骨盆后环最重要的稳定结构,因此通过固定骶髂复合体,就可以稳定后环。髋臼骨折的治疗目的是尽量恢复头臼的正常解剖关系,坚强固定。针对此患者的骨折移位情况,采用左侧髂腹股沟入路,固定髋臼横断骨折及左髂骨翼骨折和骶髂关节脱位,骨盆环恢复完整性后,采用右侧计算机辅助透视影像导航经皮骶髂关节螺钉内固定。但此患者存在严重的骶椎(S₁)腰化,固定 S₁无法稳定骶髂关节,而第二骶椎(S₂)可放置螺钉的"安全区"较

S_1 范围小。由于骶骨前上方有 L_5 神经根与髂血管,骶骨体后方为椎管,故螺钉的误置可能损伤 L_5 神经根、骶骨前方的髂血管、骶神经根以及椎管内的马尾神经。在 S_2 经皮螺钉固定,应用传统的术中透视经皮螺钉技术,很难保证螺钉置入的准确性,故此病例采用计算机导航手术的方法实施经皮螺钉内固定。

手术技巧:患者采用仰卧位,常规髂腹股沟区及双髋消毒铺单后,先行左侧的左侧髂腹股沟入路切开,行髋臼前柱的切开复位,应用预弯好的 12 孔重建钢板 7 枚螺钉固定前柱,同时在坐骨大切迹处外前方自前向后至坐骨棘方向以 2 枚螺钉固定后柱;略向上扩展髂腹股沟入路,复位髂骨翼及骶髂关节,以上下 2 块短钢板固定髂骨翼及骶髂关节。及左髂骨翼骨盆环恢复完整性后,采用右侧计算机辅助透视影像导航经皮骶髂关节螺钉内固定。

透视导航手术的技巧如下:

(1)建立导航手术系统连接,摆放好患者的手术体位后,就应该结合手术特点,明确并放置好 C 形臂透视机、导航手术工作站及手术区域的位置,因为定位摄像机的跟踪范围及导航工具的工作长度是在一定范围内的(每个导航产品都有自己的工作范围),一定确保导航手术空间的合理布局,既便于术中操作,又不能对导航定位有遮挡,一般应该把导航系统置于患者尾端,C 形臂机置于术者对侧,术区的导航工具要直接与跟踪摄像机相对,中间不能有任何遮挡,要与麻醉设备及输液通道相隔离,确保无菌铺单时,能够很好地将上述设备分隔排列,见图 49-5。

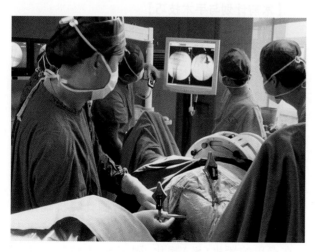

图 49-5　导航手术系统建立

(2)把透视追踪器安放到 C 形臂上,把视频电缆连接到 C 形臂上,把导航系统放在患者脚端,探测定位器摄像机对着操作区域,距离 1.5m。校准监视器,以便外科医生不费力就能看清。并且在对准需要的视野时,指示 X 射线技术人员观察监视器,使用 C 形臂引导系统。把透视追踪器装到 C 形臂上,激活透视追踪器,见图 49-6。

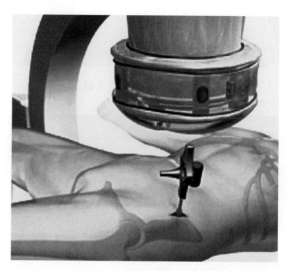

图 49-6　安装导航跟踪标志物

(3)组装导航工具,激活患者追踪器。把追踪器安放固定于患者术区,患者追踪器的任务是让导航系统在手术过程中追踪患者的活动。所有获取的透视影像对患者追踪器起参考作用。因此患者追踪器必须稳固地安装在须进行治疗的骨骼上,或者是不需与治疗的骨骼一起移动的骨骼上。

(4)组装导航工具,并进行校准,在工具追踪器上放入电池,按激活钮(activation),激活。如图 49-7 所示,手持器械。按点校准器的激活钮,进行校准。软件确认校准成功会发出成功的指示声。

(5)获取术中影像。应用 C 形臂机从骨盆入口位和出口位透视图像上评估后侧骨盆环。通过小切口将 1 枚导针经皮通过臀区插至髂骨的外板,在入口位、出口位和侧位透视影像控制下,将导针通过骶髂关节钻入到 S_2。入口位图像用于评估螺钉在背腹方向上的位置(即与椎体和骶椎管的关系);出口位图像用于评估螺钉在头尾方向上的位置(即与骶孔的关系);侧位图像用于评估螺钉远端部分在椎体内的前后位置。用中空钻扩钻,然后沿导针拧入空心钉。软件自动将影像传送到导航显示屏上,进行影像失真校正(图 49-8)。软件确认影像获取成功

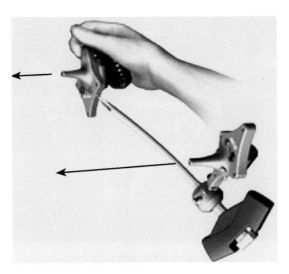

图 49-7　注册、激活导航手术工具

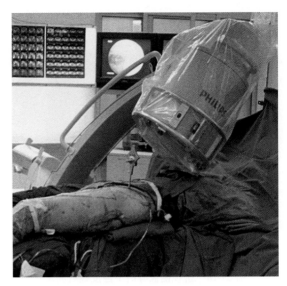

图 49-8　术中采集注册图像

时，发出成功的指示音。一旦获取第一幅画面后，医生可以根据手术需要的解剖学视角，对图像进行旋转和缩放，为此软件提供了不同的影像处理功能，按相关键执行各自功能。软件记住所做的处理过程，可适用于后面的图像（图 49-9）。

（6）所有器械已经激活，并且探测定位器摄像机已经调整到最佳位置，医生就可以面对导航手术系统的显示屏，利用可跟踪的导航手术器械进行手术了。此时的操作步骤同常规手术大致相同，只不过原来手术是在 C 形臂透视图像引导下进行，而 CAOS 是在导航界面提示下进行手术，第 1 枚螺钉应位于S_2的前 1/3，第 2 枚螺钉在第 1 枚螺钉下方即

位于S_2的中下部。螺钉置入的方向是螺钉指向$S_1 \sim S_2$椎间隙，螺帽朝向S_2骶骨孔（图 49-10）。在这些操作过程中，定位探测器摄像机必须校准，以便所有设备在定位探测器摄像机工作范围内恰当放置。这个过程由软件支持，软件会呈现出各种设备的真实位置。如果必要的话，重新调整探测定位器摄像机，以便所有的设备都聚集在探测定位器摄像机的工作范围内。术后骶髂关节螺钉位置见图 49-11 ～ 图 49-15。

【术后治疗及并发症】

手术后伤口愈合好，未发生感染，无神经血管损伤并发症。

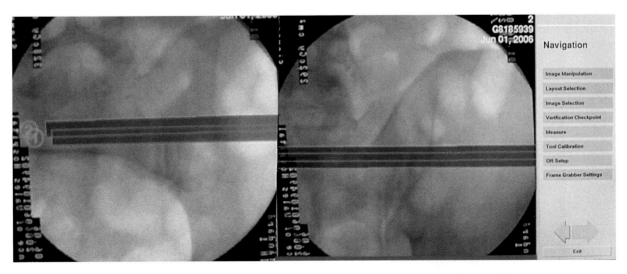

图 49-9　导航手术软件操作界面（术中在骨盆入口位和出口位规划 2 枚螺钉路径）

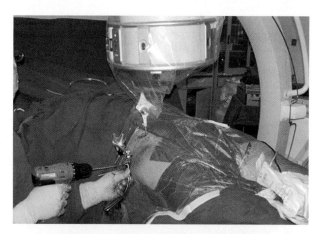

图 49-10　透视图像导航下经皮螺钉固定

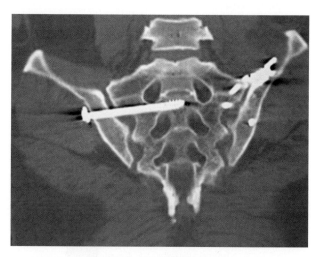

图 49-13　术后骶椎正位 CT

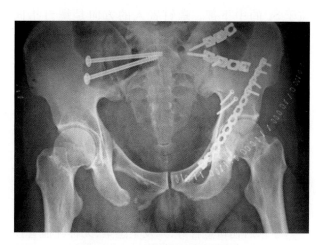

图 49-11　术后骨盆正位 X 线片

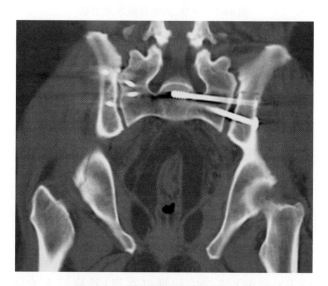

图 49-14　术后骶髂关节额状位 CT

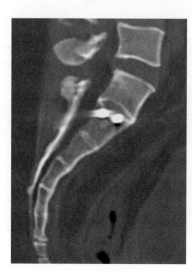

图 49-12　术后骶椎侧位 CT

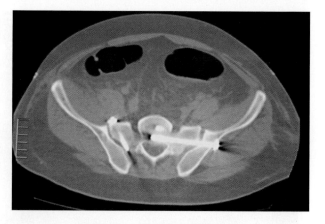

图 49-15　术后骶髂关节横断 CT

（王军强）

【推荐读物】

1. Tile M，Helfet DL，Kellam JF. Fractures of the pelvis and ace-

tabulum. 3rd ed. Philadelphia：Lippincott Williams ＆ Wilkins,2003

2. Hufner T, Geerling J, Gansslen A, et al. Computer-assisted surgery for pelvic injuries. Chirurg,2004,75:961-966

病例50 计算机导航系统辅助螺钉固定骶髂关节

【病例简介】

患者,男,63 岁。2007 年 7 月 4 日因车祸致伤骨盆部位,诊断为髋臼骨折(右,横断);骨盆骨折(Tile C2)。既往有高血压、冠心病史 9 年。伤后 6

天行闭合复位,经皮双侧骶髂关节,左侧耻骨支,右侧髋臼前柱空心螺钉内固定术。术后 X 线片及骨盆 CT 示骨折复位固定满意。现伤口愈合良好,物理康复中(图 50-1)。

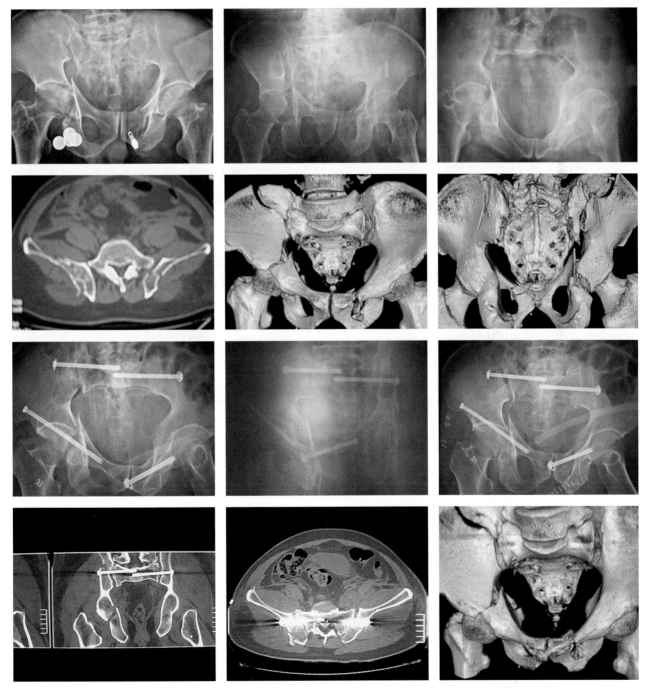

图 50-1　术前、术后 X 线片及骨盆 CT 结果显示骨折脱位得到固定

【手术指征的选择】

有移位(>2mm)的髋臼骨折如未经外科手术治疗,可产生严重的创伤性关节炎、关节强直等功能障碍。多数学者对有移位的髋臼骨折应该采用手术治疗基本已达共识。不稳定的骨盆骨折(Tile B,C)多由于交通事故和高空坠落等高能量损伤所致,伴有较高的致死率(15%~25%)和并发症,其中跛行(32%)、腰骶部疼痛(40%)、神经损伤(5.5%)、下肢长度差异>2.5cm(4%)、性功能障碍(3.5%),对患者的预后生活质量造成极大的影响。对于这种骨折的治疗,早期复位、有效固定并早期进行功能锻炼,可以改善预后。

对于合并其他重要脏器的损伤,无法耐受手术和麻醉;髋臼骨折患者患侧髋关节存在病变,关节功能在术前存在明显的功能障碍;骨骼质量差难以获得稳定固定;预期寿命较短以及病理性骨折的患者,不宜手术治疗。

使用闭合复位,计算机导航辅助经皮空心钉固定手术。因为手术切口小,出血少,手术中对腹腔脏器干扰少,可以对一些年龄较高,身体条件不能耐受切开复位内固定手术的患者采用此种微创手术,达到治疗目的。但是由于目前对于髋臼骨盆骨折闭合复位的手段还不完善,所以经皮固定的方法只适用于骨折移位不大,或者可以闭合复位达到复位要求的病例。另外,对于复合髋臼骨盆骨折患者,可以有限切开复位,同时辅助导航经皮螺钉固定。

本患者为不稳定型骨盆骨折,前环有耻坐骨支骨折,后环右侧骶髂关节有骨折,髂骨向上,向后移位明显,同时向外侧旋转移位。左侧骶髂关节有骨折,移位不明显。右侧髋臼为横断骨折,前柱移位较大,但头臼对应关系相对正确。如果切开复位,患者年老,一般情况较差,难以耐受大的创伤。如果采取保守治疗,骨折不稳定,可能会残留有较大的功能障碍。故而,闭合复位,计算机导航辅助手术,既能避免较大的创伤,减少手术风险,又可以复位固定骨折,有利于患者的康复。

【术前计划与手术技巧】

手术方法:①髋臼骨折:经皮髋臼前柱、后柱固定;②骨盆骨折:前环,经皮耻骨联合,耻骨支固定;后环,经皮骶髂关节固定。

术前准备:应拍摄骨盆正位,入口位,出口位,双侧髋臼闭孔斜位和髂骨斜位X线片及骨盆CT扫描,最好有三维重建CT。三维CT影像能更准确直观地反映骨折的移位方向和特点,可以指导术者计划手术复位和固定的方法策略。

一般情况下,患者多为严重创伤患者,常常存在隐匿的闭合脏器损伤,急诊手术风险大,并发症发生率高,一般不建议急诊手术。对于存在严重血容量不足的患者,可以在急诊室采取简单的闭合复位、骨盆钳或外固定支架固定,既能稳定骨盆,减少出血,又可以初步复位骨折,为下一步手术提供方便。存在骨盆垂直不稳定的病例可以行下肢骨牵引(重量为体重的1/7~1/10),有利于骨盆环的复位和下一步手术。

完善相关术前检查,调节患者一般状态。术前一定要做好肠道准备,避免因肠道气体,粪块影响术中透视图像的质量,不能获取良好的导航图像,影响手术。

手术:体位:对于骨盆前后环和髋臼前柱的固定,可以采取仰卧体位,患者腰骶部可以垫高6~10cm,利于骨盆后环的手术;髋臼后柱的固定需要采取俯卧位。要求使用可透X线的骨科手术床,患者骨盆对应手术床下方远近各1m内没有遮挡,以利于C形臂的摆放。

相关设备的摆放:使用计算机导航手术系统辅助手术必须要合理地安排手术相关人员、设备的空间位置,从而便于导航系统和手术者的操作配合(图50-2)。

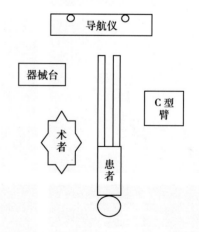

图50-2 导航手术相关人员、设备的空间位置

导航系统的准备:包括患者示踪器的固定;注册C形臂,校准器和手术套筒工具;校准手术工具等步骤可以参见股骨颈骨折计算机辅助导航手术操作的相关介绍。

麻醉:全麻或椎管内麻醉均可。

闭合复位:目前,对相对简单的骨盆髋臼骨折可行闭合复位。复位的方法包括:①牵引复位:可以通过牵引下肢纠正骨盆环的垂直移位,但是单纯手术人员力量有限,维持不稳定,如果使用专门的牵引床可以达到较好的效果。②经皮使用 schanze 针或有限切开髂骨翼处皮肤使用持骨器固定于骨折的主要部位,通过提拉、旋转等手法复位骨折。该方法能较好地纠正骨折多个方向的移位,但操作复杂,需要手术医生有丰富的临床经验,同时需要透视下逐步调整。③外固定支架:使用可以多方向调节的外固定支架,在透视辅助下逐步纠正骨折的移位。④使用顶棒推顶髂骨翼,纠正骨盆的垂直和旋转移位。一般情况下,需要同时使用多种方法来达到可以接受的骨折复位结果。对于复位的结果,我们要求骨盆前环重叠分离<2cm、骶髂关节最大移位<1cm、髋臼骨折移位<2mm。

采集导航图像:影响计算机辅助导航手术精确性和安全性的关键因素是术中医学图像的注册技术,即用何种图像导航手术器械和内固定物。对于髋臼骨盆骨折的不同部位,我们需要采集注册不同的导航图像:①髋臼前柱:骨盆的入口位,髋臼闭孔斜位——出口位(图 50-3);②髋臼后柱:骨盆入口位,髋臼闭孔斜位、髂骨斜位(图 50-4);③骶髂关节:骨盆出口位、入口位(图 50-5);④耻骨支:骨盆的入口位,髋臼闭孔斜位。采集的图像是用来指导导航手术的,是保证操作安全、骨折固定有效的基础。

经皮螺钉固定:我们对本例患者,进行了双侧骶髂关节、左侧耻骨支、右侧髋臼前柱空心螺钉的固定。①利用导航系统,我们可以准确选择皮肤切口,

约 1~2cm。然后钝性分离皮下组织,肌肉到达骨面。②骶髂关节螺钉:根据骨盆出口位、入口位,导航虚拟的导针位置位于第一骶椎内,向前不穿出皮质,向后不进入椎管,向远端不损伤第一骶孔(图 50-6)。③髋臼前柱螺钉:根据导航的图像指引,使得导针的位置在骨盆的入口位上位于前柱的偏内侧,髋臼闭孔斜位——出口位的偏上方,目的是使螺钉远离髋臼关节面,又不会穿出前柱的皮质(图 50-7)。④耻骨支:使得导针的虚拟图像位置位于骨盆的入口位,髋臼闭孔斜位图像的中心(图 50-8)。按照上述要求打入导针,用 C 形臂透视验证导针位置的准确性。使用导航系统测量所需螺钉的长度,拧入螺钉,加压固定。再次使用 C 形臂透视验证螺钉的位置。冲洗伤口,缝合,包扎。

【术后治疗及并发症】

术后管理:除抗炎对症治疗外,术后第一天即可令患者半坐位,并行髋、膝关节被动活动。

术后手术相关并发症:①骨折再移位:由于使用空心螺钉固定,骨折之间的加压作用通过螺钉的滑动来完成,对于老年骨质疏松患者,有时空心螺钉的螺纹不能坚强固定骨质,会出现骨折的再移位。本例患者右侧的髋臼骨折前柱移位较大,在手术过程中通过闭合复位和螺钉加压获得满意的复位,但是由于患者骨质疏松,螺钉对前柱远端骨折块的把持力较差出现了前柱骨折的再移位。因为右侧髋臼骨折的头臼对应关系较好,骨折线没有通过负重区,我们没有重新复位固定。②神经损伤:经皮固定虽然能减少切开复位产生的神经损伤发生率,但仍存在神经损伤的可能性。例如在闭合复位的过程中会牵

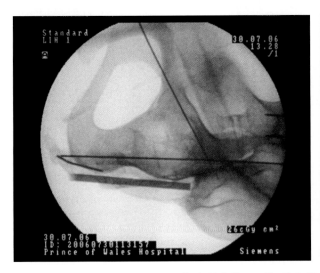
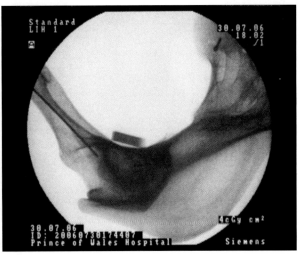

图 50-3　标本骨盆的入口位,髋臼闭孔斜位——出口位,显示髋臼的前柱

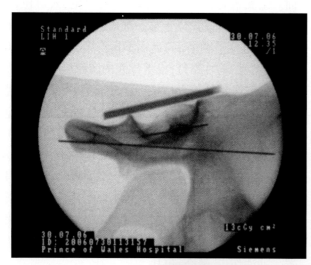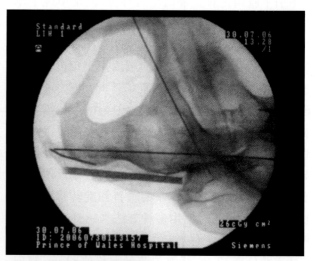

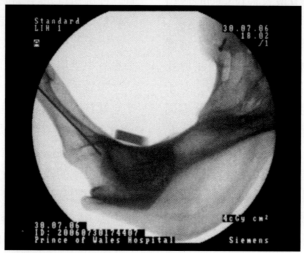

图50-4　标本骨盆入口位,髋臼闭孔斜位、髂骨斜位显示髋臼的后柱

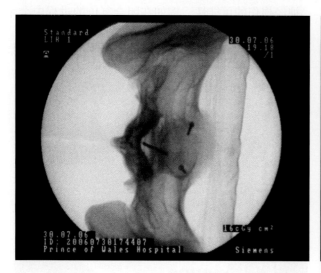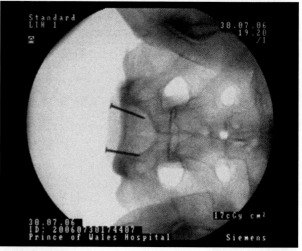

图50-5　标本骨盆出口位、入口位,显示骶髂关节

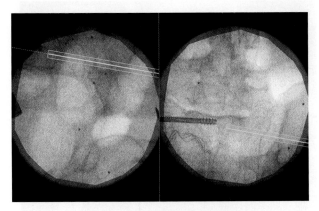

图50-6　术中骶髂关节导航图像

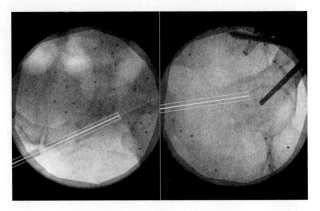

图50-8　术中耻骨支导航图像

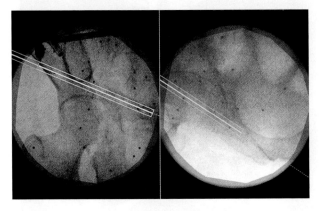

图50-7　术中前柱导航图像

拉神经,在植入导针时由于导针的变形造成神经的误伤。本例患者术后出现了右侧坐骨神经的不全损伤症状,但在术后7天开始出现神经恢复。③由于手术创伤大大降低,其他并发症如感染、深静脉血栓、异位骨化等情况也相应降低。

(赵春鹏)

【推荐读物】

1. 荣国威,王承武. 骨折. 北京:人民卫生出版社,2004:442-535

2. Rockwood, Green. Fractures in Adults. 6th ed. Philadelphia: Lippincott Williams & Wilkins,2006:989-1050

病例51　骨盆骨折病例

【病例简介】

患者,女,19岁。车祸伤致下腹及髋部疼痛活动受限,生命体征平稳,不合并其他损伤,没有下肢血管神经损伤。诊断:骨盆骨折(Tile C)。

【术前计划与手术技巧】

手术方案:闭合复位,前环使用皮下椎弓根钉棒固定,后环使用骶髂螺钉固定。见图51-1～图51-9。

【讨论与思考】

该手术方案对患者损伤小,对血流动力学干扰少,仅仅使用三个小切口,前后环固定可靠,允许患者早期床上活动,使用椎弓根钉棒系统代替传统外固定架,不影响患者坐起及穿脱衣裤。但是限于新鲜骨折早期手术患者,而且椎弓根钉棒需另行手术取出,对术中透视技术及骶髂螺钉置入技术要求较高。

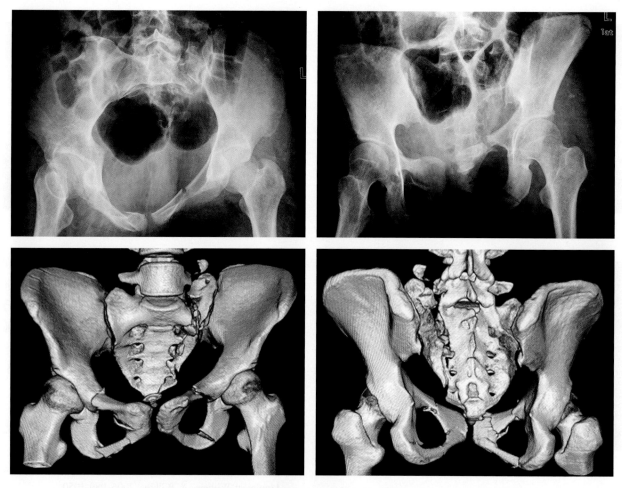

图 51-1　术前骨盆入口位及出口位,骨盆 CT

由于患者配合问题,入院 X 线片拍摄不全而且欠清楚,结合三维重建 CT 显示 Tile C 型骨盆骨折,前环双侧耻骨上下支骨折,后环经骶孔的骶骨骨折,伴有第五腰椎横突骨折

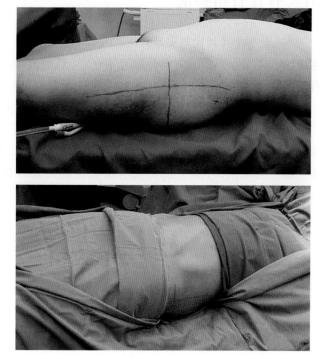

图 51-2　术中体位及标记
术中使用仰卧位并标记骶髂螺钉入点

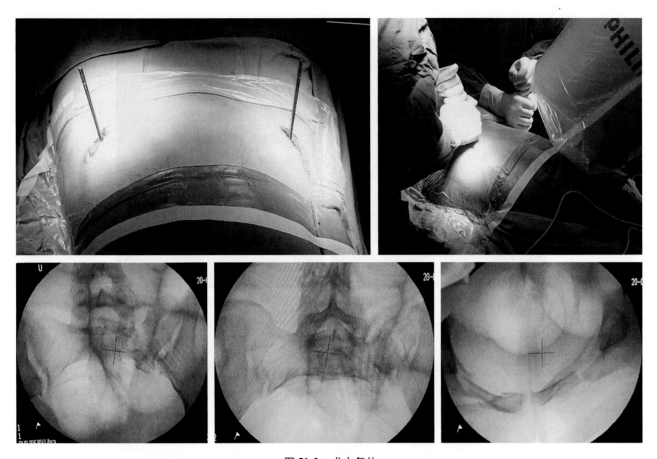

图 51-3　术中复位

双侧髂前下棘置入 Schanz 螺钉作为闭合复位的操纵杆并于透视下确认闭合复位有效,注意 Schanz 螺钉位置偏上一些,为最终椎弓根钉预留空间

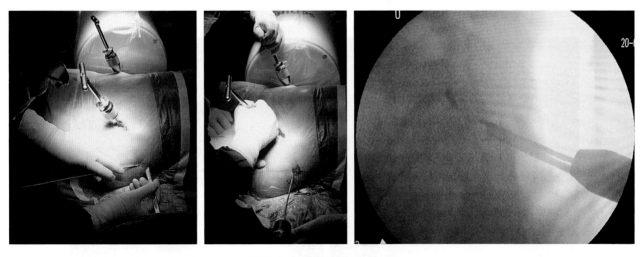

图 51-4　透视下置入骶髂螺钉

使用侧位确定骶髂螺钉入点,助手维持骨盆复位状态下,置入空心螺钉导针

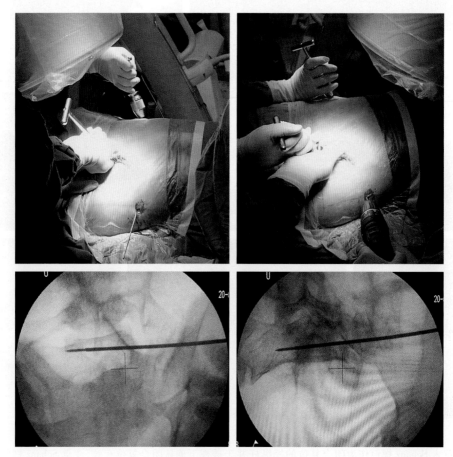

图 51-5　透视下确认导针位置
保证入点不变的情况下,分别在出入口位调整导针位置,确认导针位于第 1 骶椎
内且长度适合

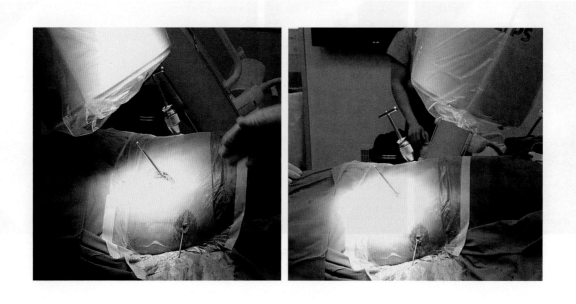

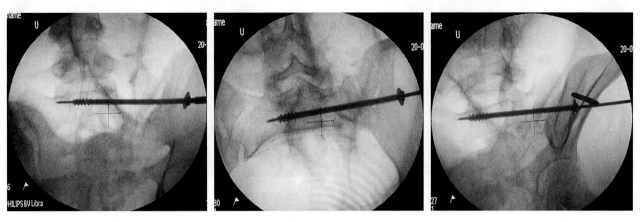

图 51-6　确认螺钉位置

测量长度后拧入带垫片空心螺钉，并再次使用出入口位验证，使用闭孔斜位确认垫片与髂骨接触

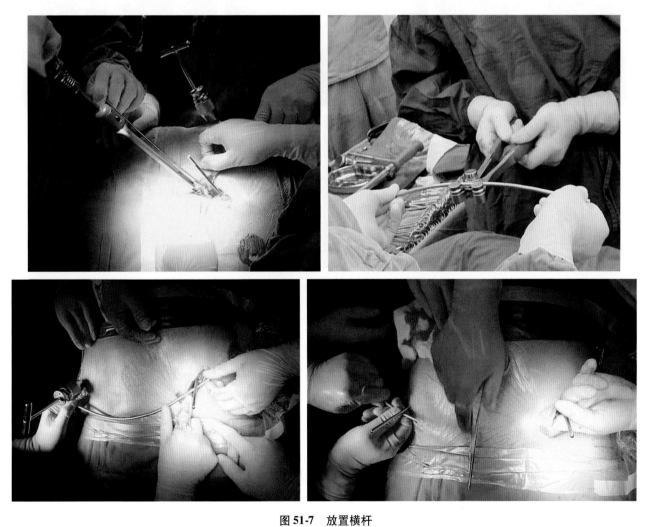

图 51-7　放置横杆

于双侧髂前下棘置入椎弓根螺钉，根据患者腹部形态预弯连接杆，创建皮下通道并插入连杆，与椎弓根钉连接，确认连杆不要过长不要将皮肤顶起

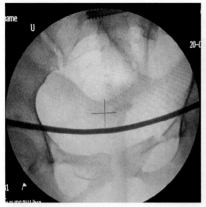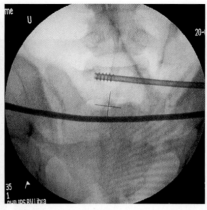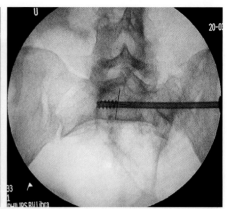

图 51-8　术中正位、出入口位
再次验证复位及固定满意

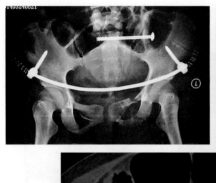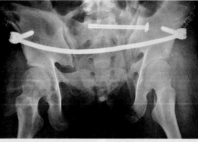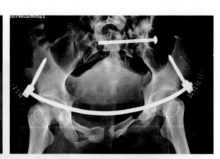

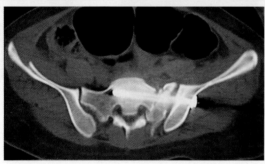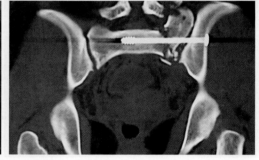

图 51-9　术后 X 线片及 CT
复位固定满意，骶髂关节螺钉位置及长度合适，椎弓根螺钉固定可靠

（韩　巍）

【推荐读物】

1. Vaidya R，Colen R，Vigdorchik J. Treatment of unstable pelvic-ring injuries with an internal anterior fixator and posterior fixa-tion；initial clinical series. J Orthop Trauma，2012，26（1）：1-8

2. Hesse D，Kandmir U，Solberg B. Femoral nerve palsy after pelvic fracture treated with INFIX：a case series. J Orthop Trauma，2015，29（3）：138-143

病例52　骨盆骨折

【病例简介】

患者，女，25 岁。2013 年 8 月 25 日因被货车直接撞击致盆部疼痛、活动受限 13 小时来本院急诊。

急诊检查：生命体征平稳；颅脑、胸腹无异常；左侧下肢稍短缩，左侧骶髂关节后方明显肿胀、压痛，右侧髂前上棘处有一约 5cm×3cm 皮肤捻挫伤，深达皮下，耻骨联合两侧耻骨支处均有压痛；会阴部除轻肿胀外无其他异常；双下肢感觉运动及血运均正常。

放射学检查：骨盆正位、出入口位及 CT（图 52-1 ～图 52-4）。

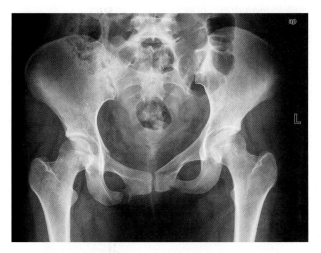

图 52-1 术前骨盆正位
左侧垂直移位,后方骶髂关节脱位,前方双侧耻坐骨支骨折

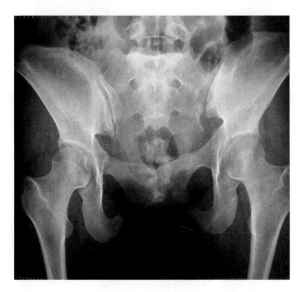

图 52-2 骨盆出口位
左侧骨盆上移

诊断:骨盆骨折(Tile C1);皮肤捻挫伤(右侧髂前上棘周围)。

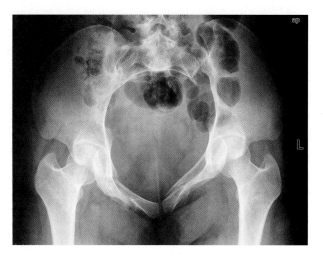

图 52-3 骨盆入口位
骶髂关节脱位明显后移,骶骨外侧缘有部分压缩

急诊处理:局麻下左侧胫骨结节骨牵引后收入病房。

【手术指征的选择】

患者为年轻女性,骨盆骨折,前后环均损伤。后环损伤为左侧经骶髂关节脱位,明显后上移位(>1cm);前环损伤为双侧耻坐骨支骨折,右侧为耻骨支根部(root)骨折,涉及髋臼前角,移位不明显,左侧为耻骨支内1/3骨折,随左侧骶髂关节一并明显后上移位。因此患者左侧骨盆为完全不稳定型损伤,手术指征明确,需复位后方移位,另为早期下床活动及预防后环复位丢失,前后环损伤均应稳定固定。入院后一直维持骨牵引,生命体征平稳,有关检查无显著异常,右侧髂前上棘处皮肤捻挫伤有渗出,但无明显脓性分泌物样;术前造影显示有下肢深静脉血栓,血管科予麻醉前放置临时下腔静脉滤器,故无明显手术禁忌。

【术前计划与手术技巧】

左侧骨盆损伤完全不稳,术前一直骨牵引,因此

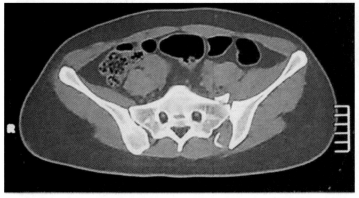

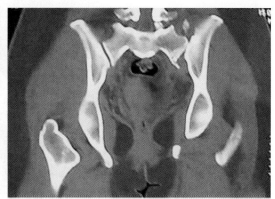

图 52-4 骨盆 CT
清晰显示骶髂关节脱位、骶骨前缘压缩骨折、骶髂关节后方骨间韧带撕脱骨折

麻醉下存在闭合复位成功可能。患者骶骨无明显畸形,因此后方骶髂关节脱位首选闭合复位骶髂螺钉固定,但若移位不能满意纠正,则髂窝入路切开复位跨骶髂钢板固定;前环损伤的固定主要是为了增加骨盆稳定性,避免早期活动后环固定失效及前方耻骨支异常活动带来的疼痛,固定方式首选微创皮下内置椎弓根钉棒系统,不仅可以避免钢板固定带来的切口大、出血多、操作复杂等缺点,也可以去除传统外固定架带来的生活不方便、针道感染等弊端。

术前应清洁灌肠,降低肠内容物或胀气对骶骨透视的影响。术前应交代复位及固定骨盆后环损伤时有腰骶神经损伤的可能,前方内置外架则有损伤股外侧皮神经损伤的可能。

伤后 4 天全麻下手术。透视床仰卧位,麻醉后首先徒手牵引透视确认后方复位满意,遂常规消毒铺单,徒手牵引透视下确认复位后两枚 k 针临时固定(图 52-5),导航下标准法采集入口、出口、侧位打入两枚骶髂螺钉,S_1、S_2 各一枚(图 52-6)。前方右侧

切除原捻挫皮肤,双侧经髂前下棘各打入一枚 6cm×5mm 椎弓根螺钉,塑形好连接杆经下腹部皮下放置(图 52-7)。

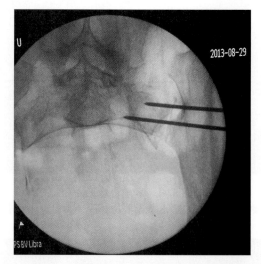

图 52-5 术中透视
牵引下闭合复位满意,k 针临时固定

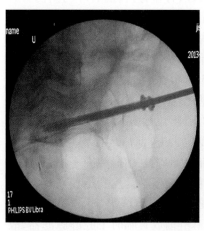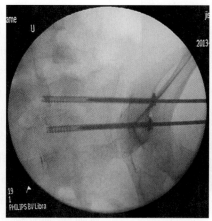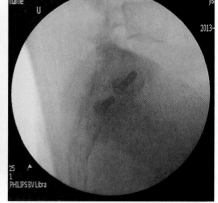

图 52-6 术中多角度透视
导航下 S_1、S_2 各打入一枚骶髂螺钉

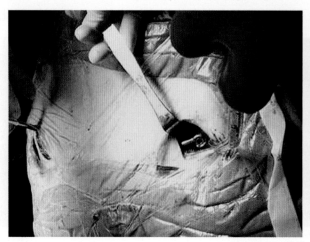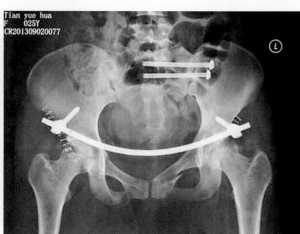

图 52-7 术中照片及术后 X 线
经皮前方椎弓根钉棒系统固定予双侧髂前下棘

【术后治疗及并发症】

术后第二天即床上起坐活动,1周取出下腔静脉滤器后即双拐下地活动,左侧6周后部分负重,术后14周完全负重,术后5个月再次入院取出前方皮下椎弓根钉棒系统,功能正常(图52-8)。

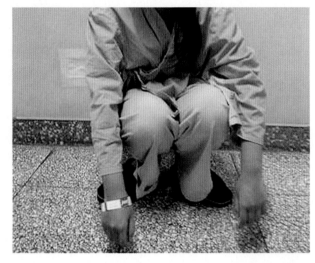
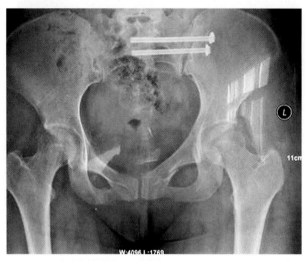

图52-8 术后5个月体位像及X线
已取出前方皮下椎弓根系统,患者可自行下蹲

手术无并发症。术中血压稳定;术后无运动障碍,双侧股外侧皮神经支配区无感觉异常;下腹部未觉压迫感,起坐正常;下腔静脉滤器术后1周顺利取出;伤口Ⅰ期愈合。

(曹奇勇)

【推荐读物】

1. Tile M,Helfet DL,Kellams JF. Fractures of the pelvis and acetabulum. 3rd ed. Philadelphia:Lippincott Williams & Wilkins,2003

2. Templeman DC,Simpson T,Matta JM. Surgical management of pelvic ring injuries. Instr Course Lect,2005,54:395-400

3. Solberg BD,Moon CN,Franco DP. Use of a Trochanteric Flip Osteotomy Improves Outcomes in Pipkin IV Fractures Clin Orthop Relat Res,2009,467:929-933

4. Donald WA. Master technioues in orthopaedicsurger fractures. 2nd ed. Philadelphia:Lippincott Williams & Wilkins,2006

5. Siebenrock KA,Gautier E,Ziran BH. Trochanteric Flip Osteotomy for Trochanteric flip osteotomy for cranial extension and muscle protection in acetabular fracture fixation using a Kocher-Langenbeck approach. J Orthop Trauma. 1998,12(6):387-391

第二节 髋臼手术

病例53 髋臼后壁骨折植骨后内固定

【病例简介】

患者,男,38岁。因车祸致伤。伤后右髋关节疼痛、活动受限。否认伤后意识丧失及胸腹痛病史。伤后3天由急诊收入院。患者否认肝炎等慢性病史。入院后常规化验检查未见异常,拍摄双髋正位、右髋闭孔斜位、髂骨斜位X线片,并行CT检查(图53-1～图53-4)。

依据临床表现、X线检查,诊断为髋臼骨折(右,后壁);髋关节脱位(右)。

【手术指征的选择】

患者为年轻男性,髋臼后壁骨折,移位。骨折涉及整个后壁的60%(图53-5);且髋关节半脱位,关节内游离体,手术指征明确。从病史和检查方面,未见明显手术禁忌。

【术前计划与手术技巧】

患者髋臼骨折分型为后壁骨折,手术入路宜选择Kocher-Langenbeck入路。术前CT示后壁骨折为粉碎性,有3个骨块,关节内有游离体,且后壁边缘

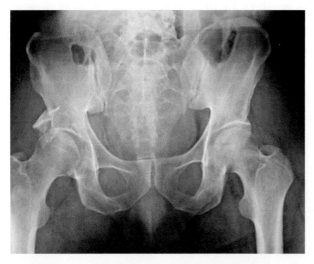

图 53-1　术前双髋正位 X 线片，显示髋关节半脱位，股骨头外上方有骨折块，代表前后柱的髂耻线和髂坐线完好

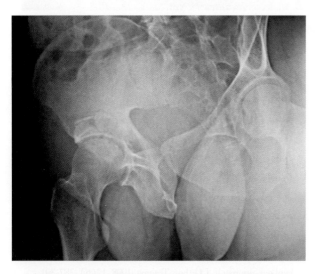

图 53-2　术前右髋髂骨斜位片，显示后柱和前缘无骨折

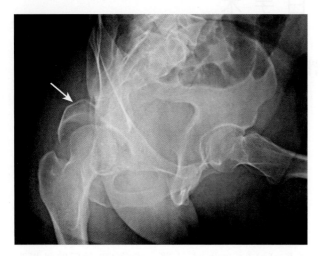

图 53-3　术前右髋闭孔斜位片，显示前柱无骨折；股骨头脱位，在其上方，后壁的骨块就像是股骨头的帽子

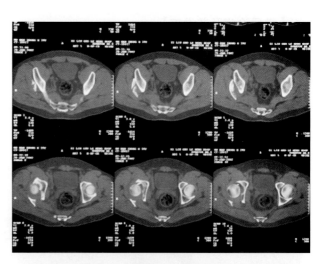

图 53-4　术前 CT，显示关节内有游离体，头臼关系异常，后壁骨折为粉碎性，并可见后壁边缘压缩

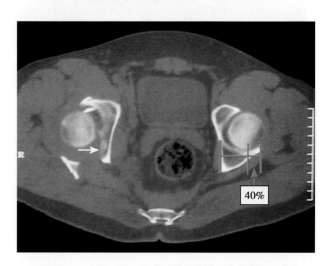

图 53-5　术前 CT。在显示后壁最大的层面，如图中两个竖直的蓝线所夹持的区域的宽度定义为 100%，分析伤侧后壁骨折涉及整个后壁的范围，此患者后壁骨折涉及了整个后壁的 60%，后壁骨折超过 40% 即有手术指征，且需要钢板支撑作用固定，单纯螺钉固定不可靠（箭头为压缩部分）

软骨下骨折压缩（图 53-4）。手术中应该在不使关节再次脱位的情况下，取出游离体，将压缩的关节面撬起复位，软骨下缺损处植骨，然后再用接骨板螺钉固定骨折。

　　伤后 8 天手术。全麻俯卧位。Kocher-Langenbeck 入路手术。手术用时 1 小时 45 分钟，手术中自体血液回输 285ml，未输异体血液。术中发现后壁碎为 3 个骨块，从关节内取出一个游离骨块。在取游离体时，并未将髋关节再次脱位，而是通过扩大关节间隙的方法，将游离骨块取出。髋臼后缘有 1cm×3cm 关节软骨压缩塌陷，将关节面撬起以股骨头为模板复位后，从大转子取骨植于软骨下缺损处，将后壁的骨折块逐一复位，再用重建板螺钉固定（图 53-

6～图53-13）。在整个复位固定过程中,一位助手始终使患侧膝关节处于屈曲位,在术中放松坐骨神经,减少神经牵拉损伤的机会。

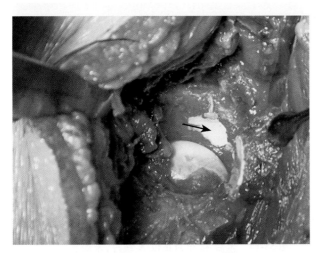

图53-6 术中见后壁边缘压缩,图中箭头所示为被压缩的关节软骨面

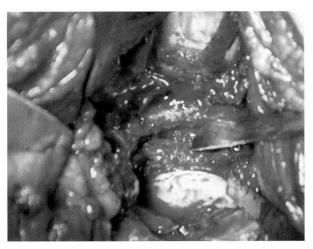

图53-7 术中以股骨头为模板,将压缩软骨面复位,其后方为一个缺损区

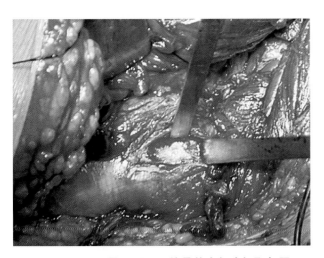

图53-8 两把骨刀所处理的是从大粗隆切取与图32-6缺损区相应大小松质骨

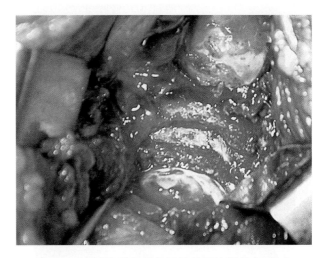

图53-9 将取下松质骨植于软骨下缺损处,以防止关节面再移位,也能起到填充缺损促进愈合的目的

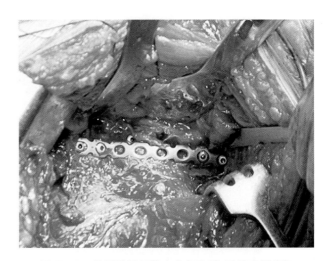

图53-10 将后壁骨折块完全复位后,用重建板螺钉固定骨折

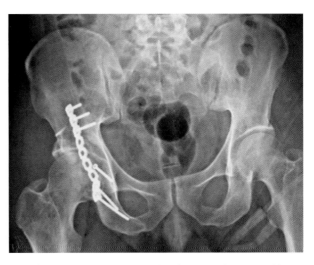

图53-11 术后正位示关节对合关系正常,髋臼后缘轮廓恢复

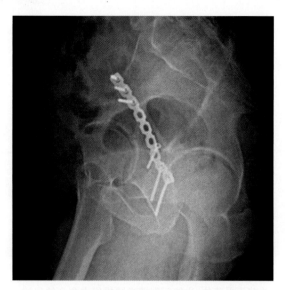

图 53-12 术后髂骨斜位也显示头臼关系恢复正常

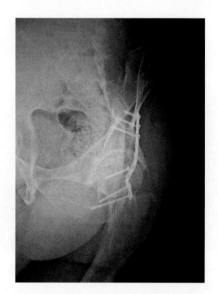

图 53-13 术后闭孔斜位显示后壁的复位好

【术后治疗及并发症】

手术后伤口愈合好,未发生感染。术后 3 个月负重。在术后 55 个月复查时未见股骨头缺血坏死(图 53-14)。髋关节功能良好。此患者治疗过程的关键之处在于,对髋臼后缘关节面压缩的处理:如果术前和术中未发现这个问题,手术复位后会存在头臼关系异常,在术后会残留关节的半脱位和不稳定,术后较早就会出现创伤性关节炎的表现。另外要指出的是,在后壁骨折复位后的固定过程中,不能单纯使用螺丝钉固定,要使用重建接骨板固定,这样才能

稳定地固定骨折,防止出现术后骨折的再次移位,也能让患者及早进行功能锻炼。

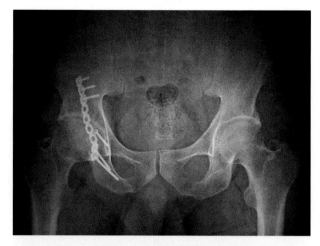

图 53-14 术后 42 个月正位 X 线片,未表现出股骨头坏死征象,也未出现创伤后关节炎表现

(朱仕文)

【推荐读物】

1. Judet R, Judet J, Letournel E. Fractures of the acetabulum: classification and surgical approaches for open reduction. J Bone Joint Surg(Am), 1964, 46:1615-1638

2. Merle d'Aubigne R, Postel M. Functional results of hip arthroplasty with acrylic prosthesis. J Bone Joint Surg(Am), 1954, 36:451-476

3. Brooker AF, Bowerman JW, Robinson RA, et al. Ectopic ossification following total hip replacement: Incidence and a method of classification. J Bone Joint Surg(Am), 1973, 55:1629-1632

4. Letournel E. The treatmenr of acetabular fractures through the ilioinguinal approach. Clin Orthop, 1993, 292:62-70

5. Matta JM. Operative treatment of acetabular fractures through the ilioinguinal approach: a 10-year perspective. Clin Orthop, 1994, 305:10-19

6. Matta JM, Merritt PO. Displaced acetabular fractures. Clin Orthop, 1988, 230:83-97

7. Matta JM. Fracture of the acetabulum: accuracy of reduction and clinical results in patients managed operatively within three weeks after the inury. J Bone Joint Surg(Am), 1996, 78:1632-1645

病例54　切开复位钢板螺丝钉固定髋臼后壁骨折

【病例简介】

患者,女,44岁。因车祸致伤后一天入院。伤后左髋关节疼痛、活动受限。否认伤后意识丧失及胸腹痛病史。伤后一天由急诊收入院。患者否认肝炎等慢性病史。入院后常规化验检查未见异常,拍摄双髋正位、左髋闭孔斜位、髂骨斜位X线片,并行CT检查(图54-1)。

依据临床表现、X线检查,诊断为髋臼骨折(右,后壁);髋关节脱位(左)。

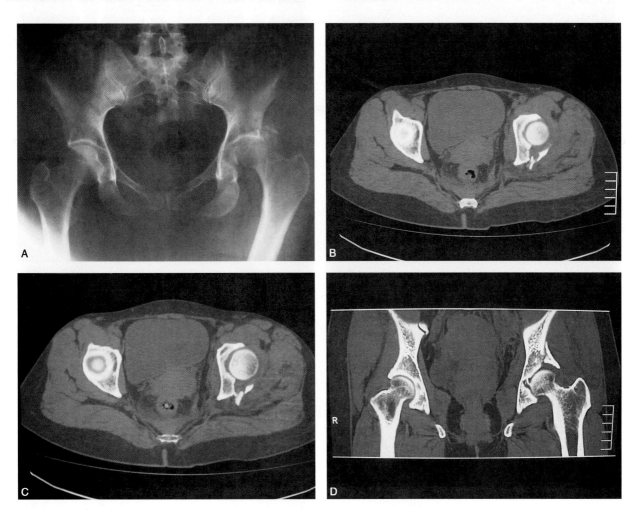

图54-1
A. 可见髋关节脱位;B、C. 髋臼后壁骨折,有多个骨折块;D. 髋关节内有骨折块

【手术指征的选择】

患者为中轻女性,髋臼后壁骨折,移位。骨折涉及整个后壁的60%(图54-2);且髋关节脱位,关节内游离体,手术指征明确。从病史和检查方面,未见明显手术禁忌。

【术前计划与手术技巧】

患者髋臼骨折分型为后壁骨折,手术入路宜选择Kocher-Langenbeck入路。术前CT示后壁骨折为粉碎性,有3个骨块,关节内有游离体,且后壁边缘软骨下骨折压缩。手术中应该在关节牵引下增大关节间隙的情况下取出关节内游离体。应尽量不使关节再次脱位。将压缩的关节面撬起复位,软骨下缺损处植骨。然后再用接骨板螺钉固定骨折。

伤后7天手术。全麻俯卧位。Kocher-Langenbeck入路手术。手术用时2小时,手术中自体血液回输300ml,未输异体血液。术中发现后壁碎为3个骨块,从关节内取出一个游离骨块。在取游离体时,并未将髋关节再次脱位,而是通过扩大关节间隙的方法,将游离骨块取出。髋臼后

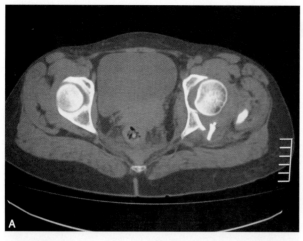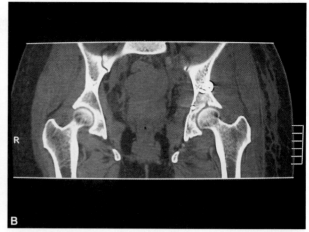

图 54-2 可见髋臼后壁骨折,移位,骨折涉及整个后壁的 60%

缘关节软骨有 1cm×2cm 压缩,将关节面撬起以股骨头为模板复位,将后壁的骨折块逐一复位,由于后壁骨块小而薄,使用 spring-plate 压住后壁骨块,再用重建板螺钉固定(图 54-3)。在整个的复位固定过程中,一位助手始终使患侧膝关节处于屈曲位,在术中放松坐骨神经,减少神经牵拉损伤的机会。

【术后治疗及并发症】

手术后伤口愈合好,未发生感染。

【讨论与思考】

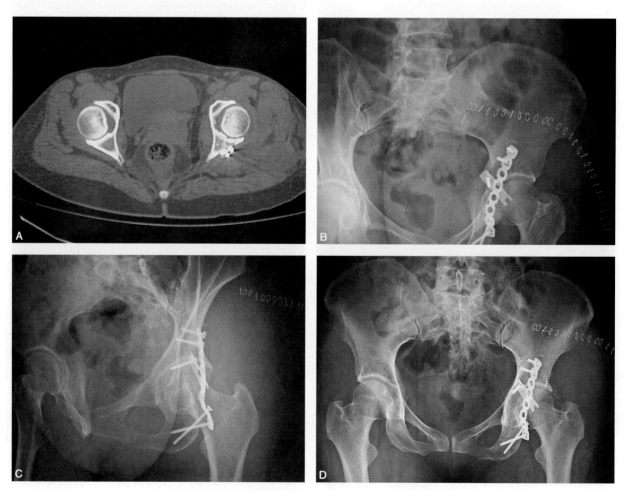

图 54-3 术后拍片可见髋臼骨折复位固定良好
A. 髋臼后壁塌陷已恢复;B ~ D. 髋臼以钢板螺丝钉及 spring-plate 固定

此患者治疗过程的关键之处在于,对髋臼后缘关节面压缩的处理:如果术前和术中未发现这个问题,手术复位后会存在头臼关系异常,在术后会残留关节的半脱位,术后较早就会出现创伤性关节炎的表现。另外要指出的是,在后壁骨折复位后的固定过程中,不能单纯使用螺丝钉固定,要使用重建接骨板固定,这样才能稳定地固定骨折,防止出现术后骨折的再次移位,也能让患者及早进行功能锻炼。

（李卫华）

【推荐读物】

1. Judet R, Judet J, Letournel E. Fractures of the acetabulum: classification and surgical approaches for open reduction. J Bone Joint Surg(Am),1964,46:1615-1638

2. Matta JM, Merritt PO. Displaced acetabular fractures. Clin Orthop,1988,230:83-97

3. Matta JM. Fracture of the acetabulum: accuracy of reduction and clinical results in patients managed operatively within three weeks after the inury. J Bone Joint Surg(Am),1996,78:1632-1645

病例55　髋臼骨折

【病例简介】

患者,男,32岁。因车祸致右髋肿痛,活动受限而急诊来院。检查无膝、脊柱等不适,右下肢有屈髋、短肢等后脱位体征,并有踝趾背伸不能坐骨神经损伤体征。拍平片及CT检查明确髋臼骨折,伴髋关节后脱位。予急诊闭合复位髋脱位后收入院(图55-1~图55-3)。

依据临床表现,X线及CT检查,诊断为髋臼骨折,属横断+后壁类型,伴股骨头后上脱位,坐骨神经腓总支损伤。

【手术指征的选择】

1. 平片显示横形骨折线顶弧角度(roof arch)＜45°(图55-2),CT进一步明确横形骨折线穿过髋臼负重区,为经顶部的高位型横形髋臼骨折(trans-tectal),并有明显移位(图55-3)。应解剖复位负重区并稳定固定,降低创伤性关节炎的发生,消除骨折再移位导致股骨头中心性脱位的危险。

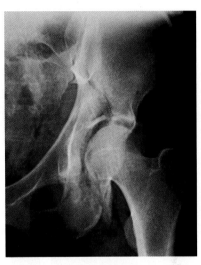

图55-2　髋脱位复位后正位片
横行骨折顶弧角(roof arch)＜45°经负重区,骨折有分离,关节面有＞3mm台阶

2. CT清晰显示后壁骨块大,涉及后壁全程,上至顶部边缘,下至坐骨结节,且涉及后壁近整个宽度(图55-3),因此手术指征明确。

【术前计划与手术技巧】

术前准备完善后,应尽早手术,降低复位难度及卧床并发症。

横形骨折为经顶部高位骨折,常规Kocher-Langenbeck后入路因臀中肌阻挡,直视复位及固定均极困难,且因暴力牵拉易导致臀上神经血管束损伤和臀中肌挫伤及坏死,增加易位骨化风险,因此理论上应采用前入路复位固定。但此病例有大块后壁骨折,后路复位固定不能省略,因此计划采用Kocher-Langenbeck入路,同时大转子截骨翻转臀中肌,可做到不损伤外展肌,且能充分暴露髂前下棘至坐骨大切迹的整个负重区后外侧区域,可直视下复位固定。

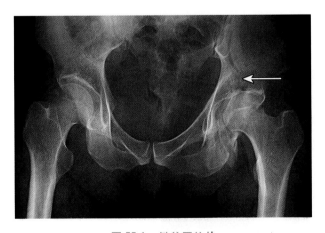

图55-1　骨盆正位片
髋臼横形骨折,经顶部(箭头);后壁涉及坐骨结节骨折;股骨头后脱位

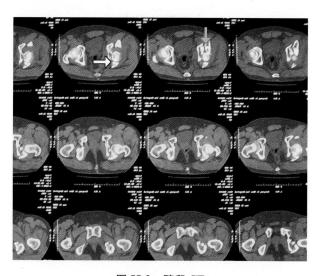

图55-3　髋臼CT
清晰显示经顶部骨折线,纵形走向(蓝箭头)和大块后壁骨折,斜形走向(白箭头)

伤后7天全麻下手术治疗。采用俯卧体位,标准Kocher-Langenbeck入路,将梨状肌、短外旋肌切断向内侧翻转,并在臀中肌和股外侧肌间作大转子截骨,连臀中、小肌一起向近侧翻转,完全充分暴露髋臼顶部,整个后柱。

横形及后壁骨折均复位顺利,首先固定经顶部横形骨折,然后固定后壁骨折,复位大转子截骨端,松质骨拉力钉固定(图55-4)。

手术顺利,骨折复位满意,术中出血约800ml。

【术后治疗及并发症】

术后4年复查,坐骨神经功能恢复,步态正常,无疼痛,活动无明显受限,Matta评分18,结果优。X线片显示髋臼骨折及大转子截骨处愈合,大转子截骨处无异位骨化,但髋臼侧有BrookerⅡ度骨化。股骨头无缺血坏死,轮廓密度满意。关节间隙正常。髋臼侧有轻度软骨下骨密度增高(图55-5)。

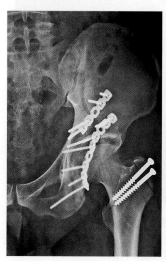
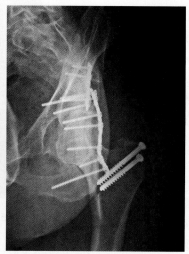
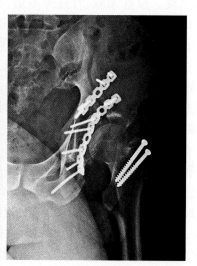

图55-4　术后X线片
经大转子翻转截骨,髋臼骨折复位满意,无关节面台阶,有轻间隙

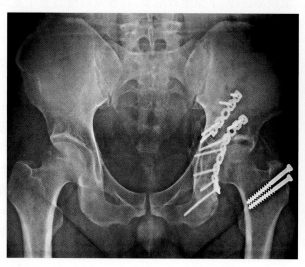
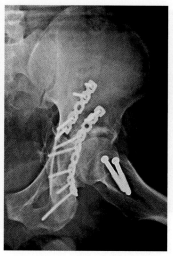

图55-5　术后4年复查
髋臼骨折及大转子截骨均愈合;股骨头未发生坏死;关节间隙正常,顶部密度稍高;截骨处无异位骨化,髋臼侧有BrookerⅡ度异位骨化;临床Matta评分18,功能优

(曹奇勇)

【推荐读物】

1. 荣国威,王承武. 骨折. 北京:人民卫生出版社,2004:821-890

2. Rockwood, Green. Fractures in Adults. 6th ed. Philadelphia: Lippincott Williams & Wilkins,2006:1583-1714

病例56 开放性髋关节前脱位

【病例简介】

患者,男,24 岁。高处(约 10m)坠落伤。患者到院时一般状态差,血压为 85/55mmHg,心率 118次/分。主要临床体征表现为左下肢外展、外旋畸形,股骨头脱位于皮外(图 56-1、图 56-2),左足足背动脉搏动可及,且足趾感觉、活动均正常;另外,患者右小腿中段肿胀、畸形(图 56-3)。影像检查示左髋关节前脱位,右胫腓骨骨折(图 56-4 ~ 图 56-6)。

诊断:①创伤性休克;②髋关节前脱位(左,开放);③胫腓骨骨折(右)。

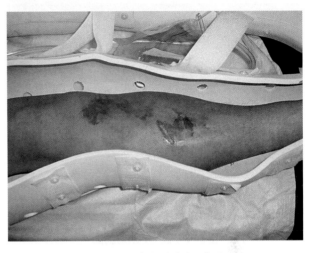

图 56-3 右小腿肿胀、畸形

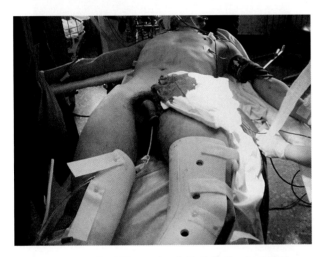

图 56-1 患者男性,24 岁,高处坠落伤,左下肢外展、外旋畸形

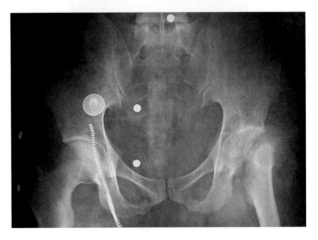

图 56-4 左髋关节脱位

【手术指征的选择】

患者为关节开放、脱位,急诊手术为第一选择。因此,在稳定生命体征的同时,及时手术。

【术前计划与手术技巧】

髋关节开放前脱位是由高能量损伤引起,局部软组织损伤一定非常严重。在此受累区域中重要组织有股动脉、股静脉和股神经,还有髋部的肌肉和关节囊。手术中一定仔细探查和保护。还应清理关节腔,防止碎裂骨片等组织的嵌入。当然,严格的清创必不可少。这些措施是此手术的重点,而对于脱位的整复通常并不困难。多数情况下,将受累肢体沿畸形方向牵引,轻度外展、内旋,然后内收即可将股

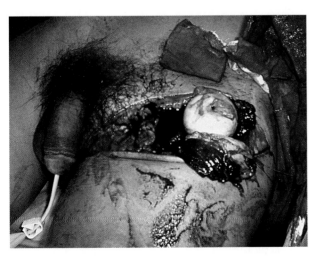

图 56-2 股骨头脱出于皮下,股直肌和关节囊断裂

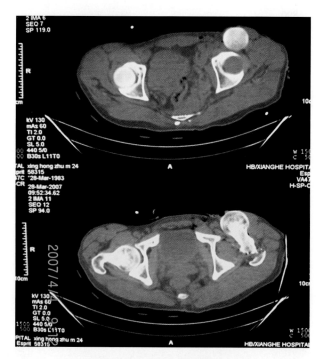

图 56-5　髋 CT 示前脱位

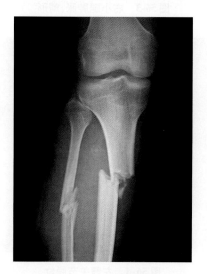

图 56-6　右胫腓骨骨折

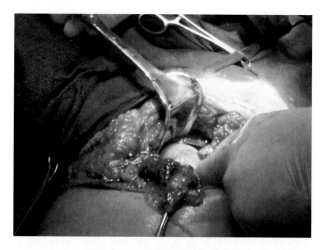

图 56-7　术中进行彻底清创

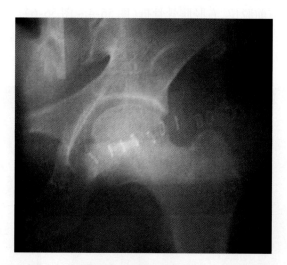

图 56-8　复位后 X 线片

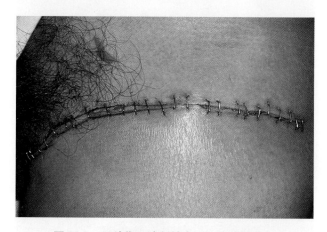

图 56-9　开放伤口清创缝合后位于腹股沟处

骨头复位。

　　术中,发现髋关节前脱位,前方股直肌自髂前下棘完全撕脱,关节囊自前方盂唇完全撕脱,股神经和股动脉完好(图 56-7)。髋脱位复位很容易,复位后关节稳定(图 56-8、图 56-9)。患者病情在治疗中平稳,左髋手术完成后,重新刷手、消毒铺巾,又进行了右胫骨骨折闭合复位带锁髓内针内固定术。

　　【术后治疗及并发症】

　　术后患者恢复好,无感染,伤口顺利愈合。髋关节复位后很稳定,能早期进行关节被动活动,防止关节粘连。

　　【讨论与思考】

　　髋关节前脱位较髋关节后脱位少见,由高能量损伤引起,常见病因有车祸、坠落伤、工伤,偶有运动损伤,是外展、外旋暴力作用于肢体造成的。

　　根据 Epstein 分类,分成两大类:耻骨型(上脱位)和闭孔型(下脱位),二者又分成 3 个亚型,分别为单纯脱位型、脱位合并股骨头骨折型以及脱位合并髋臼骨折型。本文患者属于单纯耻骨型脱位。

所有关节脱位都应急诊治疗,髋关节脱位的预后与是否及时复位有明显关联。有报道,髋关节脱位在伤后6小时内得到复位的患者,股骨头缺血坏死的病例仅为4.8%;不能在6小时内得到治疗的患者,股骨头缺血坏死的病例数则达到53%。

髋关节前脱位的并发症有股骨头缺血坏死(avascular necrosis,AVN)。在单纯髋关节脱位的病例中发生率为4%～22%,AVN在髋关节后脱位的患者中的发生率高于髋关节前脱位。多数患者在伤后2年内发病。还会发生创伤性关节炎:AVN的患者会合并创伤性关节炎,也有一些创伤性关节炎的

患者不合并AVN。髋关节前脱位很少合并神经损伤,异位骨化发生率也低。

单纯髋关节前脱位的患者预后很好,优良率达到75%～83%,总体较单纯髋关节后脱位为好。影响预后的因素主要是发生创伤性关节炎,AVN较少见。

(吴宏华)

【推荐读物】

1. 荣国威,王承武. 骨折. 北京:人民卫生出版社,2004:821-890
2. Rockwood, Green. Fractures in Adults. 6th ed. Philadelphia: Lippincott Williams & Wilkins,2006:1583-1714

病例57　髋臼骨折异位骨化

【病例简介】

患者,男,38岁。因高处坠落伤致右侧髋臼骨折,从受伤后正位X线片(图57-1)可见髂骨翼有骨折线,该骨折移位致使股骨头连同髋臼顶一起向内侧移位,这是Judet-Letournel分型双柱骨折的特征。髂耻线和髂坐线均失去连续性,说明髋臼的前后柱均存在骨折,其中前柱骨折的移位更为严重。

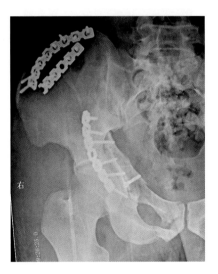

图57-2　术后X线片

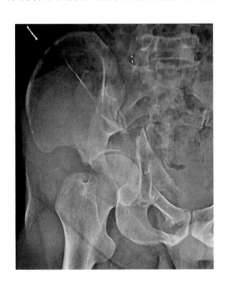

图57-1　伤后正位X线片

患者于伤后第8天在当地医院接受骨折切开复位内固定术,手术采用前后联合入路。从术后X线(图57-2)可见有2块钢板经前方固定了髂骨翼的骨折,有1块钢板经后方固定了后柱的骨折。虽然髋臼的前后柱未能解剖复位,但股骨头和髋臼的对合关系好。

【手术指征的选择】

患者主诉术后患侧髋关节活动不灵活,康复锻炼效果不理想,自己不能穿鞋穿袜子,严重影响日常生活,但髋关节无明显疼痛。术前检查患肢完全负重,行走不需扶拐但有跛行,原手术切口无感染迹象,患侧髋关节完全僵直无活动,右侧无坐骨神经损伤表现。从术后10个月的正位和闭孔斜位X线(图57-3、图57-4)可见骨折线已经消失,髋臼骨折已经愈合,髋关节的关节间隙正常,股骨头无坏死表现。髋关节后方有大量异位骨化形成,从闭孔斜位可见骨化完全桥接髋臼与股骨大粗隆,根据Brooker分级为Ⅳ级。但从CT扫描(图57-5)可以看到骨化与股骨大粗隆并未完全桥接。CT可以更准确地判断骨化的范围和严重程度,但分析CT图像时一定要

全面,避免仅仅根据几个断层就作出判断。

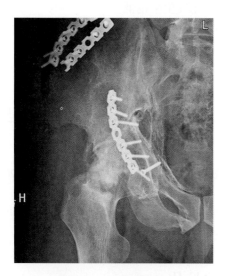

图 57-3　术后骨盆正位

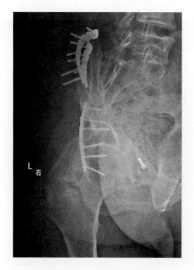

图 57-4　术后闭孔斜位

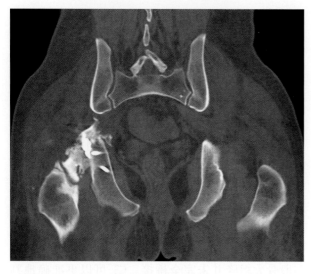

图 57-5　术后 CT

【术前计划与手术技巧】

在经过与患者的深入沟通,充分告知了骨化切除的效果和风险后,在首次手术后 1 年,进行了异位骨化切除、髋关节松解手术。手术前 3 小时对右侧髋关节进行了单次 8Gy 的放疗以预防骨化复发。手术采用侧卧位,术中注意坐骨神经的保护,切除骨化(图 57-6)的同时进行软组织的松解和推拿(图 57-7)。

【术后治疗及并发症】

术后 X 线片显示骨化切除充分(图 57-8)。术后第一天即开始患侧髋关节的主动活动练习。术后口服吲哚美辛 25mg 每日 3 次,直至术后 6 周。

术后定期复查随访,在骨化切除术后 4.5 年随访时,患者主诉右侧髋关节有中度疼痛,髋关节活动度(图 57-9),Harris 评分 71 分。患者对当前功能比较满意。X 线显示有 Brooker Ⅱ级异位骨化复发,髋关节有轻度创伤后退变表现(图 57-10)。

【讨论与思考】

异位骨化是髋臼骨折后路手术常见的并发症,但重度骨化并不多见。对重度异位骨化,手术切除骨化松解髋关节可以改善关节活动,但要选择恰当的适应证和手术时机,并注意骨化复发的预防。该手术有较高的并发症发生率,需要跟患者进行深入的沟通。

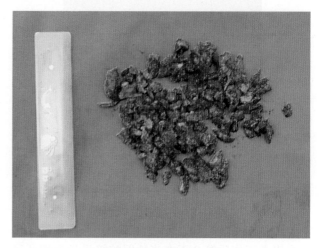

图 57-6　术中切除的骨化

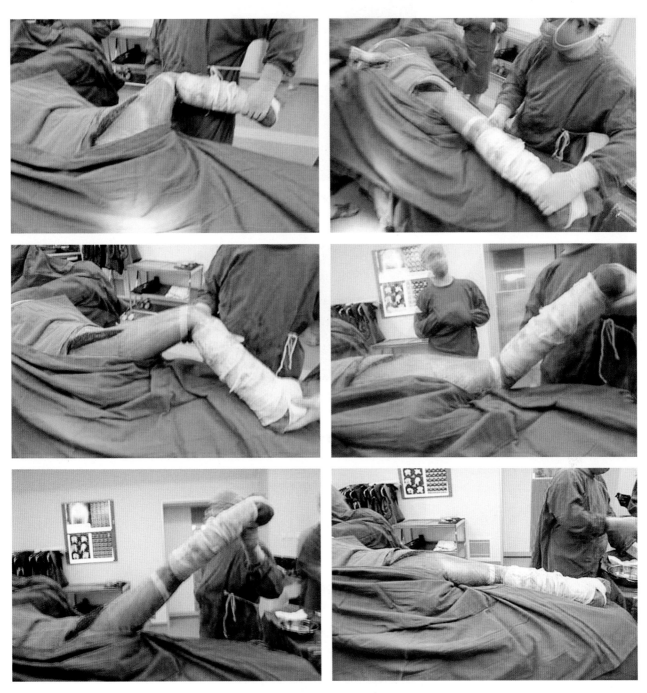

图57-7　软组织的松解和推拿

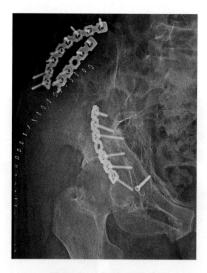

图 57-8　术后 X 线片

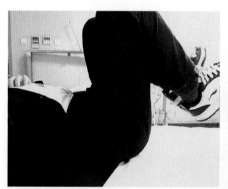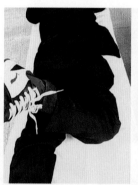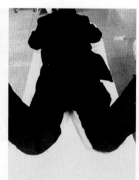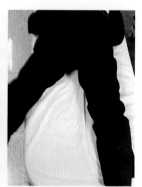

图 57-9　髋关节活动度

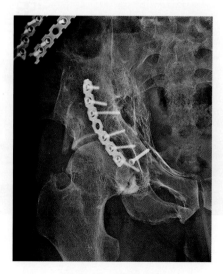

图 57-10　骨盆正位

（杨明辉）

【推荐读物】

1. Wu XB, Yang MH, Zhu SW, et al. Surgical resection of severe heterotopic ossification after open reduction and internal fixation of acetabular fractures: A case series of 18 patients. Injury, 2014, 45(10): 1604-1610

2. 吴新宝, 杨明辉, 王满宜, 等. 髋臼骨折术后异位骨化的手术治疗. 中华外科杂志, 2008, 46(7): 506-509

病例58　髋臼骨折合并股骨头骨折

【病例简介】

患者, 男, 20岁。骑摩托车受伤, 在当地医院住院后, 诊断一直不能确定, 以"股骨头坏死"建议行人工关节置换, 由于诊断不确定, 患者于伤后45天来北京市积水潭医院关节科就诊(图58-1), 后被转到创伤骨科。

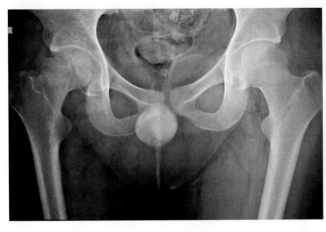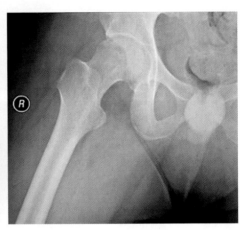

图58-1　伤后6周在关节科就诊的X线片

【手术指征的选择】

经创伤骨科进一步的CT扫描检查(图58-2), 结合患者有明确的受伤史, 所以除外"股骨头坏死"。明确诊断为: ①髋臼后壁骨折(右); ②股骨头粉碎骨折(右, 负重区)。

【术前计划与手术技巧】

虽然股骨头负重区为严重的粉碎骨折, 股骨头坏死率很高, 但由于患者年轻, 经与家属沟通, 决定先重建股骨头的完整, 复位固定髋臼后壁骨折。

手术取Kocher-Langenbeck入路, 侧卧位, 术中加做二腹肌截骨, 以使髋关节可以脱位, 先复位股骨头骨折, 必要时压缩处植骨, 尽可能将所有股骨头的骨软骨块都复位, 恢复股骨头的球形关节面, 用3.0mm细的无头空心钉对骨折块进行固定; 髋臼后壁骨折块较小, 且位置高, 所以需要用弹簧板结合重建板固定。

髋臼骨折合并股骨头骨折的患者, 如果选择后方入路, 则需取侧卧位, 这样有利于术中髋关节脱位, 容易处理股骨头骨折(图58-3)。

术中发现该病例的特点是后关节囊完整, 这可以进一步理解该病例的特点, 即髋关节受伤时未脱位, 股骨头直接和髋臼顶撞击, 所以股骨头为粉碎骨折(图58-4)。

探查见粉碎的股骨头及后壁骨折, 股骨头整个负重区有6个骨软骨块, 且存在压缩, 后壁骨折块为三小块, 最宽的一块约2cm, 所以无法用拉力螺丝钉固定(图58-5)。

术中不脱位股骨头无法获得很好的复位及固定, 所以按术前计划行二腹肌截骨, 在臀中肌和股外侧肌后缘从后向前截下大转子, 并将大转子翻向前方, 从而很容易将股骨头脱位(图58-6)。本例是将股骨头后脱位, 如果是股骨头前下方骨折, 通过二腹肌截骨也可以将股骨头前脱位(最常用), 以有利于前下方骨折的复位和固定。

清理股骨头骨折的创面, 将股骨头的所有骨折块原位拼接复位, 术中发现虽有压缩但无法植骨, 因骨折块很小、很薄, 压缩厚度约0~3mm。将所有骨折块复位后用克氏针暂时固定(图58-7)。

用细的3.0mm无头空心钉固定股骨头骨折块, 确保每个骨折块至少1枚螺丝钉(图58-8)。

将后壁骨折块复位, 克氏针暂时固定, 由于后壁骨折块较小, 无法用拉力螺丝钉固定, 故用2块弹簧板固定, 再用1块重建板置于2块弹簧板之上完成后壁骨折块的固定(图58-9)。

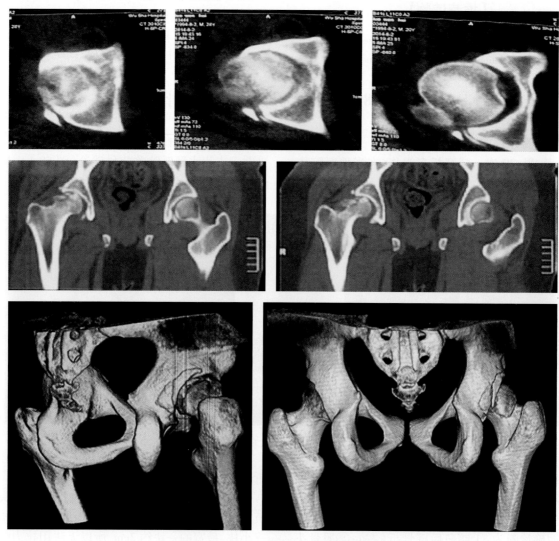

图 58-2　水平 CT、冠状面 CT 以及三维 CT
证实为髋臼后壁及股骨头负重区骨折

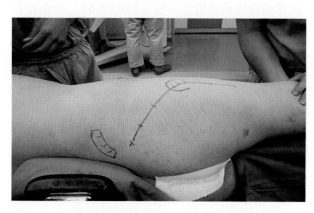

图 58-3　侧卧位的体位和手术切口

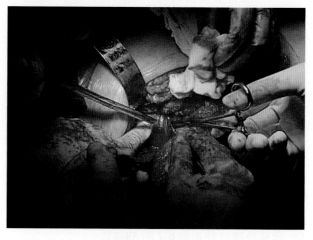

图 58-4　术中照片
和常见的髋臼后壁骨折不同,本例后关节囊完整

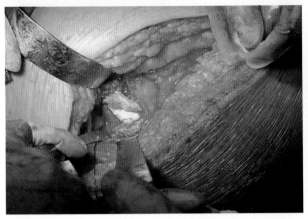
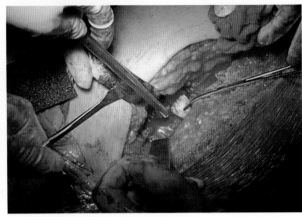

图 58-5　术中探查股骨头及后壁的骨折块

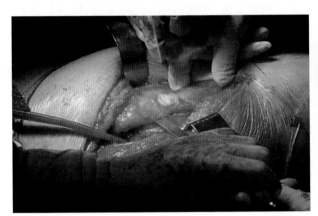
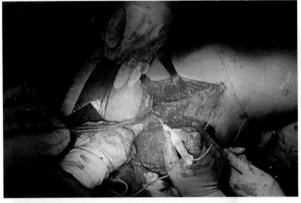

图 58-6　二腹肌截骨

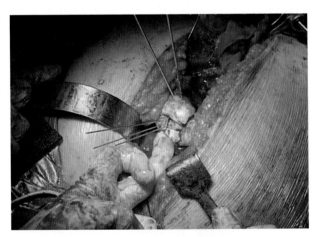

图 58-7　股骨头复位临时固定

将所有股骨头的骨折块复位，克氏针暂时固定

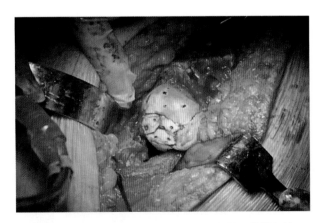

图 58-8　用 3.0mm 无头空心钉固定股骨头的骨折块

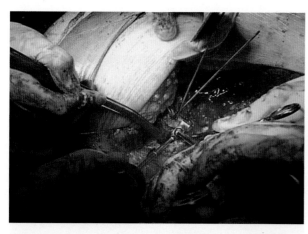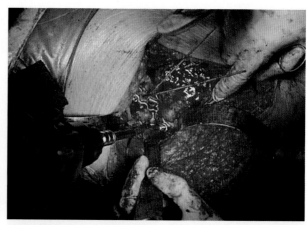

图 58-9　用 2 块弹簧板及 1 块重建板固定后壁骨折块

所有骨折复位固定后,术中透视证实复位及固定无误,则复位大转子,用 3 枚 6.5mm 空心钉固定(图 58-10)。

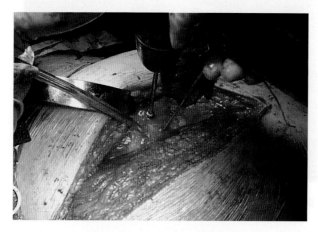

图 58-10　复位并固定大转子

术后 X 线片显示股骨头、髋臼后壁及大转子均获得满意的复位及固定(图 58-11)。

【术后治疗及并发症】

预防异位骨化:术后当天开始,口服吲哚美辛 4 周,预防术后异位骨化的发生。

功能锻炼:功能锻炼包括两方面,即关节活动范围的锻炼及髋关节周围肌肉的肌力锻炼,术后即开始。

关于负重时间,由于股骨头负重区粉碎骨折,所以术后 3 个月内不负重,可扶双拐下地,3 个月后根据复查情况再决定负重时间。

【讨论与思考】

该病例特点:有明确的受伤史,单纯累及右髋,没有髋关节脱位,后壁骨折移位不大,股骨头骨折不是常见的前下部位,而是表现为负重区的粉碎骨折。

由于以上特点,使该患者被最初的医院怀疑为"股骨头坏死",一直未确定治疗方案,使治疗延误,所以全面的病史了解和影像学检查很重要。

股骨头骨折(涉及负重区)的手术入路选择:如果是单纯的股骨头前下方骨折,可选择前外侧(smith-peterson)入路;如果伴有髋臼后方的骨折,则

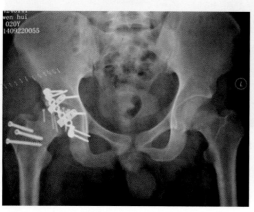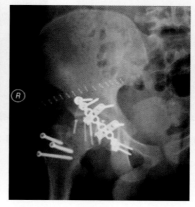

图 58-11　术后 X 线片

选择 K-L 入路，但需要加做二腹肌截骨，髋关节脱位，采用侧卧位。

股骨头骨折的固定方法用尽可能细的螺丝钉采用"埋头"的方法固定股骨头骨折块，但"埋头"会带来两个问题，一是增加股骨头的骨软骨损伤，二是对于小的骨折块无法"埋头"，所以最好的方法是选用无头钉。

粉碎的后壁骨折固定方法：对于粉碎的后壁骨折，或后壁骨折块小不能用 Lag-screw 时，采用"弹簧钢板"固定后壁骨折块。

（吴新宝）

【推荐读物】

1. 田伟，王满宜. 骨折. 第 2 版. 北京：人民卫生出版社，2013
2. Rockwood Green. Fractures in Adult. 6th ed. Philadelphia：Lippincott Williams & Wilkins，2006

病例59　髋臼骨折

【病例简介】

患者，男，27 岁。因车祸致左髋肿痛，活动受限 6 小时于 2012 年 12 月 16 日急诊来院。

急诊检查生命体征平稳，颅脑、胸腹等其他系统无明显异常；右侧眼眶有一约 3cm 皮裂伤；左下肢明显短缩、轻度屈膝畸形，左髋部疼痛、活动受限，膝部无明显压痛，左足神经血管检查无异常。

急诊拍片（图 59-1），诊断为左髋关节骨折脱位（髋臼后壁骨折、股骨头骨折），急诊予闭合复位后进一步 CT 检查（图 59-2），并骨牵引维持；右眼眶皮裂伤眼科会诊清创缝合后收入院。

【手术指征的选择】

患者后壁骨折块小（<2/5 后壁关节面宽度），并不涉及髋臼顶部，因此后壁骨折理论上需麻醉应力位下确定髋关节是否存在脱位或头臼不匹配（半脱位），从而确定手术指征。

【术前计划与手术技巧】

患者股骨头骨折为 Pipkin Ⅰ型，骨块小，不涉

及股骨头负重区，因此单纯此类股骨头骨折也不会显著影响髋关节稳定性，但此患者髋脱位复位后股骨头骨折块仍显著移位，若不复位或切除，

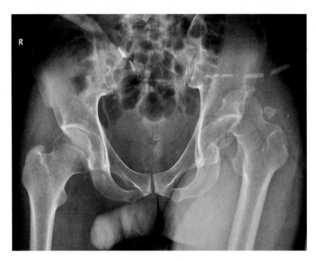

图 59-1　骨盆正位
左侧髋关节骨折脱位，股骨头及后壁骨折块均不大

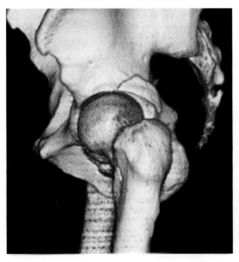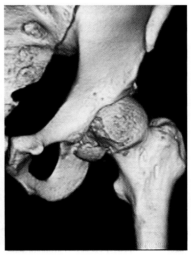

图 59-2　髋脱位复位后 CT
后壁骨折块偏上，股骨头骨折块明显移位

则会影响髋关节活动度。因此股骨头骨折手术指征明确。

年轻患者,高能量损伤,骨折脱位,髋关节周围软组织应有较严重损伤,且骨性稳定结构股骨头及髋臼后壁均有骨折,因此为了早期活动恢复髋关节功能,并避免髋关节不稳定,应首选同时复位并稳定固定髋臼后壁及股骨头骨折块。

后壁骨折需常规 Kocher-Langenbeck 入路,应尽量保留骨块附着的关节囊,同时因骨块小,邻近后壁缘,拉力钉固定会进入关节内,单纯后方支撑钢板压迫固定不稳定,术后容易失效,因此需准备弹簧钢板以加强后方支撑钢板固定强度。

股骨头骨折位于前下,从后方直视困难,需重新后脱位,视野及操作空间也极有限,复位固定操作均非常局促,若操作不当,会损伤位于股方肌深面的旋股动脉升支,存在医源性股骨头缺血坏死风险,同时骨折块只能从后向前固定,因 Pipkin I 型骨块薄,因此固定强度差,故考虑利用 K-L 入路,行大转子片状滑动双腹截骨,外科前脱位直视下复位固定股骨头骨折,即不会干扰旋股动脉深支,又能直视下从前向后拉力钉稳定固定前下方片状股骨头骨折块。

伤后 7 天全麻下手术治疗。采用侧卧体位,标准 Kocher-Langenbeck 入路,患者梨状肌及短外旋肌尚完整,梨状肌上缘存在明显软组织撕裂间隙,近端臀小肌骨膜下剥脱,撕裂间隙可见髋臼后壁骨折块,与关节囊尚有部分连接。

确认臀中肌及股外侧肌在大转子附丽点后缘,平行股骨干作大转子截骨,大转子片状截骨块即成双腹骨块,近端与臀中肌相连,远端与股外侧肌相连,近端不涉及梨状肌止点(图59-3),

将截骨块拉向前方,即暴露前方关节囊,沿股骨颈基底切开前方关节囊,后上方与后壁骨折处相连(图59-4),屈膝屈髋外旋脱位股骨头,保留残存骨折块下方关节囊,直视下复位固定股骨头骨折(图59-5),复位后由梨状肌上缘暴露复位髋臼后壁骨折块,首先一枚 1/3 管形钢板修整后作为弹性钢板勾压后壁,然后一枚重建钢板覆盖,复位大转子双腹截骨块,三枚螺钉固定(图59-6),活动关节稳定。

【术后治疗及并发症】

术后无坐骨神经损伤症状,第二天即起作活动,3 天后扶双拐下地活动,术后 6 周开始部分负重活动,术后 12 周完全负重活动,术后 14 周复查骨折愈合,功能恢复正常(图59-7)。患者术后氨糖美辛口服 4 周(每次 1 片,每日 3 次)预防异位骨化。术后 1 年半电话随访无不适,工作生活正常。

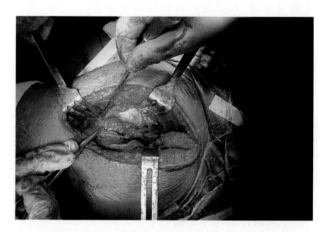

图59-4 术中照片
术中沿股骨颈基底切开前方关节囊,后上方与骨折线相连

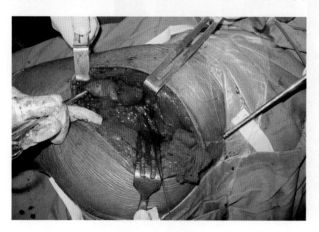

图59-3 术中照片
做大转子双腹截骨,不涉及梨状肌

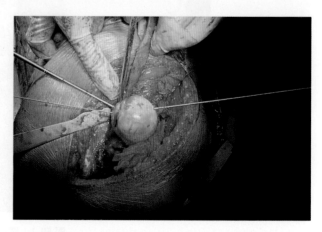

图59-5 直视下复位固定 Pipkin I 型骨折块

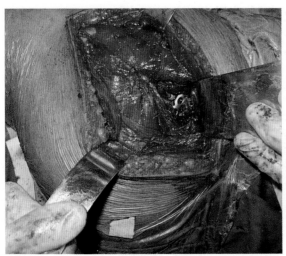
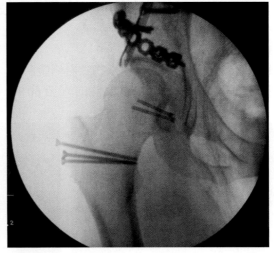

图 59-6　术中照片
后壁骨折由梨状肌上缘复位固定，一枚 1/3 半管钢板作为勾压骨折块弹性钢板，大转子截骨块三枚长螺钉固定

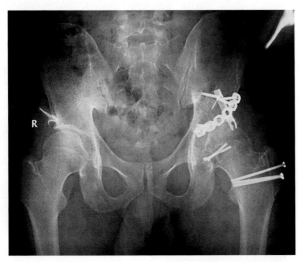
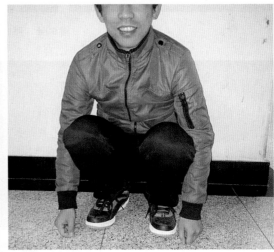

图 59-7　术中 14 周 X 线及体位像
骨折愈合，无异位骨化，完全负重，功能正常

（曹奇勇）

【推荐读物】

1. Siebenrock KA, Gautier E, Woo AKH, et al. Surgical disloca-tion of the femoral head for joint debridement and accurate re-duction of fractures of the acetabulum. J Orthop Trauma, 2002, 16(8): 543-552

2. Gardner MJ, Suk M, Pearle A, et al. Surgical dislocation of the hip for fractures of the femoral head. J Orthop Trauma, 2005, 19(5): 334-342

3. Wiss DA. Master techniques in orthopaedic surgery Fractures. 2nd ed. Philadelphia: Lippincott Williams & Wilkins, 2006: 755-764

4. Naranje S, Shamshery P, Yadav CS, et al. Digastric trochanter-ic flip osteotomy and surgical dislocation of hip in the man-agement of acetabular fractures. Arch Orthop Trauma Surg, 2010, 130: 93-101

5. Tile M, Helfet DL, Kellam JF, et al. Fractures of the pelvis and acetabulum. New York: Thieme, 2015: 570-574

病例60　技巧3D技术治疗陈旧髋臼骨折

【病例简介】

患者,男,29岁。4个月因车祸伤致右侧髋臼骨折(双柱,陈旧);骨盆骨折(TILE B,陈旧)(图60-1、图60-2);右侧坐骨神经损伤;右侧股骨干骨折;脾破裂;肠破裂。当地急诊行剖腹探查,脾切除;肠修补术;右侧股骨干骨折切开复位,取右侧髂骨植骨术。

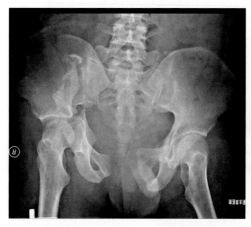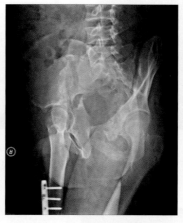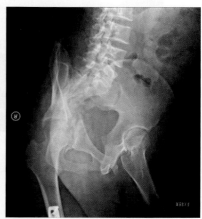

图60-1　髋臼骨盆骨折X线片

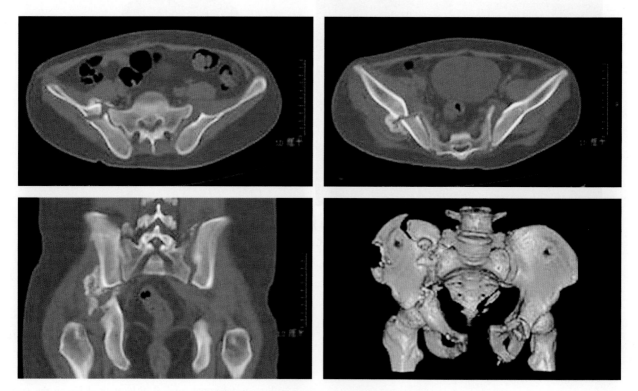

图60-2　髋臼骨盆骨折CT,显示骨折端骨痂

【术前计划与手术技巧】

针对本病例,由于骨折复杂,CT显示骨折端畸形,有较多骨痂,手术难度较大。术前我们根据CT数据制造了3D打印模型(图60-3)。根据模型分析,为了减少手术风险,我们把手术分成两个阶段。第一阶段为骨盆骨折复位固定阶段:为了复位髋臼骨折需要找到相对正常的解剖标志,必须先复位骨盆骨折,使得左侧耻骨联合处于相对正常位置,这样才便于复位髋臼前柱骨折块,在模型上进行左侧骶髂关节、耻骨联合、左侧

耻坐骨支的清理（图 60-4），复位骨折，克氏针临时固定。获得一期手术结果模型（图 60-5）。经过一期模型处理后，我们对模型进行第二阶段模拟操作，处理髋臼骨折部分：首先模拟髋臼前路手术，清理髂窝骨折线"瘢痕"，复位髂骨翼骨折；然后处理前柱骨折端"骨痂"；最后处理髋臼后柱骨折端"骨痂"（图 60-6），完成模型髋臼骨折端的彻底松解，经后方复位髋臼后柱骨折克氏针临时固定，再复位前柱骨折，克氏针固定。直视下观察模型髋臼得到了近似解剖复位（图 60-7）。

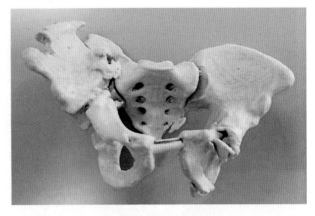

图 60-3 3D 打印模型

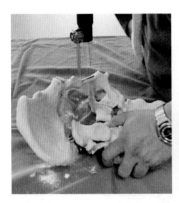 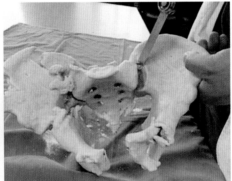 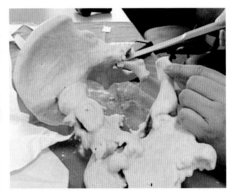

图 60-4 3D 模型清理骶髂关节，耻骨联合，耻坐骨支"瘢痕骨痂"

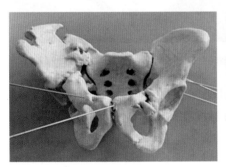 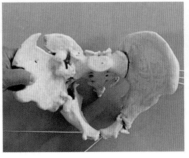

图 60-5 模型复位固定骨盆骨折

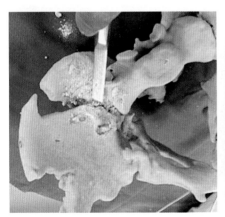 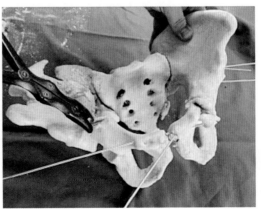 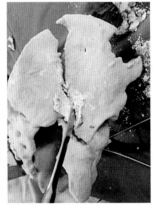

图 60-6 清理模型髋臼侧"骨痂"

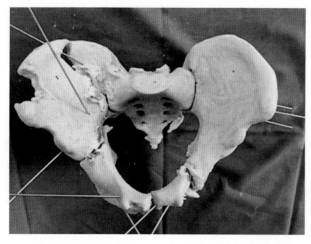
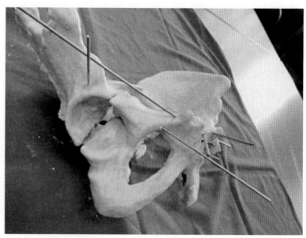

图 60-7　复位模型的髋臼骨折，克氏针固定

第一期骨盆骨折切开复位内固定。仰卧体位，手术入路采用前方髂窝入路结合 Pfannenstiel 入路，按照术前规划清理髂窝、耻骨联合和耻坐骨支的瘢痕骨痂（图 60-8）。复位骨折，髂窝 2 块接骨板固定，前方耻骨支和耻骨联合 2 块接骨板按照 3D 模型预弯后固定骨折（图 60-9）。

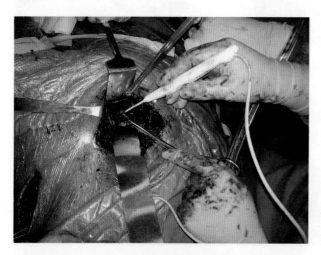

图 60-8　清理耻骨联合瘢痕

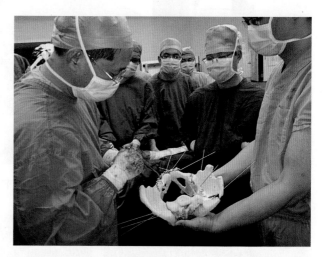

图 60-9　按照 3D 模型预弯固定骨盆前环的接骨板

第一期手术后拍片与术前 3D 规划结果比较符合我们的手术设计（图 60-10）。

待患者一般情况平稳，考虑到髋臼手术后方骨折畸形愈合处为臀上动脉位置，为防止松解过程中出现大出血，第二阶段手术前一天行血管造影，臀上

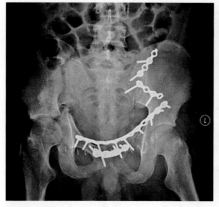
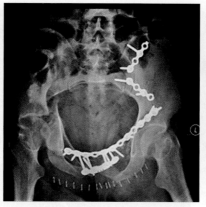
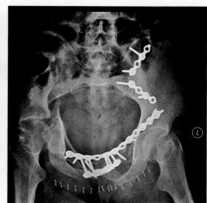

图 60-10　第一阶段骨盆手术后 X 线片

动脉栓塞（图60-11）。

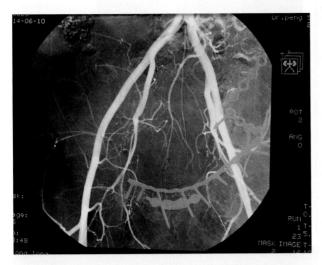

图60-11 第二阶段髋臼手术前一天行动脉造影，臀上动脉栓塞

第二阶段髋臼骨折切开复位内固定。手术采用漂浮体位，前后联合入路，按照术前设计先通过髂腹股沟入路清理髂窝，前柱骨痂，松解髋臼前方。然后经后方 K-L 入路，清理髋臼后方骨痂（图60-12），复位后柱骨折，克氏针临时固定。再经前方入路复位及接骨板固定髂骨翼和高位前柱骨折。改成俯卧体位，1 块接骨板固定后柱骨折。最后经前方入路固定低位前柱骨折。

术后复查 X 线片及 CT，骨盆及髋臼骨折都得到满意的复位和固定（图60-13）。

【讨论与思考】

陈旧髋臼骨折是创伤骨科中较少见并极难治疗的疾病，无论是手术方法的选择（关节置换或者切复内固定），还是手术操作的难度以及术后并发症都对创伤骨科医生是极大的挑战，具有极大的不确定性。对于此类骨折的治疗文献中鲜有报道。由于此种疾病多见于年轻患者，因此一期进行关节置换手术的患者远期往往存在翻修手术等问题，且由于髋臼的完整性在此类患者中大都遭到严重破坏，也给关节置换手术造成极大的困难。因此，对于年轻的患者应该尽量行内固定治疗重建髋臼并恢复正常的头臼关系，等到后期症状（股骨头坏死、骨性关节炎、疼痛等）出现后再考虑行关节置换手术治疗。由于此类手术存在诸多不确定性，因此术前计划尤为重要，不单是骨折类型，此类患者由于创伤造成周围软组织的正常结构也遭到破坏，因此需要合理的软组织保护及较精准的复位。3D打印技术自 20 世纪 90 年代应用于颅面手术以来，在医疗及临床工作中提供了极多的选择，目前在各个学科 3D 打印技术都得到及其广泛的应用。在临床实践中，3D 打印技术可以帮助医生更为全面地认识复杂骨折的畸形特点，并且通过对 1∶1 模型的手术预操作可以在一定程度上模拟真实手术的过程，为医生在术前准备、骨折复位顺序规划、内固定方式的选择、骨折固定的方法等细节方面进行充分的预演和尝试。

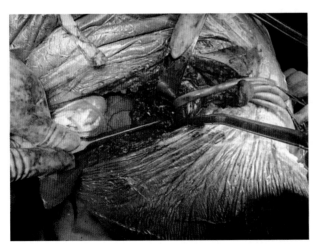
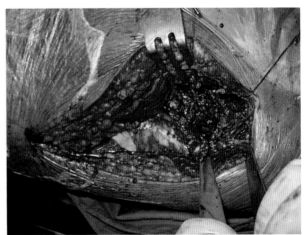

图60-12 按照模型规划步骤，清理髋臼前后方骨痂

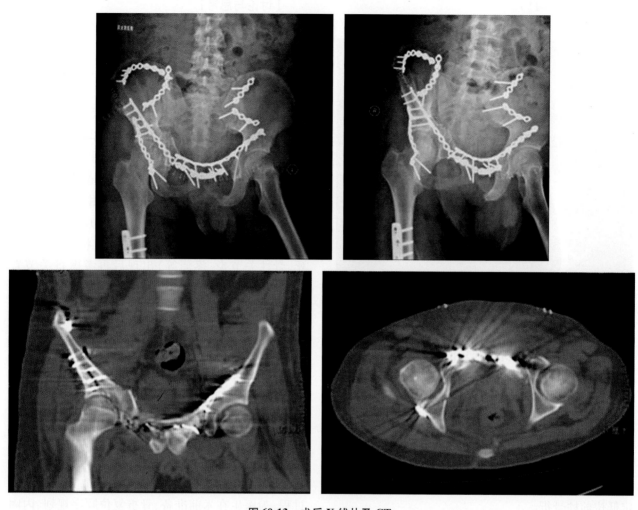

图60-13　术后X线片及CT

（赵春鹏）

【推荐读物】

1. 田伟,王满宜.骨折.第2版.北京:人民卫生出版社,2013

2. Rockwood Green. Fractures in Adult. 6th ed. Philadelphia: Lippincott Williams & Wilkins, 2006

第三章 下肢手术

第一节 股骨近端手术

病例61 应用DHS固定股骨颈骨折

【病例简介】

患者,男,34岁。右下肢撞伤伴髋关节疼痛,活动受限18周来诊。

患者于18周前因车祸致右下肢疼痛,活动受限。即在当地医院诊为右股骨干闭合骨折,一天后行右股骨干骨折切开复位,钢板内固定。术后伤口一期愈合。卧床10周后下地活动。患肢未负重。患者活动后自觉右髋疼痛,患肢短缩。来北京积水潭医院就诊。

查体:患者扶拐行走,患肢未负重。右大腿外侧手术瘢痕。右下肢短缩,外旋畸形。右大腿无压痛。未及反常活动。右髋压痛,叩痛(+)。活动受限。右膝活动受限。测量右下肢长度较左侧短缩2cm。

X线:股骨颈骨折,骨折线清晰,髋内翻畸形(图61-1)。

股骨干骨折钢板固定,骨折端出现明显骨痂。

诊断:股骨颈骨折(右,陈旧);股骨干骨折术后(右)。

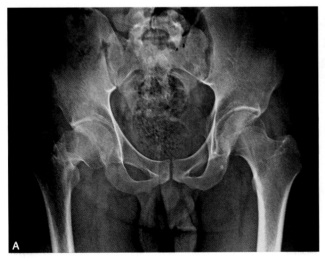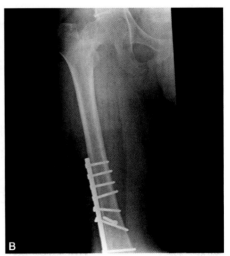

图61-1 术前X线片

股骨颈骨折,大粗隆向近端移位,髋内翻畸形

【手术指征的选择】

股骨颈陈旧骨折,髋内翻畸形,髋关节活动受限。为复位股骨颈骨折,并在可靠固定情况下进行早期髋关节活动,手术内固定治疗是必需的。患者

无绝对手术禁忌证。

【术前计划与手术技巧】

患者骨折端不稳定,又为陈旧骨折,股骨颈骨折需切开复位,选用DHS内固定可增加股骨头颈和股

骨干之间的稳定型。

连续硬膜外麻醉。患者置于牵引床上,消毒,铺巾。取髋关节外侧切口。切开皮肤、皮下、阔筋膜,自股外侧肌起点 5mm 处 L 形切开,显露股骨转子部。自股骨转子部前方切开髋关节前关节囊,暴露股骨颈前方骨面,见股骨颈骨折未愈合。清理骨折端瘢痕组织。牵引结合撬拨使骨折复位。正侧位 X 线示骨折复位满意。自股骨转子部向股骨头颈钻入直径 3mm 导针,深至髋臼以防止复位丢失。通过 130° 角度导向器向股骨头颈钻入导针。导针位于股骨颈中下 1/3 并深达股骨头关节面下方。

正侧位 X 线示导针位置满意后测量导针深度为 100mm。将组合绞刀定为 90mm 经导针进行扩孔。攻丝后取出导针,选 95mm 头钉拧入达关节面下 5mm。套入 2 孔 DHS 侧板,皮质骨螺丝钉固定。再向 DHS 头钉内插入一导针。套入空心钉平行导向器。经导向器向股骨头颈钻入一导针达股骨头关节面下。测量深度为 95mm。经导针钻孔。去除导针,选择 90mm 空心钉拧入。X 线示骨折复位固定满意。冲洗后依次缝合伤口。术毕。术后拍片可见骨折复位固定满意,髋内翻得到纠正(图 61-2)。

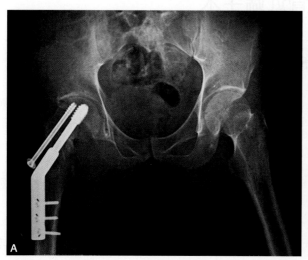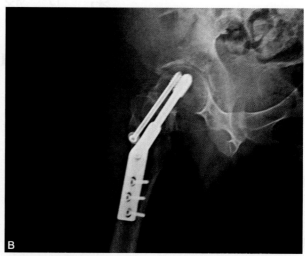

图 61-2　术后可见骨折复位固定满意,髋内翻畸形得到纠正

术中应用注意:①股骨颈骨折应解剖复位。如存在骨缺损酌情考虑植骨。②DHS 头钉位于股骨颈中下 1/3,深度达股骨头关节面下方 5 ~ 12mm。③空心钉与 DHS 头钉平行。

【术后治疗及并发症】

常规抗感染治疗伤口护理。术后 24 小时髋关节被动功能练习;术后 48 小时患肢可部分负重达

10 ~ 15kg。

(危　杰)

【推荐读物】

1. 荣国威,王承武.骨折.北京:人民卫生出版社,2004:891-928
2. Rockwood,Green. Fractures in Adults. 6th ed. Philadelphia:Lippincott Williams & Wilkins,2006:1753-1792

病例 62　股骨颈骨折的内固定治疗

【病例简介】

患者,男,19 岁。因车祸致伤左髋部,伤后 4 小时来北京积水潭医院急诊,经体检拍片(图 62-1),诊断为股骨颈骨折(左,Garden Ⅳ型)。

【手术指征的选择】

股骨颈骨折行内固定术的适应证包括:移位型股骨颈骨折、嵌插型股骨颈骨折及部分无移位型股骨颈骨折。患者年龄是一个参考指标,年龄超过 65

岁可以考虑行人工关节置换术,但骨骼质量、患者的生理年龄及伤前活动能力对于手术方案的选择更为重要。

手术禁忌证包括:患侧髋关节中度以上的骨性关节炎;类风湿关节炎;股骨头缺血坏死;骨骼质量差难以获得稳定固定;预期寿命较短以及病理性骨折。

股骨颈骨折的复位质量对于预后非常重要,理

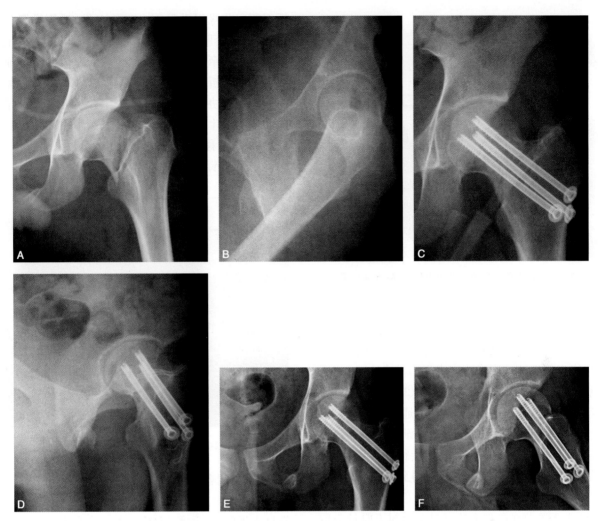

图 62-1　股骨颈骨折患者术前及术后系列 X 线片

A、B. 术前正侧位 X 线片;C、D. 术后当日正侧位 X 线片;E、F. 术后 10 周正侧位 X 线片,显示骨折已愈合

想的目标是获得解剖复位。但正侧位影像监视下获得的良好复位仍有可能存在一定程度的移位,因此应通过多个角度透视观察复位情况。多数股骨颈骨折通过闭合方法可以获得满意的复位。试行闭合复位不能成功时,不应反复操作,应有限切开前关节囊行撬拨复位或直视下复位。前关节囊切开的意义还在于清除关节内血肿,降低囊内压,改善股骨头血供。由于股骨头供应血管很少位于前方,因此前关节囊切开不会带来对股骨头血运的额外损害。但目前前关节囊切开尚不作为常规手段应用。

【术前计划与手术技巧】

应拍摄双髋正位及患髋侧位 X 线平片及患髋 CT 扫描。CT 能更准确地反映骨折的移位及粉碎程度。对于骨折端粉碎严重或骨质较差的患者,空心钉固定术后易发生内固定失效和转子部位骨折的并发症,应选用 DHS 固定。

对于移位型股骨颈骨折,术前可予小重量(一般

为 2.27kg)布兜牵引,以缓解局部疼痛,但理论上存在使关节囊压力增高,影响股骨头血供的危险性。对于无移位型及嵌插型骨折,则不必牵引。对于多发骨折患者,股骨颈骨折多数情况下应优先治疗。

手术时机:股骨颈骨折内固定手术应作为一个相对急诊手术看待,尤其是对于年轻患者更应如此。在伤后 12 小时内手术有助于减少股骨头缺血坏死的发生。本例患者于伤后 11 小时行骨折闭合复位,经皮空心钉内固定术。骨折复位及固定良好。

全麻或椎管内麻醉均可。对于老年合并内科疾病的患者,椎管内麻醉对全身干扰较小,更为适合。患者仰卧位放置于骨折牵引床上,患侧下肢置于中立位,对侧肢体外展,牵引床会阴柱置放于会阴部偏患侧,应注意避免挤压阴囊。放置 C 形臂或 G 形臂 X 线透视仪,调整其位置至获得标准的正侧位影像(图 62-2)。

闭合复位:股骨颈骨折后骨折端通常的移位方

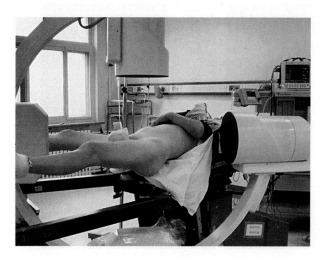

图 62-2　股骨颈骨折行空心钉内固定术患者体位及G 形臂机放置

式表现为远端上移、外旋及股骨头后倾。因此复位顺序依次为：①牵引患肢：应逐渐、轻柔地施加牵引力，严格根据正侧位影像决定牵引力的大小，一定要避免发生过牵而导致骨折端分离。②调整肢体旋转位置：在影像监视下逐渐内旋肢体，通常患肢在轻度内旋位可以获得满意的复位。③逐渐内收肢体。通过以上步骤，骨折远端的上移、外旋得到纠正，股骨头后倾由于牵引使关节囊紧张而得到纠正，多数股骨颈骨折通过以上步骤可以获得满意复位。一些骨折可能由于关节囊撕裂无法通过牵引纠正股骨头后倾，此时可把患肢从牵引床上松开，屈膝屈髋90°行轴向牵引，然后逐渐内旋并内收髋关节，再逐渐伸直髋关节（Leadbetter 法）。若仍不能纠正股骨头后倾，可让助手维持患肢于屈髋牵引位，以远端对近端，恢复股骨近端轴线后快速向股骨头内打入 2 枚克氏针，再缓慢伸直髋关节，注意克氏针务必不能穿入髋臼内。

撬拨复位：通过上述闭合复位方法不能获得满意复位者，可试行撬拨复位。在大转子下方偏前侧作约2cm 皮肤切口，切开筋膜及肌层，沿股骨颈前缘插入 1 枚斯氏针越过骨折端，透视下定位后钻入股骨头内，即可以斯氏针控制股骨头，影像监视下调整其位置至获得满意的骨折端对位。

切开复位：对上述方法仍不能获得满意复位者，需行直视下切开复位。沿大转子向下作约 8～10cm 的直切口，切口近侧弧向前方髂前上棘方向（图62-3）。沿皮肤切口线切开阔筋膜以及臀中肌与阔筋膜张肌的间隙，并部分切断股外侧肌的止点。辨认髋关节前关节囊并清除其前方脂肪组织，以一把尖撬

插至髋臼前缘以助显露。T 形切开（远侧沿股骨颈基底，近侧沿股骨颈轴线）前关节囊，以缝线标记关节囊边缘并牵开关节囊，吸出关节内积血后即显露出股骨颈骨折端。近骨折端通常后倾，可用骨膜剥离器等器械协助向前抬起，远骨折端可在大转子下插入 Schan 针，连接手柄，通过手柄牵引并纠正旋转及前后方向移位。直视下获得解剖复位后，即以2～3 枚克氏针临时固定。

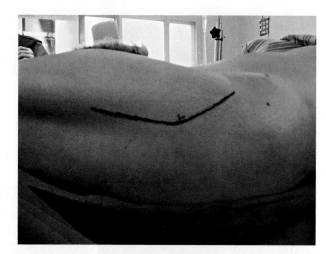

图 62-3　股骨颈骨折切开复位皮肤切口

固定：闭合复位满意者，可在大转子下 3～4cm 处作约 2cm 皮肤切口，切开阔筋膜。影像监视下首先打入近侧（或远侧）1 枚导针，再通过平行导向器打入另两枚导针。通常 3 枚导针呈正三角形分布，3枚导针应尽量分散，避免集中。下方两枚导针尽量贴近股骨颈内侧皮质，以增加螺钉在骨内的把持力，但其入点不能低于小转子下缘，以免术后发生转子下骨折。上方导针在侧位影像上位于股骨颈中部或偏前侧，以避开股骨颈后上方滋养动脉进入股骨头的主要区域（图62-4）。通常用 3 枚 7.3mm 自攻空心螺钉固定，钻孔时钻透皮质即可，不需攻丝，最好选用钛材料螺钉，以方便术后 MRI 检查。对于股骨颈后方皮质粉碎或有缺损者，应首先拧紧前方 2 枚螺钉，最后拧紧后方螺钉时避免加压，以免股骨颈后方压缩，骨折端向前成角。同样对于上方皮质有压缩者（外展嵌插型骨折），应最后拧紧上方螺钉，并避免加压。对于骨质较差者，螺钉尾部必须加用垫片。螺钉尖部距股骨头软骨面下应在 5～10mm；为避免螺钉尖端穿出股骨头，通过多角度透视加以确认。

对于切开复位者，固定完成后，应严密缝合关节囊，并放置负压引流管至术后 48 小时以内。

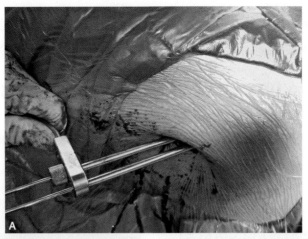

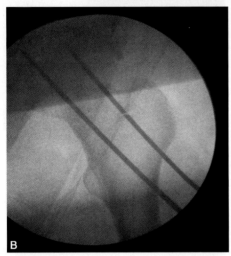
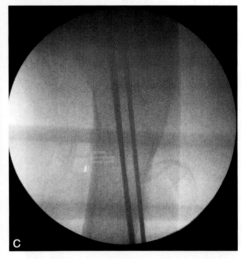

图 62-4 平行导向器的使用及空心钉导针置放
A. 平行导向器的使用;B、C. 正侧位影像中的导针位置,呈正三角形平行分布,导针位置应尽量分散

【术后治疗及并发症】

术后第一天即可令患者坐起,并行髋、膝关节被动活动。术后 2~3 天可扶双拐下地,患足平放于地面,站立时应避免屈髋屈膝患足离地位,以免增加股骨颈部肌肉收缩力所致的负荷。对于骨质较好、复位满意、固定可靠者,患肢可早期负重达 15kg。如骨折端未能解剖复位,患肢早期应避免负重。对于高龄患者可扶助行器行走,在床上应禁止做直腿抬高练习。术后每月一次复查正侧位 X 线片,直至骨折愈合,期间可逐渐增加患肢负重。术后复查时可发现"钉尾外退"现象,轻度退钉是愈合过程骨折端吸收所致,不影响骨折愈合。对于退钉较多者,应嘱患者停止负重。骨折愈合后,应每 3~6 个月复查一次,直至术后 3 年,以便早期发现股骨头缺血坏死。术后第一天下地,扶双拐部分负重至术后 2 个月改用单拐,术后 3 个月弃拐完全负重行走。骨折于术后 10 周愈合,至术后 5 年未发生股骨头缺血坏死(图 62-1)。

股骨颈骨折内固定术后的早期并发症主要是内固定失效及骨折再移位。年轻患者的骨折愈合率可达 90%~95%。导致早期内固定失效及骨折再移位的主要原因为骨折复位不良。老年患者由于骨质较差,其内固定失效及骨折不愈合率可达约 20%。发生内固定失效和骨折再移位后,可根据患者情况选择再次内固定加植骨术或人工关节置换术。另一主要并发症为股骨头缺血坏死,发生率约为 30%。原始骨折移位程度较大,骨折复位不良,年龄较小以及伤后延迟手术是发生股骨头缺血坏死的危险因素。发生股骨头缺血坏死并非一定意味着严重的功能障碍和疼痛,相当数量的股骨头缺血坏死患者没有明显的临床症状,尤其在老年患者表现如此。只有当股骨头缺血坏死患者出现明显的临床症状时,才需要行人工关节置换术。

(毛玉江)

201

【推荐读物】

1. 荣国威,王承武.骨折.北京:人民卫生出版社,2004:891-928

2. Rockwood, Green. Fractures in Adults. 6th ed. Philadelphia:Lippincott Williams & Wilkins,2006:1753-1792

病例63   DHS 加空心钉治疗特殊类型的股骨颈骨折

【病例简介】

患者,男,32 岁。因坠落致伤。伤后左髋关节疼痛、活动受限。否认伤后意识丧失及胸腹痛病史。伤后 6 小时由急诊收入院。患者否认肝炎等慢性病史。入院后常规化验检查未见异常,拍摄双髋正位、左髋侧位 X 线片,并行 CT 检查(图 63-1~图 63-4)。

依据临床表现、X 线检查,诊断为股骨颈骨折,股骨大转子骨折(左)。

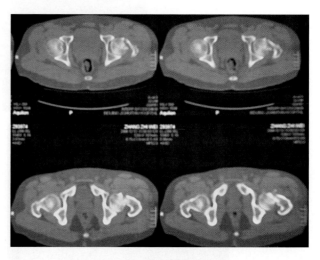

图 63-3   术前双髋 CT-1

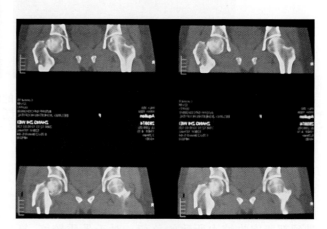

图 63-4   术前双髋 CT-2

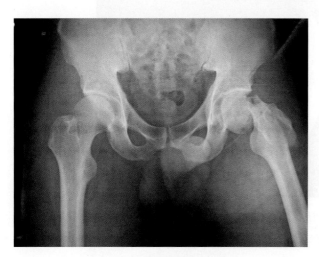

图 63-1   术前双髋正位 X 线片

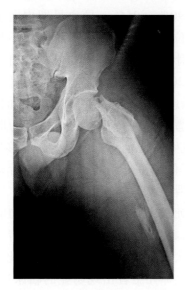

图 63-2   术前左髋侧位 X 线片

【手术指征的选择】

患者为年轻男性,股骨颈骨折,股骨大转子骨折,移位明显(图 63-1~图 63-4),手术指征明确。因患者年轻,虽股骨头坏死可能性大,但治疗原则仍考虑先行复位固定。从病史和检查方面,未见明显手术禁忌。

【术前计划与手术技巧】

患者股骨颈骨折,股骨大转子骨折,移位明显,考虑股骨颈骨折可试行闭合复位,大转子骨折考虑行切开复位。手术入路可选择髋外侧入路。内固定可考虑 DHS 加以空心钉固定。

伤后 5 天手术。联合麻醉仰卧位。先试行牵引复位（图63-5），牵引下股骨颈骨折复位良好，大转子骨折复位欠佳（图63-6），之后取外侧入路（图63-7），大转子骨折行切开复位。先以2枚螺钉固定股骨大转子骨折以尽量恢复股骨颈之解剖形态（注意2枚螺钉应避开DHS入点及DHS头钉走行），之后以DHS加1枚空心钉固定股骨颈骨折。手术用时3小时30分钟，手术中自体血液回输120ml，未输异体血液（图63-8、图63-9）。

【术后治疗及并发症】

手术后伤口愈合好，未发生感染，患者恢复良好。

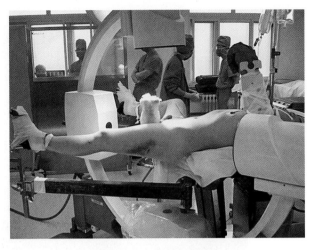

图63-5　于牵引床上操作

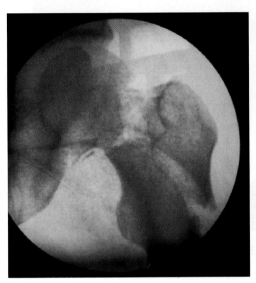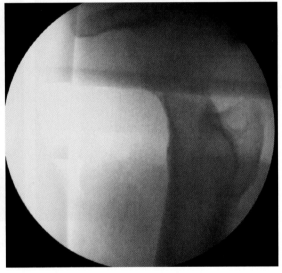

图63-6　牵引下见股骨颈骨折复位良好，大转子骨折未能复位

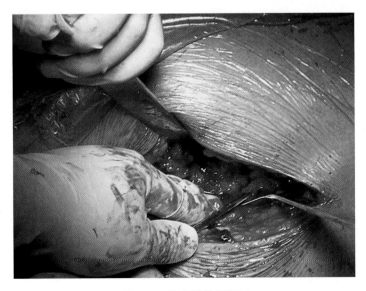

图63-7　取左髋外侧切口

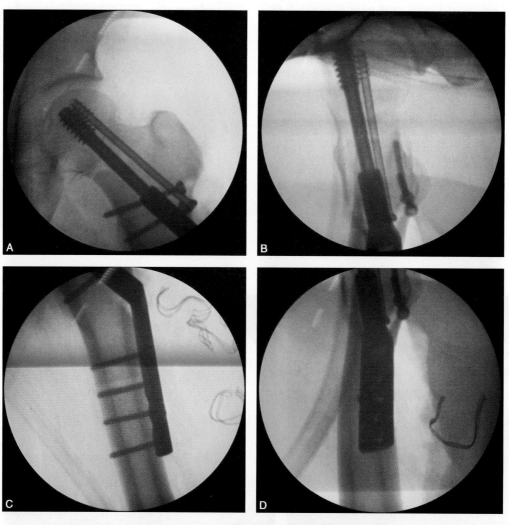

图 63-8　以 DHS 加 1 枚空心钉固定骨折,并以 2 枚螺钉固定大转子骨折

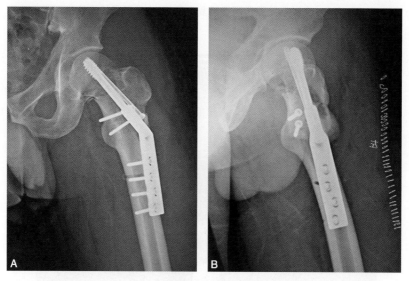

图 63-9　术后左髋关节正、侧位 X 线片

（刘兴华）

【推荐读物】

1. 荣国威,王承武.骨折.北京:人民卫生出版社,2004:891-928

2. Rockwood, Green. Fractures in Adults. 6th ed. Philadelphia:Lippincott Williams & Wilkins,2006:1753-1792

病例64　光电导航系统辅助股骨颈空心钉内固定

【病例简介】

患者,男,49岁。因滑倒摔伤右髋部,诊断为股骨颈骨折(右,GardenⅢ型)。于伤后3日行骨折闭合复位,光电导航系统辅助经皮空心钉内固定术。骨折复位及固定良好。术后第二天拄双拐下地(患肢不负重),术后3个月内每月复查拍片,至术后3个月X线片显示骨折愈合(图64-1)。

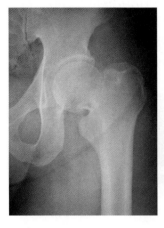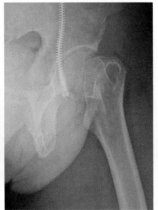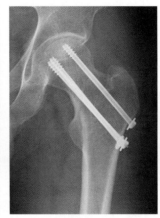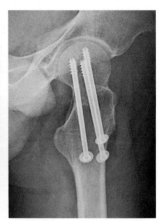

图64-1　患者术前和术后3个月股骨颈正侧位X线片

【手术指征的选择】

本病例侧重介绍使用导航系统对股骨颈骨折实施空心钉固定手术的操作规范和技巧,所以有关手术适应证、禁忌证及术前计划等内容不做详细介绍,详细内容可以参阅其他空心钉手术的相关内容。

【术前计划与手术技巧】

手术前准备:如常规化验检查合格,应该尽早安排手术,如果有条件急诊手术最好,较早的复位固定骨折有利于减少股骨头的缺血坏死。

麻醉和体位:根据患者一般情况全麻或椎管内麻醉均可。患者需仰卧牵引台,健侧肢体尽可能外展,以利于C形臂操作。双足固定可靠,会阴部以会阴柱对抗牵引,以利于复位操作。

相关设备的合理摆放:使用光电导航系统进行手术,需要使用多组相关的设备,包括导航仪、C形臂(包括管球部分和影像显示部分)、手术床和患者、器械车。我们必须合理安排这些设备和手术相关人员的位置(图64-2),否则很容易在手术中出现红外线遮挡,系统找不到手术工具,采集的图像不能用作导航操作等情况,不利手术的顺利进行。通常,我们以手术床和患者为中心,将导航仪置于患者的

尾侧,偏向于患肢一侧的方向,这样导航仪照相机的有效空间可以将手术空间内的所有相关设备以及手术部位全部覆盖,防止因导航仪照相机采集不到导航相关设备信号而使导航操作无法进行;C形臂的

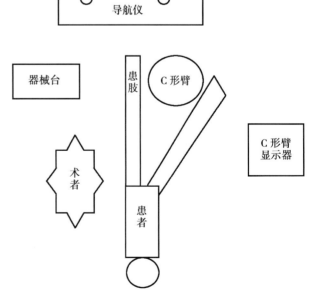

图64-2　导航相关设备,以及手术相关人员在手术室的空间位置安排(左侧股骨颈骨折为例)

影像显示部分位于健侧肢体的外侧;术者位于患肢外侧,便于手术操作和观察 C 形臂影像和导航仪影像;器械车和护士位于术者同侧偏向患者尾侧,便于与术者配合;C 形臂管球部分位于患者两腿之间,调节 C 形臂管球可以获得导航所需要的股骨颈正侧位图像。另外还要连接好 C 形臂和导航仪之间的数据传送线,保证采集图像能顺利传送给导航系统。

骨折的复位:复位包括闭合复位、部分切开撬拨复位、完全切开复位等方法,目的是使骨折达到解剖复位或近似解剖复位,减少因复位不良而发生骨折不愈合和股骨头缺血坏死等并发症。具体方法可参阅传统空心钉手术的相关内容。

导航系统的准备:

(1)安放示踪器。包括:①病人示踪器,可以选择放在患侧的髂前上棘,使用合适的锚钉(随导航仪配套提供)固定。锚钉应该插在髂骨内外板之间,保证锚钉的稳定。也可以将病人示踪器固定在患肢大转子顶端,选择何种方式可根据医生的习惯。②工具示踪器,本手术中我们使用的工具为导针的套筒,我们通过合适的适配器将示踪器和套筒连接。注意务必使示踪器和病人及工具牢固固定,因为系统是根据示踪器的空中姿态来判断手术区域解剖结构位置和工具的位置的,如果示踪器的位置与病人和工具之间的位置发生相对的变化,系统就不能准确地提供病人手术部位的解剖结构和工具的空间姿态及彼此间的位置关系,产生巨大的误差。③C 形臂上有提前预制好的示踪器的不用另外安装,只需安放好电池即可(图 64-3)。

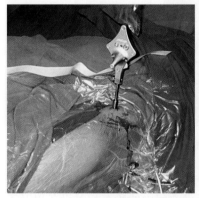 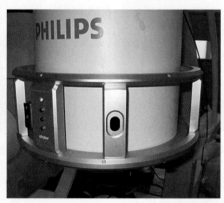 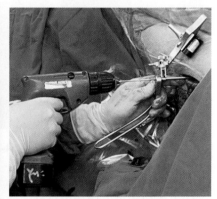

图 64-3 安放在髂前上棘的病人示踪器,C 形臂上带示踪器的校准靶,带示踪器的套筒

(2)注册 C 形臂、校准器和手术工具:C 形臂校准靶上,校准其本身,工具示踪器上有专门的按钮,按压按钮持续几秒钟,系统即可以注册这些设备,并在导航仪显示器上有明确的显示。此后的操作过程中,系统可以始终跟踪这些设备。

(3)校准工具:这是手术的关键步骤,因为我们使用的空心钉导针套筒不是专门的导航工具,系统不了解我们所用工具的几何参数,无法识别,所以使用前我们必须对工具进行注册,使之成为导航系统可以识别的工具。由于我们需要知道植入空心钉导针的长度和空间位置,所以我们需要注册工具尖端的位置和轴向的方向,使用校准器我们可以方便地完成工具的尖端和轴向的注册。值得注意的是在注册和校准设备时要保证所有的设备、工具都要尽可能聚集在手术部位的周围,并位于导航仪照相机有效空间(在导航仪显示器上有显示)的中心(图 64-4)。因为根据导航仪的设计,中心位置的空间数据的误差为最小,因此在中心位置注册的所有设备

的空间数据也最为准确,如此操作可以增加手术的精度。

(4)采集图像:首先采集病人示踪器图像,传入导航仪,供系统建立坐标。其次采集标准

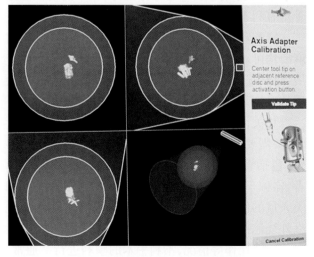

图 64-4 使得需要校准的工具位于导航仪照相机的中心

的股骨颈正测位图像,传入导航系统,供手术使用。在采集正位图像时,由于 C 形臂管球距离病人示踪器较近,要注意管球的高度既不遮挡病人示踪器,又能采集到完整的股骨近端图像。必要时可以调节导航仪照相机的位置,完成图像的采集。

手术操作:利用股骨颈正侧位导航界面,使用已经注册的套筒,可以很直观地确定股骨颈远侧骨距导针的位置,沿套筒尖端切开皮肤,切口长度约 2~3cm,切开阔筋膜,钝性劈开股外侧肌。将套筒贴于骨质表面。根据导航显示器上的导针方向位置的虚拟图像,调节套筒的入点和角度(图 64-5)。通常我们先打入远后方的导针,因为打入这枚导针后,我们可以使用平行套筒很方便地完成另外两枚导针的置入。即我们在工具套筒近手柄侧安装平行套筒,将其套在远后方的导针上,以其为中心,已经注册过的工具套筒向前可以打入远前方的导针,向近端可以打入近端的导针,完成三枚空心钉导针的置入(图 64-6)。使导针呈正立的三角形分布,彼此平行,达到手术标准的要求,而手术中又不需要时刻依赖 X 线透视。同时,利用导航系统所提供了测量所需空心钉长度的功能,系统可以自动测量沿导针方向从导针与外侧皮质的交点延长至股骨头关节面下方 5mm 的距离(导航系统以黄线表示),即为所需要空心钉的长度(图 64-5)。余下工作同常规股骨颈骨折,包括经导针钻孔、植入空心钉、加压固定。

几个需要注意的问题:①植入导针时套筒应该紧贴骨面,防止导针在骨面上产生侧滑,使得导针实际路径和导航指示路径不符。②植入导针时不要用力过猛,因为股骨颈的骨质不均匀,同时人手操作的不稳定性,容易使导针发生变形,使得导针实际路径和导航指示路径不符。③每植入一枚导针后应该透视确认,以便及时发现导针变形等误差,从而及时调整,保证手术质量。④由于我们只是使用股骨颈正侧位图像进行导航手术,不能从多角度观察螺钉的位置,所以植入螺钉后还要进行多角度的透视确认,以保证螺钉的位置安全、可靠。

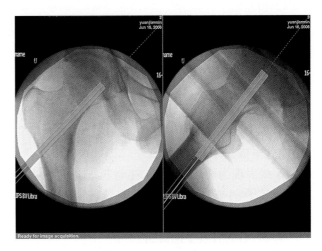

图 64-5　导航界面可以同时清晰显示即将植入螺钉的入点、角度、位置。同时蓝线部分为所需适合的螺钉长度,计算机可以提供准确的数值

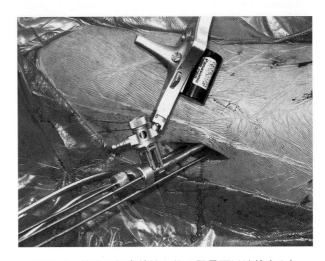

图 64-6　使用平行套筒植入位于股骨颈近端的空心钉

【术后治疗及并发症】

术后康复及可能的预后和并发症等问题可以参阅传统空心钉手术的相关内容。

(赵春鹏)

【推荐读物】

1. 荣国威,王承武. 骨折. 北京:人民卫生出版社,2004;891-928

2. Rockwood,Green. Fractures in Adults. 6th ed. Philadelphia: Lippincott Williams & Wilkins,2006;1753-1792

病例65　股骨近端骨折

【病例简介】

患者,女,68岁。因摔伤致右髋部疼痛、活动受限6小时急诊入院。体检:一般情况好,右下肢短缩、外旋畸形,右髋部压痛。住院检查,心肺功能正常,实验室检查无异常。

X线表现为转子间骨折,主骨折线方向从大转子到小转子,小转子骨折且移位明显,骨折内翻畸形(图65-1)。

诊断:右股骨转子间骨折。

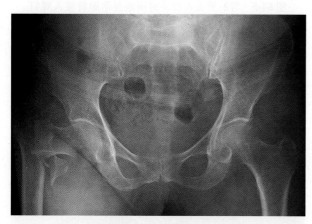

图65-1　原始损伤
转子间骨折,移位明显

【手术指征的选择】

无明显手术禁忌证,不稳定转子间骨折。

【术前计划与手术技巧】

患者为老年女性,存在骨质疏松,X线表现为小转子骨折移位明显,为不稳定的转子间骨折,是髓内针固定的适应证,我们选择常用的PFN(股骨近端髓内针)。

股骨近端髓内针(proximal femoral nail,PFN):标准PFN是一种钛金属的髓内固定系统,颈干角130°,近端有向外6°的成角,近端直径17.0mm,远端直径最小10mm,长度240mm。近端配有股骨颈螺丝钉和髋部螺丝钉2枚锁钉,股骨颈螺丝钉的直径11mm,具有固定骨折近端的作用,髋部螺丝钉直径6.5mm,具有抗旋转的作用,远端有静力型和动力

型锁钉孔。其适应证:股骨转子间骨折;股骨逆转子间骨折;高位股骨转子下骨折。

伤后3天,在连续硬膜麻醉下手术治疗。首先闭合复位:患者仰卧位置于骨科牵引床上,患肢中立位牵引复位,多数顺转子间骨折可以得到满意的复位,如闭合复位不满意,骨折近端向前移位(图65-2),可以采用撬拨复位。手术入路:估计近端锁钉的股骨外侧位置做一1cm的切口,经切口把骨膜起子深入到骨折近端,透视下撬拨复位骨折,骨折复位满意后,在大转子的顶部5~8cm处做长约5cm的切口,在臀中肌筋膜做一纵行切口,沿肌纤维分开臀中肌,髓内针的入点正位是在大转子的顶点,侧位在后2/3的中点,在入点部位插入克氏针(图65-3),用钻开孔,插入PFN,末端平大转子顶点。注意事项:尽可能手动插入髓内针,如果插入困难,可选择小一号的髓内针,如果病人髓腔狭窄,必须扩髓到11mm,防止骨折远端劈裂。调整PFN末端的位置,保证股骨颈螺丝钉正位在股骨颈的下1/3,侧位居中(图65-4)。螺丝钉切割股骨头:滑动螺丝钉系统最常见的问题是螺丝钉切割股骨头,发生率5%~25%,避免螺丝钉切割股骨头的关键是减少TAD(tip apex distanc,尖顶距)。TAD>25mm,在负重状态下扭转应力使螺丝钉旋转从股骨头和股骨颈切割出危险增加(图65-5)。插入套筒,打入导针,导针距股骨头软骨下5mm,先锁定髋部螺丝钉,以防止骨折近端旋转,然后锁定股骨颈螺丝钉,螺丝钉距股骨头软骨下10mm,髋部螺丝钉比股骨颈螺丝钉短1cm,(图65-6),避免发生Z字效应,即在负重状态下,由于两枚螺丝钉无连接且和髓内针无固定,使得近端螺丝钉向髋关节方向移动,远端向外侧移动。最后锁定远端的静力孔。注意事项:如果导针发生弯曲变形,应该更换新的导针。

【术后治疗及并发症】

术后病人进行髋、膝关节功能锻炼,术后第二天扶助行器下地行走。术后拍X线片(图65-7)。

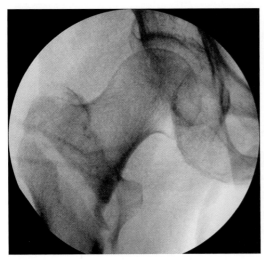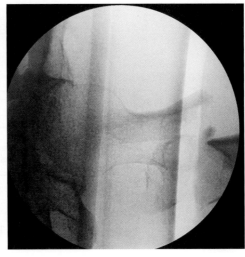

图 65-2 闭合复位不满意,侧位骨折近端向前移位

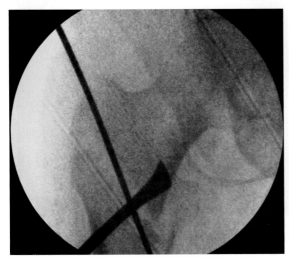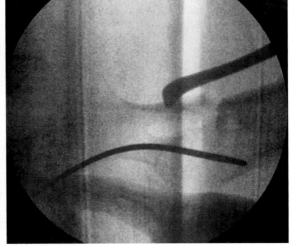

图 65-3 撬拨复位骨折复位满意

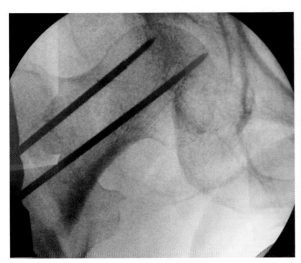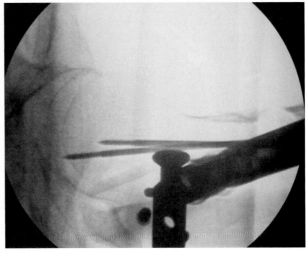

图 65-4 复位后影像

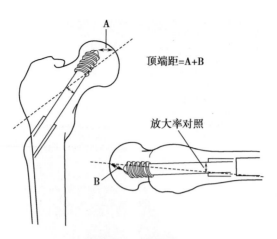

顶端距=A+B

放大率对照

图 65-5　TAD 示意图

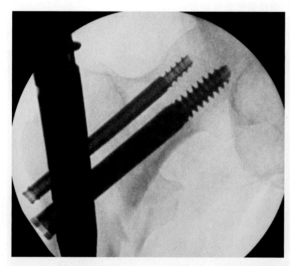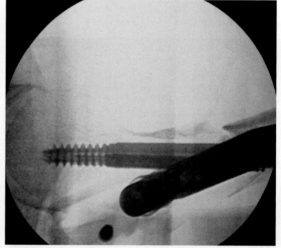

图 65-6　先锁髋部螺丝钉,然后锁股骨颈螺丝钉

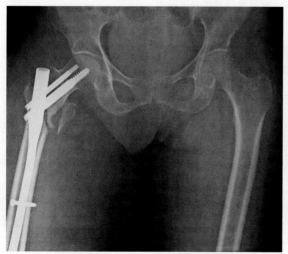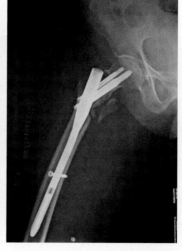

图 65-7　术后 X 线片

（孙　林）

【推荐读物】

1. 荣国威,王承武.骨折.北京:人民卫生出版社,2004:891-928

2. Rockwood, Green. Fractures in Adults. 6th ed. Philadelphia:Lippincott Williams & Wilkins,2006:1793-1844

病例66 髋关节感染

【病例简介】

患者,男,32 岁。主因右髋关节外伤后功能障碍9 个月入院。患者在9 个月前因车祸致右髋臼骨折(图 66-1),在当地医院先后2 次行切开复位内固定术(图 66-2、图 66-3)。术后髋部胀痛、间断发热、患肢不能负重行走。入院查体:体温 36.7℃。扶双拐行走,右下肢短缩 2cm,右髋部肿胀伴压痛,右髋关节各向活动均受限。足部活动感觉正常。化验检查:血白细胞:$8.92×10^9$/L,中性粒细胞:55%;血沉:11mm/h;C 反应蛋白:3.02mg/dl(参考值:0.00 ~ 0.80mg/dl)。X 线片示:右髋关节髋臼前部有钢板固定,后部有螺钉固定,股骨头失去正常形态并上移,Calves 线和 Shenton 线不连续(图 66-4)。CT 片显示:股骨头和髋臼骨质有破坏、软组织肿胀阴影(图 66-5、图 66-6)。入院后在透视下行右髋关节穿刺,抽出约 20ml 血性浑浊液体,细菌培养结果为表皮葡萄球菌,细菌对万古霉素敏感(图 66-7)。

依据病史、临床表现、X 线检查、CT 检查、关节穿刺结果,诊断为髋关节感染(右)。

【手术指征的选择】

患者为年轻男性,髋关节功能障碍影响日常生活和工作,髋关节内有脓肿、异物和死骨,手术指征明确。从病史和检查方面,未见明显手术禁忌。

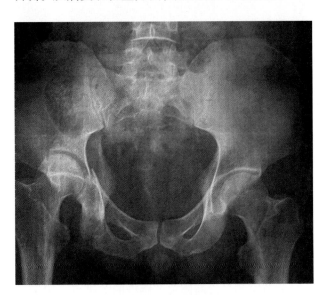

图 66-1 髋臼骨折

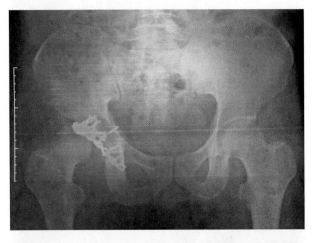

图 66-2 第 1 次手术后头臼关系不正常钢板短,术后脱位

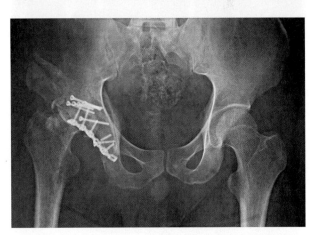

图 66-3 第 2 次手术后

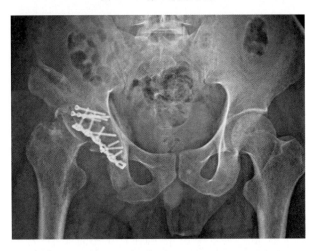

图 66-4 入院时 X 线片示右髋关节髋臼前部由钢板固定,后部由螺钉固定,股骨头失去正常形态并上移,Calves 线和 Shenton 线不连续

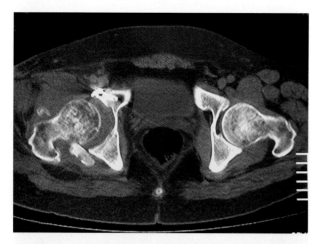

图66-5　CT显示股骨头和髋臼骨质有破坏,关节间隙增加,软组织肿胀阴影

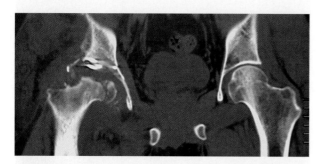

图66-6　CT显示股骨头和髋臼骨质有破坏,软组织肿胀阴影

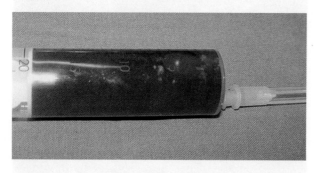

图66-7　关节穿刺液

【术前计划与手术技巧】

治疗目标为尽快最大限度地恢复病人的右髋关节功能。初期控制感染,尽快行人工关节置换术。先行抗生素骨水泥的临时人工髋关节置换术,3~6个月后行正式人工关节置换术。

手术1:按原切口进入(右髋关节前后入路)取出内固定物、去除死骨、股骨头颈切除(图66-8),取螺钉行细菌培养、局部组织行病理检查。庆大霉素骨水泥40g+万古霉素8g制成抗生素骨水泥,分别固定髋臼和"股骨柄","股骨柄"用梅花针代替(图66-9)。术中细菌培养结果为:表皮葡萄球菌,细菌

对万古霉素敏感。病理检查显示为:中性粒细胞为主的炎性肉芽组织。术后静脉途径抗生素(万古霉素)2周后改为口服利福平4周,每月复查血沉、C反应蛋白均正常。

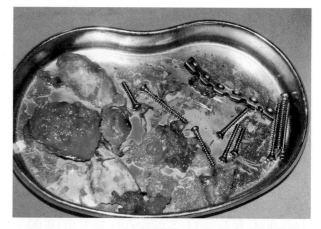

图66-8　手术1　取出的固定物、死骨和变形的股骨头

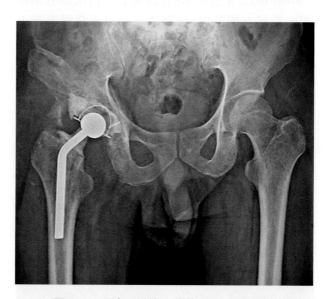

图66-9　手术1后的X线片,Spacer位置佳

手术2:手术1后3个月再次入院。入院行走时使用单拐保护患肢,可自行穿脱鞋袜。血沉、C反应蛋白正常。髋关节穿刺细菌培养阴性。取出临时假体(图66-10)行非水泥全髋关节置换术(图66-11)。术中取材细菌培养阴性,病理检查显示为以淋巴细胞和浆细胞为主的炎性肉芽组织。术后仍然静脉途径抗生素(万古霉素)2周后口服利福平4周。

【术后治疗及并发症】

手术后伤口愈合好,未发生感染。

【讨论与思考】

关节穿刺是诊断髋关节感染的关键点。明确了致病菌使抗生素的治疗有了明确的目标。

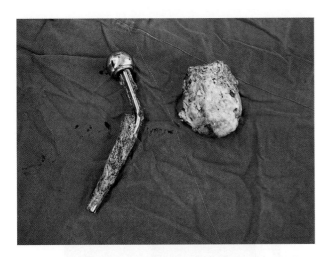

图 66-10 手术 2 术中取出的抗生素骨水泥临时假体

抗生素骨水泥覆盖了病变骨(髋臼)是治愈感染的关键点之一。

临时假体尽可能地维持了髋关节解剖关系。为下一步行正式人工髋关节置换术打下了良好基础。临时假体也提供了一个良好的髋关节功能,极大地提高了病人的生活质量。

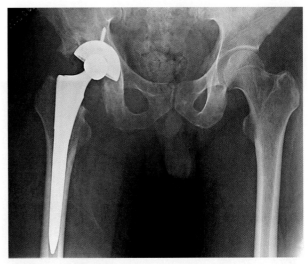

图 66-11 手术 2 个月后的 X 线片

(张伯松)

【推荐读物】

Skinner HB. 现代骨科疾病诊断与治疗. 第 3 版. 王满宜,等译. 北京:人民卫生出版社, 2006

病例 67 开放植骨治疗股骨粗隆下感染性骨折不愈合

【病例简介】

患者,男,60 岁。主因左股骨骨折内固定术后 1 年伴伤口脓性渗出、肢短入院。2007 年 10 月 17 日,因高处坠落伤致右股骨粗隆下粉碎性骨折,入院后 3 天予以切开复位,股骨重建钉固定+植骨术(异体骨)。术后 2 周拆线出院。2008 年 2 月 17 日(术后 4 个月),发热伴右大腿骨折部皮肤红肿,于骨折端穿刺出脓性液体。急行清创术,术后伤口一直未愈合,骨折端外露。1 个月后再次行右股骨骨折端脓肿清创术,术中取出骨折端周围所植异体骨,细菌培养为"粪肠球菌"感染,伤口开放换药,1 周后再次培养提示"鲍曼复合醋酸钙不动杆菌"感染。经长期应用抗生素和伤口换药无效。2008 年 10 月 18 日再次入院求治。骨科专科情况:患者持双拐步行,右下肢不负重。右股骨短缩畸形。右髋至大腿中上交界处外侧可见一纵形手术切口瘢痕,大腿中部处有一鸽子蛋大小伤口(图 67-1)。自此伤口可见股骨干骨折端部分骨质缺如,IMN 外露(图 67-2)。骨折端之间无异常活动。无纵叩痛。右髋关节屈 100°,伸 10°,内旋 10°,外旋 20°。右膝关节屈 60°,伸 0°。患肢比健侧短 3cm。足趾血运、感觉、活动正常。X 线片示:右股骨粗隆下骨折,远骨折端向内、近侧移位。骨折端 6cm 长蝶形骨块向前内侧移位,与近、远主骨

有细骨痂相连,骨折由重建 IMN 固定,远、近端各有 2 枚锁钉(图 67-3)。右髋 CT 示右股骨粗隆下骨折块之间无骨痂相连(图 67-4、图 67-5)。

【手术指征的选择】

根据病史、体征、X 线片及化验室检查,可明确诊断:①股骨粗隆下骨折术后感染性骨折不愈合(右);②股骨短缩畸形(右);③2 型糖尿病。

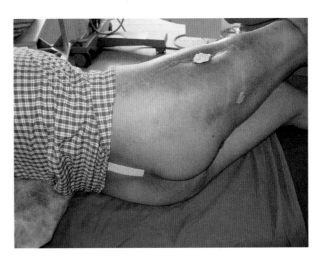

图 67-1 术前体位像

右髋至大腿中上交界处外侧可见一纵形手术切口瘢痕,大腿中部瘢痕处有一鸽子蛋大小伤口

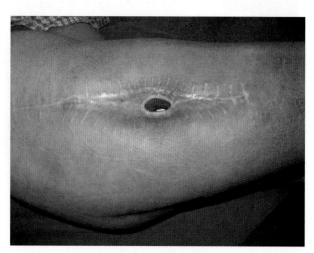

图 67-2　伤口局部
自此伤口可见股骨干骨折端部分骨质缺如，IMN 外露

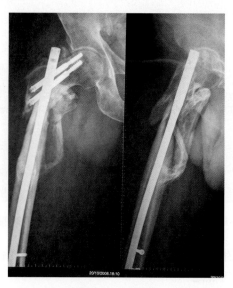

图 67-3　X 线片
可见右股骨粗隆下骨折，远骨折端向内、近侧移位。骨折端 6cm 长蝶形骨块向前内侧移位，与近、远主骨有细骨痂相连，骨折由重建 IMN 固定，远、近端各有 2 枚锁钉

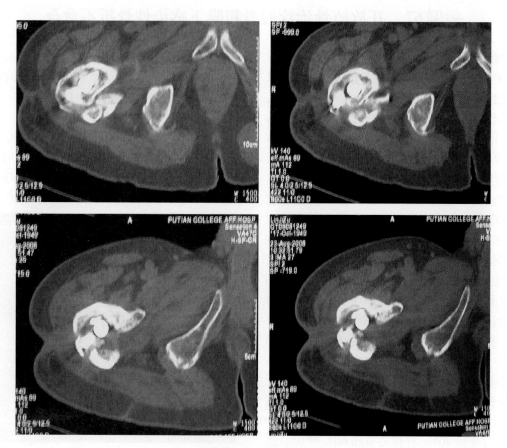

图 67-4　右髋 CT
示右股骨粗隆下骨折块之间无骨痂相连

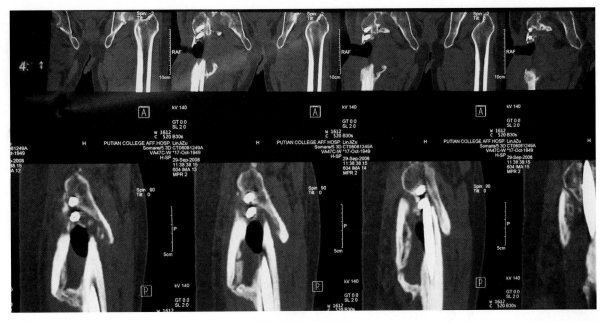

图 67-5 右髋 CT
示右股骨粗隆下骨折块之间无骨痂相连

一期彻底清创、外固定架固定骨折,二期开放植骨治疗骨不连。

【术前计划与手术技巧】

2008 年 10 月 21 日骨折处清创、取出髓内针、上组合式外固定支架:Orthofix 单臂外固定支架结合理贝尔单臂外固定支架组成比较稳定的三角形固定(图 67-6),伤口开放换药(图 67-7)。

2008 年 12 月 15 日创面脓性分泌物减少(图 67-8),伤口呈鸡蛋大小(图 67-9)。2008 年 12 月 9 日 X 线片示右股骨粗隆下骨折,骨折粉碎,骨折块边缘圆滑,可见少许骨痂,骨折对位对线好,以外固定

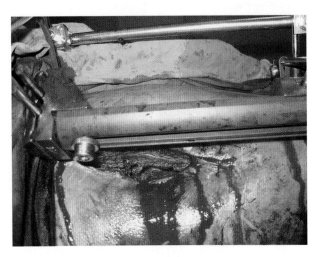

图 67-7 术中伤口
伤口保持开放,图为包扎之前的伤口

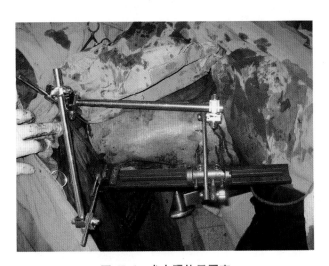

图 67-6 术中照片示固定
Orthofix 单臂外固定支架结合理贝尔单臂外固定支架组成比较稳定的三角形固定

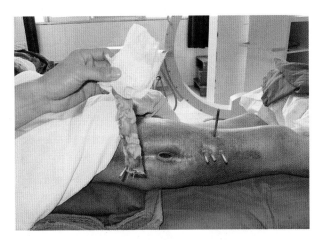

图 67-8 伤口脓性分泌物减少,拿出的纱布系 1 天前塞进伤口的

架固定(图67-10)。2008年11月14日CT示主要骨块之间分离较大,无骨痂相连(图67-11)。2008年12月15日再次实施清创术(图67-12),取双侧髂骨剪成火柴棍大小植入骨折端(图67-13、图67-14),不缝合伤口,无菌辅料加压包扎。

【术后治疗及并发症】

股骨粗隆下骨折仍然以外固定架固定(图67-15),伤口缩小,分泌物减少,植骨区外露的植入骨条融合在一起,表面呈白色(图67-16)。

2009年5月29日创面愈合(图67-17)。拆除外固定架连杆后患者可以负重站立(图67-18)。X线片示骨折愈合(图67-19)。

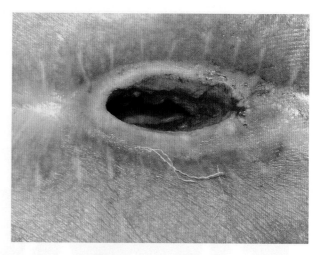

图67-9 伤口呈鸡蛋大小

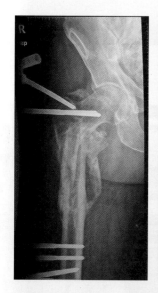
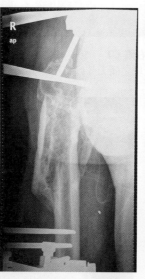
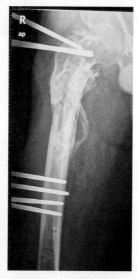

图67-10 X线片
示右股骨粗隆下骨折,骨折粉碎,骨折块边缘圆滑,可见少许骨痂,骨折对位对线好,以外固定架固定

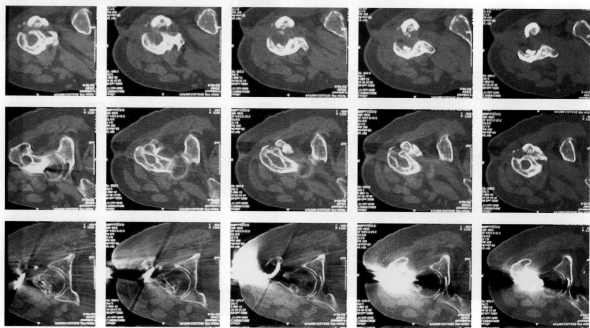

图67-11 CT
示主要骨块之间分离较大,无骨痂相连

216

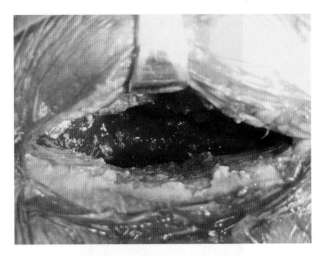

图 67-12　再次实施清创术后的伤口

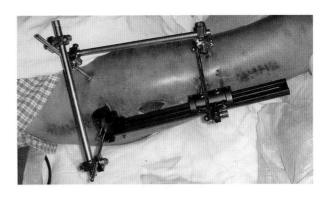

图 67-15　复查体位像

2009 年 1 月 28 日右大腿和髋关节前面观,股骨粗隆下骨折仍然以外固定架固定

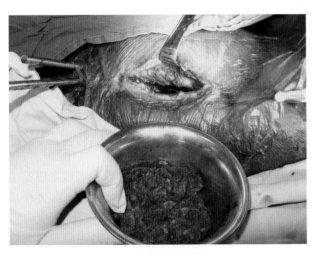

图 67-13　准备植骨

取双侧髂骨剪成火柴棍大小,准备植入骨折端

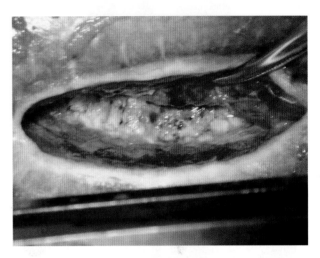

图 67-16　伤口局部

伤口缩小,分泌物减少,植骨区外露的植入骨条融合在一起,表面呈白色,有少许分泌物

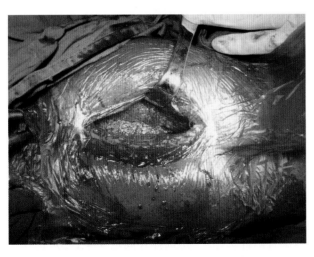

图 67-14　在骨折端植入髂骨之后的伤口

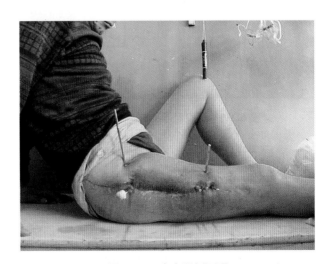

图 67-17　右大腿侧面观

右大腿外侧伤口闭合,为避免影响外固定架连杆已拆除

217

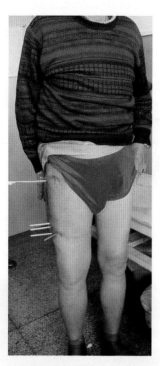

图 67-18　拆除外固定架连杆后患者可以负重站立

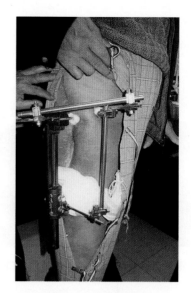

图 67-20　复查伤口
2009 年 11 月 17 日右大腿无感染征象,仍然用外固定架固定股骨

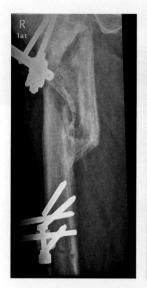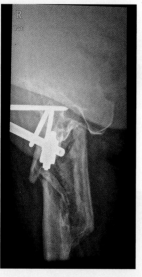

图 67-19　右股骨近段正、侧位 X 线片
示骨折愈合,主要骨折块间均有骨性连接

2009 年 11 月 17 日(植骨术后 11 个月)复查:右大腿无感染征象,仍然用外固定架固定骨折(图 67-20)。经平片(图 67-21)及 CT 检查(图 67-22 ~图 67-24)证实骨折愈合。继续部分负重走。2010 年 2 月完全负重行走。2010 年 4 月拆除外固定支架,持单拐部分负重 2 个月后完全负重行走。

2011 年 8 月 20 日(手术后 34 个月)随访。主诉右下肢短,屈膝略受限,患肢骨折处无疼痛。查

体:右下肢短肢步态。右股骨粗隆下骨折处手术切口瘢痕愈合,无炎症征象(图 67-25)。右下肢短缩畸形(图 67-26),右下肢短缩 4cm。髋关节及膝关节伸直正常(图 67-27),屈髋 90°,屈膝 60°(图 67-28)。

【讨论与思考】

股骨粗隆下骨折由于股骨粗隆下区域主要是由皮质骨组成,骨折后此处的血液供应远比以骨松质为主的股骨粗隆间骨折后的血运差,骨折不愈合或延迟愈合、骨折畸形愈合、内固定松动或断裂等并症发生较多,可达 20%。本病例为高能量损伤,呈粉碎性骨折,局部软组织损伤严重,采用切开复位又加重局部血运的破坏,加上后期患上糖尿病、局部骨感染,使得骨折愈合更加困难。在第一次清创后,伤口无法愈合的情况下,看到骨折端内侧皮质尚相连接,于是把远端锁钉(原来未上在钉孔内的)给重新固定上,目的是希望骨折端稳定后,在感染的情况下内侧骨质仍能愈合,然后再去掉内固定,控制感染,骨缺损的部位等感染控制后再行植骨,结果未能如愿。教训是:内固定物(髓内针)存在的情况下,内固定物周围有慢性炎性组织包裹,且本身作为异物存在,就使得感染无法控制,骨折也无法愈合,故一定要去除内固定物。

在去除髓内针后选择何种方式来固定骨折端,本例有两种选择:一是选择外固定支架;二是选择胫骨结节牵引。选择外固定支架的好处是患者卧床的时间短,固定相对稳定,但本例患者股骨近折端所剩的骨质少,只能允许水平方向打两颗钉,固定起来不

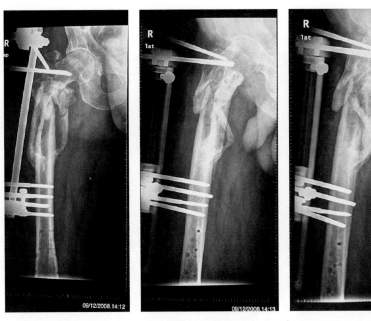

图 67-21　右股骨 X 线片

示股骨粗隆下骨折块间有大量骨痂相连,主要骨折块间对位、对线好,以外固定架固定

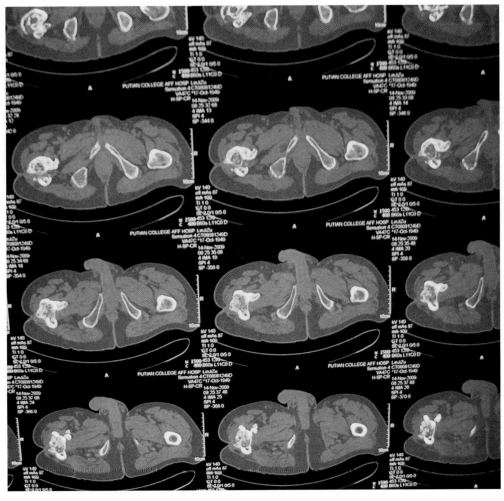

图 67-22　CT 检查证实骨折愈合

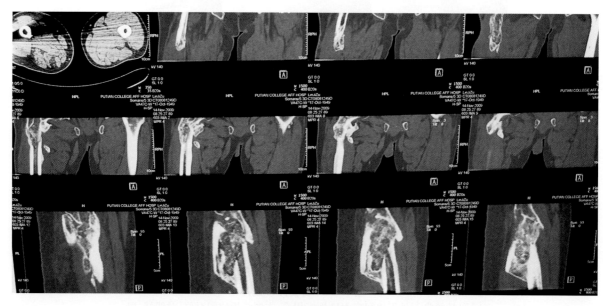

图 67-23　CT 检查证实骨折愈合

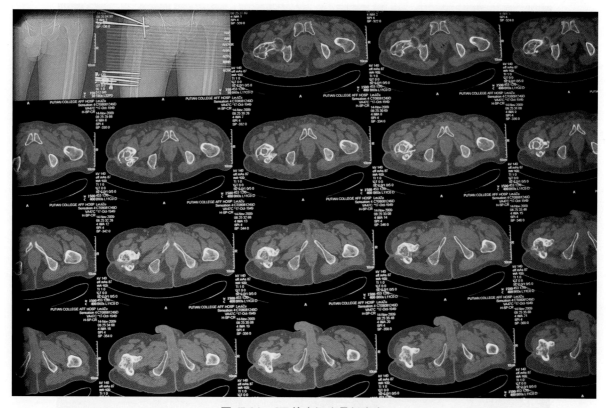

图 67-24　CT 检查证实骨折愈合

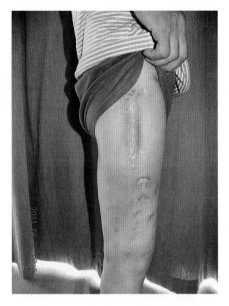

图 67-25　右大腿及髋部外侧面
右股骨粗隆下骨折处手术切口瘢痕愈合,无炎
症征象

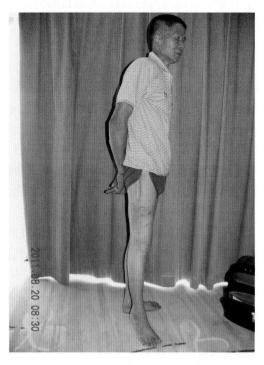

图 67-27　右髋关节及膝关节伸直正常

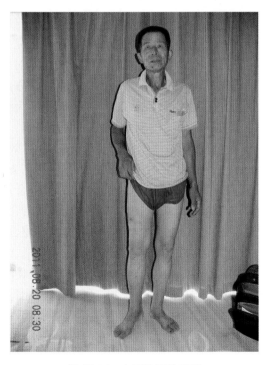

图 67-26　右下肢短缩畸形

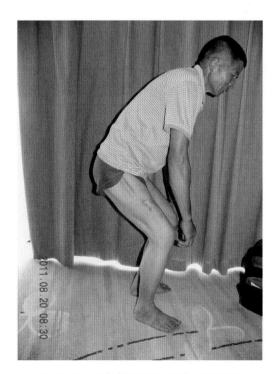

图 67-28　患者右侧面观:屈膝、屈髋幅度

221

一定牢固,并且离感染灶近,怕影响感染的控制,如果髋臼上再穿针固定,又牺牲了髋关节的功能;选择胫骨结节牵引可以远离感染灶,但需长时间卧床,影响膝关节功能,引起骨质疏松,并且固定牢固性差,即使感染能控制,以后植骨也不一定能愈合。最后权衡利弊决定选择外固定支架,准备在股骨近端经大粗隆水平方向向股骨颈打两颗钉,然后在股骨近端由前向后再打一颗钉,这样能有三颗钉就稳定了,但术中发现由前方向股骨颈打钉有可能损伤股血管,最后决定由前外侧斜形打入一钉固定在股骨近端,这样股骨近端打了三颗钉,形成两个平面的固定,对骨折端的稳定起到很好作用,为骨折愈合创造了条件。

经一次彻底的清创,伤口开放换药两个月后,原来伤口外露的骨质大部分长出新鲜的肉芽,剩下一片约1.5cm×2cm的骨质外露,骨缺损节段在4.5cm左右,脓性分泌物较少。在这种情况下给予再次清创,术中把不能长肉芽的死骨去除,直至软组织及骨质有渗血。然后取双侧髂骨剪成火柴棍状,植入骨缺损区,直径略大于相邻骨干的直径。术后换药看到表面的骨粒变白,但仍然与里面的骨粒粘得较紧,这时不可过早去除表面无血运的骨粒,最后这些骨粒都被周围的肉芽爬行覆盖,无脱落。

感染性骨折不愈合根据不同的类型治疗方法有多种。总而言之,治疗感染性骨折不愈合的原则包括:彻底清创、细菌培养、药敏试验和抗生素,骨折复位、固定以及重建软组织和骨骼。这四点同等重要,如果能同时进行最好。

感染性骨折不愈合的传统治疗方法是先覆盖创面、治愈感染,再行植骨术,植骨术必须在感染症状消失、局部皮肤条件好的前提下进行。但是,清创和软组织移植术后行植骨术的安全时间无确定标准,因为尚难确定感染是被根治还是处于静止状态。有学者认为需待感染症状消失3~6个月甚至更长的时间后再行闭合植骨手术。为了覆盖创面,需要医生掌握使用皮瓣修复创面的技术和配备相应的设备。在临床工作中经常遇见由于局部软组织条件较差或者合并血管问题无法进行游离皮瓣修复创面或者皮瓣修复失败的情况。此外,皮瓣覆盖创面后感染依然没有得到消除的病例也不少见。由此可见传统治疗方法具有患者接受治疗时间长、手术次数多、供区损伤和对医生技术要求较高等缺点。临床上的这些难题向我们提出一个问题:是否必须先修复创面?

骨科前辈给了我们答案。Mowle 和 Rhinelander 等人在第二次世界大战期间使用开放植骨术治疗复杂战伤中的骨缺损,Rhinelander 和 Papineau 等于1975和1976年对开放植骨术做了详细的介绍,故该方法被称作 Rhinelander-Papineau 技术或 Papineau 技术。其特点在于清创和植骨术后不闭合创面。最初的开放植骨手术分为3期:Ⅰ期行清创术;Ⅱ期待创面被肉芽组织覆盖后,行游离植皮术闭合创面;Ⅲ期待伤口稳定后剥离皮片于骨折处植入自体骨松质条并开放创面。其后有学者主张分两期治疗:Ⅰ期扩创;Ⅱ期待创面被肉芽组织覆盖后于骨折处植入自体骨松质条并开放创面。还有作者认为可行一期开放植骨术,彻底清创后即刻行植骨术并开放创面。

我们认为临床上对开放植骨术分期实施的选择要依据患者受感染的时间长短、程度及术中清创的情况而定。另外不可忽略的因素是患者及其家属的心理状况以及医生的行医环境。对于感染时间短、感染累及范围小、软组织条件相对较好和清创彻底的病例,可行一期开放植骨手术。对于感染时间长、症状重、受累范围大、软组织条件相对较差且清创手术中炎性组织及坏死组织难以一次彻底清除的病例,患者及其家属的心理状况欠佳,医生行医压力较大的情况下可采取分期手术:一或两次甚至三次清创术后,待脓性分泌物减少、骨面被肉芽组织完全覆盖后再行开放植骨手术。判断骨质有无血运对彻底清除感染至关重要,而判断有无血运的可靠方法就是看骨质表面有无肉芽组织生成,这也就是为什么有作者主张分期植骨的初衷。按照上述原则,本病例采取二期开放植骨手术治疗,取得满意的疗效。

新方法不等于好方法,老方法不等于坏方法。判断一种治疗方法的好坏关键在于是否符合适应证、是否正确实施。同样的方法由不同的人使用,结果会大相径庭。就如同烹饪一样,同样的食材,同样的炊具,不同的人炒出的菜味道绝对不一样。北京积水潭医院创伤骨科自1980年中后期开始使用开放植骨的方法成功地治愈了200余例感染性骨干部骨折不愈合的病例,近年来对干骺端感染性骨折不愈合的病例也尝试用这种方法进行治疗。本病例就是其中之一。

本例的特点是主要骨折块大且分离的距离较大,但是仍有血运。因此,治疗的目的就是如何让这些骨折块之间愈合。而植骨术就可以解决这个问题。

彻底清创、外固定架稳定固定、充分植骨、仔细换药是本方法得以成功的四大要素。医生对于植入的骨条要像农夫对待播下的种子那样精心地对待,一分耕耘一分收获!梦想今日植下的骨,明日就有肉芽组织覆盖,后天骨折愈合、感染治愈就像寄希望于今日播种,明日丰收——无异于痴人说梦。谁知盘中餐,粒粒皆辛苦。骨重建工作漫长而艰辛。用什么换药?面对这个常有医生问我的问题,我只有一个回答:用心去换药!

术后患者卧床最少两周。抬高患肢。保持外敷料干燥。对于创面大、渗出多、局部炎症反应明显者,需每日换药。对于创面小、渗出少者,可隔1~2日换药,直到肉芽组织完全覆盖外露的移植骨面。每次换药均须保证严格的无菌操作。更换渗湿的敷料,以浸有林格液或生理盐水的棉球清洗伤口表面的渗出物,如果伤口干燥,可以用凡士林油纱外敷后再以无菌敷料包扎伤口。早期决不能将表层无血运的骨条去除。直至术后6~8周才可以小心地去除表面失活的骨条,将无肉芽组织生长的骨面轻轻刮至渗血。

开放植骨术的优点:操作简单、可靠、总的疗程短。缺点:需要长期换药、损伤供区。

(黄 雷)

【推荐读物】

1. 田伟,王满宜. 骨折. 第2版. 北京:人民卫生出版社,2013

2. Rockwood Green. Fractures in Adult. 6th ed. Philadelphia:Lippincott Williams & Wilkins,2006

病例68 Pauwel Ⅲ型股骨颈骨折的治疗

【病例简介】

患者,男,35岁。伤后当天来院就诊。X线片示左股骨颈骨折 Pauwel Ⅲ型(图68-1)。

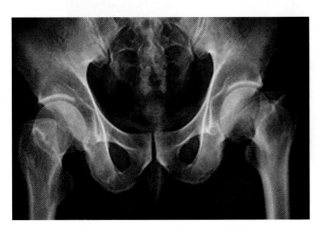

图68-1 左股骨颈骨 Pauwel Ⅲ型

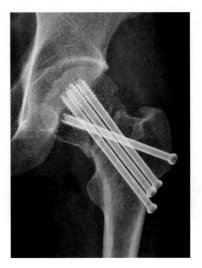

图68-2 术后2天
左髋正侧位3枚平行空心钉置入+1枚横向空心钉固定

【术前计划与手术技巧】

经闭合复位,平行置入3枚空心钉后,横向打入1枚空心钉,控制短缩(图68-2)。

【术后治疗及并发症】

直到术后6个月(图68-3),骨折线依然可见。由于担心骨折愈合不佳内固定失效问题,患者被要求持续挂拐至6个月。1年复查时(图68-4),骨折愈合,螺钉有较明显退出,骨折有短缩。4年复查发现(图68-5),螺钉明显退出,骨折明显短缩,关节边缘骨赘增生,创伤性关节炎表现。

【讨论与思考】

此型骨折常规行闭合复位正(倒)三角3枚空心钉平行植入,由于骨折线更趋于垂直,固定后螺钉所受剪切应力较大,加之骨折愈合过程中存在骨折端的吸收短缩趋势,往往会出现骨折端的短缩甚或内固定失效、骨折移位,其结果经常导致患侧髋关节的疼痛或进行人工关节置换。为了解决这一问题,笔者尝试在3枚平行空心钉置入之后再增加1枚横向的空心钉,以期对抗骨折的短缩,从而在骨折愈合的同时,能够维持股骨颈的长度。

本病例中,骨折愈合过程较慢,可能由于打入1枚横向空心钉,虽然在一定程度防止了骨折的短缩,但是干扰了骨折端加压愈合的过程。但是最终骨折

223

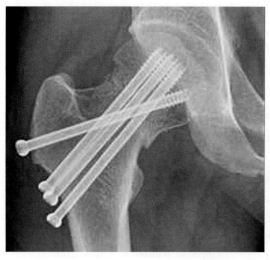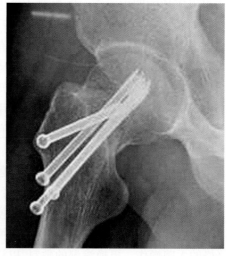

图 68-3　术后 6 个月

左髋正侧位,骨折线可见,骨折长度好,螺钉稍有退出

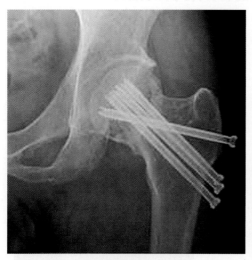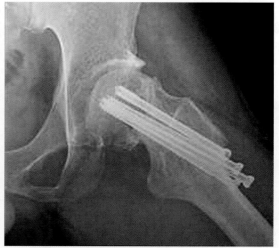

图 68-4　术后 1 年

左髋正侧位,骨折愈合,螺钉有较明显退出,骨折有短缩

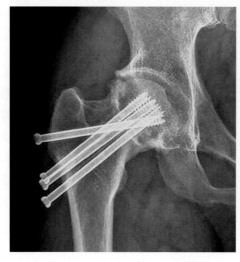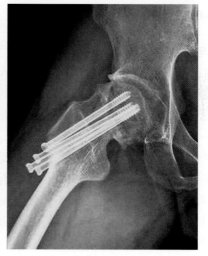

图 68-5　术后 4 年

左髋正侧位,股骨颈短缩,螺钉退出,骨折愈合,髋关节边缘骨赘增生

愈合,而在术后 1 年和 4 年的平片发现,骨折端还是发生了较明显的短缩,并伴有创伤性关节炎的发生。因此横向置入的第 4 枚螺钉,也许并非如想象,能够完全防止骨折端的短缩,反之由于破坏了骨折端加压的机制,而影响了骨折的愈合。因此对于此类 Pauwel Ⅲ 型股骨颈骨折,4 枚螺钉的技术也许并非理想的治疗方法,或许可以采用 DHS+防旋空心钉

的方法更有优势。

(王金辉)

【推荐读物】

1. 田伟,王满宜. 骨折. 第 2 版. 北京:人民卫生出版社,2013
2. Rockwood Green. Fractures in Adult. 6th ed. Philadelphia:Lippincott Williams & Wilkins,2006

病例69 股骨颈骨折不愈合——前方 S-P 入路切开复位钢板空心钉内固定治疗

【病例简介】

患者,男,20 岁。因误诊误治,伤后 2 个月前来就诊。

【手术指征的选择】

股骨头骨折不愈合,股骨头无坏死,年轻患者。全身情况差不能承受本手术者,局部有感染征象者,

均为切开手术的禁忌证。60~65 岁以上,可首先考虑人工关节置换。

【术前计划与手术技巧】

除常规术前准备外,要特别注意患肢的肿胀程度,肢体远端的感觉运动血运,拍摄髋关节正侧位 X 线片(图 69-1),并行 CT 检查(图 69-2)。

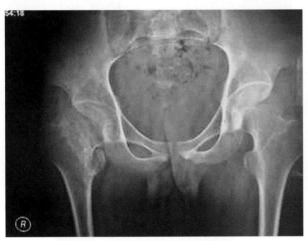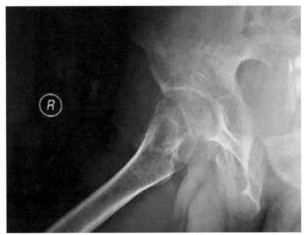

图 69-1 术前髋关节正侧位 X 线片

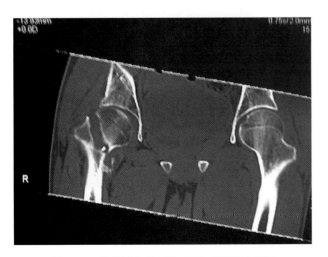

图 69-2 术前髋关节 CT,示骨折端吸收硬化

一般采用椎管内麻醉,仰卧位牵引床上操作,常规消毒铺巾。

牵引床上闭合复位,因折端有骨吸收缺损,术中见闭合复位达到大致力线好即可。髋关节前方 S-P 入路手术,保护股外侧皮神经,自起点切断向下掀开股直肌,显露关节囊,行蒂在远端的 T 型切开关节囊,显露骨折端,见折端骨吸收硬化,清理折端,从邻近髂前上棘取骨松质植入骨折端,直视下结合术中透视复位股骨颈骨折。另开口打入空心钉 3 枚,股骨颈下方以 4 孔钢板固定增加固定稳定性(图 69-3)。

术中注意要点:

1. S-P 入路直视下彻底清理骨折端,自体骨松质植骨。

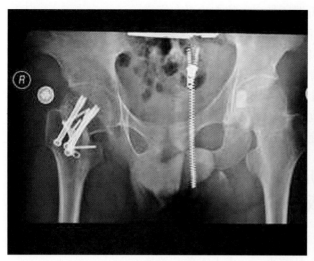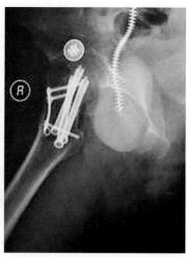

图 69-3　正侧位 X 线片
切开复位股骨颈骨折钢板空心钉内固定术后

2. 直视下复位股骨颈骨折,空心钉固定。

3. 有足够空间钢板辅助增强固定。

【术后治疗及并发症】

1. 闭链练习髋关节活动,3 个月内免负重。

2. 术后 6 周复查见骨折无移位(图 69-4),嘱部分负重行走。

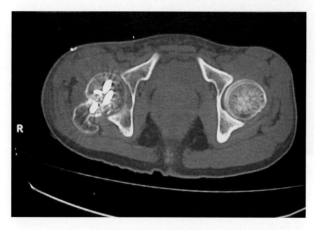

图 69-4　术后 6 周复查 CT
示骨折对位好,无股骨头坏死迹象

3. 影像学示骨折愈合后完全负重,恢复正常生活(图 69-5、图 69-6)。

主要并发症:①骨折不愈合,内固定失效;②股骨头坏死。

【讨论与思考】

股骨颈骨折是一种常见的损伤,临床上经常能看见内固定或非手术治疗后骨折不愈合的病例,对于年轻的患者,如果术前判断股骨头无坏死,要考虑保留股骨头的手术。

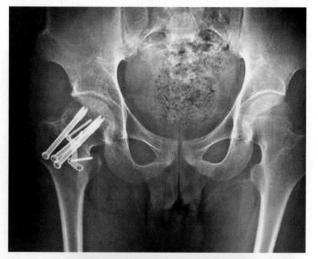

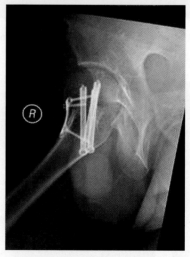

图 69-5　术后 11 个月 X 线片
股骨颈骨折愈合,无股骨头坏死迹象

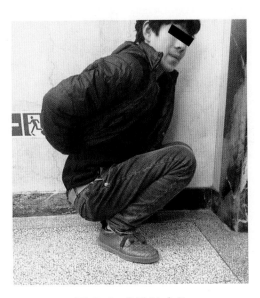

图 69-6 术后 11 个月
患肢功能良好

（李 莹）

【推荐读物】

1. 田伟,王满宜.骨折.第 2 版.北京:人民卫生出版社,2013
2. Rockwood Green. Fractures in Adult. 6th ed. Philadelphia: Lippincott Williams & Wilkins,2006

第二节 股骨干手术

病例70 股骨干骨折髓内针内固定失效

【病例简介】

患者,男,33 岁。于伤后 19 个月主因右下肢不能负重 19 个月入院。患者因车祸致右股骨干中下 1/3 骨折,在当地行切开复位带锁髓内针固定(图 70-1),术后 3 个月复查,骨折端吸收,远端锁钉断裂(图 70-2),术后 12 个月复查髓内针主钉断裂。行植骨石膏固定(图 70-3)。体检:右下肢无明显畸形,骨折端异常活动不明显,膝关节活动 0°~20°。C 反应蛋白和血沉正常。

诊断:股骨干骨折不愈合(右);带锁髓内针断裂。

【手术指征的选择】

骨折不愈合,内固定失效。

【术前计划与手术技巧】

术前从 X 线片分析,骨折对位,对线良好,手术的难点是在创伤小的情况下取出远端的断裂的髓内针,采取何种内固定方法,如果采用顺行带锁髓内针或钢板固定,在骨折端不进行广泛显露的情况下,很难取出远端断裂的髓内针。我们决定采用逆行髓内针固定,在不切开骨折端的情况下,既可以取出远端

断裂的髓内针,同时又可以固定。

通过原髋部切口取出断裂的髓内针的近端,然后通过逆行髓内针的通道取出断裂的髓内针的远端,再用逆行髓内针固定,切开骨折端,清理骨折端自体髂骨植骨(图 70-4)。被动活动膝关节到正常。

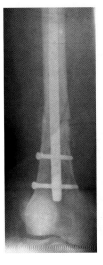
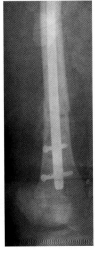

图 70-1 股骨干骨折带锁髓内针固定术后 X 线片

【术后治疗及并发症】

术后8个月骨折愈合,膝关节功能正常(图70-5)。

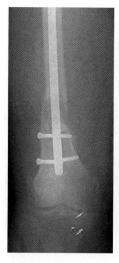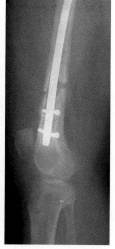

图70-2 术后3个月骨折断吸收,远端锁钉断裂

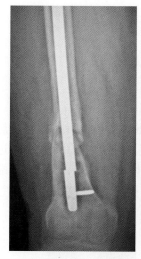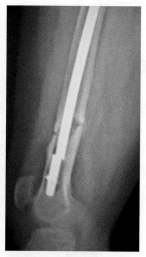

图70-3 术后12个月髓内针主钉断裂

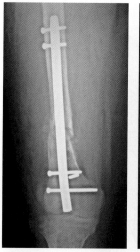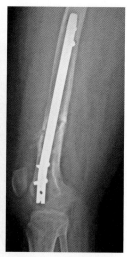

图70-4 从膝关节取出髓内针,同时固定

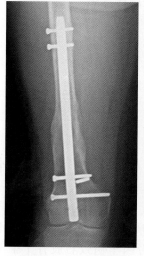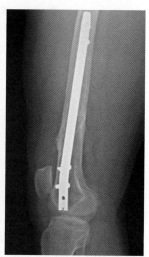

图70-5 骨折在术后8个月愈合,膝关节功能正常

(孙 林)

【推荐读物】

1. 荣国威,王承武.骨折.北京:人民卫生出版社,2004:929-1018

2. Rockwood,Green. Fractures in Adults. 6th ed. Philadelphia:Lippincott Williams & Wilkins,2006:1845-1968

病例71 闭合复位 LISS 内固定术治疗股骨髁上骨折

【病例简介】

患者,女,73 岁。主因左膝疼痛、肿胀、活动受限 1 小时就诊。患者在洗浴时滑倒摔伤左膝,左膝疼痛,肿胀活动受限。患者既往患肾盂肾炎病史 10 余年,腰椎间盘突出、颈椎病、双膝关节骨性关节炎 40 余年,脑梗死、血管硬化 12 年。对磺胺类药物过敏。查体:一般情况好,左大腿远端肿胀、畸形,股骨远端压痛阳性,有反常活动和骨擦感。双侧足背动脉搏动可及,足趾感觉活动好。常规化验未见明显异常。拍正侧位 X 线片(图 71-1、图 71-2)并行膝关节 CT 检查(图 71-3、图 71-4)。

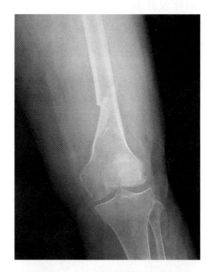

图71-1 术前前后位 X 线片

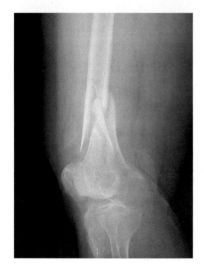

图71-2 术前侧位片

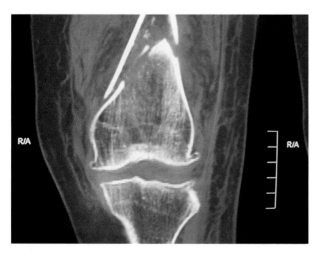

图71-3 术前冠状位 CT 股骨髁间

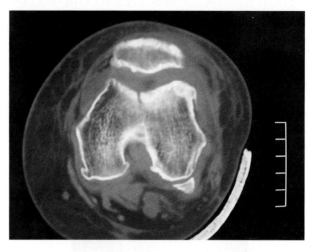

图71-4 术前 CT 股骨髁滑车部分无移位骨折

依据临床表现、X 线检查,诊断为股骨髁上骨折(左),膝关节骨性关节炎。

【手术指征的选择】

患者为老年女性,关节外骨折,骨折严重移位。手术可选择股骨逆行髓内钉固定或者 LISS 内固定。患者既往有膝关节骨钉关节炎和脑梗死病史,为了减少对膝关节的影响和避免髓内钉使髓内压力增高产生脂肪栓塞的风险,采用 LISS 内固定,来恢复股骨远端正常的解剖对线,并使患者能尽早开始膝踝关节功能锻炼,手术指征明确。从病史及检查方面,未见明显手术禁忌证。

【术前计划与手术技巧】

不去干扰干骺端粉碎的骨折,因而保留骨折块的血运,是使用 LISS 技术取得骨折愈合的关键。经皮插入最大限度减少了在膝关节周围另外做大切口的需要,减少了使用传统的暴露方法进行切开复位内固定的软组织并发症和关节僵硬的可能性。股骨远端闭合复位时容易发生外翻畸形和远端骨折块的过伸。术中需要足够的警觉来避免对线不良。双腿消毒后置于手术区内,这样可以通过抬高健侧肢体使患侧肢体更容易获得侧位影像。

手术技巧:在股骨外髁的突起部做一个外侧切口。在透视监控下,把一个长度合适的接骨板按照肌肉下、骨膜外的方式插入。板放置在远端骨块尽可能靠远端的位置,用一根导针来临时固定保持位置。关键是要让导针平行于膝关节间隙来确保正确的力线。然后调整肢体长度和旋转,第 2 根导针放在近端股骨干上。不去干扰干骺部的粉碎骨折区而是通过"桥接"绕过它是这种技术成功的关键。轻柔的人工牵引结合骨折位置下方的小支撑物有助于闭合复位,这是手术过程中最困难的部分。由于腓肠肌的牵拉,远端的骨折块有很强的向上方翘起呈过伸状(后倒)的趋势。必须注意:LISS系统严格要求要把板放置在正确的位置上,在放置任何锁定螺钉之前要完成复位的各个方面。这些螺钉不会把板拉向骨,而且一旦它们被拧入就不能再对骨折的对线作进一步的调整。远端应该尽可能多地固定螺钉来使远端达到最佳固定。近端至少4枚螺钉进行固定。术中在透视下通过屈曲和内外翻应力实验显示骨折固定稳定。

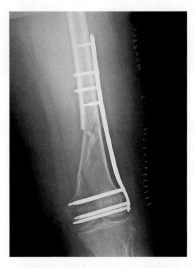

图71-5　术后前后位X线片

【术后治疗及并发症】

手术后伤口愈合良好,未发生感染。术后拍片见骨折复位及固定满意(图71-5、图71-6)。

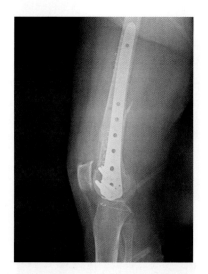

图71-6　术后侧位片

（杨胜松）

【推荐读物】

Wagner M, Frigg R. Internal Fixators Concepts and Cases using LCP and LISS. New York: Thieme, 2006: 477-621

病例72　外固定架结合交锁髓内针治疗股骨不等长

【病例简介】

患者,男,15岁。7年前因车祸致股骨髁上骨折(左,开放性)。于当地医院行清创、开放复位、斯氏针内固定。术后感染、不愈合、窦道形成(图72-1)。经扩创手术,术后感染消除,骨折愈合。伤后1年发现跛行,并日渐严重。

查体:左下肢短缩畸形,膝部瘢痕。脊柱侧弯(图72-2、图72-3)。脐至内踝尖:左93cm,右100cm;髂前上棘至腓骨头:左47cm,右54cm。膝关节:屈135°;伸0°。主、被动一致。

X线片示:左股骨短缩7cm,骨盆倾斜,脊柱侧弯(图72-4~图72-6)。

诊断:股骨远端骺损伤术后,骺早闭(左);股骨短缩畸形(左)。

【手术指征的选择】

患者肢体短缩畸形,如无手术禁忌,应进行手术矫正。

【术前计划与手术技巧】

1. 术前准备　术前常规检查,特别是血常规、C反应蛋白、血沉等以除外感染。拍双下肢负重全长像明确股骨短缩长度。行患肢CT以确定应用髓内针直径。通过术前计划确定计划应用交锁髓内针长度以及截骨部位。

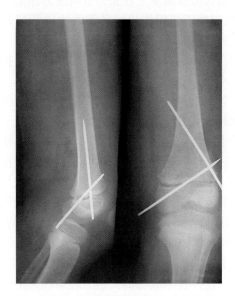

图72-1　车祸致股骨髁骨骺损伤(左,开放性)。于当地医院行清创、开放复位、斯氏针内固定

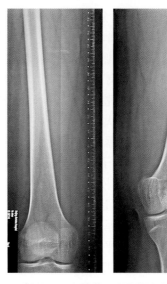

图 72-4 X 线片示左股骨短缩 7cm

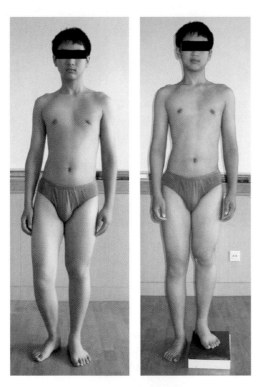

图 72-2 左下肢短缩畸形

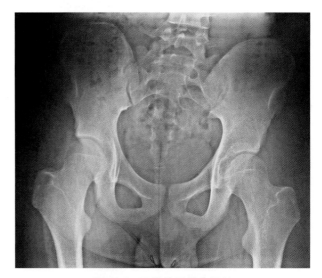

图 72-5 X 线片示骨盆倾斜

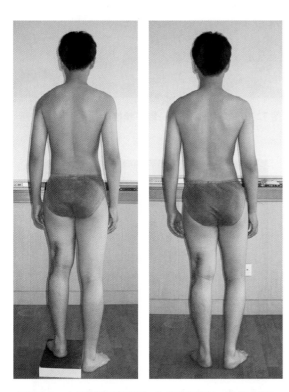

图 72-3 左下肢短缩畸形,左膝部瘢痕。脊柱侧弯,骨盆倾斜

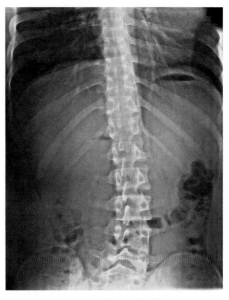

图 72-6 X 线片示脊柱侧凸

231

2. 手术　交锁髓内针置入术；Orthofix 重建外固定架置放术；股骨近段截骨术。

第一次手术：患者仰卧于牵引床，取髋外侧切口，逐层切开至梨状肌隐窝，在影像增强器透视下以 Awl 开髓，插入导针，用髓腔扩大器逐渐扩大髓腔至比计划所用髓内针外径大 1mm，插入交锁髓内针（图 72-7）。在影像增强器透视下借助于外固定架夹钳模板和连杆在股骨转子水平及股骨髁水平注意避开髓内针钻孔各拧入 3 枚外固定架皮质钉。安装外固定架，旋长外固定架上的加压——牵开螺栓 5 圈，使两组针之间的股骨承受牵开的张力。取出髓内针，于预定截骨部位水平取大腿外侧纵行切口约 8～10cm，逐层进入，显露股骨（图 72-8），小心剥离其外侧骨膜，自外向内侧用低能钻以直径 4.0mm 钻头在截骨面钻穿多个孔，以骨刀将诸孔之间的骨质打断，借助张力完成截骨（图 72-9）。确认截骨完成后，旋紧加压——牵开螺栓使截骨两端间加压（图 72-10），冲洗缝合伤口并留置引流管，缝合伤口并加压包扎。再次插入交锁髓内针，经瞄准器锁入近端 1 枚锁钉（图 72-11）。缝合、包扎伤口。

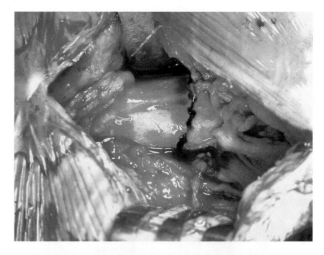

图 72-9　以骨刀将诸孔之间的骨质打断，借助张力完成截骨

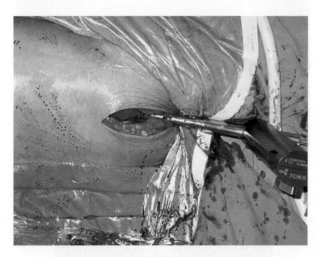

图 72-7　插入交锁髓内针

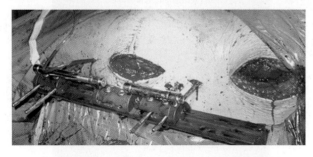

图 72-8　安装外固定架，取出髓内针，于预定截骨部位水平取大腿外侧纵行切口约 8～10cm，逐层进入

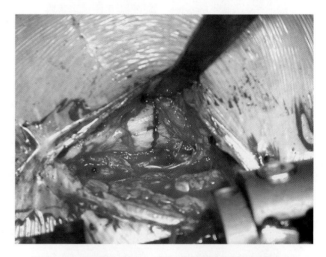

图 72-10　旋紧加压——牵开螺栓使截骨两端间加压

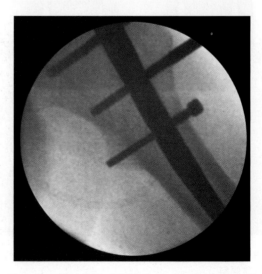

图 72-11　再次插入交锁髓内针，经瞄准器锁入近端 1 枚锁钉

输血：RBC 1200ml+FPS 400ml

术后处理：术后 24～48 小时常规静脉应用广谱抗生素，48 小时后拔除引流管，定期进行针道护理，指导患者进行膝关节功能锻炼。视患者具体情况于术后第 16.2 天时开始延长，延长速度为 1mm/d，分 4 次/天完成（图 72-12～图 72-14）。最初几次延长由医生完成，以后可在医生指导下由患者自行完成。延长 2 周后拍 X 线片以了解延长情况，经确认骨端牵开无误后患者出院。每 2～3 周定期门诊复查，并根据复查所见情况指导患者进行功能锻炼并逐渐负重行走。

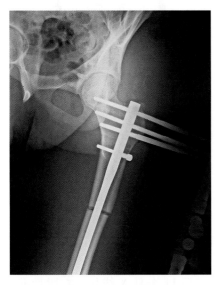

图 72-12　术后 X 线片示 IMN、锁钉和外固定架置放位置佳

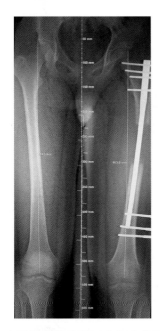

图 72-13　左股骨在单边外固定架牵拉下逐渐被延长。因为 IMN 的原因，股骨没有发生畸形

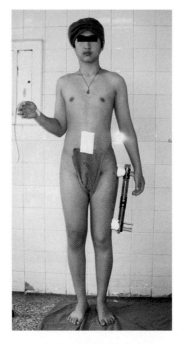

图 72-14　左股骨延长完成，望诊见双下肢等长，无明显畸形。外固定架连杆与股骨干解剖轴大致平行

当达到预期延长长度后，患者再次入院。第一次手术截骨后 4 个月零 10 天进行第二次手术（图 72-15）。

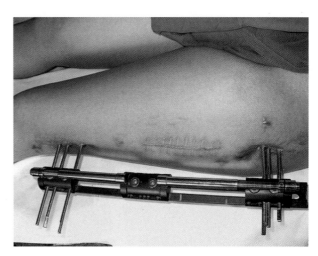

图 72-15　左股骨延长完成，准备锁定股骨远端锁钉，并取出外固定架。针道无感染

术前膝关节屈伸范围：左：45°～0°；右：135°～0°。

第二次手术：在影像增强器透视下，如果远端锁钉孔距外固定架钢针距离过近（3cm 以内），则自大腿内侧锁定交锁髓内针远端锁钉（图 72-16、图 72-17）。去除外固定架，消毒包扎针孔。推拿膝关节。患者术后第 2 天开始部分负重和膝关节功能锻炼，定期门诊复查（图 72-18、图 72-19）。

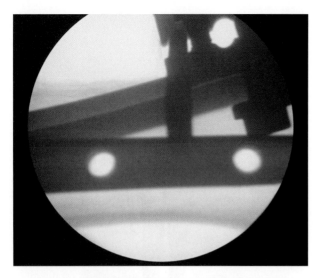

图 72-16　影像增强器透视下,远端锁钉孔并不受外固定架的干扰

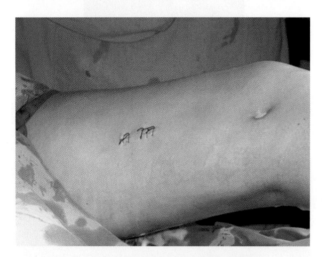

图 72-17　于大腿内侧锁定股骨远端 2 枚锁钉

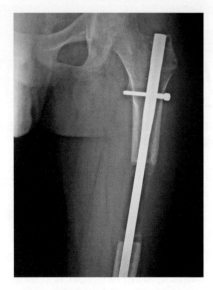

图 72-18　取出外固定架术后 3 天 X 线片示隐约可见新生骨痂

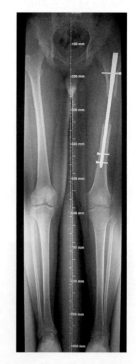

图 72-19　双股骨等长,下肢力线对称

【术后治疗及并发症】

术后 CPM 辅助功能锻炼。术后 2 周膝关节屈达 90°,伸达 0°。

截骨术后 8 个月 X 线片示左股骨近段新生骨痂增多(图 72-20)。

截骨术后 11 个月 X 线片示左股骨近段新生骨痂形成良好,坚实化几近完成(图 72-21)。

截骨术后 16 个月,双下肢等长,对称(图 72-22),左膝关节屈伸活动同健侧(图 72-23)。

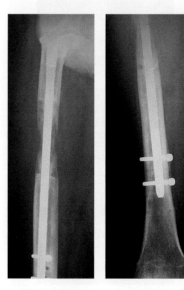

图 72-20　截骨术后 8 个月 X 线片示左股骨近段新生骨痂增多

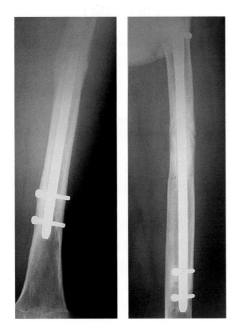

图 72-21　截骨术后 11 个月 X 线片示左股骨近段新生骨痂形成良好,坚实化几近完成

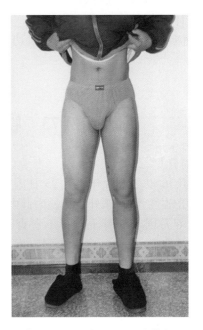

图 72-22　截骨术后 16 个月,双下肢等长,对称

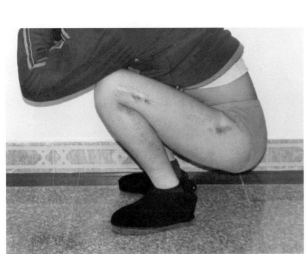

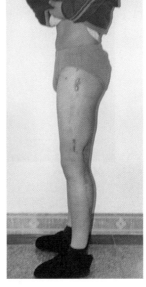

图 72-23　左膝关节屈伸活动同健侧

【讨论与思考】

Simpson 等作者报道既往曾有感染史病例中再次发生感染的比例为 40%。由于本组病例数较少,无法进行统计学比较。我们初步得出的结论是既往曾有感染史的病例若无感染症状 1.5 年以上,血常规、C 反应蛋白、血沉正常,可以使用改良骨延长技术。

术后根据患者个体情况确定延迟时间,本组平均延迟时间为 16.2 天(13~24 天),长于其他文献报道的延迟时间。这是因为本组患者既往接受过多次手术,截骨端骨膜曾受累及。对此我们认为,对于既往曾有感染、不愈合或有多次手术史的患者而言,选用非扩髓髓内针、术中尽量减少不必要的损伤以及适当延长延迟时间均有利于手术的成功。

联合应用髓内针及外固定架肢体延长术能够明显缩短外固定架置放时间,保护新生骨,避免肢体畸

235

形,有利于膝关节早期功能恢复。此法在治疗大段骨缺损及肢体不等长中具有一定优势。手术时间长、术中出血多、治疗费用高和增加手术切口瘢痕是它的缺点。

（黄 雷）

【推荐读物】

黄雷,朱峰,王慎东,等.外固定架结合髓内针治疗股骨缺损和不等长.中华创伤骨科杂志,2006,7:634-638

病例73 股骨干骨折术后短缩畸形愈合

【病例简介】

患者,男,36岁。1998年4月25日因交通事故致右股骨干开放性骨折,于外院行髓内针内固定术。

2001年6月因右股骨干骨折不愈合于另一所医院行髓内针取出,交锁髓内针内固定术。术后右股骨干骨折愈合,因右大腿短缩畸形来北京积水潭医院就诊。

主要体征:右下肢短缩步态;右髋关节、膝关节活动同健侧。测量下肢长度(髂前上棘-内踝):左86cm,右82cm(图73-1)。右足背外侧皮肤感觉轻度减退。

X线片示:股骨干骨折髓内针术后骨折愈合,股骨近段有1枚锁钉。股骨短缩4cm(图73-2)。

诊断:股骨干骨折术后骨折短缩畸形愈合(右)。

于2002年9月17日首次收住北京积水潭医院。

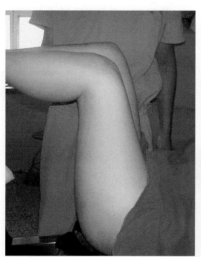
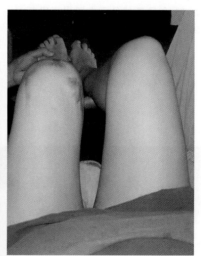

图73-1 双股骨不等长

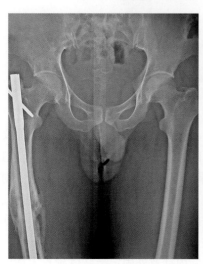
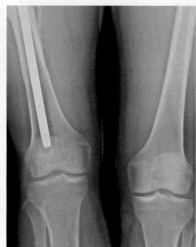
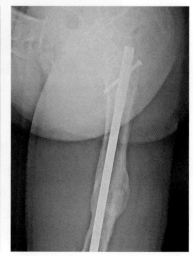

图73-2 X线片示股骨干骨折术 IMN 术后骨折愈合,股骨近段有1枚锁钉。股骨短缩4cm

【手术指征的选择】

通常下肢短缩超过 2cm,在临床上常引起明显症状,有手术矫正的必要。此例患者右股骨干骨折虽然术后愈合,但肢体短缩 4cm,有明显的步态异常,患肢膝髋关节活动良好,在没有手术禁忌证的情况下,手术矫正十分必要。

【术前计划与手术技巧】

麻醉:CESA。

仰卧于牵引床,常规消毒铺巾。在导向器及 G 形臂影像增强器引导下向股骨远、近段各拧入 3 枚外固定架钢针,安装外固定架(图 73-3 ~ 图 73-6)。因股骨交锁髓内针远段未锁,故免去取出交锁髓内针远端锁钉的步骤。截骨时先以线锯锯断股骨内侧半骨质,再于股骨外侧以直径 3.2mm 低能钻钻多个孔,以骨刀打断外侧半骨质。其余步骤及术后处理参见病例 72。

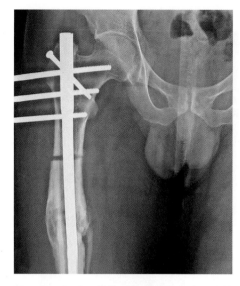

图 73-5 术后 X 线片示股骨截骨完全。股骨近段 3 枚外固定架针长度和位置好

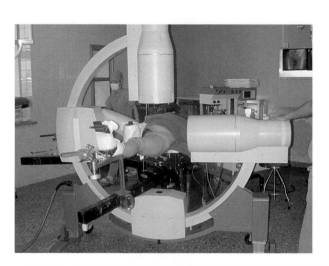

图 73-3 仰卧于牵引床,G 形臂影相增强器引导下手术

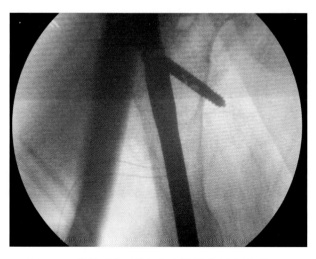

图 73-4 截骨时先以线锯锯断股骨内侧半骨质。图中线状物为线锯

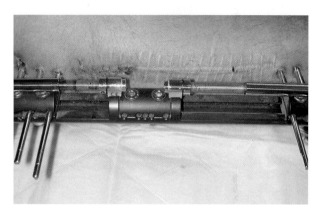

图 73-6 右股骨延长术后外固定架置放于股骨外侧

【术后治疗及并发症】

患者于前次术后 3 个月再次入院,诊断:右股骨延长术后,针道感染,膝关节功能障碍。主要体征:有股骨外固定架远端 3 针道红肿,有少量渗出。右膝屈伸:30° ~ 0°。髂前上棘至内收肌结节长度:左 46cm,右 46cm。X 线片示:双股骨等长。右股骨以髓内针和 Orthofix 重建外固定架固定,远近段各以 3 枚针固定。股骨上段低密度影 4cm(图 73-7)。入院后再次手术:G 形臂透视下锁定髓内针远端锁钉(图 73-8、图 73-9)。外固定针逐一去除。截骨术后 1 年,X 线片示新骨形成好(图 73-10)。右下肢诸关节活动好(图 73-11)。患者满意。

【讨论与思考】

股骨短缩畸形是髓内针固定术后常见的并发症。肢体延长主要分为两个阶段,即牵拉延长期和中立固定期,在儿童,后者时间通常为前者的 2 倍,

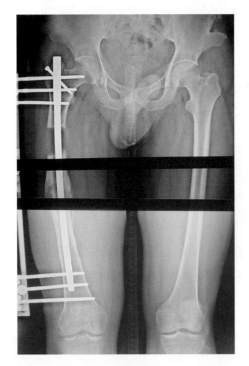

图73-7　X线片示双股骨等长。右股骨以IMN和Orthofix重建外固定架固定,远近段各以3枚针固定。股骨上段低密度影4cm

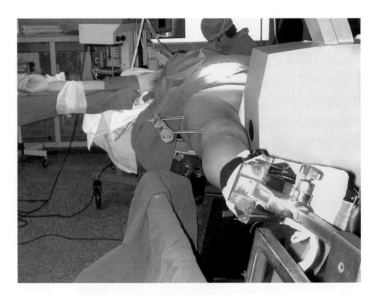

图73-8　在G形臂影相增强器下锁定髓内针远端锁钉

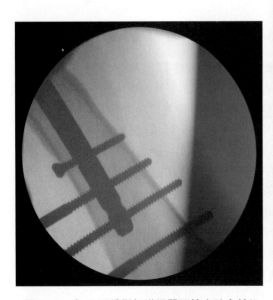

图73-9　在G形臂影相增强器下锁定髓内针远端锁钉

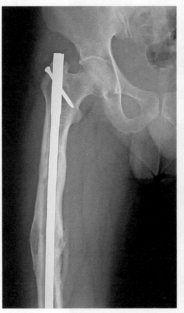
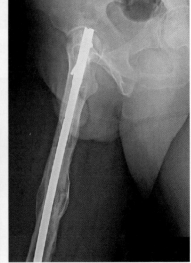

图73-10　截骨术后1年,X线片示新骨形成好

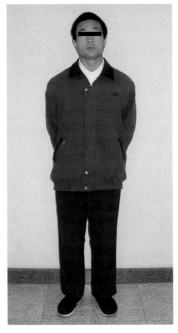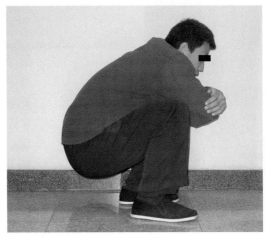

图 73-11　右下肢诸关节活动好

而对于成人而言则可达到 3~4 倍,特别是预期延长长度较长时更加难以为患者接受。联合应用带锁髓内针和外固定架进行肢体延长的方法能缩短外固定架放置时间,维持长度和固定,促进早期功能恢复,同时在延长期还可提供额外的固定和限制轴向偏移,具有一定的优势。

借鉴病例 72 所示用外固定架结合髓内针治疗股骨不等长的经验,我们巧用原有交锁髓内针加用单边外固定架治疗股骨干骨术后短缩畸形愈合,从而避免了单纯使用外固定架进行延长所带来的并发症。这种方法既避免因额外使用髓内针而增加手术难度和费用,又达到理想的治疗效果。此例结合患者具体情况,巧妙利用原有髓内针固定,加用外固定截骨延长矫正短缩畸形,达到了良好的疗效。此法可供广大同仁借鉴。

(黄　雷)

【推荐读物】

黄雷,朱峰,王慎东,等. 外固定架结合髓内针治疗股骨缺损和不等长. 中华创伤骨科杂志,2006,7;634-638

病例74　股骨干骨折术后感染

【病例简介】

患者,男,28 岁。主因左下肢外伤后功能障碍11 个月而入院。患者在 11 个月前因车祸致左股骨干骨折(闭合)(图 74-1),在当地医院行切开复位带锁髓内针内固定术(图 74-2)。术后伤口愈合好,但间断出现左大腿部胀痛、间断发热、患肢不能负重行走。入院查体:体温 36.7℃,扶双拐行走,左大腿部无红肿,无压痛,局部皮温不高。无局部异常活动、压痛及纵向叩击痛。足部活动感觉正常。化验检查:血白细胞:8.95×10⁹/L,中性粒细胞:63%。血沉:27mm/h,C 反应蛋白:2.36mg/dl(参考值:0.00~0.80mg/dl)。X 线片示:左股骨干骨折有带锁髓内针固定,骨折端内侧有骨痂生长,但不能确认骨痂通过折断,骨折端有 2 匝钢丝固定骨折块,可明显发现髓内针体近端周围的骨透亮/硬化带及近端

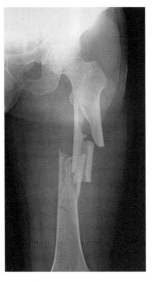

图 74-1　原始骨折情况

239

头钉和远端锁钉周缘的透亮区,骨折端存在失血运的骨折片(图74-3)。

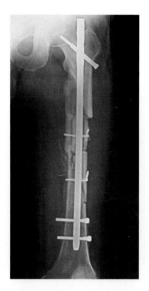

图74-2 骨折内固定术后,手术错误使用切开复位的方法造成骨折的不愈合

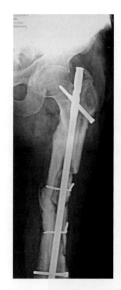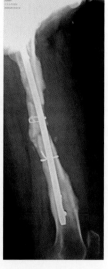

图74-3 入院时 X 线片显示左股骨干骨折由带锁髓内针固定,骨折端内侧有骨痂生长,但不能确认骨痂通过折断,骨折端有 2 匝钢丝固定骨折块,可明显发现髓内针体近端周围的骨透亮/硬化带及近端头钉和远端锁钉周缘的透亮区,骨折端存在失血运的骨折片。证实固定失效和感染迹象

依据病史、临床表现、X 线检查,诊断为左股骨干骨折感染性不愈合;内固定失效。

【手术指征的选择】

患者为年轻男性,功能障碍影响日常生活和工作,骨折不愈合伴有感染及内固定失效,手术指征明确。从病史和检查方面,未见明显手术禁忌。

【术前计划与手术技巧】

治疗目标:控制感染、尽快使骨折愈合、最大限度地恢复病人的下肢功能。初期控制感染,尽快行植骨术促进骨折愈合。先行清创+抗生素骨水泥植入术,3~6 个月后行植骨术。

手术技巧:

手术1:按原切口进入取出髓内针、清创、髓腔锉扩髓,去除骨折端钢丝。术中发现髓内针体周围有大量肉芽组织伴有渗液。骨折端有异常活动(图74-4)。取折端钢丝行细菌培养、局部组织行病理检查。庆大霉素骨水泥 40g+万古霉素 8g 制成抗生素骨水泥药珠,分别置于髓腔内和骨折端。骨折未固定。细菌培养结果:金黄色表皮葡萄球菌。病理检查显示:中性粒细胞为主的炎性肉芽组织。术后静脉途径抗生素(万古霉素)1 周。术后 X 线片显示骨折端有移位(图74-5)。

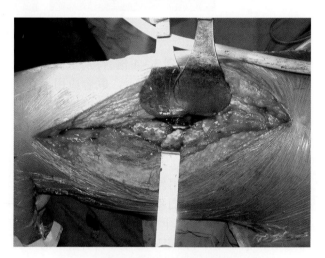

图74-4 术中的骨折端

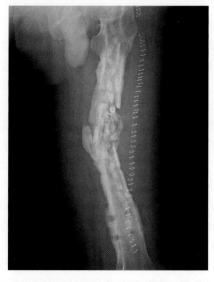

图74-5 手术 1 后的 X 线片中可见骨水泥药珠位于髓腔内和骨折端。折端成角畸形说明骨折未愈合

手术2：手术1周后。再次行清创术，见髓腔内及折端无明确炎性渗出物，去除原骨水泥药珠，髓腔锉再次扩髓并植入新的骨水泥药珠。用外固定架稳定折端（图74-6）。术中取材细菌培养阴性。术后仍然静脉途径抗生素（万古霉素）2周后口服利福平4周。

材细菌培养未生长。术后静脉途径抗生素（万古霉素）2周后口服利福平4周。

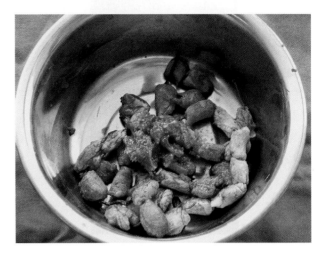

图74-8 手术3中取出的骨水泥药珠

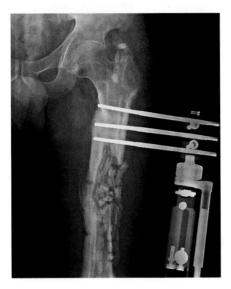

图74-6 手术2后的X线片显示重新更换后的骨水泥药珠，外固定架稳定骨折端，骨折对位好

手术3：手术2后3个月病人再次入院。术前检查ESR、CRP正常。手术取出骨折端药珠，骨折端仍有异常活动。髓腔内药珠大部分不能去除，取自体髂骨与人工骨混合植骨（图74-7、图74-8）。术中取

【术后治疗及并发症】

手术后伤口愈合好，未发生伤口流脓。病人每月复查一次X线片、ERS、CRP，肢体部分负重。至术后8个月骨折端有明确骨痂通过折断（图74-9），开始松动外固定架使折端逐步加大负重。术后10个月完全负重并去除外固定架（图74-10、图74-11）。

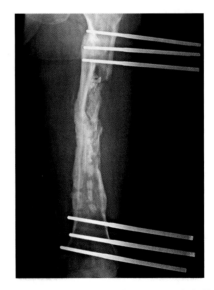

图74-9 手术3 术后8个月的骨折愈合情况

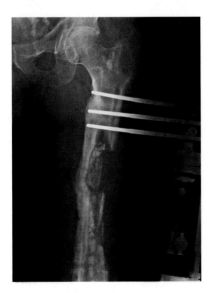

图74-7 手术3后的X线片显示髓腔内未能取出的骨水泥药珠。骨折端及相邻髓腔内的颗粒物为注射型人工骨与万古霉素混合后制成的人工骨万古霉素颗粒。骨折端植入的骨松质显示不十分清楚

【讨论与思考】

该病例诊治的要点为做了2次清创术。手术1的目的：①明确细菌的种类，为使用抗生素提供依据；②一周的骨髓腔内抗生素的应用为使用位于髓腔内的外固定架针提供了保障；③去除了金属内固

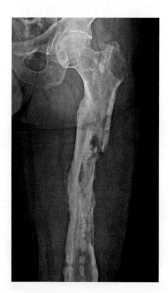

图74-10 手术3后的10个月去除了外固定架,髓腔内有未取出的骨水泥药珠和未吸收的人工骨颗粒

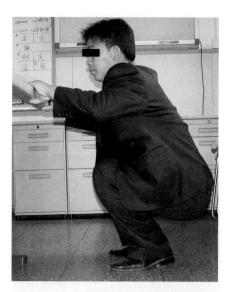

图74-11 病人患肢的功能结果

（张伯松）

定物,使得更易看清楚骨的结构。手术2的目的:
①清创更彻底;②可针对性地调整抗生素的使用;
③可根据手术1的发现挑选固定物稳定折端。

【推荐读物】

Skinner HB. 现代骨科疾病诊断与治疗. 第3版. 王满宜,等,译. 北京:人民卫生出版社,2006

病例75 外固定架辅助髓内钉技术矫正维生素D抵抗性佝偻病导致的股骨畸形

【病例简介】

患者,男,50岁。因1年来左大腿疼痛逐渐加重,畸形就诊。查体:患者拄双拐行走,身材较瘦小。左大腿弓形畸形,大腿中段压痛明显,下肢轴向叩击痛阳性。双下肢全长测量像显示髋内翻畸形(双侧),膝内翻畸形(左),股骨畸形伴应力性骨折(左)。双下肢不等长 LLD = 38.1mm, MAD = 32mm(图75-1)。股骨侧位片显示左股骨弓形畸形,应力性骨折(图75-2)。诊断:股骨维生素D抵抗性低磷酸盐佝偻病,髋内翻畸形(双侧),膝内翻畸形(左),股骨干应力性骨折(左)。

【手术指征的选择】

股骨畸形可以由多种病因引起。由维生素D抵抗性低磷酸盐型佝偻病等代谢性疾病引起的畸形,往往表现为髋外翻,膝关节内翻或者外翻,股骨存在多个顶点成角畸形(multiapical angulation),前弓增大,胫骨扭转,肢体短缩。随着畸形的加剧,还可能出现应力性骨折。手术治疗的目的是矫正畸形,恢复下肢力线,防止邻近关节出现退行性改变,使骨折愈合,恢复患肢功能和改善外观。

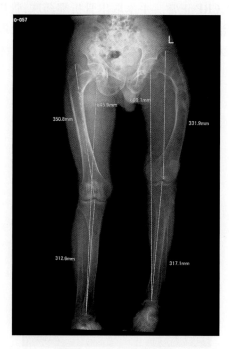

图75-1 双下肢全长片

维生素D抵抗性低磷酸盐佝偻病,髋内翻畸形(双侧),膝内翻畸形(左),股骨畸形伴应力性骨折(左)。术前双下肢全长测量片示:髋内翻,膝内翻,左股骨弓形畸形,LLD = 38.1mm, MAD = 32mm

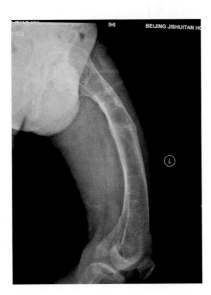

图 75-2 股骨侧位片示股骨前弓畸形

【术前计划与手术技巧】

通过多处截骨矫正畸形已经有了公认的原则。采用环形外固定架可以准确地进行畸形矫正、骨折的复位以及肢体的延长,但是依从性差,而且有针道感染、固定针折断、戴架时间较长等不足,拆除外固定支架后还可能出现畸形的复发。外固定架辅助髓内钉(fixator assist nailing, FAN)技术结合了外固定架精确、微创、安全的特点和内固定治疗患者依从性好的特点。本例患者经测量存在 2 处成角旋转中心(CORA)(图 75-3)。可先用外固定架固定,然后在 2 处 CORA 截骨,调整外架矫正畸形,力线满意后再插入髓内钉固定。对于代谢性骨病患者,留置髓内

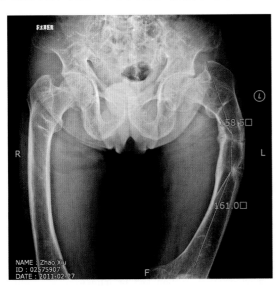

图 75-3 术前计划
显示左侧股骨存在 2 处 CORA,成角畸形分别为 21.5° 和 19°

钉长期固定可以避免畸形的复发。通过扩髓及髓内钉的植入可以产生截骨端自动植骨的效果,避免对自体髂骨的需求。

手术方法:手术在牵引床上进行,患者仰卧位。在股骨近端和远端垂直于股骨解剖轴各打入 2 枚外固定针。在股骨近端和股骨远端的固定半针应在髓腔偏前方的位置,避免影响髓内钉的插入。如果术前 CT 显示有旋转对位畸形,则近端固定针置于冠状面,远端固定针按照旋转畸形角度植入,这样在复位时或截骨矫正畸形时只需将远近端固定针安装在冠状面外架上即可矫正旋转畸形。安装 LRS 外固定架 2 组夹钳及延长杆。因为要进行 2 处截骨,在中段安装第 3 组夹钳,固定 1~2 枚固定针。

根据 Paley 提出的方法确定畸形的成角旋转轴心(center of rotation angulation, CORA)。代谢性骨病引起的畸形为多个顶点成角畸形,需要多个 CORA 处截骨。本例佝偻病患者进行了 2 处截骨。采用低能量微创截骨方法。在截骨处切开皮肤 2~3cm,用直径 4.8mm 钻头在同一平面进行多个方向钻孔,用骨刀截骨。然后调整外固定架矫正畸形(图 75-4)。术中拍片证实矫正的结果满意,然后髓内钉固定。采用髋关节外侧切口,在大粗隆顶点上方切开约 3cm。切开阔筋膜,在大粗隆顶点开髓,插入导针。用扩髓钻将髓腔逐渐扩大,扩髓超过所选髓内钉直径 1.5mm。插入髓内钉,调整旋转对线,完成远近端锁定。注意在插入导针和扩髓时将中央骨段的固定针退出髓腔,仅固定外侧单层骨皮质即可。髓

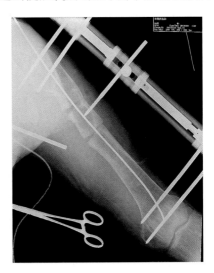

图 75-4 术中 X 线片
在 2 处 CORA 处截骨后,外固定架矫正畸形,导针通过

内钉近端采用瞄准器锁定 1~2 枚螺钉,远端透视下徒手锁定 2 枚螺钉。由于股骨的远端髓腔较宽,常需要垂直于髓内钉的方向固定 1 枚阻挡螺钉。完成髓内钉固定后,去除外固定架。

【术后治疗及并发症】

术后伤口愈合良好,未发生感染和神经血管并发症。术后拍片显示左股骨畸形得到矫正,LLD = 3.2mm,MAD = 6mm(图 75-5)。术后 3 个月股骨前后位片和侧位片示股骨截骨处愈合(图 75-6)。

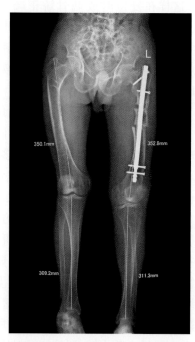

图 75-5　术后双下肢前后位全长测量片
示左股骨畸形得到矫正,LLD = 3.2mm,MAD = 6mm

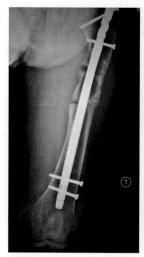
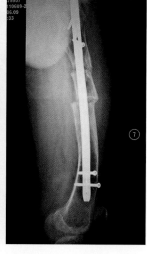

图 75-6　术后 3 个月股骨前后位片和侧位片
示股骨截骨处愈合

【讨论与思考】

1. 佝偻病所致股骨畸形的截骨的部位和数量　佝偻病所导致的股骨畸形分为单独的成角畸形和多顶点成角畸形,前者来自于骺板附近,通过一处截骨可以矫正;后者则在股骨干有多个 CORA,需要多处截骨。Song 等报告的 25 例中绝大多数报告采用的是 2 处截骨,只有 12% 的节段需要 3 处截骨。本例佝偻病患者的股骨表现为多顶点成角畸形,采用 2 处截骨,截骨端都顺利愈合,畸形矫正满意。本例患者截骨部位都是在股骨干的 CORA 处,遵循 Paley 提出的截骨三原则第一条:截骨线、成角矫正轴(angulation correction axis,ACA)通过同一个 CORA,骨端将互相改变角度而不发生移位。纠正成角度数后,位于截骨水平远端和近端的骨骼轴线将处于一条直线上。

2. FAN 技术治疗股骨畸形的优点　Matsubara 等和 Kucukkaya 等分别报告了采用 Tylor 环型外架和伊氏架治疗佝偻病引起的下肢畸形。指出通过环型外固定架牵开成骨矫正畸形是准确且有效的方法,但是需要长时间佩戴外架(21 周和 25 周),并且可能出现针道感染和去除外架后再骨折等问题。Eralp 比较了对 10 例患者的 26 段肢体采用 FAN 和 9 例患者的 17 段肢体采用伊氏架进行矫正的结果。指出 FAN 在矫正畸形的准确程度方面和伊氏架相同,而且患者更加舒适,治疗时间更短。髓内钉还能防止畸形的复发。Song 等比较了采用包括 FAN 在内 6 种方案治疗 20 例患者的 55 个节段,其中股骨 20 个,认为 FAN 有上述优点,而且避免了长时间佩戴外固定架带来的针道感染和关节活动受限等问题。但髓内钉也有位置移动、锁定螺钉松动和髓内钉深部感染等问题。本例患者未出现神经血管损伤,而且膝关节功能同术前相比无显著差异,没有出现内固定失效方面的问题。

（杨胜松）

【推荐读物】

1. Eralp L,Kocaoglu M,Toker B,et al. Comparison of fixator-assisted nailing versus circular external fixator for bone realignment of lower extremity angular deformities in rickets disease. Arch Orthop Trauma Surg,2011,131:581-589

2. Song HR,Soma Raju VV,Kumar S,et al. Deformity correction by external fixation and/or intramedullary nailing in hypophosphatemic rickets. Acta Orthop,2006,77（2）:307-314

3. Matsubara H,Tsuchiya H,Kabata T,et al. Deformity correc-

tion for vitamin D-resistant hypophosphatemic rickets of adults. Arch Orthop Trauma Surg,2008,128:1137-1143

4. Kucukkaya M,Karakoyun O,Armagan R,et al. Correction of

complex lower extremity deformities with the use of the Il-izarov-Taylor spatial frame. Acta Orthop Traumatol Turc, 2009,43(1):1-6

病例76　应用单边重建外架骨运输并保留原钢板治疗股骨骨缺损

下肢大段骨缺损的治疗是临床常见而又比较棘手的难题,单纯应用骨松质移植,面临骨量不够、植入骨愈合困难等问题难以解决。目前治疗此类疾病的金标准是带血管蒂腓骨骨移植和骨运输术。但前者对手术技术要求较高,有供区损伤,易发生应力骨折及骨不连,一旦手术失败,患者难以接受。而后者又需要长时间带外固定架,生活不便并存在针道感染等难以避免的并发症。有学者采用骨运输结合内固定治疗大段骨缺损,认为具有固定可靠,保持力线,有效维持肢体长度及可以早期拆除外架的优势;我们采用保留原有接骨板,以单边重建外架进行骨运输的方法治疗股骨骨缺损1例,疗效满意。现结合相关文献,对该方法进行分析并讨论,或能对该类疾患的治疗提供有益借鉴。

【病例简介】

患者,男,17岁。2012年7月因重物砸伤致左股骨髁间开放粉碎骨折,右股骨干开放粉碎骨折就诊于当地医院,急诊行双股骨清创术、骨折开放复位接骨板内固定术。2012年11月因不明诱因出现左大腿局部疼痛,到当地医院拍片显示左股骨骨不连,接骨板断裂;12月在另一所医院行左股骨断裂接骨板取出术,锁定接骨板重新内固定术、取对侧髂骨及人工骨植骨。2013年2月又因右侧股骨干骨折不愈合再次在该院行右股骨取对侧髂骨植骨术。2013年7月在当地医院复查显示左股骨髁上骨折仍未愈合,于2013年9月到我院就诊。

入院时查体:自左大腿中段至胫骨结节水平外侧有一22cm长纵形线状手术切口瘢痕,自胫骨结节水平外侧起沿髌骨外缘弧向前上再延伸至外侧有一人字形线状瘢痕,长约21cm(图76-1)。可触及轻压痛,无反常活动,右大腿中下段外侧有一20cm长线状切口瘢痕。双侧髂前各有一8cm长纵形线状手术瘢痕(图76-2)。右大腿中下段前方有一面积为1%的取皮后瘢痕。左膝关节活动受限,屈伸范围0°~30°。右膝关节屈伸受限,屈伸活动范围0°~40°。

【手术指征的选择】

X线片显示左股骨远端接骨板固定,髁上存在骨缺损,接骨板未见变形及断裂,螺钉无松动迹象

(图76-3)。CT显示骨缺损明确存在(图76-4)。右股骨中段钢板固定,骨折已愈合。入院诊断:左股骨干骨折术后骨缺损;右股骨干骨折术后(已愈合)。

【术前计划与手术技巧】

1. 术中透视下小切口取出原接骨板骨缺损近段远侧2枚锁定螺钉(图76-5),并于取出螺钉近侧小切口在预定截骨面多处钻孔,在透视引导下分别于大腿前侧近、中段分别钻入羟基磷灰石螺钉2枚,连接单臂单平面重建外固定架。透视定位不愈合段,确定切口,自肌肉间隙钝性分离进入并显露不愈合段,将愈合不良骨质切除6cm长,冲洗并缝合切口,留置引流管;在截骨面以微创截骨,透视确认截骨完全后固定外支架,安装加压-牵引螺栓(图76-6、图76-7)。

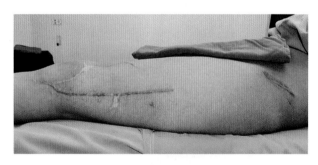

图76-1　术前体位像侧面观
可见自左大腿中段至胫骨结节水平外侧有一22cm长纵形线状手术切口瘢痕,自胫骨结节水平外侧起沿髌骨外缘弧向前上再延伸至外侧有一人字形线状瘢痕,长约21cm

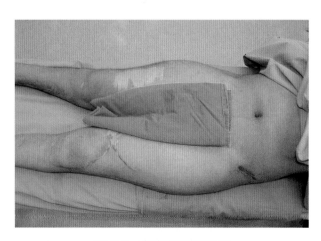

图76-2　术前体位像正面观
可见双侧髂前各有一8cm长纵形线状手术瘢痕

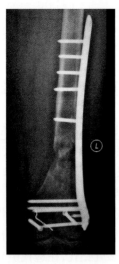

图 76-3　术前 X 线片

可见 X 线片显示股骨髁上骨折接骨板螺钉固定术后,存在骨缺损

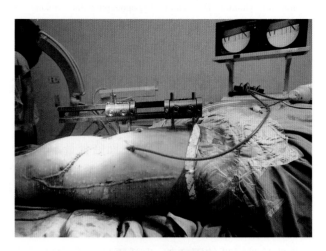

图 76-6　术中照片

以微创截骨,orthofix 重建外固定架固定,缺损部置入一根引流管

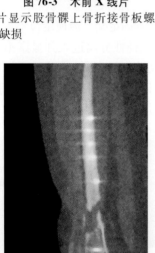

图 76-4　术前 CT

CT 进一步证实骨缺损,长度约为 6cm

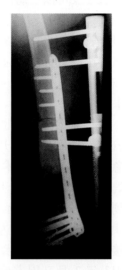

图 76-7　术后 X 线片

骨缺损清理,调整螺钉,重建外架固定并截骨

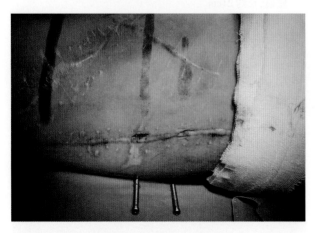

图 76-5　术中置入远端锁钉

术中透视下经皮取出原接骨板骨缺损近段远侧 2 枚锁定螺钉

2. 术后第 7 天开始以 1mm/d 速度,分 4 次进行骨运输,于骨运输开始后 1 个月(图 76-8)及 2 个月摄片检查,见骨运输顺利,2 个月后骨运输接触端接触,矢状面对位欠佳(图 76-9)。

3. 骨运输开始 2 个月后椎管内麻醉下手术,先借助前方的外固定架纠正不愈合端矢状面对位,然后使接触端间加压。经皮穿过接骨板拧入原取下的 2 枚锁钉固定被运输的骨段。拆除外固定架(图 76-10)。

【术后治疗及并发症】

拆除外架后定期复查拍片。12 个月摄片复查,见新生骨坚实化良好,接触端愈合(图 76-11),患者开始负重锻炼行走。

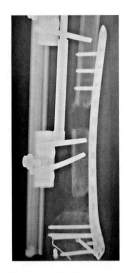

图 76-8　骨运输 1 个月

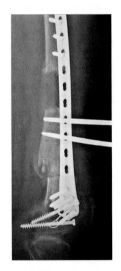

图 76-9　复查 X 线

运输骨段与目标骨段已接触,但矢状面对位欠佳

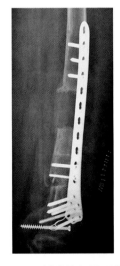

图 76-10　拆除外架后 X 线片

调整接触端对位,外架加压后螺钉固定运输骨段,拆除外架

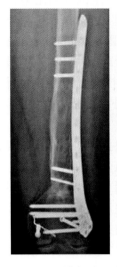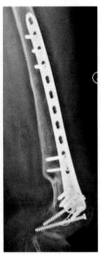

图 76-11　复查 X 线

拆外架后 12 个月,新生骨坚实化良好,接触端愈合

【讨论与思考】

骨运输是治疗下肢节段性骨缺损的有效方法。牵拉成骨是利用外固定架缓慢撑开截骨端间的牵开间隙,牵拉间隙内新骨形成的一个动态过程;最初是应用 Ilizarov 环形外固定架来达到较为满意的治疗效果。但环形外架常常导致患者生活极不方便,限制肌腱滑动,易导致关节功能障碍,有些患者甚至不能忍受。20 世纪 70 年代后单边外固定架在肢体延长的应用取得了相似的治疗效果,大大减少了外固定架的体积并减少了对局部软组织的损伤。后来应用单边外固定架结合髓内针进行骨运输的方法治疗得到不少成功的报道,其优点很多,如静态锁定的髓内针能保持解剖长度和力线并确保运输骨段与目标骨段的顺利接触,可以降低对外固定架固定稳定性的要求,运输骨段的锁定可以保护新生骨痂。一旦接触端愈合,可以早期拆除外固定架,大大减少了带架时间,让 EFI 即外固定架放置时间与实际运输距离的比值降至 1m/1cm 以下。然而,如果在应用这种方法治疗之前存在较长时间的外架固定会导致深部感染率增加。更有作者研究认为应用髓内针内固定前戴外固定架时间超过 28 天会显著增加感染率,在胫骨骨缺损其感染率甚至能升至 8.8%,并且如果存在骨端硬化或髓腔狭窄会妨碍髓内针的顺利置入。

结合接骨板进行重建外固定架牵拉成骨治疗股骨及胫骨节段性骨缺损的方法也有一些文献报道,均取得了骨缺损愈合及力线良好的治疗效果。较外固定架结合髓内针骨运输而言,前者外固定架针的置入有更多的空间,不易发生因外固定架针与接骨钉板相接触而引起的深部感染;并且拆除外架的时间更早,因为后者拆除外固定架需要在牵拉成骨期结束后并等到接触端愈合或新生骨密度明显增加后才行,而前者则可以在牵拉成骨期结束后用2枚螺钉固定运输骨段而拆除外固定架,然后等待接触端愈合。

患者到我院治疗骨缺损之前,经历了多次手术,双侧髂骨均已取骨用于植骨治疗骨折不愈合。取髂后区骨用于植骨治疗股骨髁上长达6cm的骨缺损,在植骨量上不够。我们决定采用结合接骨板应用单边重建外架进行骨运输的方法来进行治疗。与之前报道不同,我们采用的方法是保留原有接骨板,只是对其螺钉进行微创调整,尽量减少对截骨部位骨膜及软组织的损伤。在患者股骨上安装的单边外固定架仅仅各以2枚羟基磷灰石螺钉桥接近段和骨运输段,牵拉成骨期结束即予以拆除,共戴外固定架68天,EFI值仅为0.37mon/cm,与Apivatthakakul等的报道基本一致,从而将外固定架的并发症及对患者生活的影响降至最低限度。取出和再次锁定螺钉均通过微创技术实施,尽可能地减少医源性损伤。保留原接骨板和使用取出的锁定钉再固定又为患者减少了治疗费用。

我们在骨运输牵拉期结束,拆除外固定架时调整接触端的矢状位对线,让接触端充分接触并加压,从而不需要植骨而获得充分愈合。多位作者建议在拆除外固定架时即在接触端行植骨手术,以促进骨愈合。但我们坚持认为如果接触端间对位良好,有充足的接触面积,有较好的软组织覆盖,可以不植骨而使接触端愈合。

该方法最大的风险在于治疗过程中接骨板失效,由于原有接骨板已经发生疲劳,而治疗又需要一个较长时间,因此发生接骨板失效的风险相对较大。所以我们术前严格阅片,排除接骨板已发生断裂。还需考虑接骨板的质量。随着新生骨坚实化不断增加,骨运输接触端愈合趋好,进而鼓励患肢逐渐增加负重量,直至完全负重。

(黄雷　夏志林　滕星　杨胜松　王满宜)

【推荐读物】

1. Ciemy G, Zorn KE. Segmentaltibialdefects. Compairing conventional and Ilizarovmethodologies. ClinOrthop, 1994, 301: 118-123

2. Green SA. Skeletondefects. A comparison of bone grafting and bone transport for segmental skeleton defects. Clin Orthop, 1994, 301: 111-117

3. Cattaneo R, Catagni M, Johnson EE. The treatment of infected nonunions and segmental defects of the tibia by the methods of Ilizarov. Clin Orthop Relat Res, 1992, 280: 143-152

4. Pearson RL, Perry CR. The Ilizarov technique in the treatment of infected tibialnonunions. Orthop Rev, 1989, 18: 609-613

5. Naggar L, Chevalley F, Blanc CH, et al. Treatment of large bone defects with the Ilizarovtechnique. J Trauma, 1993, 34: 390-393

6. Green SA. Skeletaldefects. A comparison of bone grafting and bone transport for segmental skeletal defects. Clin Orthop Res, 1994, 301: 111-117

7. Hofmann GO, Gonschorek O, Buhren V. Segment transport employing intramedullary devices in tibial bone defects following trauma and infection. J Orthop Trauma, 1999, 13: 170-177

8. Brunner UH, Cordey J, Kessler S, et al. Bone segment transport in combination with an intramedullary nail. Injury, 1993, 24(suppl 2): S29-S44

9. Raschke MJ, Mann JW, Oedekoven G, et al. Segmental transport after undreamed intramedullary nailing. Preliminary report of a "Monorail" system. Clin Orthop Relat Res, 1992, 282: 233-240

10. Vasan H, Cooke C, Schemitsch E, et al. Bone transport using the "monorail" technique: patient outcome and complications. J Bone Joint Surg Br, 2008, 90(suppl): I47

11. Oh CW, Song HR, Roh JY, et al. Bone transport over an intramedullary nail for reconstruction of long bone defects in tibia. Arch Orthop Trauma Surg, 2008, 128: 801-808

12. Bhandari M, Zlowodzki M, Tornetta P, et al. Intramedullary nailing following external fixation in femoral and tibial shaft fractures. J Orthop Trauma, 2005, 19: 140-144

13. Apivatthakakul T, Arpornchayanon O. Minimally invasive plate osteosynthesis(MIPO) combined with distraction osteogenesis in the treatment of bone defects A new technique of bone transport: a report of two cases. Inhury, Int J Care Injured, 2002, 33: 460-465

14. Girard PJ, Kuhn KM, Bailey JR, et al. Bone transport combined with locking bridge plate fixation for the treatment of tibial segmental defects: A report of 2 cases. J Orthop Trauma, 2013, 27: e220-226

15. 黄雷,谢明,王金辉,等.应用Orthofix重建外固定架治疗骨缺损. 中华创伤骨科杂志,2004,6(10):1096-1101

16. 黄雷,朱峰,王慎东,等.外固定架结合髓内钉延长术治疗股骨缺损和不等长. 中华创伤骨科杂志. 2006,8(7): 634-638

第三节 膝关节手术

病例77 股骨髁上骨折不愈合的锁定钢板内固定治疗

【病例简介】

患者，男，20岁。左股骨远端微波灭活术后9年，左股骨疲劳骨折再次内固定术后5年，伴疼痛、活动受限、双下肢不等长。

患者于9年前在外院被诊为左大腿成骨肉瘤，行左股骨远端微波灭活加接骨板内固定术。术后患肢疼痛症状改善，可日常活动，但渐出现双下肢不等长及跛行。5年前因左大腿疼痛再次就诊，诊为左股骨远端疲劳骨折，行原内固定取出，重新接骨板内固定，取髂骨植骨术。半年前因再次疼痛不能行走，行支具固定及牵引等保守治疗，为进一步诊治来院。体检一般情况良好，跛行需扶拐，左大腿下段及膝下内侧可见约30cm切口瘢痕，局部压痛及叩击痛阳性。左膝关节活动范围伸直0°至屈曲70°。左下肢较对侧短6cm。X线显示左股骨髁上骨折不愈合，骨质硬化，接骨板断裂，折断成角畸形（图77-1）。

诊断：左股骨髁上骨折不愈合，左股骨远端微波灭活术后。

【手术指征的选择】

病例分析及治疗方案的制定：患者因诊断为成骨肉瘤而行左股骨远端微波灭活，接骨板预防性固定，其后发生疲劳骨折，再次行接骨板固定加自体髂骨移植，骨折仍未愈合，接骨板再次断裂。考虑其主要原因为微波灭活后股骨远端骨坏死所致。因患者年龄小，病史长，导致患侧肢体短缩6cm。目前需解决骨折不愈合及肢体短缩两大问题。考虑患者股骨远端大段骨坏死，骨折愈合困难，进行人工关节置换术虽可暂时解决膝关节功能问题，但患者年龄较小，人工关节使用寿命是一个很大的顾虑，患者也坚决拒绝。因此决定再次行接骨内固定术。

【术前计划与手术技巧】

经讨论研究，确定再次内固定治疗的几大要点：①适当切除坏死骨；②内外侧双柱锁定接骨板牢固固定；③充分植骨；④接骨板取出时间延长，二期行肢体延长术解决双下肢不等长。因患者已存活9年，未发现过转移灶，患者局部无成骨肉瘤典型表现，原始诊断也无病理检查依据，我们对9年前成骨

肉瘤的诊断持否定意见。

考虑手术复杂，创伤大出血多，于术前一周起分两次抽取自体血800ml储存，供术中回输。准备髂后及髂前供骨区。

插管全麻后，首先取俯卧位。自髂后上嵴区切取4cm及3cm长全骨板髂骨块各一，及多量骨松质条备用。翻身取平卧位，左下肢及髂前供骨区消毒准备。左下肢驱血后，上台上消毒气囊止血带。大腿远端前外侧入路，切口远端直至髌腱外缘，以便向内侧牵拉髌骨，充分显露股骨远端。切口近侧自前外侧肌间隙，远侧切开髌外侧支持带进入骨折端。原接骨板断裂，位于股骨内侧。自外侧切口剥离显露内侧钢板后，做内侧皮肤切口经皮取出全部螺钉和接骨板。骨折端存在明显反常活动，折端及远近髓腔内大量坏死变性组织，似豆渣样，部分发黑。接骨板周围异物反应严重，大片软组织呈蓝黑色。骨折线近侧5cm长度骨干发白、质硬、无出血。骨折线远侧前方皮质3cm×4cm大小硬化骨片与股骨髁以瘢痕组织相连。切除此骨片，彻底清理骨折端及远近髓腔内坏死组织和瘢痕组织，大量盐水冲洗后松止血带，观察近侧骨干约5cm节段无血运，股骨髁部骨皮质表面可见渗血（图77-2）。

经过对骨折端硬化骨和坏死组织的清理，骨折端内侧已缺损1.5cm。近侧骨干约5cm节段无血运，但显然不能全部切除，如何处理？我们的设计如下（图77-3）：远骨折端横行截除骨端斜面，近骨折端首先横行截除骨端斜面，再从中线作矢状面截骨，长度为4cm，然后在截骨线的最近端做横行截骨，截除内侧半皮质。这样保留外侧半皮质，内侧半皮质则以全板髂骨块替代，既避免了肢体长度的过度短缩，也有利于接骨板固定后的力学稳定性。外侧半无血运的皮质可通过周围充分的自体髂骨植骨来完成爬行替代。

按上述设计完成截骨以后，骨折端外侧皮质获得良好的接触，内侧约4cm×1.5cm范围皮质缺损，把预先留取的髂骨全板骨块修整后植入内侧，外侧放置9孔LISS接骨板，近端一枚，远端两枚螺钉固定后，摄股骨全长正侧位X线片，证实力线良好，再

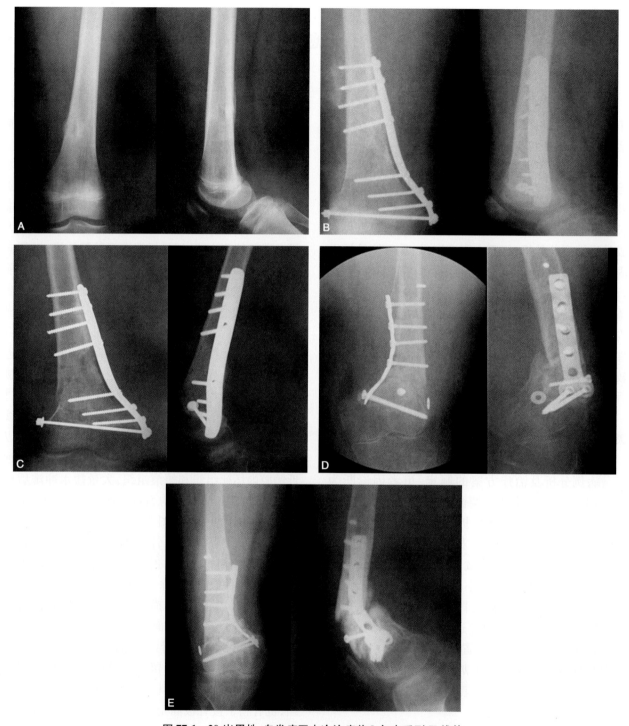

图 77-1　20 岁男性,自发病至本次治疗前 9 年来系列 X 线片

A. 原始正侧位 X 线片,显示股骨远端内侧病灶;B. 微波灭活及预防性接骨板固定术后;C. 术后 2 年发生股骨远端疲劳骨折;D. 2 年后再次内固定及自体髂骨移植术后;E. 5 年后即本次治疗前 X 线片显示接骨板已断裂,骨折不愈合,骨折端明显硬化

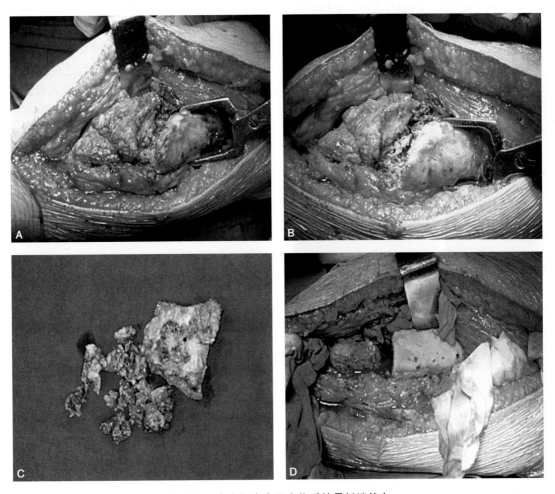

图 77-2　术中取出内固定物后的骨折端状态
A. 骨折断及远近髓腔内大量坏死变性组织,似豆渣样,部分发黑;B. 清除坏死变性组织后,可见骨折端发白硬化;C. 切除的骨折端坏死骨组织;D. 已行截骨,可见近端骨干皮质发白无血运

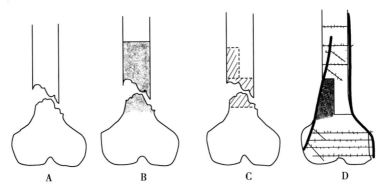

图 77-3　术中骨端截骨示意图
A. 骨折端清理后状态;B. 无血运骨范围;C. 截骨线及截骨范围;D. 内侧
缺损以整块髂骨植入支撑,内外双侧锁定接骨板固定

植入余下螺钉,远近侧螺钉数均为6枚。选取10孔4.5mm窄LCP,塑形使之符合股骨远端前内侧解剖形态,接骨板置放于前内侧,跨越植骨块,远近段分别以两枚锁定螺钉固定(图77-4)。外侧LISS系统

放置位置不能过低,以免螺钉进入髁间窝。完成最终固定前,必须拍片了解力线情况。还应注意内侧LCP的放置位置不能阻挡髌骨的滑动,钻孔及螺钉的植入可通过内侧的皮肤切口完成。

完成最终固定以后,屈伸膝关节检查骨折端稳定性良好。再从前方髂嵴取骨,连同余下之髂后部分骨块,修剪成火柴棍样骨条后植入骨折端及近侧皮质周围。逐层关闭伤口,留置引流管。

【术后治疗及并发症】

术后引流管留置48小时,拔除引流管后开始患侧膝关节CPM练习。术后第一天起嘱其开始股四头肌伸缩练习。至术后3周膝关节伸屈活动恢复至术前水平。

(毛玉江)

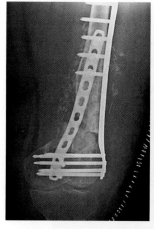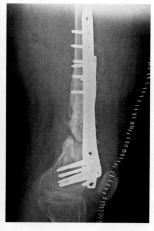

图77-4 股骨远端骨折不愈合,外侧LISS系统内侧LCP固定,自体髂骨移植术后X线片

【推荐读物】

Wagner M,Frigg R. Internal Fixators Concepts and Cases using LCP and LISS. New York:Thieme,2006:477-621

病例78　LISS失效后髓内针固定股骨远端骨折

【病例简介】

患者,男,43岁。因左大腿外伤术后疼痛、活动障碍8个月收入院。患者入院后描述病史如下:因车祸致伤。伤后左大腿疼痛、活动受限。否认伤后意识丧失及胸腹痛病史。伤后当天急诊收入当地医院,经检查诊断为左股骨中下段粉碎性骨折(图78-1)。在当地医院急诊手术,行骨折闭合复位,LISS内固定术。术后拍片(图78-2、图78-3)发现骨折位

置欠佳,于伤后第6天在当地医院再次手术,行LISS板取出,骨折复位、髁钢板固定,人工骨植入术。术后随诊过程中发现骨折愈合不良,患者一直未完全负重。患者在收入院时已术后8个月,扶双拐部分负重行走,患处疼痛,膝关节活动受限。患者否认肝炎等慢性病史。

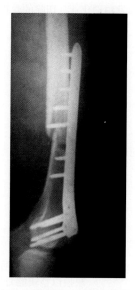

图78-2 急诊手术后侧位X线片示骨折对线尚可,对位欠佳,LISS板的近端在股骨前方,近端螺钉对股骨无把持作用

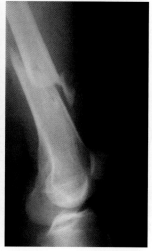

图78-1 原始X线片示股骨中下段粉碎性骨折,远折端向后内移位

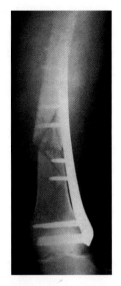

图78-3　急诊术后正位 X 线片示骨折端有成角畸形,LISS 板近端螺钉未很好地固定股骨

入院后查体:一般情况好。左大腿中下段外侧可见 25cm 手术瘢痕,局部压痛,未触及明显的异常活动。左膝关节屈伸 0°~80°,左大腿髌上 10cm 周径比健侧少 2cm,肢体测量无明显短缩。

常规化验检查未见异常,血沉、CRP 在正常范围内。

X 线片:左股骨中下段骨质不连续,有髁钢板螺钉固定,骨折线清晰,折端外后侧缺损(图 78-4~图 78-6)。

依据病史、临床表现、X 线检查,诊断为股骨干骨折(左,中下段)术后骨折不愈合。

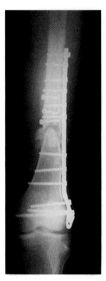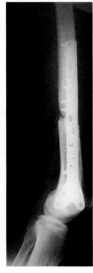

图78-4　伤后 6 天再次手术后 X 线片示骨折复位良好,用髁钢板固定,骨折端内有高密度影为人工骨。折端内侧有 3 枚拉力螺钉固定

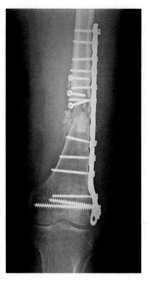

图78-5　伤后 8 个月正位 X 线片示骨折线清晰,骨痂生长不明显

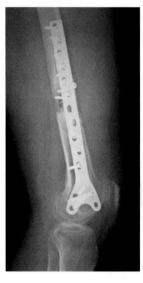

图78-6　伤后 8 个月侧位 X 线片示骨折线清晰,骨痂生长不明显,折端后方有骨缺损

【手术指征的选择】

患者为中年男性,股骨中下段骨折手术后 8 个月,骨折不愈合。为恢复患肢负重功能,有手术指征。从病史和检查方面,未见明显手术禁忌。

【术前计划与手术技巧】

1. 患者不愈合的原因　在术前查房讨论病例时,首先分析患者骨折不愈合的原因:该患者为车祸致粉碎性骨折软组织损伤比较严重患者;在伤后的 6 天内接受了两次手术,而且第二次手术作了切开复位,用了 3 枚拉力螺钉固定骨折,加重了局部软组织损伤;在伤后第二次手术时未植自体骨,而植入了人工骨。可以说骨折局部血运的破坏是骨折不愈合的主要原因(图78-4)。

2. 感染因素的排除 骨折术后低度感染是骨折不愈合的原因之一。患者伤后短期内进行了两次手术,应该考虑到感染的可能,但从伤口的情况,以及术前血沉、CRP 检查的结果考虑感染的可能性不大,根据术中伤口内的状况可以进一步排除,术中应做折端瘢痕组织的细菌培养。

3. 此次手术内固定物的选择 患者为股骨中下段骨折不愈合,可以考虑应用的内固定物较多,有LISS、髁钢板、逆行股骨髓内针、DCS、股骨外髁解剖板等几种内固定物均可选择。实际工作中具体选择哪种主要根据:术者所在医院的设备条件、术者的熟练程度、病人的经济条件等因素。但是不论应用哪种内固定物,自体髂骨植骨都是必需的。我们在术前决定采用股骨逆行髓内针固定,主要原因是髓内针为中心性固定,也可以减少软组织的剥离。

4. 患者术前的血液储备 患者为股骨骨折不愈合,此前已经经历了两次手术,折端的瘢痕较多,估计术中出血量较大。对于这类患者,在术前进行了自体储血。此患者术前的血红蛋白为 17g/L,在术前进行了两次自体储血,共 800ml。

入院后 9 天手术。全麻平卧位。手术用时 3 小时 20 分钟,手术中出血 1200ml。术中自体血液回输 477ml,将输入术前储备的 800ml 血液,未输异体血液。

手术中先取原内固定物。为了减少出血,在透视下,在原手术切口的上段,将 3cm 皮肤切开用止血钳钝性分离至钢板,取出近端的 6 枚螺钉。然后在原伤口中点稍远 1.5cm 皮肤切口,将靠近折端的远端 3 枚螺钉取出。在原伤口的最远端,切开 3cm 皮肤,分离到股骨外髁表面,将髁钢板上最远端的 3 枚螺钉取出,将髁钢板取出。术中将原伤口上切开的近端两个伤口连成一体,逐层止血暴露折端。术中见折端存在明显异常活动,折端硬化,上次手术植入的人工骨呈碎屑状,与折端无愈合迹象。折端周围有瘢痕形成。将固定在股骨内侧的 3 枚拉力螺钉取出。清理折端周围的瘢痕,咬除硬化骨质,折端外后侧缺损 2.5cm,用纱布压迫折端止血,术中将瘢痕组织送细菌培养。

在膝关节前方作纵行 3cm 切口,透视下确定股骨逆行髓内针的入点,扩大髓腔至 12.5mm 直径,将 11.5mm 直径、长 32cm 的带锁髓内针插入到股骨髓腔内至合适深度,锁定远端 3 枚锁钉,检查骨折端无旋转畸形,锁定近端 2 枚锁钉。检查骨折端无旋转不稳定,但有轻微侧向不稳定。从对侧髂骨取 2.5cm 骨条,植于折端外后侧缺损处,将 8 孔窄的 4.5mm 系列 LC-DCP 板放在折端的外侧,近端 3 枚螺钉,远端 2 枚

螺钉固定,再次检查,折端异常活动消失。冲洗伤口,将取下的其他髂骨剪成细条,植于折端周围。术中麻醉下松解膝关节至屈曲 110°,缝合伤口。

【术后治疗及并发症】

手术后伤口愈合好,未发生感染。术后血红蛋白 134g/L。术后拍片骨折复位固定好(图78-7~图78-10)。伤口I期愈合,在术后即开始股四头肌收缩锻炼及被动膝关节屈曲活动,患者拆线后出院。术后 6 个月复查患肢膝关节功能正常,X 线片(图78-11、图78-12)显示在骨折端周围有骨痂生长,患者逐步开始完全负重。术后 1 年复查 X 线片(图78-13、图78-14)示骨折愈合,患者患肢功能正常。

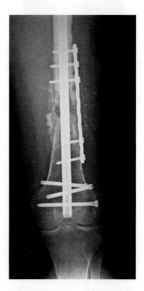

图78-7 术后正位 X 线片示骨折复位好,有逆行股骨髓内针及接骨板固定,植骨充分

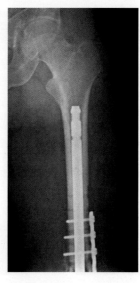

图78-8 术后股骨近端正位 X 线片示有逆行股骨髓内针及接骨板固定,髓内针近端前后方向锁定孔已被锁钉锁定

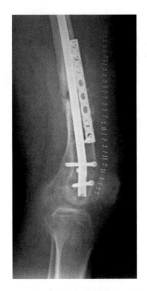

图 78-9　术后侧位 X 线片示骨折复位好,有逆行股骨髓内针及接骨板固定,髓内针尾端深度合适,植骨充分

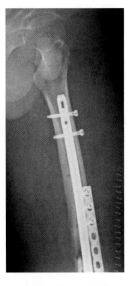

图 78-10　术后股骨近端侧位 X 线片示骨折复位好,有逆行股骨髓内针及接骨板固定,近端锁钉正确锁入

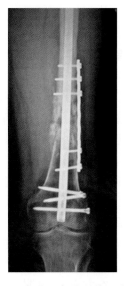

图 78-11　术后 6 个月正位 X 线片示骨折愈合趋势好,折端已模糊,折端内侧所植髂骨已经被骨痂连接

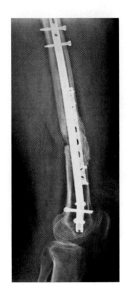

图 78-12　术后 6 个月侧位 X 线片示骨折端前方已有连续骨痂通过,折端已有骨质连接

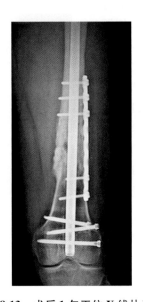

图 78-13　术后 1 年正位 X 线片示骨折线消失,骨痂连续,内固定物无松动迹象

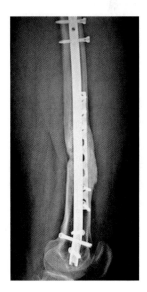

图 78-14　术后 1 年侧位 X 线片示骨折线消失,前方骨痂连续、牢固,内固定物无松动迹象

【讨论与思考】

此患者一期处理的失误之处在于:急诊手术时 LISS 板近端放置在了股骨的前方,螺钉未固定在股骨骨质上(图 78-2、图 78-3),且此病例不适合使用 LISS 固定。而在伤后 6 天再次固定时,在骨折端应用了 3 枚拉力螺钉(图 78-4),对软组织的损伤过重,也未能做到充分的自体骨植入,造成了骨折不愈合。

（朱仕文）

【推荐读物】

1. 荣国威,王承武. 骨折. 北京:人民卫生出版社,2004

2. Muller ME,et al. 骨科内固定.荣国威,翟桂华,刘沂,等译. 北京:人民卫生出版社,1995

3. Ruedi TP,Murph WM.骨折治疗的 AO 原则.王满宜,杨庆铭,曾炳芳,等译. 北京:华夏出版社,2003

病例79　Cable-pin固定髌骨骨折

【病例简介】

患者,男,40岁。因行走时绊倒摔伤右膝。伤后右膝关节肿胀疼痛、活动受限、不能站立行走。否认伤后意识丧失及胸腹痛病史。伤后3天由急诊收入院。患者否认肝炎等慢性病史。入院后常规化验检查未见异常,拍摄右膝关节正、侧位X线片。

依据临床表现、体格检查及X线检查,诊断为髌骨骨折(右,横断型)。

【手术指征的选择】

患者为男性,髌骨为横断型骨折,并且骨折移位较大,说明伸膝装置连续性中断,手术指征明确。从病史和检查方面,未见明显手术禁忌。

【术前计划与手术技巧】

患者的髌骨骨折为横断型骨折(图79-1),开放复位后适宜使用Cable-pin系统(图79-2)对骨折进行固定,Cable-pin系统可以同时利用张力带和加压螺钉的固定原理对骨折进行牢固的加压固定。同时又可以克服克氏针-钢丝张力带固定方法的并发症,如克氏针退出;由克氏针、钢丝扭结于皮下刺激形成滑囊炎而引起疼痛;钢丝拧紧时断裂;钢丝滑脱;钢丝难以拧紧而不能产生骨折端加压并可造成复位的丢失等。钢缆的特殊结构,使其具有很好的柔韧性,可以尽可能地收紧,使其贴附骨面而不会发生断裂,同时又牢固固定骨折。钉尾的纵行条文设计使其在骨折愈合后方便取出。因此,Cable-pin较克氏针-钢丝张力带方法具有明显的优点,但是由于Cable-pin的螺钉直径是4.0mm,严重粉碎的髌骨骨折为此系统的使用禁忌证。

伤后4天手术。腰麻仰卧位,采用髌前正中纵形切口(图79-3)。病人采用仰卧位,使用椎管内或神经阻滞麻醉,采用髌骨前方纵形正中切口或弧形切口,切开皮肤皮下组织。显露骨折端后,探查和清理骨折端。复位后,纵形在髌骨关节面下尽可能平行地拧入两根钢缆的螺丝钉部分(顺向或逆向),以使两个主要骨折块间获得纵向加压。然后在髌骨远端(或近端)横形钻一骨隧道,用钢缆穿过隧道,在髌骨前方8字结扎。用专用器械收紧钢缆,以专用固定夹扣将钢缆固定。手术用时45分钟,如果骨折不够稳定可以将钢缆继续环绕髌骨,最后再用一个固定夹扣将钢缆固定。术后两周拆线,每月复查(图79-4~图79-8)。6~8周后开始负重行走。

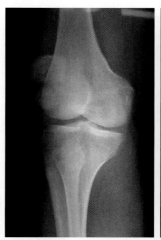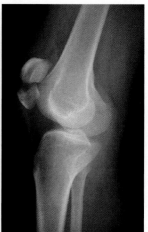

图79-1　典型病例
患者行走时绊倒致伤,诊断为右侧髌骨骨折

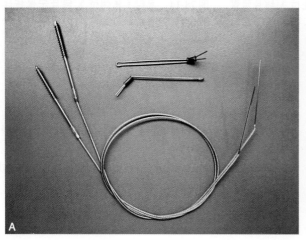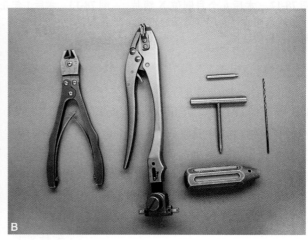

图79-2　Cable-pin系统及使用器械

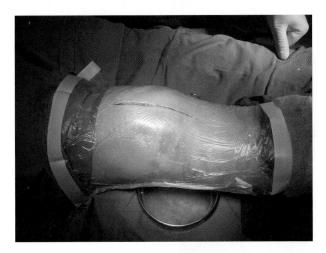

图 79-3　选择髌骨前方纵形切口

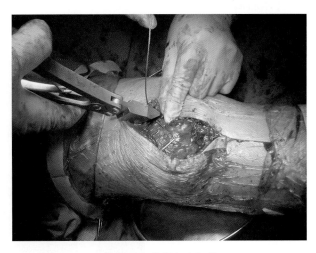

图 79-6　剪断多余钢缆

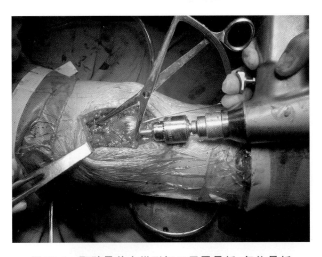

图 79-4　取髌骨前方纵形切口显露骨折,复位骨折后自远端向近端平行拧入两枚钢缆的螺钉部分

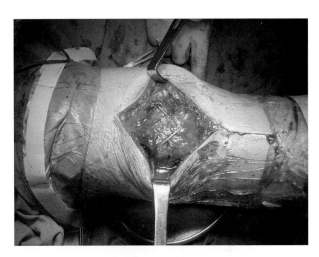

图 79-7　结扎完成

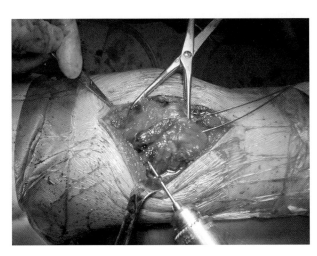

图 79-5　于髌骨近端横形钻一骨隧道,将钢缆穿过骨隧道,于髌骨前方 8 字结扎

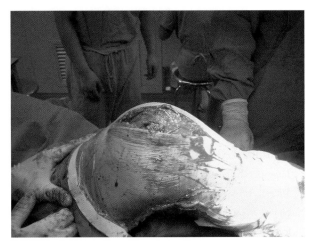

图 79-8　术中检查其骨折稳定性

【术后治疗及并发症】

手术后伤口愈合好,未发生感染。术后 2 个月

负重。在复查时(图 79-9、图 79-10)患膝功能佳。

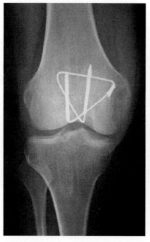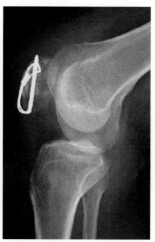

图 79-9　术后 2 个月骨折愈合

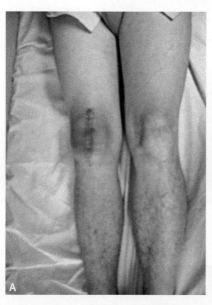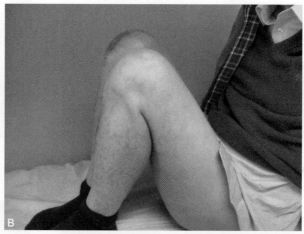

图 79-10　术后 2 个月患者下肢功能恢复良好

(张　权)

【推荐读物】

1. Harris RM. Fractures of the Patella. In:Robert W. Bucholz; Jame D. Heckman. Rockwood, Green's Fractures in adults. 5th ed. USA:Maryland Composition, 2001:1775-1799

2. Shabat S, Mann G, Kish B. Functional results after patellar fractures in elderly patients. Arch Gerontol Geriatr, 2003, 37:93-98

3. 荣国威,王承武. 骨折. 北京:人民卫生出版社,2004: 1043-1051

4. Vipul RP,Brent GP,Ying BW. Fixation of patella fractures with braided polyester suture:a Biomechanical study. Injury J Care Injured,2000,31: 1-6

5. Carpenter JE, Kasman RA, Patel N, et al. Biomechanical evaluation of current patella fracture fixation techniques. J Orthop Trauma. 1997,11(5):351-356

6. Scilaris TA, Grantham JL, Prayson MJ, et al. Biomechanical comparison of fixation methods in transverse patella fractures. J Orthop Trauma 1998,12(5):356-359

7. Fortis AP, Milis Z, Kostopoulos V, et al. Experimental investigation of the tension band in fracture of the patella. Injury, 2002,33 (6):489-493

病例80 胫骨平台骨折

【病例简介】

患者,女,57岁。2007年7月16日因车祸撞倒致伤。伤后左膝关节疼痛、活动受限。否认伤后意识丧失及胸腹痛病史。伤后5天由急诊收入院。患者否认肝炎等慢性病史。入院后常规化验检查未见异常,拍摄左膝正侧位,并行三维CT检查(图80-1、图80-2)。

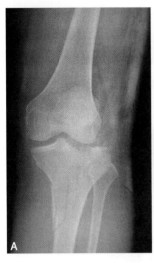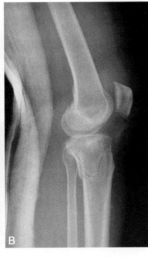

图80-1 急诊拍片显示胫骨平台骨折,外髁塌陷分离

依据临床表现、X线检查,诊断为胫骨平台骨折(左)。

【手术指征的选择】

患者为中轻女性,胫骨平台骨折、粉碎、移位。内髁后半冠状位骨折,折线跨越髁间嵴到外髁,并外髁塌陷骨折,手术指征明确。从病史和检查方面,未见明显手术禁忌。

【术前计划与手术技巧】

患者胫骨平台骨折分型不能分到Schatzker IV型中,由于内髁冠状位骨折,应分到Moore I型中,所以固定方式不能是简单髁钢板固定,必须使用内髁后方抗滑动钢板和髁钢板联合应用,以减少内固定失效的可能性。首先显露外髁塌陷关节面,撬拨复位,植骨,后复位内髁;使用空心钉固定胫骨髁,在内髁后方抗滑动钢板固定;最后内髁髁钢板固定。

伤后7天手术。联硬外麻下手术,平卧位,手术过程见图80-3～图80-8。

【术后治疗及并发症】

手术后伤口愈合好,未发生感染。术后拍片见骨折复位固定良好(图80-9)。

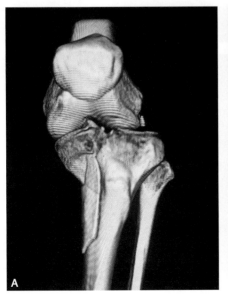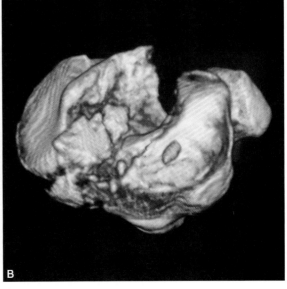

图80-2 CT三维重建片显示胫骨髁粉碎骨折,外髁塌陷分离

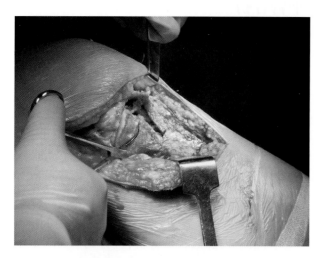

图80-3　取胫骨内侧前切口,暴露胫骨内髁前后方,可见胫骨近端骨折,胫骨内髁向后倾倒

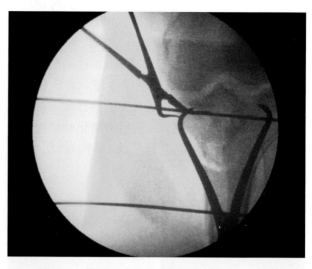

图80-5　用复位巾钳临时复位固定胫骨内外髁

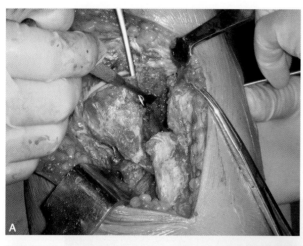

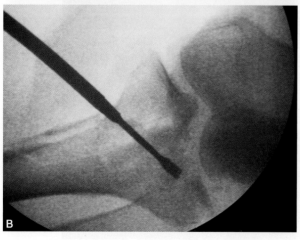

图80-4　通过骨折端撬拨复位胫骨外髁骨折

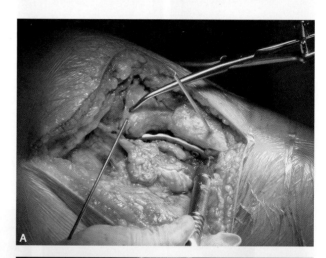

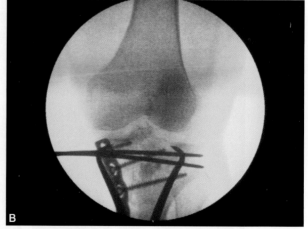

图80-6　先用支撑钢板固定胫骨后方

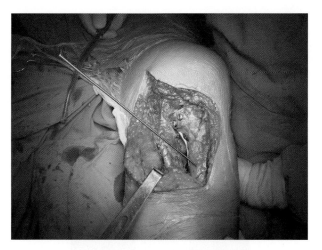

图80-7　用空心钉自内向外固定胫骨内外髁

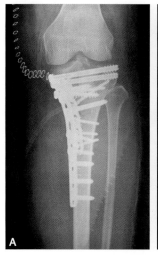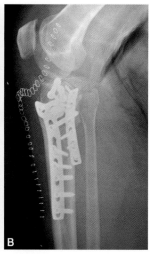

图80-9　术后拍片可见骨折复位固定良好

（李卫华）

【推荐读物】

1. 荣国威,王承武.骨折.北京:人民卫生出版社,2004
2. Muller ME, et al. 骨科内固定. 荣国威,翟桂华,刘沂,等译. 北京:人民卫生出版社,1995
3. Ruedi TP,Murph WM. 骨折治疗的 AO 原则.王满宜,杨庆铭,曾炳芳,等译.北京:华夏出版社,2003

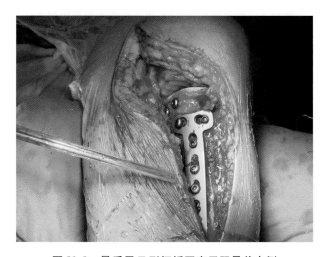

图80-8　最后用 T 形钢板固定于胫骨前内侧

病例81　胫骨平台骨折畸形愈合

【病例简介】

患者,男,45 岁。2000 年 2 月 27 日因车祸致伤。伤后右膝关节疼痛、活动受限。当地医院行 X 线片检查显示右胫骨平台骨折(图81-1、图81-2),予以石膏外固定 6 周(图81-3、图81-4),去石膏 2 周后,患肢开始逐渐负重。受伤半年后,发现右下肢逐渐出现内翻畸形,行走 500m 后疼痛明显。受伤后 8 个月,门诊以右胫骨平台骨折畸形愈合收入院。入院查体:右下肢明显内翻畸形,右膝关节内侧间隙轻压痛,右膝关节伸直位内翻不稳定。X 线片显示右胫骨内侧平台塌陷约 8mm,畸形愈合,内翻约 20°(图81-5)。Rasmussen 胫骨髁部骨折膝关节功能评分 19 分,为不满意结果。

依据临床表现、X 线检查,诊断为右胫骨平台骨折畸形愈合。

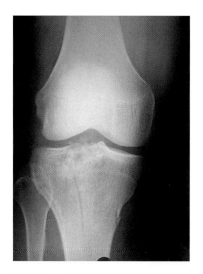

图81-1　右膝关节原始正位 X 线片

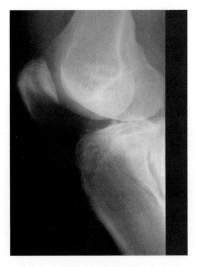

图81-2 右膝关节原始侧位 X 线片

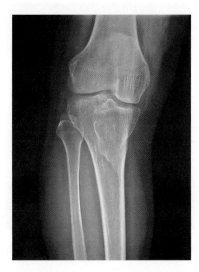

图81-5 受伤后 8 个月，X 线片显示右胫骨内侧平台塌陷约 8mm，畸形愈合，内翻约 20°

【手术指征的选择】

患者为中年男性，胫骨平台骨折畸形愈合。关节面塌陷约 8mm，内翻约 20°，手术指征明确。从病史和检查方面，未见明显手术禁忌。

【术前计划与手术技巧】

原始骨折分型属于 Schatzker Ⅳ 型，X 线片显示右胫骨内侧平台塌陷约 8mm，畸形愈合，内翻约 20°。Rasmussen 胫骨髁部骨折膝关节功能评分 19 分，为不满意结果。从膝关节功能考虑，下肢力线要比关节面的平整程度更重要。手术的首要目的就是纠正内翻畸形，恢复下肢正常力线。由于原始损伤以及目前畸形仅涉及内侧平台，而且塌陷的关节面相对平整，因此考虑行内侧平台关节外截骨术（图81-6）。

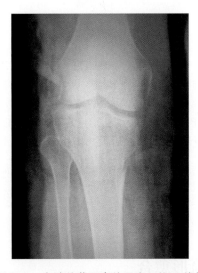

图81-3 右膝关节石膏外固定正位 X 线片

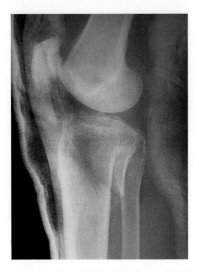

图81-4 右膝关节石膏外固定侧位 X 线片

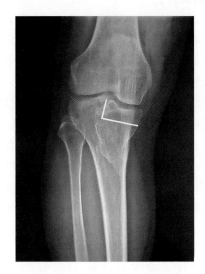

图81-6 手术前设计之截骨线

患者平卧位,右下肢消毒后,上气囊止血带。右膝关节前内侧入路。透视下于膝关节内侧间隙以下2cm处行内侧单髁截骨,使用撑开器逐渐达到关节面复位后,克氏针暂时固定,取自体髂骨(三层皮质)块,嵌于截骨处,使用支撑钢板固定(图81-7、图81-8)。

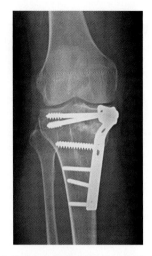

图81-9 手术后1年半右膝关节正位X线片示骨折愈合

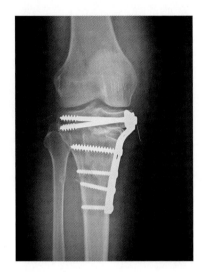

图81-7 截骨术后右膝关节正位X线片

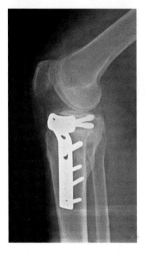

图81-10 手术后1年半右膝关节侧位X线片示骨折愈合

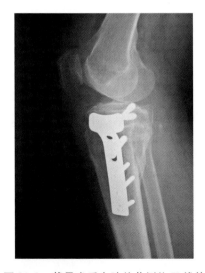

图81-8 截骨术后右膝关节侧位X线片

【术后治疗及并发症】

手术后伤口愈合,患肢术后3个月负重。手术后1年半X线片显示骨折愈合,双下肢负重全长片显示右下肢力线恢复正常(图81-9~图81-11),行走无疼痛。右膝关节活动范围:屈曲140°,伸直0°(图81-12、图81-13)。Rasmussen胫骨髁部骨折膝关节功能评分28分,结果为优。

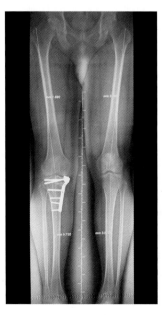

图81-11 手术后1年半,双下肢负重全长片显示右下肢力线恢复正常

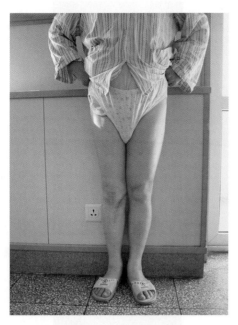

图81-12　右膝关节功能

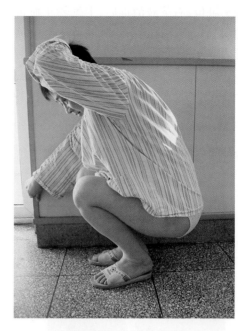

图81-13　右膝关节功能

（刘亚波）

【推荐读物】

1. 荣国威,王承武.骨折.北京:人民卫生出版社,2004:929-1018

2. Rockwood,Green. Fractures in Adults. 6th ed. Philadelphia：Lippincott Williams & Wilkins, 2006：1845-1968

病例 82　胫骨平台骨折后外侧固定

【病例简介】

患者,女,34岁。主因外伤后右膝关节肿痛伴功能障碍2天由外院转入。患者在2天前骑自行车时跌倒,右膝关节屈曲位身体右侧着地。当时右膝关节剧痛,不能负重行走。被他人送至当地医院,诊断为胫骨平台骨折后转北京积水潭医院进一步诊治。入院查体:一般情况好。骨科检查:右膝关节肿胀、淤血,膝关节外侧压痛明显,膝关节可完全伸直,由于疼痛膝关节屈曲活动受限,外翻应力试验(+)。足屈伸活动好,皮肤感觉正常,足背动脉搏动可触及。X线片显示右胫骨平台后外部分有塌陷>20mm,胫骨髁间前棘撕脱骨块(图82-1、图82-2)。CT显示右胫骨平台后外侧部塌陷约20mm(图82-3)。

依据病史、临床表现、X线检查,CT检查,诊断:①胫骨平台骨折(右);②胫骨髁间前棘撕脱骨折(右)。

【手术指征的选择】

患者为年轻女性,膝关节内骨折移位>15mm,手术指征明确。从病史和检查方面,未见手术禁忌。

【术前计划与手术技巧】

治疗目标为解剖复位骨折、坚强内固定、早期膝关节功能锻炼,从而最大程度地恢复膝关节功能。拟行胫骨平台骨折切开复位内固定术。由于胫骨髁间前棘骨折移位不大,且膝关节可完全伸直,考虑到胫骨平台骨折术后的功能锻炼,对胫骨髁间棘骨折同时行切开复位内固定术为佳。

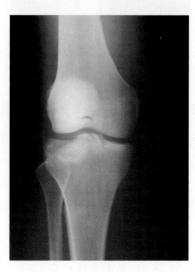

图82-1　X线片显示右胫骨平台后外部分有塌陷>20mm,胫骨髁间前棘撕脱骨块

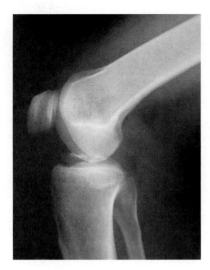

图 82-2　X 线片显示右胫骨平台后外部分有塌陷＞
20mm,胫骨髁间前棘撕脱骨块

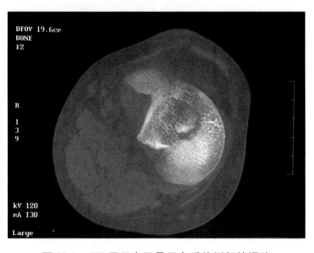

图 82-3　CT 显示右胫骨平台后外侧部的塌陷

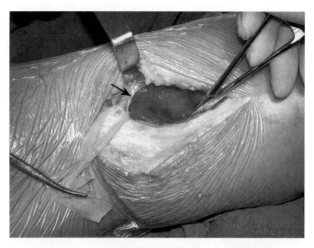

图 82-4　于深筋膜下寻找、分离、保护腓总神经

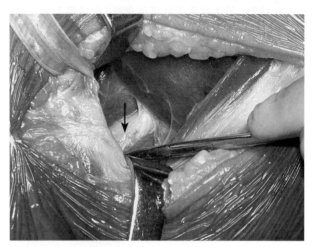

图 82-5　将腓肠肌外侧头拉向内侧,再将跖肌也拉
向内侧,显露出腘肌和比目鱼肌外侧头以及腘肌浅
面的胫后血管神经束

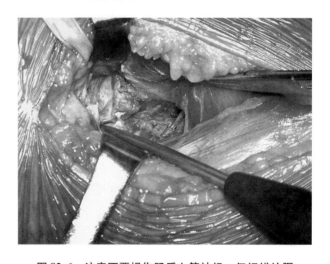

图 82-6　注意不要损伤胫后血管神经。仔细辨认腘
肌与比目鱼肌外侧头之间的间隙,自此间隙进入并
向两侧牵开组织可以显露胫骨平台后外侧部分(如
近端显露不充分,可切开腘肌、比目鱼肌外侧头和关
节囊的融合部,这样就可以显露出外侧半月板后部
及胫骨平台外侧后部的关节软骨面)。与图 82-7 对
比仔细观察骨折压缩的情况

　　病人侧卧位,先取膝关节后外侧纵形切口。于
深筋膜下寻找、分离、保护腓总神经(图 82-4)。将
腓肠肌外侧头拉向内侧,再将跖肌也拉向内侧,显露
出腘肌和比目鱼肌外侧头的浅面以及腘肌浅面的胫
后血管神经束(图 82-5)。注意不要损伤胫后血管
神经。仔细辨认腘肌与比目鱼肌外侧头之间的间
隙,自此间隙进入并向两侧牵开组织就可以显露胫
骨平台后外侧部分了。如近端显露不充分,可切开
腘肌、比目鱼肌外侧头和关节囊的融合部,这样就可
以显露出外侧半月板后部及胫骨平台外侧后部的关
节软骨面。仔细观察骨折压缩的情况(图 82-6)。
用 2 枚克氏针复位骨折(折端可植入人工骨)(图
82-7)。将一块桡骨远段掌侧 T 形板放在胫骨近端
的后外侧,螺钉固定(图 82-8)。

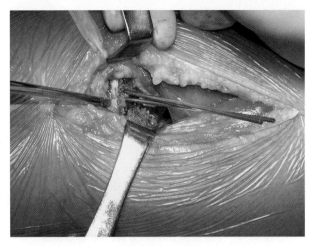

图82-7　用2枚克氏针复位骨折（折端植入人工骨），与图82-6对比骨折复位的情况

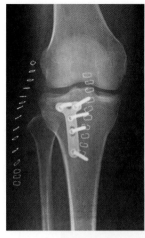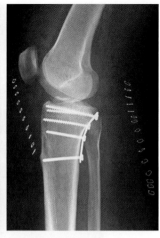

图82-9A　术后X线片显示骨折复位情况

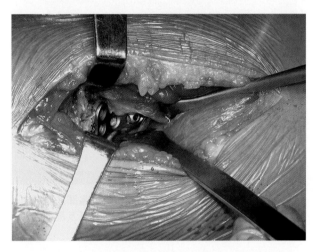

图82-8　将一块桡骨远段掌侧T形板放在胫骨近端的后外侧，螺钉固定

常规放置引流管，缝合深筋膜、皮下及皮肤。

再取膝前正中切口，用粗丝线固定胫骨髁间前棘骨折。

【术后治疗及并发症】

手术后伤口愈合好，未发生感染（图82-9～图82-12）。

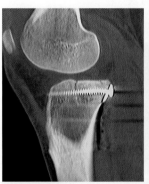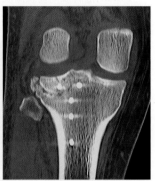

图82-9B　术后CT片显示骨折复位情况

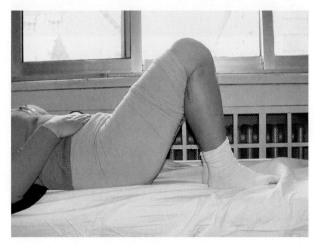

图82-10　术后膝关节功能情况

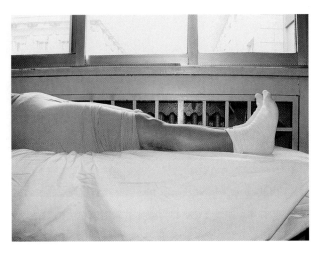

图 82-11　术后膝关节功能情况

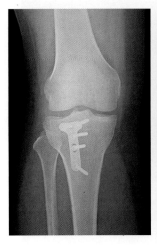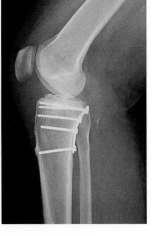

图 82-12　术后 3 个月骨折愈合情况

（张伯松）

thop Trauma,2005,19(2):73-78

【推荐读物】

Carlson DA. Posterior bicondylar tibial plateau fractures. J Or-

病例 83　Ilizarov 技术治疗创伤后膝关节屈曲畸形和马蹄足畸形

【病例简介】

患者,男,33 岁。1 年前车祸致伤。胫骨平台骨折（左 Schatzker Ⅳ）,下肢大面积烧伤。因在当地医院抢救生命,延误了对骨折的治疗。因膝关节屈曲畸形 1 年入院。查体:患者可住双拐行走。左下肢遍布植皮后瘢痕,膝关节屈曲、内翻畸形。膝关节活动度 5°,马蹄足畸形 32°。影像学检查:膝关节前后位片显示股胫角为内翻 20°,膝关节屈曲畸形 43°（图 83-1、图 83-2）。马蹄足畸形为 32°（图 83-3）。CT 显示胫骨平台塌陷,膝关节脱位（图 83-4、图 83-5）。诊断为:胫骨平台陈旧骨折脱位（左）,膝关节屈曲僵硬畸形,马蹄足畸形,左下肢植皮术后（图 83-6）。

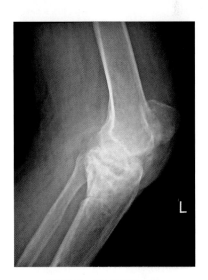

图 83-2　膝关节侧位片
示膝关节屈曲畸形

【手术指征的选择】

严重的膝关节屈曲畸形使患者丧失劳动生活能力。Ilizarov 提出的张力应力法则指出对于活体组织

图 83-1　患者 X 线膝关节前后位片
示陈旧胫骨平台骨折脱位,膝关节内翻畸形

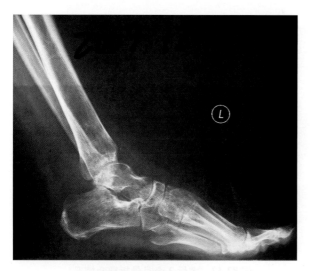

图 83-3　踝关节侧位片
示马蹄足畸形,踝关节跖屈 32°

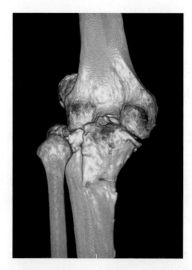

图 83-4　三维 CT
示胫骨平台后内骨折塌陷,胫骨平台向外侧脱位

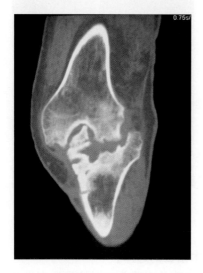

图 83-5　三维 CT
示胫骨平台后内骨折塌陷,胫骨平台向外侧脱位

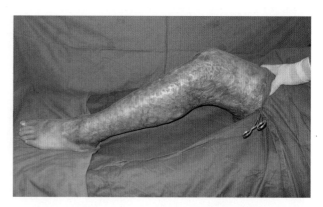

图 83-6　患者 FCK 43°,膝关节周围遍布瘢痕

的持续有控制牵拉所产生的应力可以刺激细胞分裂和组织再生。通过刺激患者自身组织的生长能力,来逐渐地纠正畸形。既往有作者报告采用环形外架对畸形进行逐渐纠正,效果较好。但其患者主要是儿童或青少年,病因多数是脑瘫、脊髓灰质炎等神经麻痹性疾病或者多发翼状胬肉综合征、先天性多发关节弯曲或骶骨发育不全等遗传疾病,膝关节的骨性结构是完整的。而本例由于创伤或烧伤引起的膝关节陈旧骨折脱位导致的膝关节屈曲畸形,膝关节的骨性结构已经破坏,往往合并冠状面的对线不良,还伴有马蹄足畸形,软组织条件较差。因此需要利用外固定架矫正膝关节屈曲畸形后,将其膝关节融合在伸直位,同时进行马蹄足畸形的矫正。

【术前计划与手术技巧】

　　Ilizarov 环形外固定架具有微创、固定装置占位小、可以三维固定矫正畸形的特点。纠正膝关节屈曲畸形后,还可以矫正膝关节冠状面对线不良,矫正马蹄足畸形,还可以通过截骨延长来矫正下肢不等长。针对不同的畸形患者,可以通过不同的零部件组合出与之相对应的构型。本组患者采用的伊氏架就采用了大腿、小腿、足三个节段,通过两组带铰链的螺纹杆连接,来同时解决膝关节屈曲畸形和马蹄足畸形。

　　手术方法:采用椎管内麻醉或者坐骨神经、股神经阻滞麻醉。患者仰卧位。股骨采用 1 个整环和 1 个 2/3 环,2/3 环置于股骨远端用于干骺端的固定。每个环用 2 枚直径 5.5mm 的半针从前侧和外侧固定股骨。穿针经过股骨的安全通道,避免损伤位于股骨内下方的股动静脉。小腿采用 1 个整环和 1 个 2/3 环。每个圆环用 2 枚直径为 2.0mm 的克氏针穿过胫骨交叉固定。采用 2 个带单平面的铰链的螺纹杆连接胫骨和股骨外架,铰链的轴心同股骨髁的膝关节旋转中心(股骨后侧皮质与股骨髁前后径最大部位连线的交点)相一致。后方安装1根或2根牵开作用的螺纹杆。对于合并马蹄足畸形的患者,把一个椭圆形环放置在足周,用2枚2.0mm克氏针穿过跟骨交叉固定。前足在跖骨远端用1枚克氏针自第1跖骨穿向第5跖骨,穿过尽可能多的骨皮质。踝关节采用3根铰链螺纹杆连接小腿双环和足环,前方1枚,后方2枚(图83-7)。

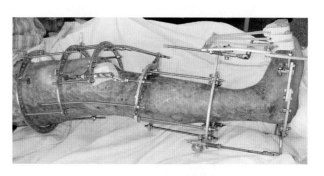

图83-8　术后2个月体位像
膝关节屈曲5°,踝关节中立位

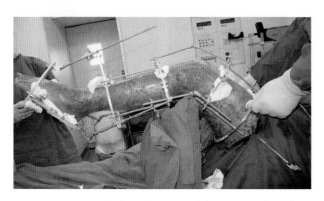

图83-7　术后患者体位像

【术后治疗及并发症】

术后教会患者外架的调整和针道的护理。第2天开始畸形的矫正。先调节两侧铰链关节的螺纹杆,牵开膝关节关节间隙5mm,避免矫正过程中对膝关节关节软骨产生过大的压力。再调节膝后方牵开的螺纹杆,缓慢地矫正屈曲畸形。如果计划在膝关节囊每天牵开1mm,则后方的牵开杆则需牵开2～4mm。需要每天旋转螺母2～4圈,4次/天。若患者感觉疼痛时可暂停2～4天或降低牵开速度(图83-8、图83-9)。对于存在冠状面对线不良的患者,在膝关节恢复伸直位后,通过调节内外侧螺纹杆上的螺母调节膝关节的内翻或外翻。对于膝关节冠状面上对位不良,需要胫骨相对于股骨平移的患者,可加装一对侧向移位的连杆进行校正(图83-10～图83-12)。对踝关节马蹄足畸形也同时进行矫正。

在膝关节恢复伸直位后行膝关节融合术。采用在膝关节前内侧和前外侧小切口,用直径4.8mm粗钻头将关节软骨磨除后,调节伊氏架对股胫关节进行加压达到融合的目的(图83-13、图83-14)。

【讨论与思考】

膝关节的运动不仅仅是屈伸活动,还存在内收与外展和围绕肢体长轴进行的旋转,在膝关节屈曲时,运动轴心在不断变化。Dennis描述了在正常的膝关节屈曲活动轴心的运动轨迹像一个J形,股骨内髁在胫骨的平移平均为2mm,股骨外髁相对胫骨

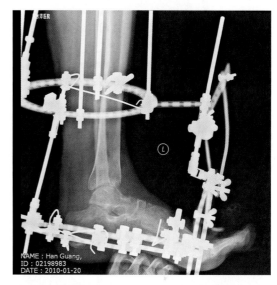

图83-9　术后2个月踝关节侧位片
示踝关节恢复中立位

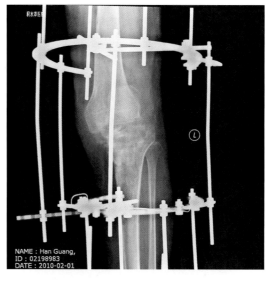

图83-10　膝关节前后位片
示冠状面膝关节力线差,胫骨平台向外侧移位

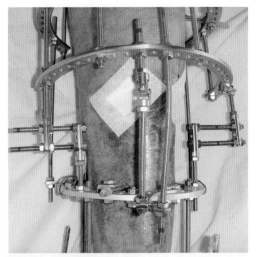

图83-11 在股骨环和胫骨环之间安装侧方移位调节杆,每天旋转螺母1mm

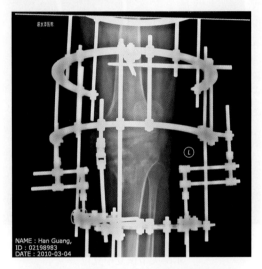

图83-12 调节2周后拍膝关节前后位片
可见膝关节对线恢复正常

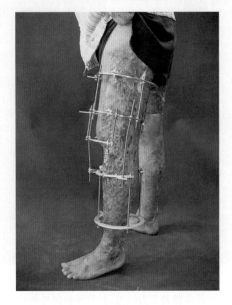

图83-13 融合术后4个月
膝关节保持5°屈曲,踝关节跖屈3°

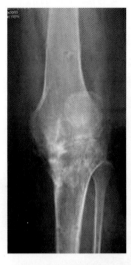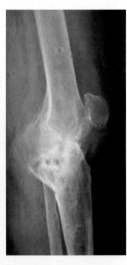

图83-14 拆除外架后膝关节前后位片和侧位片
膝关节融合在屈曲5°位

的平移为21mm。这种股骨外髁相对于股骨内髁的旋转活动也被称为扣锁机制(screw home),在膝关节伸直时胫骨相对于股骨的外旋,在膝关节屈曲时,胫骨相对于股骨内旋。因此,如果希望外固定架的铰链轴心完全与膝关节的运动轴心相一致是非常困难的。

对于这例创伤后FCK,膝关节的骨性结构已经破坏且软组织条件较差的患者,治疗目的是矫正畸形后融合在伸直位。因此采用非限制性的外架构型,利用膝关节天然的运动轴作为铰链,避免了调整运动轴的烦琐操作。本组所有融合的患者对治疗效果表示满意。对于骨性结构损伤较轻软组织条件较好的患者,采用带铰链的限制型外架,保留患者膝关节的活动范围,避免膝关节脱位。因为在矫正过程中,膝关节往往是处于一种轻度脱位或关节间隙前开的状态,这样才能避免对关节软骨应力过大而产生骨折。但是又不能过度牵开,因为这样会造成膝关节关节囊和前后十字韧带等约束结构的松弛,会导致一个有活动度但却不稳定的膝关节。因此如果试图保留膝关节活动度,则应采用带两侧铰链的限制型外架。

(杨胜松)

【推荐读物】

1. Herzenberg JE,Davis JR,Paley D,et al. Mechanical distraction for treatment of severe knee flexion contractures. Clin Orthop Relat Res,1994,301:80-88

2. Hosny GA,Fadel M. Managing Flexion Knee Deformity Using a Circular Frame. Clin Orthop Relat Res,2008,466:2995-3002

病例84　胫骨平台骨折

【病例简介】

患者,男,58岁。2014年8月摔伤致左胫骨平台骨折,伤后行骨折切开复位内固定术。

依据临床表现、X线检查,诊断为胫骨平台骨折(左)。

【手术指征的选择】

患者为中老年男性,左膝关节内骨折,移位明显,手术指征明确。从病史和检查方面,未见明显手术禁忌(图84-1)。

【术前计划与手术技巧】

患者骨折主要位于后方,考虑取俯卧位,自内侧可显露内侧平台后方、髁间棘后方以及外侧平台后方(至腓骨小头),结合透视复位骨折并行固定。

患者俯卧位,后内侧入路,自鹅足与腓肠肌之间进入,先行复位内侧骨折,临时固定,之后复位髁间棘及外侧平台骨折(一般需结合透视方可保证复位满意)。之后先行固定外侧平台及髁间棘,后固定内侧平台。

【术后治疗及并发症】

术后拍片示骨折复位固定满意。术后第2天,开始保护下功能锻炼(图84-2～图84-4)。手术后伤口愈合好,未发生感染,患者恢复良好。

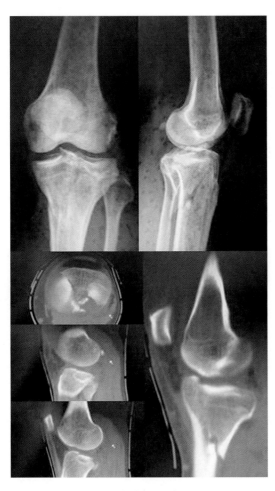

图84-1　术前X线片及CT

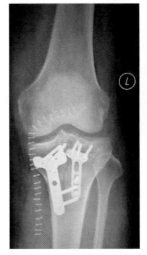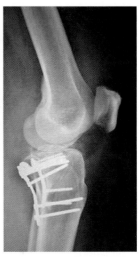

图84-2　术后X线片

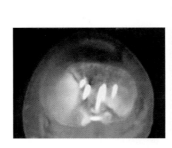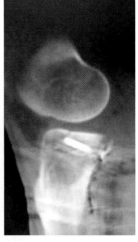

图84-3　术后CT

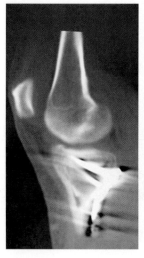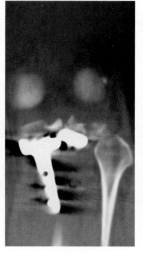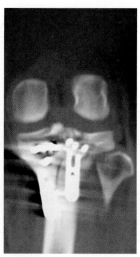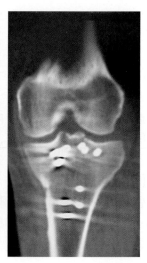

图 84-4　术后 CT

（刘兴华）

【推荐读物】

1. 田伟,王满宜.骨折.第 2 版.北京:人民卫生出版社,2013

2. Rockwood Green. Fractures in Adult. 6th ed. Philadelphia: Lippincott Williams & Wilkins,2006

病例85　胫骨平台骨折

【病例简介】

患者,男,39 岁。2014 年 8 月摔伤致右胫骨平台骨折,伤后行骨折切开复位内固定术。

依据临床表现、X 线检查,诊断为胫骨平台骨折（右）。

【手术指征的选择】

患者为中青年男性,X 线（图 85-1）、CT（图 85-2）、三维重建（图 85-3）示右膝关节内骨折,移位明显,手术指征明确。从病史和检查方面,未见明显手术禁忌。

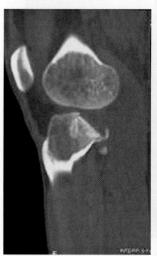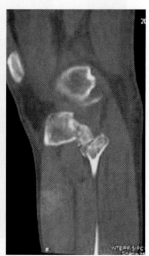

图 85-2　术前 CT

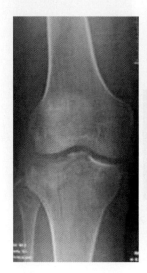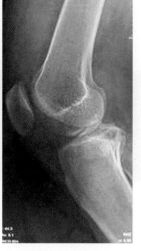

图 85-1　术前 X 线

【术前计划与手术技巧】

虽患者骨折主要位于后方,但骨折压缩范围较大,考虑从后侧视野较小不能保证满意复位,故取仰卧位,自外侧可充分显露外侧平台后方,可直视下复位骨折并行固定。

患者仰卧位,常规外侧切口,充分显露外侧平台

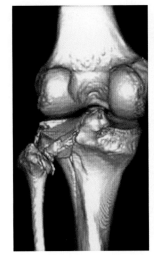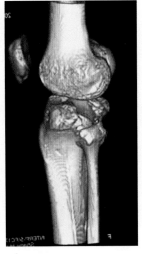

图 85-3　术前 CT 三维重建

后方,自外侧开窗,直视下复位骨折。于外侧钢板之上可加以螺钉固定以增强固定效果。

【术后治疗及并发症】

术后拍片示骨折复位固定满意(图 85-4、图 85-5)。术后第 2 天,开始保护下功能锻炼。手术后伤口愈合好,未发生感染,患者恢复良好。

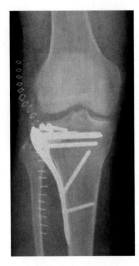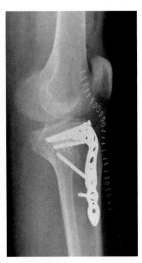

图 85-4　术后 X 线

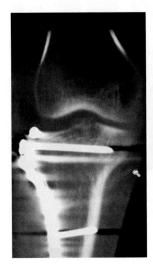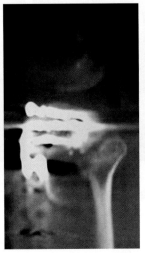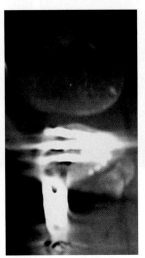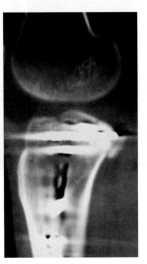

图 85-5　术后 CT

(刘兴华)

【推荐读物】

1. 田伟,王满宜. 骨折. 第 2 版. 北京:人民卫生出版社,2013

2. Rockwood Green. Fractures in Adult. 6th ed. Philadelphia:Lippincott Williams & Wilkins,2006

病例86　胫骨平台骨折

【病例简介】

患者,男,40 岁。2m 高处坠落伤,双足着地致左膝关节疼痛、肿胀,生命体征稳定,没有其他合并伤,左下肢血管神经无损伤。诊断:胫骨平台骨折(左)。

【术前计划与手术技巧】

手术方案:后外侧经腓骨颈截骨入路,切开复位内固定(图 86-1 ~ 图 86-7)。

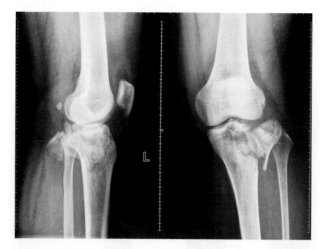

图 86-1　术前 X 线片
骨折累及平台前外侧和后外侧,内侧柱完整,腓骨没
有骨折

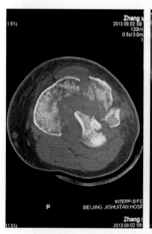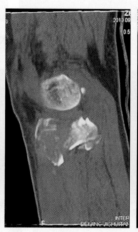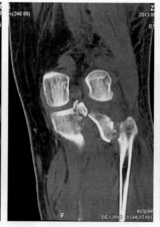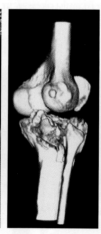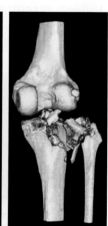

图 86-2　术前 CT
CT 进一步显示骨折累及范围及移位情况

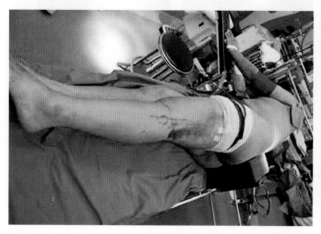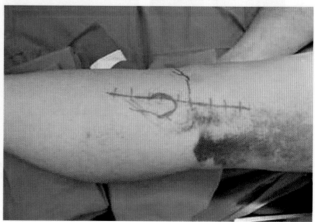

图 86-3　术中体位
术中采用侧卧位,沿腓骨前缘纵向切口,以腓骨尖水平为切口中心

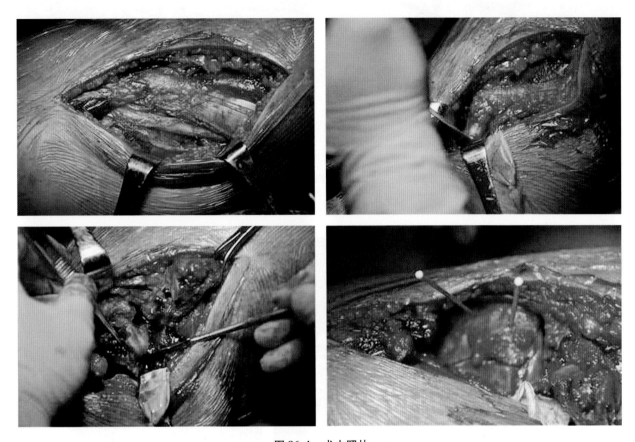

图 86-4　术中照片

手术中注意保护腓总神经,将附着于腓骨头的腓骨长肌向远端剥离,于腓总神经横过腓骨颈处上方1cm截骨,向近端掀起腓骨头,显露整个平台外侧半,复位后克氏针临时固定

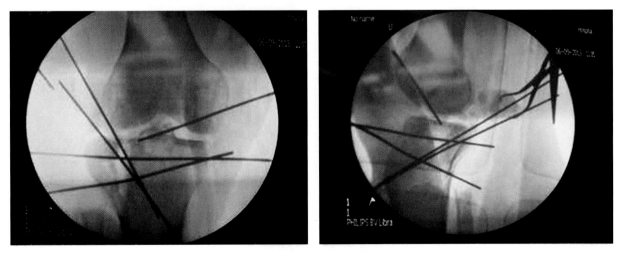

图 86-5　术中透视

见骨折复位良好,布巾钳牵拉腓骨头

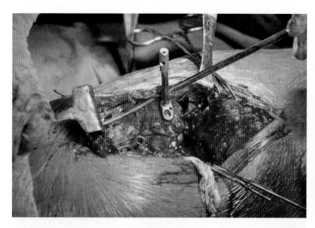
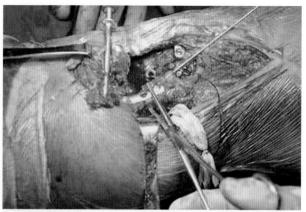

图86-6 内固定放置
使用内固定接骨板固定平台骨折,管状板固定腓骨截骨端

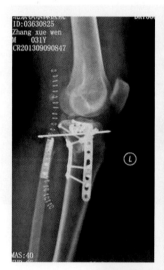
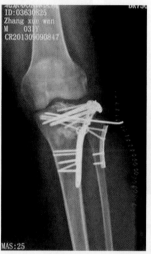
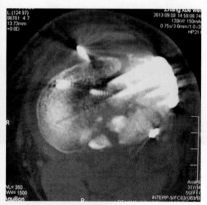
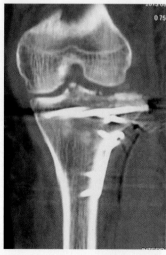
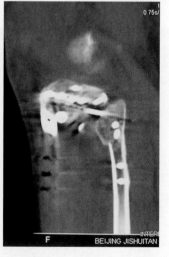

图86-7 术后X线片和CT
显示骨折复位满意。由于部分骨软骨缺损,关节面复位后稍欠平整,上胫腓术中不稳定,使用克氏针短期固定

【讨论与思考】

7%胫骨平台骨折累及后外侧角,后外侧骨折通常被腓骨头和韧带结构覆盖,膝关节的力线存在5°~7°外翻,所以膝关节易受外翻应力损伤。膝关节处于屈曲或半屈曲位时,胫骨关节面受到外翻及轴向负荷导致后外侧骨折,如果后外侧平台复位不足,会导致膝关节屈曲时不稳定。目前多数分型系统使用二维X线片,使医生更多关注内、外平台而忽视后(外)侧平台骨折,后侧骨折及固定逐渐受到重视,出现三柱理论(Luo CF,JOT,2010),但是没有对后内侧或后外侧骨折的进一步分型。陈红卫等(2011)在分析三维CT重建图像结合 Schatzker 分型的基础上,提出了胫骨平台后侧骨折分型,将其分为5型,进一步关注了该部位的骨折。

对胫骨平台后外侧骨折的入路选择一直是讨论热点,要根据骨折的不同类型选择不同的手术入路。后外侧经腓骨颈截骨入路在所有后外侧平台骨折手术入路中显露范围最广泛,前方从髂胫束至后方后交叉韧带止点,适用于累及范围大、粉碎,单独后外侧入路或者联合前外侧入路都无法充分显露的骨折;后外侧平台骨折畸形愈合需要充分暴露关节面进行截骨、复位等操作。但是广泛的手术暴露增加软组织损伤(腓骨长肌),过多的剥离(胫前肌)破坏骨折局部的血运,截骨等操作有损伤腓总神经及上胫腓联合的风险,上胫腓联合韧带完全切开造成不稳定,但通常不会产生症状。

经腓骨颈截骨手术入路缺点明显,优势突出,适用于需要充分显露关节面才能满意复位的平台后外侧骨折,如陈旧后外侧骨折或广泛、严重粉碎的骨折类型。

(韩　巍)

【推荐读物】

1. Sun H,Luo CF,Yang G. Anatomical evaluation of the modified posterolateral approach for posterolateral tibial plateau fracture. Eur J Orthop Surg Traumatol,2013,23(7):809-818

2. Solomon LB,Stevenson AW,Baird RP. Posterolateral transfibular approach to tibial plateau fractures:technique,results,and rationale. J Orthop Trauma,2010,24(8):505-514

病例87　胫骨平台骨折合并腘动脉损伤患者的诊治

【病例简介】

患者,女,32岁。职业杂技团演员。主因摔伤右膝后肿痛活动受限4小时于周五下午19:00来我院急诊就诊。

患者于来院前4小时表演杂技时单足立于马背,不慎跌落,右足着地,致伤右膝部。外院拍片后,未作处理,转来我院。急诊检查:一般情况良好,生命体征平稳,头、胸、腹(-)。局部情况:右膝以下肢体肿胀明显,膝后方可见大片瘀斑,局部压痛(+)。足趾色红,皮温正常,足背感觉消失,踝背伸无力,足趾背伸无力,跖屈活动存在。足背和胫后动脉搏动均可及。实验室检查:hgb110g/L,余无明显异常。

【手术指征的选择】

X线平片及CT显示右胫骨平台骨折,骨折涉及内外侧双髁,粉碎重,移位明显(图87-1)。

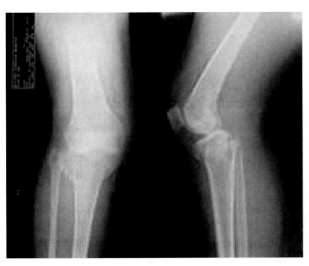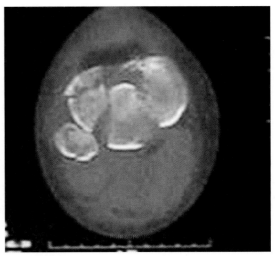

图87-1　伤后正侧位 X 线片及 CT
骨折端向后成角,移位大,粉碎严重,提示为高能量损伤

【术前计划与手术技巧】

急诊诊断胫骨平台骨折(右 Schatzker 5 型);腓总神经损伤。急诊予右下肢石膏制动后,收入院观察。当晚约 23:00(伤后 8 小时)患者到达病房。入院检查:右下肢肢体肿胀严重,足趾颜色红润,皮温可,背伸无力,跖屈可,足背动脉搏动较弱。被动牵拉痛不明显。基于以下考虑:①患者右小腿虽不能明确认定已发生筋膜间室综合征,但存在进一步发展可能,应予积极切开减张。②患者目前存在腓总神经损伤,从影像学资料判断与腓骨头压迫腓总神经有关,应积极解除腓骨头对其压迫。因此决定实施急诊骨折切开复位内固定,腓总神经探查,小腿筋膜切开减张手术。

经准备后于次日凌晨约 1:00(伤后 10 小时)开始手术。患者平卧位,椎管内麻醉后气囊止血带下手术,取右膝内外双侧切口,外侧切口向后上延伸,探查腓总神经。首先探查腓总神经,术中见腓总神经连续性完好,存在明显挫伤表现,周围血肿形成,胫骨外髁连同腓骨头向外侧移位压迫腓总神经。依次复位内外髁骨折,神经压迫得到解除,骨折复位后双侧支持钢板固定(图 87-2)。再行后正中切开行筋膜减张术,切口自腘窝至小腿三头肌腱腹交界处,全长切开深筋膜。关闭前方内外侧切口后,松止血带检查,可见足趾肤色逐渐变红,毛细血管反应良好,足背动脉搏动未触及,胫后动脉搏动可触及但较弱,考虑与止血带及手术刺激后血管可能痉挛有关,因末梢血运良好,未予特殊处理。回病房后予烤灯持续照射,输液治疗。

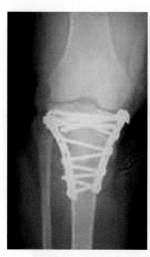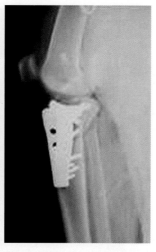

图87-2　急诊行双侧钢板内固定手术后正侧位 X 线片

晨 8:00(伤后 17 小时)再次检查:足趾色红,毛细血管反应好,足背动脉搏动未触及,胫后动脉搏动较弱,多普勒超声可探及胫后动脉搏动。踝以下水平皮肤感觉较差,足趾背伸不能,跖屈力量较术前减弱。检查结果表明右下肢远端血运及感觉恢复不满意。当时分析原因:是否为术中小腿筋膜室减张不够彻底?决定继续观察。当日下午情况无明显变化。晚约 23:00(伤后 32 小时)再次检查:足趾色红,毛细血管反应好,足背动脉搏动未触及,胫后动脉搏动较弱,多普勒超声可探及胫后动脉搏动。足背感觉无,足底感觉较差。足趾跖屈轻微存在。

周一上午 8:00(伤后 41 小时)交班时有人提出腘动脉损伤的可能。立即安排行血管造影,结果显示腘动脉于骨折端后方断裂,侧支循环丰富,胫后动脉充盈良好(图 87-3)。此时面临的问题是是否手术探查。顾虑有两点:一是目前足部末梢血运尚可,二是伤后已达 40 余小时。最终决定行腘动脉探查手术。

下午 2:00(伤后 47 小时)开始手术,首先行超关节外固定架固定膝关节。沿减张切口向近侧延伸,探查见腘动脉断裂于骨折端后方,动脉分叉上方约 1cm 水平完全断裂,两端相距约 3cm。取大隐静脉 4cm 移植(图 87-4)。动脉接通后检查:足背动脉搏动可以多普勒超声探及,胫后动脉搏动可触及。

【术后治疗及并发症】

术后 10 天检查,足背胫后动脉搏动均良好,足趾背伸无力,跖屈活动好,足底感觉部分恢复。其后关闭小腿后侧减张创面后出院。

【讨论与思考】

1. 本病例诊治过程的简单回顾及分析　本病例最初被诊断为胫骨平台骨折合并腓总神经损伤,肢端血运良好,足背及胫后动脉搏动均可触及。其后因肢体肿胀加重,基于发生骨筋膜室综合征以及解除骨折移位对腓总神经压迫的考虑,急诊行腓总神经探查、骨折复位内固定、筋膜室切开减张术。术后肢端感觉运动恢复不满意,足背动脉搏动始终不可及,肢端血运无改善甚至不如术前。作者意识到疾病的发展不合正常规律,但无法从骨筋膜室综合征的角度得到合理解释。其后(伤后 41 小时)经血管造影证实存在腘动脉的断裂,一切均得到合理解释:患者受伤当时即发生了腘动脉的完全断裂,因膝关节周侧支循环丰富(可能与其职业特点有关),肢体远端获得了良好的代偿血运(足背及胫后动脉搏动均存在)。为避免骨筋膜室综合征的进一步发展,

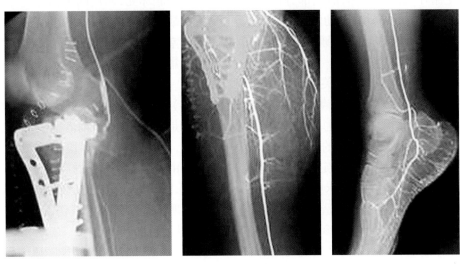

图 87-3　血管造影
显示腘动脉主干于骨折端后方断裂,膝关节后侧侧支循环丰富,胫后动脉得到良好充盈

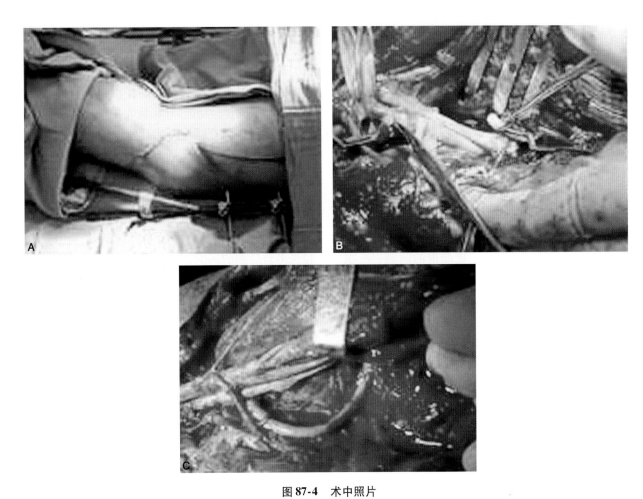

图 87-4　术中照片
超关节外固定架固定后(A),行血管探查可见腘动脉完全断裂,清创后两断端相距约 3cm(B),经大隐静脉移植后腘动脉血流获得再通(C)

急诊行前外及前内侧入路内固定及后侧切开减张术,使得前侧侧支循环大部分破坏,后侧部分破坏,导致肢端血运明显受损(足背动脉搏动消失,胫后动脉搏动减弱)。最终经血管移植恢复腘动脉主干血流后,肢端血运得到恢复。

2. 腘动脉损伤的临床征象 膝关节周围骨折脱位有时可并发腘动脉损伤。宋文奇等曾报道486例胫骨平台骨折,腘动脉损伤的发生率为3.9%。典型的腘动脉损伤表现为肢体远端的明显缺血表现,足背及胫后动脉搏动消失,以及一定程度的感觉运动障碍,通常易于发现。在实际临床中,只要是考虑到了腘动脉损伤的可能,通过血管造影即可得到证实或者除外。本例患者早期被漏诊了腘动脉损伤,原因即在于肢体远端没有明显的缺血变现,从而让急诊和病房多名医生没有意识到腘动脉损伤的可能性。通过事后的回溯以及血管造影的印证,患者的膝关节周围有丰富的侧支循环,使其在腘动脉主干断裂以后,通过侧支代偿获得了肢体远端较好的血运以及可以触及的动脉搏动。

3. 小腿骨筋膜室综合征与腘动脉损伤的两者关系及区别 骨筋膜室综合征是肢体创伤后一种严重的并发症。其病理生理机制是由于各种原因导致骨筋膜室压力过高,影响动脉供血,从而使得间室内的肌肉和神经缺血。其典型表现为剧烈肌肉疼痛(特别是被动牵拉痛),以及肢体远端缺血和神经功能障碍。因此,其临床征象易与腘动脉损伤相混淆。本病例在早期即考虑到了骨筋膜室综合征的存在,而且一直试图以骨筋膜室综合征来解释诊治过程中出现的不正常现象,却忽视了更严重的问题——腘动脉损伤。那么两者究竟什么关系,如何鉴别呢?以下是作者的几点思考:

(1)骨筋膜室综合征是一种动态的、逐渐发展的病理生理过程。随着间室内压力的持续增高,间室内肌肉和神经缺血逐渐加重,临床表现也相应越趋严重。早期间室内压力增高尚不足以影响动脉主干的血流,因此肢体远端可以没有明显的缺血表现,而以肿胀、疼痛和感觉麻痹为主要表现,当间室内压力超过动脉压时,才出现肢体远端缺血,动脉搏动消失的表现。

(2)腘动脉损伤则是一种相对静态的、即时的损伤状态。腘动脉断裂后立即发生肢体远端的缺血表现,缺血程度则取决于侧支循环的代偿情况。

(3)骨筋膜室综合征的发生原因有多种,常见为骨折和软组织损伤的出血、软组织挤压伤后的广泛的继发水肿等。腘动脉损伤也可以是骨筋膜室综合征的发生原因,在肌肉持续缺血达一定时间后即可发生肿胀坏死,而使间室内压力增高。此时肢体远端的缺血和神经功能障碍则是腘动脉损伤后继发骨筋膜室综合征的叠加表现,在临床实践中易犯把注意力集中到骨筋膜室综合征而忽视腘动脉损伤的错误。

(4)腘动脉损伤和骨筋膜室综合征两者的处理原则是大不相同的,前者需要立即恢复动脉主干的血流,而后者则需要尽快切开减张,释放筋膜室的压力。由于腘动脉损伤的后果比骨筋膜室综合征更为严重,因此当面临肢体远端血运不良的情况时,首先需要明确腘动脉是否损伤,而不能仅仅满足于骨筋膜室综合征的诊断。

4. 缺血性周围神经功能障碍与周围神经损伤的区别 本例患者胫骨平台骨折同时合并有腓总神经损伤,也影响了诊治过程中对于感觉运动障碍的检查,进而干扰了对于肢体缺血的判断。周围神经损伤表现为损伤以下平面相应支配区的感觉运动障碍。而腘动脉损伤和骨筋膜室综合征导致的周围神经和肌肉缺血也可发生感觉运动障碍。如何区分两者,则主要依靠皮肤感觉障碍区域的仔细检查来判断。肢体缺血导致的神经功能障碍,首先累及最远端的神经末梢,逐渐向近侧发展,因此其感觉障碍区域表现为一种"袜套样感觉缺失",而周围神经损伤的感觉障碍表现为神经支配区的"节段性感觉缺失"。

5. 应提高对高能量胫骨平台骨折合并腘动脉损伤的警惕 腘动脉在膝关节间隙以下约5~6cm水平,腘肌下缘分叉为胫后和胫前动脉。由于其在胫骨平台后侧的解剖走行较为固定,游离度较小,因此遭受高能量暴力时,发生胫骨平台骨折或膝关节脱位的同时容易合并腘动脉的损伤。对于过伸型损伤机制导致的骨折端向后成角或移位的胫骨平台骨折类型,则应尤为警惕。一个易被忽视的体征是腘窝部的大片瘀斑,腘动脉损伤后的大量出血可导致腘窝部皮下的大范围瘀斑,通常超过一般骨折的表现,本例即是如此。因此体检时须检查膝关节后方,若发现大范围的瘀斑,则应引起警惕。

(毛玉江)

【推荐读物】

1. 宋文奇,陆男吉,罗从风,等.胫骨平台骨折伴软组织损伤的临床分析.中华创伤骨科杂志,2004,10:1102-1104
2. 王亦璁.骨与关节损伤.第5版.北京:人民卫生出版社,2012

病例88　复杂胫骨平台的治疗

【病例简介】

患者,男,75 岁。因交通事故(行走时被机动车从后外侧撞伤)致伤左膝关节,导致左膝肿胀、疼痛、活动受限,于伤后 2 小时来院急诊就诊。

急诊检查左膝肿胀、畸形,患肢远端活动、血运、感觉无异常,其他部位(-)。X 线检查示左胫骨平台骨折(Schatzker Ⅱ型)(图 88-1)。

入院后给予左下肢支具外固定,局部冰敷、消肿药物治疗。

完成手术科室的常规化验及胸片心电图检查,术前一天进行下肢静脉超声检查。膝关节 CT 扫描和三维重建有助于描述骨折线的位置、粉碎程度及关节面塌陷的部位、程度(图 88-2)。

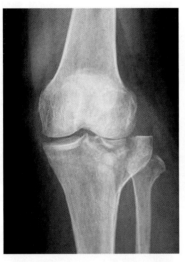
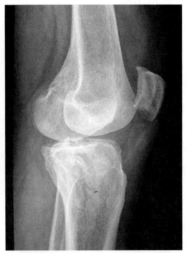

图 88-1　急诊 X 线片(正侧位)

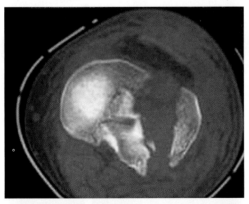
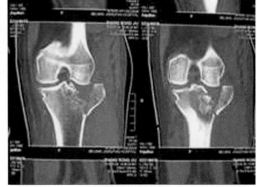
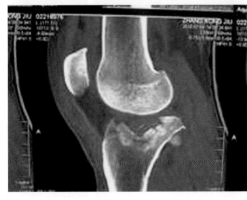
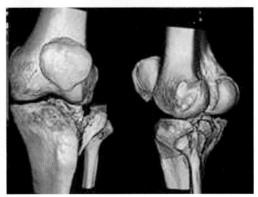

图 88-2　CT 横断面图像(左上),冠状面图像(右上),CT 矢状面图像(左下),三维重建 CT 图像(右下)

【手术指征的选择】

患者高龄,胫骨平台骨折,外侧平台关节面粉碎、塌陷约3cm,骨折移位明显,膝关节明显不稳定,手术指征明确。全身情况和化验室检查方面,无明显手术禁忌。

【术前计划与手术技巧】

手术时机主要根据局部软组织条件,待肢体肿胀消退、皮肤皱褶出现后再行手术,以便预防皮肤坏死及感染发生。

术前诊断为Schatzker Ⅱ型平台骨折,骨折涉及外侧平台,关节面压缩主要位于外侧前2/3平台,拟行左膝关节前外侧入路,沿切口切开皮肤、皮下组织、深筋膜,然后切开胫前肌群于胫骨的附着点并向外侧剥离显露胫骨外侧平台,切开半月板胫骨韧带后直视下显露胫骨平台外侧关节面,抬起塌陷的关节面,必要时在骨折端植入人工骨,透视关节面高度满意后,于胫骨外侧髁置入外侧钢板。

术中X线片显示外侧平台关节面复位较平整,采用珊瑚块状人工骨植骨,外侧平台解剖锁定板固定,排钉技术(图88-3)。

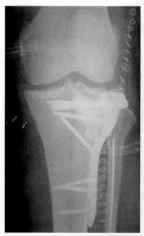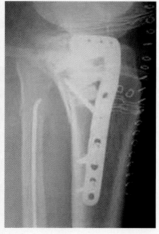

图88-3　术中X线片

手术后X线片、CT检查见图88-4。

【术后治疗及并发症】

手术后负压吸引持续48小时,早期膝关节被动运动,运动范围逐步增加。手术后8周患肢部分负重,12周完全负重。

手术后4个月X线片显示左胫骨平台外侧关节面出现塌陷移位(图88-5)。

手术后2年X线片显示外侧平台关节面严重塌陷,明显膝外翻畸形(图88-6)。

翻修手术:

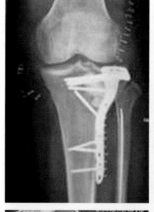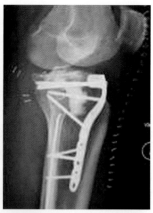
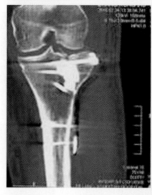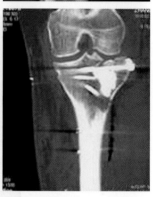

图88-4　术后X线片及CT

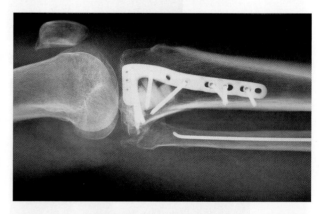

图88-5　术后4个月X线片

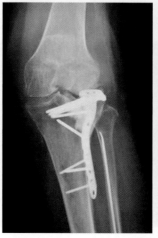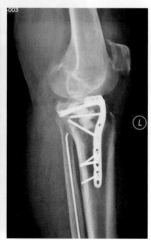

图88-6　术后2年X线片

患者左胫骨平台骨折术后,骨折畸形愈合,关节面塌陷,膝外翻畸形。有明确再次手术指征。

患者高龄,膝关节明显退行性改变,关节软骨损害严重,重新复位手术远期效果不理想,优先考虑关节置换手术,解决膝关节不稳定,恢复下肢力线,预防疼痛。

翻修手术中见左膝关节软骨剥脱,骨赘形成,外侧平台关节面塌陷,软骨缺失,关节面不平整(图88-7)。

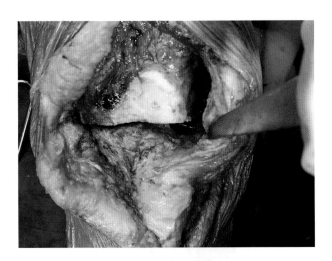

图88-7 术中照片

关节置换术后 X 线检查结果见图88-8。

【讨论与思考】

1. 老年胫骨平台骨折特点,大多数为低能量损伤机制;伴有明显骨质疏松症;以关节面压缩塌陷为主;往往存在关节面粉碎及骨软骨剥脱现象。

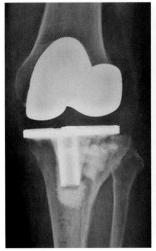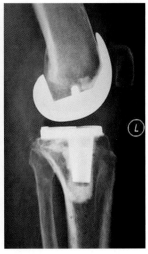

图88-8 关节置换术后 X 线片

2. 本例患者初次手术失败主要教训是关节面复位后简单采用大块状人工骨充填,使得骨软骨下方受力不均匀,膝关节承受垂直方向应力时,骨软骨层塌陷,造成骨折固定失效。

3. 对于此类病例,建议在关节面复位后,在骨软骨层下方使用自体骨松质条或面团期的液态人工骨均匀充填,从而骨软骨术后塌陷。

4. 对于老年胫骨平台患者,如果初次手术失败,晚期人工关节置换可以作为翻修手术的选择。

(刘亚波)

【推荐读物】

1. 田伟,王满宜.骨折.第 2 版.北京:人民卫生出版社,2013

2. Rockwood Green. Fractures in Adult. 6th ed. Philadelphia: Lippincott Williams & Wilkins,2006

病例89 髌骨骨折术后感染处理

【病例简介】

患者,男性,44 岁。因摔倒致髌骨粉碎骨折(图89-1),伤后 7 天,行切开复位张力带内固定术(图89-2)。术后 22 天开始出现局部伤口窦道并流出脓液(图89-3),局部皮温高,ESR 及 CRP 升高。诊断:髌骨骨折术后感染(右)。

【手术指征的选择】

髌骨骨折约占全身骨折的 1%,属于关节内骨折,尽管术后感染的发生率比较低,开放及闭合髌骨骨折感染的发生率分别为 10.7% 和为 1.5%,但一旦感染,往往会累及膝关节,形成化脓性关节炎,造

成关节功能部分或全部丧失,关节软骨破坏严重者最终往往需要行关节融合。因此,如何治疗髌骨骨折术后感染是临床的难题之一。骨关节感染治疗的基本原则是:要及时彻底地清创,消灭无效腔,引流出伤口内的坏死组织渗液或脓液,应用适宜的固定方式及敏感抗生素等综合治疗,但合并膝关节腔内感染患者一定要行关节腔内灌洗引流。

【术前计划与手术技巧】

彻底清创是所有感染治疗的基础,必须清除一切坏死、感染的组织和死骨。内固定是否一期取出取决于骨折端稳定程度。术中发现深部感染髌骨表

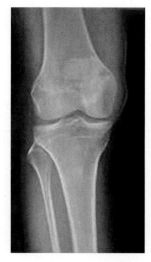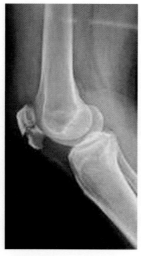

图 89-1　伤后 X 线片

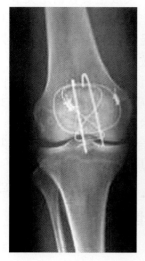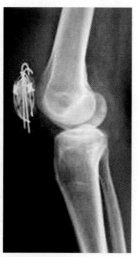

图 89-2　内固定术后 X 线片

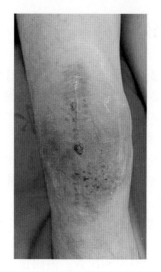

图 89-3　内固定术后 22 天伤口

面一般与关节腔相通,脓液积聚在髌骨表面及关节腔内,相当于髌骨浸泡于脓液中,轻轻挤压关节腔即可见大量脓液自髌骨表面溢出(图 89-4),用脉冲冲洗枪反复冲洗膝关节内及髌骨表面。反复清除感染坏死组织直至骨质正常及软组织新鲜。术中发现髌骨骨折内固定术后 2 ~ 3 周,除了小的游离碎骨块外,骨折端基本黏合在一起,而且双侧的扩张部已愈合,包裹性也比较强,所以骨折间是牢固的,因此取出影响感染控制的内固定材料如张力带钢丝克氏针等,彻底消除其表面细菌生物膜内残留细菌,防止感染复发。

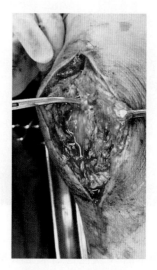

图 89-4　清创术中伤口

髌骨骨折感染清创后若直接关闭伤口,则在髌骨表面与皮肤间形成了一个潜在剥脱间隙,而且多与关节腔相通,冲洗液容易溢出至髌骨前皮下间隙,单纯置管引流或橡皮片引流不能顾及整个皮下圆形间隙,导致伤口内的积液引流不彻底,也容易导致交叉感染和院内感染。因此清创术后在髌骨表面放置 VSD 及膝关节腔内放置灌洗管,上方为入水管,下方为出水管(图 89-5),然后用整个半透膜完全封闭创面。

用支具制动膝关节于伸膝 0°位,术后 VSD 管接中心负压(200 ~ 400mmHg),入液口每天 4000ml 生理盐水持续匀速灌洗。7 天后引流液清亮,体温、ESR 及 CRP 正常,再次手术去除出入液管及 VSD,发现髌骨表面组织新鲜,无脓性及坏死组织,挤压膝关节无脓液渗出(图 89-6),皮肤张力较小,生理盐水冲洗后直接缝合皮肤关闭切口(图 89-7)。根据术中留取物细菌培养药敏结果静脉输注敏感抗生素 2 周,继续口服抗生素 4 周。

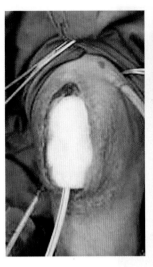
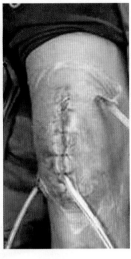

图89-5 放置 VSD

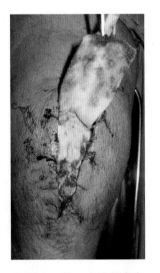

图89-6 第二次清创术中

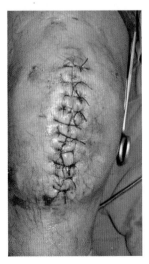

图89-7 第二次清创关闭伤口

【术后治疗及并发症】

术后支具制动,X 线片显示仍可见骨折线(图89-8)。支具继续制动膝关节 3 周,复查 X 线片显示仍可见骨折线模糊(图89-9),逐渐进行膝关节屈伸功能活动锻炼,1 周后屈膝达 80°,伸膝差 10°(图89-10)。3 个月后,感染无复发,复查 X 线片显示骨折线模糊(图89-11),表面少量骨痂,膝关节伸屈活动范围 0°~100°(图89-12)。

【讨论与思考】

髌骨骨折术后感染一般会累及膝关节腔内化脓性感染,所以清创不仅仅要清理髌骨关节表面脓性坏死感染组织,而且要尽量清理关节腔内脓性分泌物,因为关节腔一般只是在髌骨周围破口与髌骨表面相通,所以难以完全显露关节腔。根据我们的经验需用冲洗枪反复大量盐水(一般 3000ml)冲洗直

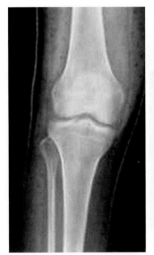
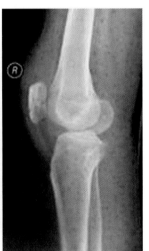

图89-8 术后 X 线片

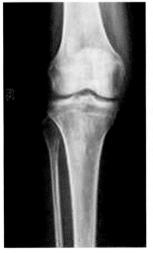
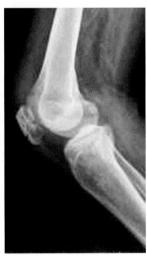

图89-9 3 周后复查 X 线片

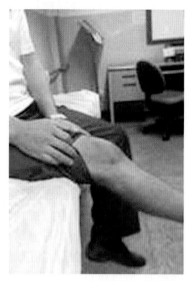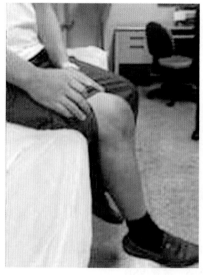

图89-10　体位像

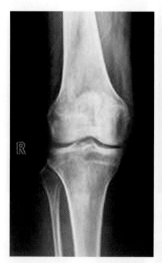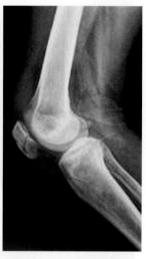

图89-11　3个月后复查X线片

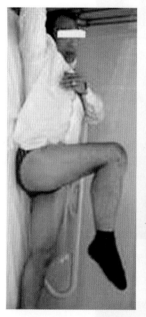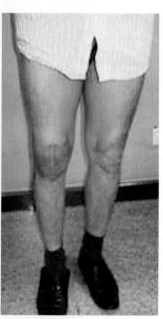

图89-12　体位像

至冲洗液清亮为止。术后3周左右骨折端基本上连接固定,比较牢固,内固定钢丝及克氏针尽量取出以利于更好的控制感染,术后用石膏或支具制动4周后开始功能锻炼。VSD的密闭系统能有效地避免交叉感染。高效、全方位、零积聚,保证引流效果,消灭无效腔,缩小创面。

（张玉富）

【推荐读物】

1. 张玉富,田鹏,王满宜.负压封闭引流技术结合关节腔内灌洗引流治疗髌骨骨折术后感染.中华创伤骨科杂志,2013,15(4):308-311

2. 裘华德,宋九宏.负压封闭引流技术.第2版.北京:人民卫生出版社,2008

病例90　股骨髁上骨折

【病例简介】

患者,男,44岁。因右膝车祸伤后疼痛、活动受限25天收入院。患者25天前车祸致伤,伤及头部和右膝部,有昏迷病史,诊断为颅骨骨折伴颅脑损伤,股骨髁间粉碎骨折(右,开放,Gustilo ⅢA)髌骨骨折(右)。在当地医院开放伤口清创缝合,行胫骨结节牵引治疗,经过颅脑外科治疗,意识逐步好转后,转入本院。专科查体见右膝部前方倒T伤口瘢痕,长度约13cm,无红肿分泌物,膝关节肿胀、畸形、疼痛,右膝关节屈曲10°僵直,右足血运正常,感觉同健侧,足趾活动好。诊断为股骨髁间骨折(右,开放Gustilo ⅢA,陈旧)髌骨骨折(右)颅骨骨折伴颅脑损伤。受伤时拍正侧位X线片(图90-1)。伤后25天入本院摄正侧位X线片(图90-2)。

【分型】

股骨髁上骨折目前还没有一个被广泛接受的分型,所有分型都涉及关节外和关节内和单髁骨折,进一步根据骨折的移位方向和程度、粉碎的数量和对关节面的影响进行分类。解剖分型不能着重强调影响骨折治疗效果因素。以下因素反映骨折的特点:①骨折移位的程度;②骨折粉碎程度;③合并软组织损伤的范围;④合并的神经血管损伤;⑤关节面受累的程度;⑥骨质疏松程度;⑦存在多发伤;⑧同侧复杂损伤(如髌骨骨折或胫骨平台骨折)。

目前最常使用的分型是AO组织的分型,将股骨远端分为三个主要类型:A(关节外);B(单髁);C

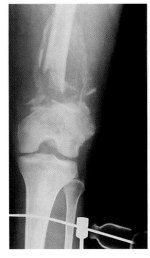
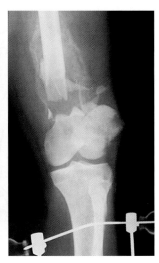

图90-2　伤后25天入院X线片
可见胫骨结节牵引,股骨髁上明显骨痂生成

(双髁)。每一型又分成三个亚型:A1,简单两部分骨折;A2,干骺端楔型骨折;A3,粉碎骨折;B1,外髁矢状面骨折;B2,内髁矢状面骨折;B3,冠状面骨折;C1,无粉碎股骨髁上骨折(T形或Y形);C2,髁上骨折粉碎;C3,髁上骨折和髁间骨折粉碎。从A型到C型骨折严重程度逐渐增加,在每一组也是自1~3严重程度逐渐增加(图90-3)。

本例病例应属于C3型股骨髁间骨折,由于开放伤口>10cm,是Gustilo ⅢA型开放骨折。伤后25天转入本院,X线片可见股骨髁上骨痂形成,是陈旧骨折。

【解剖特点】

股骨髁上定义在股骨髁和股骨干骺端的区域,从关节面测量这部分包括股骨远端9cm,区分股骨髁上和股骨干远端骨折非常重要,因为两者的治疗方法和预后明显不同(图90-4)。

股骨髁上是股骨远端和股骨髁关节面之间的移行区。股骨干的形状接近圆柱形,但在其下方末端变宽形成双曲线的髁,两髁的前关节面一起组成关节面与髌骨形成髌股关节。后侧被髁间窝分离,髁间窝有膝交叉韧带附着。髌骨与两髁关节面接触,主要是外髁,外髁宽更向近端延伸,在髁的外侧面有外侧副韧带的起点。

内髁比外髁长,也更靠下,它的内侧面是凹形,在髁上有内侧副韧带的起点。位于内髁最上的部分是内收肌结节,内收大肌止于此。

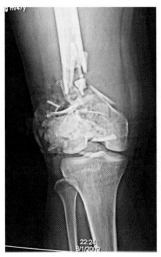
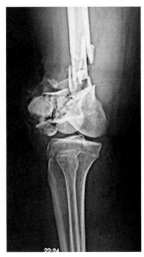

图90-1　受伤时正侧位X线片
股骨髁间骨折,髁上骨折粉碎

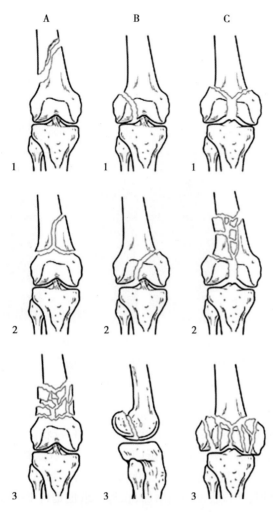

图 90-3　股骨远端骨折的 AO 分类

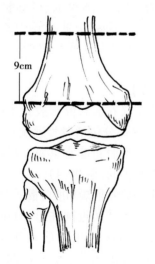

图 90-4　股骨髁上解剖示意图

前侧有股四头肌:浅层是股直肌,深层从外到内依次是股外侧肌、股中间肌、股内侧肌,前侧和后侧被内肌间隔和外肌间隔分开。这是膝关节内侧和外侧手术入路的重要标志。内侧重要的组织之一是股动脉,它在前筋膜室和内筋膜室通过大腿,动脉在膝

关节上 10cm 穿过内收大肌进入腘窝,行股骨远端内侧切口时必须识别和保护它。

股骨髁和胫骨髁适合于重力直接向下传导,在负重过程中,两髁位于胫骨髁的水平面,股骨干向下和向内倾斜,这种倾斜是由于人体的髋宽度比膝宽。股骨干的解剖轴和负重或机械轴不同,机械轴通过股骨头中点和膝关节的中心,总体来说股骨的负重轴与垂直线有 3°角度,解剖轴与垂直轴有 7°(平均9°)的外翻角度。正常膝关节的关节轴平行于地面,解剖轴与膝关节轴在外侧呈 81°角,在进行股骨远端手术时,每一患者都要与对侧比较,以保证股骨有正确的外翻角并保持膝关节轴平行于地面(图 90-5)。

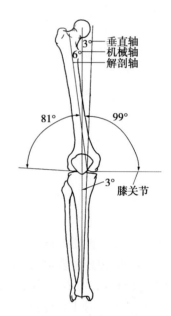

图 90-5　下肢力线示意图

股骨髁上骨折的移位方向继发于大腿肌肉的牵拉。股四头肌和腓肠肌的收缩使骨折短缩,典型的内翻畸形是内收肌的强力牵拉所致。腓肠肌的牵拉常导致远骨折端向后成角和移位(图 90-6),在股骨

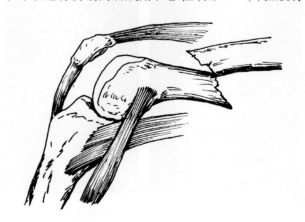

图 90-6　股骨髁上骨折畸形示意图

髁间骨折,止于各髁的腓肠肌分别牵拉骨折块可造成关节面的不平整以及旋转畸形,股骨髁上骨折很少发生向前移位和成角。

股骨髁间骨折须进行 CT 检查,必须除外冠状位骨折线(B3 冠状位骨折线或 Hoffa 骨折),即使是简单的髁上或者髁间骨折。这种骨折可以发生在 38% 的股骨远端骨折骨折中,如果漏诊,将导致预后不良。这种冠状位骨折线在矢状位 CT 中显示最好。

【手术指征的选择】

股骨髁上粉碎骨折,力线不良,粉碎股骨髁间骨折,是移位的关节内骨折,多发损伤(合并髌骨骨折)。

【术前计划与手术技巧】

首先复位固定股骨髁间骨折,必须明确是否存在冠状位骨折线,如果存在,则需要使用拉力螺钉固定,然后恢复股骨髁上力线和旋转,尽量保留软组织血运,桥接固定。考虑髁上粉碎严重,同时开放损伤或存在骨缺损,为骨折愈合,短缩髁上部分,以利于骨折愈合。如果剥离破坏血运或内侧骨缺损大,需要植骨,内侧附加钢板固定。最后固定髌骨骨折。

患者仰卧位,上气囊止血带,前外侧手术入路。皮肤切口起于髌骨的近端股外侧肌前方,位于股外侧肌汇入股四头肌腱处,沿股四头肌腱、髌骨和髌韧带外缘向远端延伸,止于胫骨结节远端 2cm。向深层解剖直达关节囊。将髌骨连同其上的肌腱一起牵向内侧,即可显露股骨髁间和髌骨关节面。

术中见股骨髁间骨折粉碎,以外髁为重,由于原始损伤是开放损伤,考虑原始清创时已存在骨缺损,股骨髁上骨折粉碎。由于患者颅脑外伤,骨痂生长较多,包绕髁上收肌管处股动脉。首先复位股骨髁间骨折,股骨外髁分为 4 个部分,髁间移位明显,内髁分为两个部分,关节软骨面缺损严重,髁间骨质有缺损,使用大巾钳复位,多枚克氏针临时固定,股骨外髁存在冠状面骨折线,使用螺钉固定。小心分离股骨髁上骨痂,保护股动脉,骨刀打断骨痂,不做过度分离,尽量保护软组织,调整力线,并适量短缩股骨髁上部分,以利于骨折愈合,纠正股骨髁后倒,用斯氏针临时固定,使用 LISS 9 孔固定。取对侧髂骨植骨于股骨髁间骨缺损区和股骨髁上骨缺损区。关节面骨软骨骨折使用可吸收钉固定。髌骨复位张力带固定。术中拍片确认骨折复位固定可靠,松止血带,止血,冲洗伤口,逐层缝合,留置引流。清点纱布器械无误,无菌辅料包扎,术毕安返病房。手术时间 3 小时,出血 2000ml。

【术后治疗及并发症】

术后常规拔除引流,伤口愈合良好。术后 X 线片正侧位(图 90-7)。术后 CT(图 90-8)。

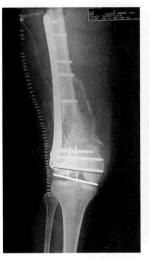
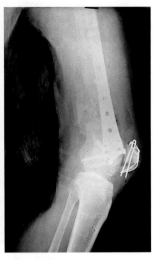

图 90-7 手术后 X 线片
注意外髁冠状位骨折线使用螺钉固定

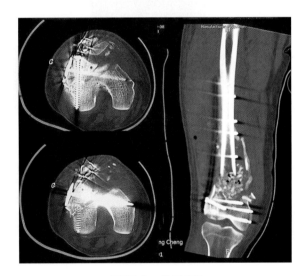

图 90-8 术后 CT
可见股骨外髁冠状位骨折,通过由前向后的 6.5mm 螺钉固定

术后免负重功能锻炼 3 个月。骨折 6 个月愈合。术后 1 年 X 线片见图 90-9,体位像见图 90-10。

【讨论与思考】

1. 手术目的 股骨髁间骨折关节解剖复位、恢复股骨髁上骨折的力线和旋转,稳定的内固定和早期进行膝关节的康复锻炼。

2. 手术时机选择 单一股骨髁上骨折需要手术治疗,应在 48 小时内完成,如手术推迟 8 小时后,应做胫骨结节牵引。多发创伤的闭合骨折,尽可能在胸腹和血管神经手术完成后再做内固定。

尽管患者是开放性骨折,但是颅脑损伤等一般情况限制手术急诊进行,同时外院不具备手术条件,伤后 25 天转入本院治疗,为陈旧骨折,好在伤口愈合良好,可以进行内固定操作。

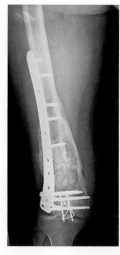
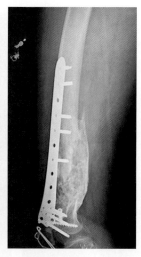

图90-9　术后1年X线片
骨折愈合,骨痂生长丰富

3. LISS内固定应用原则与错误　符合LISS钢板操作原则:①固定股骨髁的锁钉必须平行于关节线(图90-11)。②股骨远端干骺端外侧皮质必须平行于钢板通过非锁定螺钉加压、提拉装置或牵引达到钢板帖附股骨远端干骺端外侧皮质(图90-12)。③复杂骨折(长斜行、粉碎和长螺旋骨折)螺钉靠近折端,简单骨折(横断、短斜行和短螺旋)螺钉远离骨折端。④钢板尽量长,避免螺钉过密,减少应力集中。在髁上骨折部位上方至少5个近端钉孔。理想情况,3个锁定螺钉间隔1个空钉孔放置。这样允许应力更好的分布和吸收。至少近段3枚螺钉和远端髁部4枚螺钉,螺钉数目取决于骨折后残余股骨髁空间的大小。⑤双皮质螺钉固定,尤其对于骨质疏松的病例。

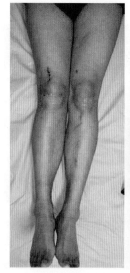
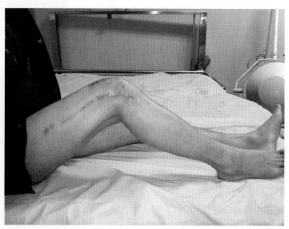

图90-10　术后1年体位像
可见肢体大体力线良好,患侧肢体短缩约2cm,膝关节未见明显外翻畸形。膝关节屈伸45°~0°,存在膝关节活动受限

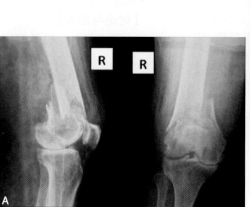
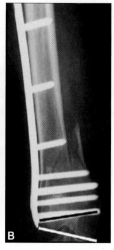

图90-11　原则1
股骨髁锁钉不平行于关节面,造成外翻超过10°。白线为关节面,黑线为股骨髁锁钉方向

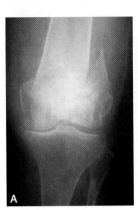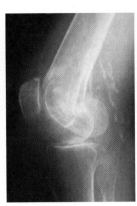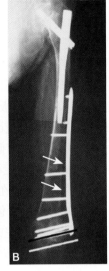

图90-12 原则2

股骨髁锁钉平行于关节面,但是钢板不平行于股骨外侧皮质,钢板接触近端
但是不接触远端,造成外翻畸形

避免 LISS 应用错误:①在股骨髁放置钢板偏后,当股骨远端提拉到钢板时可以导致髁的内移,也可以导致向前侧移和髁的过伸畸形。解决办法:通过确认钢板放置在股骨远端前外侧面,并在股骨干侧位解剖轴线上。②在股骨髁放置钢板偏前,可以导致固定物失效,特别是在髁上使用单皮质锁钉固定。解决办法:通过术中侧位透视证实位置或钢板近端外侧扩大切口显露解决(图90-13)。③术中螺

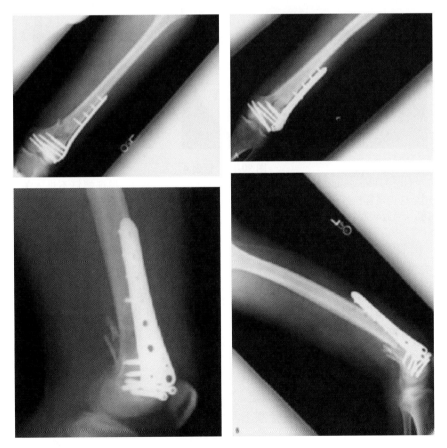

图90-13 错误2

钢板侧位放置偏前,当使用单皮质锁钉时,内固定失效

钉穿出髌股关节。解决办法:在螺钉固定前,使用大巾钳加压钢板固定在股骨远端前外侧面,并证实位置(图 90-14)。④术中螺钉进入髁间窝,到膝关节,关节内螺钉放置应该避免放在 Blumenstaat 线后方,如果必须在此区域需要放置螺钉,需要使用螺钉仅固定单髁(图 90-15)。⑤内旋放置钢板,适应股骨远端前外侧面内旋角度,可以减少钢板凸出髂胫束激惹症状。⑥术中股骨髁锁钉注意内侧长度勿过长,由于内髁倾斜角度,过长螺钉刺激症状。解决办法:内髁切线位透视或内侧触摸是否存在螺钉过长。

4. 手术成功经验 ①一期在外院清创彻底,伤口愈合,没有感染。②按照手术计划、步骤完成,股骨髁上在打开骨痂后,尽量保护髁上血运。③取大量自体髂骨植骨。④短缩股骨髁上,保证愈合。⑤符合 LISS 钢板操作原则,重视冠状面骨折线,使用拉力螺钉固定。

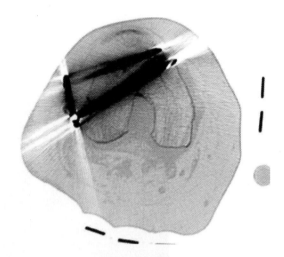

图 90-14　错误 3
螺钉穿出髌股关节

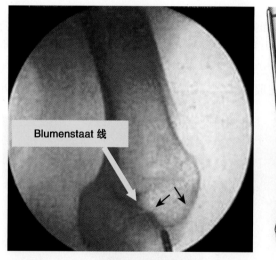 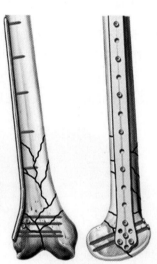

图 90-15　错误 4
左侧箭头 Blumenstaat 线。钢板螺钉应在 Blumenstaat 线前方,保证螺钉不进入关节,这也是解释当存在冠状面骨折线时,无法对后侧骨折块进行有效固定。理解股骨髁冠状面骨折线的重要性

5. 手术不足 ①股骨髁螺钉没有完全平行关节面放置,导致膝关节轻度外翻(<10°),这是术中透视证实导针是否平行关节面时,股骨髁旋转所致,常见外旋状态下平行,但是当髌骨朝天内旋后(力线片位置),导针角度会有一定偏差。②为了骨折愈合,股骨髁上短缩固定,造成肢体一定短缩(图 90-10),体位像大体测量短缩 2cm。③粉碎股骨髁上骨折,如果内侧剥离血运,倾向双钢板固定。本例由于陈旧骨折,脑外伤后 25 天,已见股骨髁上

丰富骨痂,一个考虑是脑外伤对于骨折愈合有利,另一个考虑是股动脉在骨折移位后,被骨痂包埋位置移动,存在动脉损伤可能性,放弃内侧钢板。如果不是脑外伤患者,建议使用内侧支撑钢板固定,以达到力学稳定性。

(李卫华)

【推荐读物】

田伟,王满宜.骨折.第 2 版.北京:人民卫生出版社,2013

病例91 三踝骨折

【病例简介】

患者,男,22岁。因屈膝位卡车挤压伤急诊入本院。双膝肿胀,闭合伤,无神经血管损伤,无骨筋膜室综合征。术前X线片正侧位(图91-1),可见侧位冠状位骨折线,但是无法确定骨折部位,即是内髁骨折还是外髁骨折。术前CT证实三髁骨折,左侧内髁粉碎骨折,右侧内髁和外髁骨折(图91-2)。

【分型】

单髁Hoffa骨折AO/OTA分型为33-B312,双髁Hoffa骨折AO/OTA分型为33-B313,但该分型对治疗及预后没有指导意义。Hoffa于1904年第一次描述了股骨髁冠状面骨折,这种骨折临床少见。目前对于这种骨折使用最多的是letenneur1978年根据骨折线的位置和走向所做的分型。Letenneur等

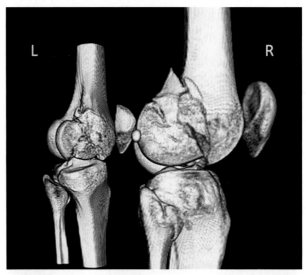
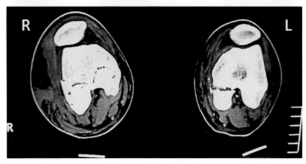

图91-2 术前CT
证实三踝骨折,左侧内髁粉碎骨折,右侧内髁和外髁骨折

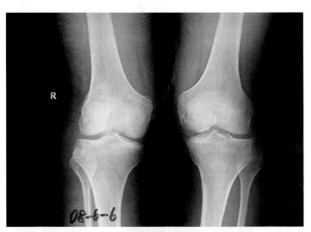

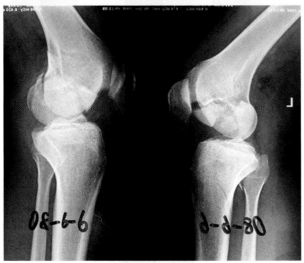

图91-1 术前X线片
可见侧位冠状位骨折线,但是无法确定骨折部位,即是内髁骨折还是外髁骨折

(1978)根据骨折线的位置及走向将股骨髁Hoffa骨折分为3型。Ⅰ型:累及整个后髁并平行股骨后侧皮质的垂直骨折;Ⅱ型:与髁基底部平行;Ⅲ型:股骨后髁斜形骨折。该分型对治疗方法的选择和伤情评估有一定的意义,如移位明显的Ⅰ、Ⅱ型骨折常合并有交叉韧带或侧副韧带的损伤,特别是双髁骨折,股骨髁前部向前移位,大多合并后交叉韧带损伤。Ⅲ型骨折线在交叉韧带附着点前侧,一般无交叉韧带损伤,常有伸膝装置损伤。解剖研究发现,这种骨折分型与骨块缺血坏死的发生率有一些预判作用。Ⅰ、Ⅲ型骨折块上附着有软组织,保留了一定的血供,骨折愈合率大,骨坏死机会小。Ⅰ型骨折线位于前交叉韧带和侧副韧带附着处,但腘肌腱及腓肠肌外侧头仍附着于髁骨块上。Ⅲ型损伤,骨折线位于侧副韧带、交叉韧带等软组织的前方,骨块上软组织附丽更多,血供更丰富。Ⅱ型骨折部分为完全关节

内骨折,髁骨块上无任何软组织附着,骨折线越靠后方,特别是Ⅱc型,几乎失去与软组织的联系,血供差,不愈合及骨坏死率明显增加。有学者依靠软组织解剖来改良Letenneur分型:Ⅰ型Hoffa骨折块部分有侧副韧带或交叉韧带附着,有部分血运;Ⅱ型Hoffa骨折块在侧副韧带和交叉韧带后方,无软组织附着,血运大部分丧失;Ⅲ型为Hoffa骨折块在侧副韧带和交叉韧带前方,有全部软组织附着,血运好。但此种分型术前无法精确分型,术中由于尽量保护软组织血运,各种类型的分界点不精确,对可能发生的骨折块缺血性坏死、骨折不愈合的发生率等预后因素无法准确评估,存在一定的局限性。Letenneur X线分型只局限于单一冠状位骨折线的X线分型,对于2条以上的冠状位骨折线(即粉碎骨折)无法分类,对于同侧内外髁同时存在Hoffa骨折的情况也无法分类。同时在我们日常操作中,Hoffa分型的精确性值得商榷,比如Letenneur分型中的Ⅰ型是指累及整个后髁并平行股骨后侧皮质的垂直骨折,但实际应用中完全符合的很少,而Ⅲ型是指股骨后髁斜形骨折,那么倾斜角度是多少算是Ⅲ型呢?Ⅱ型是指平行基底部的骨折,同样往后多少算是Ⅱ型骨折呢?没有一个确切答案。近些年来,随着病例数的增多,交通伤和坠落伤等高能量损伤增多,粉碎的Hoffa骨折(冠状位2条以上骨折线)越来越多,同一患者多个髁Hoffa骨折的越来越多。仅仅使用单纯的X线分型已无法准确分型,同时不能指导进行合适的治疗。这样要求我们应该提出一种新的基于CT的分型,以利于更好地解决粉碎Hoffa骨折的问题,并能依据这种CT分型指导手术治疗和预后。

CT分型描述股骨矢状位:CT最大截面图划两条平行分界线,一条是股骨远段骨皮质中点的连线,即侧位的解剖轴线(Blumensaat线的顶端到股骨干远段侧位中点的连线),一条是平行于股骨干后侧皮质的直线。这两条线由前到后将股骨髁分为三区,即a、b、c三区(图91-3)。骨折分型以涉及股骨髁关节面(最大矢状面)的骨折线划分,涉及股骨髁关节面的骨折线是几条定为几型。一条骨折线把股骨髁关节面分为两部分,即Ⅰ型;两条骨折线把股骨髁关节面分为三部分,即Ⅱ型;三条及以上骨折线把股骨髁关节面分为四个或多个部分,即Ⅲ型(图91-4)。这样分类后,CT分型记录顺序如下,第一步确定伤侧,即左或右;第二步确定涉及伤髁,即外髁或内髁;第三部涉及股骨髁关节面的骨折线是几条,即分为几型;第四部根据骨折线所在的区域,标明骨折线所

处位置。如果骨折线恰好位于分界线上,以骨折所在主要区域定义归属。

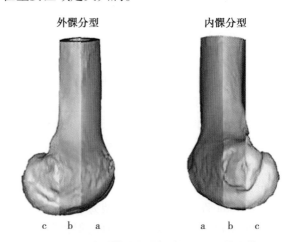

图91-3　CT分型描述股骨矢状位:CT最大截面图划两条平行分界线,一条侧位的解剖轴线,一条是平行于股骨干后侧皮质的直线。这两条线由前到后将股骨髁分为三区,即a、b、c三区

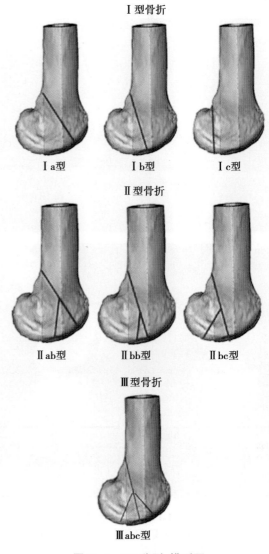

图91-4　CT分型,模型图

现在以病例三分型,左内髁Ⅱbc型(图91-5),右外髁Ⅰb型,右内髁Ⅰb型(图91-6)。当骨折线位于分界线时,CT分型以骨折线主要所在区域定义(图91-7)。

本病例使用Letenneur分型,无法分类。按CT分型是左内髁Ⅱbc型,右外髁Ⅰb型和右内髁Ⅰb型。同时可见右外髁干骺端有粉碎骨折块。这是不利于Hoffa骨折块稳定的因素,所以使用空心钉附加支撑钢板固定,左侧是左内髁Ⅱbc型,属于粉碎骨折,使用支撑钢板固定。术后X线检查见图91-8。

【解剖特点】

膝关节主要是伸屈运动,在屈曲位兼有旋转运动,同时有小范围的内外翻的被动运动。伸屈时,股骨髁和胫骨髁的相对运动大部分过程是滑动方式,其运动轴横贯内外髁,为额面轴,随滑动而变动,伸

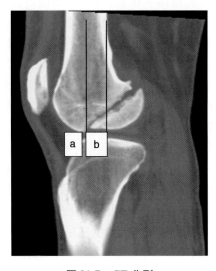

图91-7　CT分型

当骨折线位于分界线时(a和b区交界),CT分型以骨折线主要所在区域定义,骨折线主要在后方,定义Ⅰb型

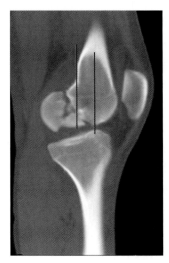

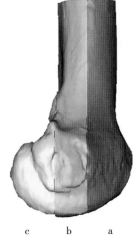

c　　b　　a

图91-5　左侧内髁矢状面CT,粉碎骨折

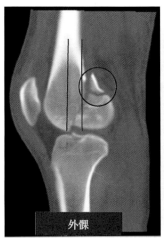

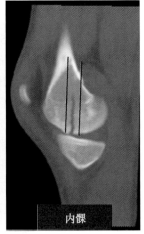

外髁　　　　　内髁

图91-6　右侧外髁和内髁矢状面CTⅠb型

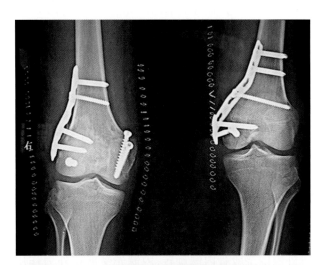

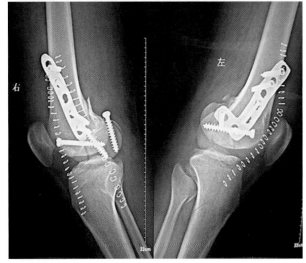

图91-8　术后X线片

展时轴偏前,运动半径长,屈曲时轴偏后,运动半径渐短,轨迹是心形,称为伸屈运动的瞬时中心曲线。在伸展的最后20°时,股骨髁和胫骨髁的相对运动变为滚动方式,且股骨外髁围绕内髁滚动,所以股骨髁在最后伸直时发生内旋,而胫骨相对外旋,这种伸膝运动终末期的旋转可使膝关节更趋稳定,称为膝关节的扣锁机制。

Hoffa骨折多为高能量损伤所致,如车祸伤、坠落伤等,明确的损伤机制尚不清楚。多为膝关节在屈曲位时,轴向负荷作用于股骨后髁而产生的剪力骨折。膝关节屈曲90°或更大角度时,轴向应力集中在股骨髁的后半部,同时遭受前后向直接暴力及内、外翻应力的冲击,可能是Hoffa骨折的主要发生机制。临床上,骨折在股骨外侧髁的发生率比内侧髁多约2~3倍,主要因为:第一屈膝时股骨外侧髁位于最远端,是最先受到前后向暴力冲击的部位。第二膝关节解剖学上外翻角也使外侧髁成为应力集中的主要部位。然而在我们的临床病例中,内髁Hoffa骨折和外髁Hoffa骨折病例数基本相同,而算上同一病例存在多髁Hoffa骨折的情况,内髁Hoffa骨折多于外髁Hoffa骨折。在使用CT分型时,我们发现Ⅰ型Hoffa骨折中b区域的骨折线是存在最多的,而且Ⅱ型Hoffa骨折中粉碎骨折块也都涉及b区域,即b区域是应力集中区。解释如下:①摩托车伤等,由于髋关节屈曲外展、膝关节屈曲位,股骨内髁最先受外力所致(直接暴力),且最常见。②骨折时所受应力不是发生在膝关节屈曲90°位,甚至更大屈曲角度。而是膝关节处于较小的屈曲角度,尤其在伸直的最后20°位时,由于扣锁机制和内髁解剖形态宽大,股骨外髁围绕股骨内髁旋转,内髁先受剪切外力作用所致,或同时存在内翻应力(间接暴力)。

在X线正、侧位片上,骨折线因为分别被同侧或对侧髁部重叠,移位不明显且易漏诊,易导致治疗延迟。Nork等报道202例股骨远端骨折中发现存在股骨远端冠状位骨折77例(38.1%),其中59例(76.6%)累及单髁,50例(85%)为外侧髁,开放股骨髁骨折合并Hoffa骨折的发生率是闭合股骨髁骨折的2~8倍,而29%的股骨远端冠状面骨折在X线片上漏诊,47%依靠CT诊断。Baker报道股骨冠状位骨折常见于股骨髁上、髁间骨折(AO/OTA 33C型),术前明确Hoffa骨折的存在,对于选择正确的治疗方式非常必要。CT扫描矢状位片及其三维重建有助于诊断股骨髁冠状位的隐匿性骨折、骨折移位程度及骨块大小,有利于制订手术方案。

【手术指征的选择】

Hoffa骨折属于关节内不稳定骨折,涉及负重关节面。精确的解剖复位极为重要,以便恢复正常的胫股及髌股关节的关系。稳定的固定,有利于早期功能锻炼。无移位的Hoffa骨折易被忽视。采用保守治疗时,应完全伸膝位石膏固定,因为屈膝位固定时,骨折块与胫骨后侧平台接触,后关节囊松弛,对骨折的固定作用不大。当膝关节完全伸直位固定时,后关节囊绷紧,使轴向应力集中在股骨髁前部。保守治疗Hoffa骨折,膝关节功能锻炼和部分负重期间,髌股关节与胫股关节分离,将导致主要剪力经过骨折线,部分骨折块仍可能发生移位,造成膝关节功能明显障碍(图91-9)。

存在移位的骨折,行胫骨结节骨牵引,而不能使骨折复位良好,而遗留屈曲畸形,需后期行股骨髁上截骨矫形。因此,不论是否存在移位,目前主张切开复位内固定手术治疗Hoffa骨折。解剖复位,修复损伤的软组织;早期活动,以防止出现轴向对位不良、创伤后关节炎、膝关节僵直以及膝关节不稳等并发症,以降低骨折不愈合、畸形愈合的发生率。

Hoffa骨折常采用拉力螺钉固定,如6.5mm骨松质螺钉、3.5mm皮质骨拉力螺钉等。Manfredini等报道直径6.5mm空心螺纹钉或Herbert螺钉,可减少手术步骤,缩短手术时间,是较好的内固定选择。随着生物材料科学的发展,可吸收骨松质螺钉也能满足早期内固定的要求,因其能降解,从而避免了金属的应力遮挡现象,不需要2次手术取出,减少了创伤。但其X线不显影,故术中更应仔细测量,选择螺钉长度时稍短于测量长度,并需结合至少1枚金属螺钉,以保证固定强度。Hak等人工合成股骨截骨模拟Hoffa骨折,研究发现2枚6.5mm骨松质螺钉固定明显较单枚或2枚3.5mm皮质骨拉力螺钢板钉坚强,而使用3.5mm螺钉固定,至少2枚才能取得接近1枚6.5mm螺钉的生物力学稳定性。Ostermann等报道6例Hoffa骨折,随访达68个月,也认为至少使用2枚螺钉,以保证旋转的稳定性。进钉方向根据骨折块决定,骨折块较大者,最好由前向后固定,进钉点在股骨髁髌面上缘外侧,以避免损伤关节软骨,并与股骨干长轴垂直。必须经过髌股关节面时,可用埋头器将螺钉尾埋于软骨面下,并保证螺纹刚好在骨折块内,已过骨折线,软骨面下2~5mm。骨折块较小者,可经股骨髁关节面由后下方向前上方固定,但钉尾必须埋在软骨下。前后方螺钉置入偏高位置,可避免干扰髌股关节面,后前方螺

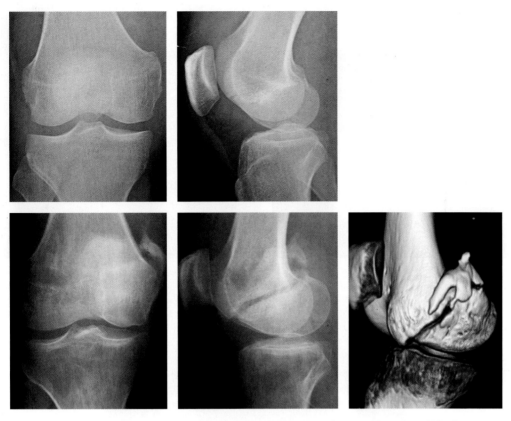

图 91-9 左上,原始正侧位;左下,保守治疗后,骨折移位;右下,三维 CT 显示骨折移位
保守治疗 Hoffa 骨折,造成 Hoffa 骨折移位

钉置入偏低位置,以尽可能固定股骨髁骨块。但文献报道螺钉固定的方向各异,均取得不错的疗效,如前后向固定、横向螺钉和前后向螺钉交叉固定等。Jarit 等研究发现前后向螺钉固定后骨折发生不愈合,Ⅱ期由后向前固定后骨折愈合。为了确定更符合生物力学的固定方式,他们在股骨截骨标本上用 65mm 松骨质拉力螺钉由前向后及由后向前 2 种方法分别固定,结果发现轴向生理性负荷循环加载 10、100、1000 次时,两者均较稳定,移位程度没有统计学差异。当加载 10 000 次时,由后前向固定组骨块移位 0.67mm,而前后向固定组 1.36mm($P = 0.05$),两组承受的极限强度分别为 1700N、1025N($P = 0.04$),得出由后向前固定较前后固定有力学稳定优势。但 Holmes 等报道 5 例 Hoffa 骨折,包括 1 例骨不连者,采用前后向置入拉力螺钉固定,12 周内均愈合,3 例随访 37 个月(18 ~ 57 个月)均取得良好结果,KSS 评分 173 分(160 ~ 180 分)。因此,在临床处理中既要考虑固定的生物力学特点,更需注重骨折的类型、骨折的位置、骨块的大小及伴发损伤等生物学特点,以便埋选择固定方式。对骨质疏松的单髁骨折患者,可采用 T 形支撑钢板固定,防止股骨髁向近侧移位。

随着病例数的增多,单独使用螺钉固定的失效病例越来越多,本院开始使用钢板(支撑或抗滑动钢板)附加螺钉治疗失效患者,取得满意的疗效。钢板的不同作用见图 91-10。

对于新的 CT 分型,我们可以初步根据分型来指导治疗,其中Ⅰ型骨折建议使用螺钉固定;而螺钉固定方向取决于骨折线涉及关节面的部位,对于 a 区域,由前向后固定;对于 b 区域,视情况可以选择由前向后或由后向前固定,但是出于临床操作方便,多选择由前向后固定;对于 c 区域,尤其是骨折块小、位置靠后的患者,可以考虑使用拉力螺钉由后向前固定,也可使用抗滑动钢板附加拉力螺钉固定(图 91-11)。

对于Ⅱ型骨折,由于 2 条骨折线将股骨髁分为 3 个部分,是粉碎性骨折,我们强烈建议使用支撑钢板固定,使支撑钢板固定前方和后方两个骨折块,避免单纯螺钉固定加压过程中造成中间粉碎骨折块被挤出,造成关节面复位丢失。如果只使用拉力螺钉固定,股骨髁中间夹持的粉碎性骨折块无法有效固定,当拉力螺钉通过粉碎骨块的骨折线产生加压时,会产生中间粉碎骨折块复位丢失的可能。这就需要我们先使用大巾钳或螺钉适度加压,再使用支撑钢板

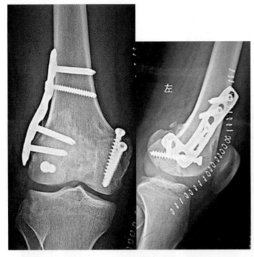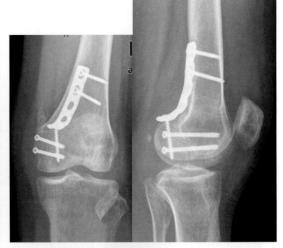

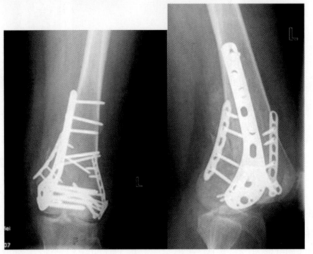

图 91-10　不同钢板放置位置

钢板放置的位置不同,作用不同:左上,支撑钢板;右上,抗滑动钢板;下方,支撑钢板+抗滑动钢板

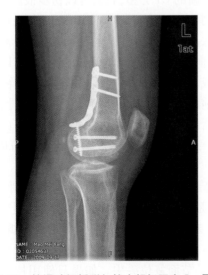

图 91-11　抗滑动钢板附加拉力螺钉固定 I c 骨折

先固定最前方和最后方骨折块后,最后使用拉力螺钉固定中间粉碎骨折块,防止粉碎骨折块复位丢失,同时对于骨折块产生螺钉间的交叉固定,增加固定强度(图 91-12)。

而对于Ⅲ型骨折,由于骨折粉碎,建议抗滑动钢板和支撑钢板联合使用,加强固定强度。建议使用钢板固定时,使用小钢板(3.5mm 系列)固定粉碎关节面,以使较细的螺钉能够精确固定骨折块,起到支撑钢板作用,使钢板上的螺钉和由前向后拉力螺钉达到交叉固定骨折块的目的。同时需要植骨。对于粉碎性骨折不可避免地要剥离关节囊,影响骨折块血供,这时需尽量保护膝内侧或外侧副韧带的完整性,以防术后早期功能锻炼出现膝关节不稳定。如果骨折粉碎,内固定无法完成有效固定,必要时需要支具保护。

对于 Hoffa 骨折,目前合适的治疗方法是切开复位内固定。Hoffa 骨折抗滑动钢板的使用是近几年发展起来的,无论是生物力学实验还是临床应用,均证实抗滑动钢板固定强度强于单纯螺钉固定。目前

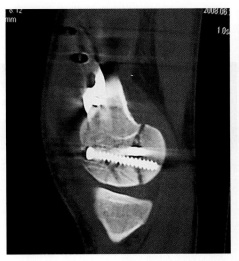
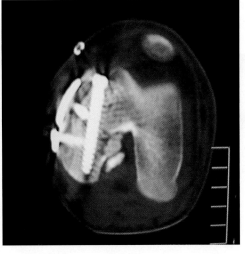

图 91-12　CT 示螺钉固定
骨折块产生螺钉间的交叉固定,增加固定强度

抗滑动钢板使用越来越多,其放在股骨髁正后方,由于 Hoffa 骨折近端粉碎,有防止 Hoffa 骨折向近端移位的作用。但实际上抗滑动钢板一般不是放置在股骨髁的正后方,这是由于外髁后方有腓肠肌外侧头和跖肌附着,放置于正后方需要剥离肌肉起点,影响骨折块血供,而对于内髁来说,同样有腓肠肌内侧头附着,同时内髁宽大,也不能放置在正后方,而是把钢板放置在后内侧,严格讲这不能算是抗滑动钢板,而是支撑钢板起到抗滑动作用。目前对于 CT 分型中的 I 型骨折,如果骨折线近端(干骺端)存在粉碎,骨折固定后,有在腓肠肌牵拉下存在向近端移位的趋势,也可以使用抗滑动或支撑钢板固定,防止骨折块向近端移位。在股骨外髁冠状位骨折固定中,当骨折线偏后时,应当注意保护后外侧复合体,尽量减少损伤后外侧复合体,防止膝关节发生后外侧不稳定。

【术前计划与手术技巧】

膝关节前外侧手术入路:仰卧位,患侧臀部垫高,膝关节屈曲,皮肤切口起于髌骨的近端,位于股外侧肌汇入股四头肌腱处。沿股四头肌腱、髌骨和髌韧带外缘向远端延伸,止于胫骨结节远端 2cm。向深层解剖直达关节囊。将髌骨连同其上的肌腱一起牵向内侧,即可显露关节面。这个入路是我们手术最常使用的入路(图 91-13A、B)。

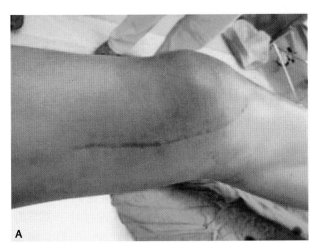
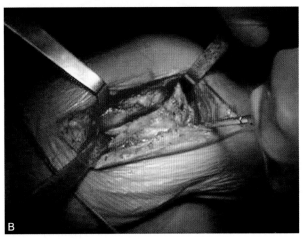

图 91-13A、B　股骨远端前外侧入路,在髂胫束前方进入

膝关节后外侧手术入路:仰卧位,患侧臀部垫高,膝关节屈曲,在膝关节外侧面做弧形皮肤切口,切口恰好位于股二头肌腱和腓骨头前方,避开绕经腓骨颈外侧面的腓总神经。在切口的近端部分,追踪外侧肌间隔的前表面,直至股骨外侧髁近端 5cm 处的粗线。然后,暴露股骨外侧髁和腓侧副韧带的

起点。腓肠肌外侧头位于股二头肌腱和腓侧副韧带之间,将其游离并牵向后方,即可显露关节囊的后外侧面。然后,纵形切开关节囊和滑膜,保护腘肌腱,显露外侧髁后关节面(图91-13C、D)。

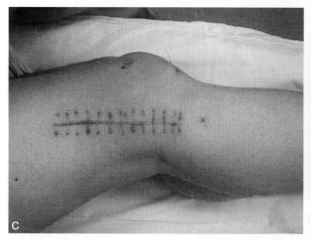

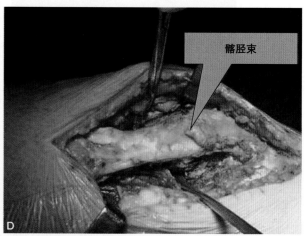

髂胫束

图91-13C、D 股骨远端后外侧入路,在髂胫束后方进入

膝关节前内侧手术入路:仰卧位,髋关节屈曲并外旋。膝关节屈曲,这样可以防止伸膝装置肌腱紧张。在髌上做膝关节前内侧皮肤直切口,向远端延伸至股骨收肌结节水平,弧形向下,止于胫骨结节远端2cm内侧。在髌骨内侧切开浅筋膜,钝性分离股内侧肌,确认肌肉在髌内侧支持带上的腱性附着点。将股内侧肌向前方牵起,切断髌内侧支持带,伸膝并将髌骨翻向外侧,在膝内侧副韧带前方显露股骨内侧髁前内侧面(图91-13E、F)。

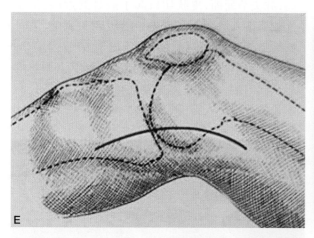

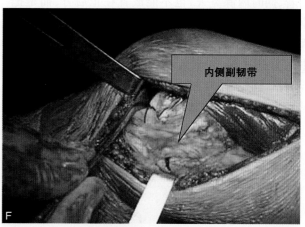

内侧副韧带

图91-13E、F 股骨远端内侧入路在膝内侧副韧带前方进入

膝关节后内侧手术入路:仰卧位,髋关节屈曲并外旋。膝关节屈曲,这样可以防止伸膝装置肌腱紧张。在膝关节内侧面做弧形皮肤切口,略向前凸,平行于胫骨后缘,止于胫骨内侧。在缝匠肌前方向远端延伸,保护缝匠肌后方的隐神经和大隐静脉。鹅足肌腱因为屈膝已经松弛,连同神经血管一并向后方牵开。显露并保护胫侧副韧带,将腓肠肌内侧头牵向后方,在内侧副韧带后方纵形切开关节囊,进入膝关节后方内侧间隙,在膝内侧副韧带后方显露股骨内侧髁后侧关节面。必要时可将大收肌腱从收肌结节切断,以利于在股骨内髁后方放置抗滑动钢板。

【讨论与思考】

首先需要认识Hoffa骨折,避免漏诊。由于X线的局限性,CT检查是必需的。现在对于关节内骨折,CT检查作为术前评估已是常规。我们发现本例是十分少见的三髁Hoffa骨折,依据传统的Letenneur分型,无法分类。按CT分型是左内髁Ⅱbc型、右外髁Ⅰb型和右内髁Ⅰb型。同时可见右外髁Ⅰb型干骺端有粉碎骨折块。这是不利于Hoffa骨折块固定后稳定的因素,所以我们需要按照CT分型来指导治疗。Ⅱ型骨折由于是粉碎骨折,为了避免中间骨折块在使用拉力螺钉固定时复位丢失,同时也为了固定的力学强度最好,使用支撑钢板固定。而对于右侧内髁和外髁的Ⅰb型骨折,干骺端是否存在粉碎,要区别处理。对于干骺端存在粉碎,使用空心

钉附加支撑钢板或抗滑动钢板固定。而干骺端完整的Ⅰb型骨折使用拉力螺钉从力学强度上讲已足够。对于完整的Ⅰb型骨折,我们只建议在骨质疏松骨折、陈旧骨折和体重大的病例建议使用附加钢板固定。

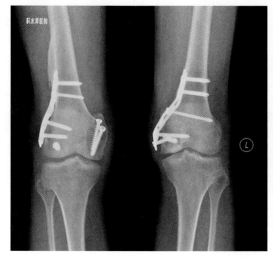
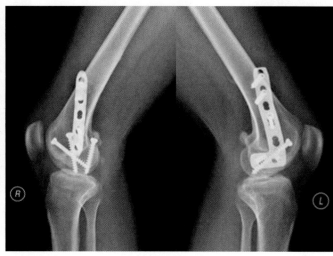

图91-14 术后3年正侧位X线片

术后早期不负重功能锻炼对于保持膝关节活动十分重要。本例患者由于从固定力学强度上讲,固定牢固,术后拔除引流后即刻CPM被动练习膝关节。术后3天出院即不负重主动练习膝关节屈伸活动。术后3个月影像学证实骨折愈合后开始负重。术后3年正侧位X线片见图91-14,双下肢力线片见图91-15。术后体位像可见膝关节活动保持很好,同时膝关节稳定性也很好(图91-16)。

功能锻炼根据骨折的稳定性、损伤程度和固定的可靠性决定。如果固定稳定,术后拔除引流管后可行CPM辅助功能锻炼;若骨折固定不稳定,伸膝位石膏固定膝关节4周,固定期间行股四头肌等长收缩锻炼;去除石膏后,加强膝、踝关节功能锻炼。骨折愈合前,注意避免过度屈曲膝关节负重(如下蹲),以减少Hoffa骨折块的剪切应力。

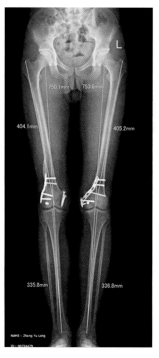

图91-15 双下肢力线片

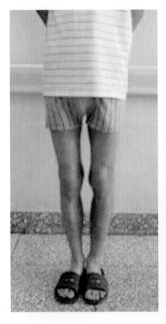
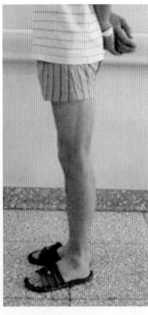
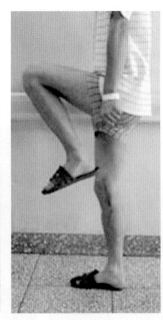
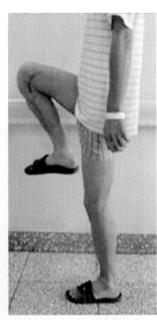

图91-16　术后体位像可见膝关节活动好,同时膝关节稳定性也很好

（李卫华）

病例92　股骨髁骨折-Hoffa 骨折翻修术

【病例简介】

患者,男,32 岁。车祸伤,X 线正侧位片(图92-1)。在当地诊断为股骨髁骨折(左),急诊行切开复位内固定术。术后 3 个月来本院就诊。

【手术指征的选择】

拍片 X 线正侧位片(图92-2),可见内固定失效,骨折移位。CT 显示骨折不愈合,螺钉对于 Hoffa 骨折块没有有效固定(图92-3)。

【术前计划与手术技巧】

由于克氏针留置于皮外,拔除克氏针 1 个月后,行 Hoffa 骨折翻修术。术中内侧入路,显露内侧副韧带(图92-4),在内侧副韧带前方和后方显露骨折。见骨折不愈合,螺钉位置在骨折线边缘,没有起到骨折固定作用(图92-5)。术中固定情况见图92-6,术中固定完成影像见图92-7,术后 X 线正侧位片见图92-8。

【讨论与思考】

主要是术者对于 Hoffa 骨折认识有限,内固定的选择,术中使用螺钉和克氏针固定骨折。克氏针由于易造成固定丢失,目前已不应用于 Hoffa 骨折。而

螺钉固定多使用6.5mm 骨松质螺钉或空心钉,且至少应用 2 枚,才能起到抗旋转作用。必要时按照 CT 分型使用钢板骨折显露局限,内固定均是从骨折边缘固定,固定力学强度不够。同时克氏针留置于皮肤外,容易造成关节内感染,导致灾难性结果,好在本病例比较幸运,没有感染。

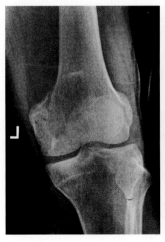
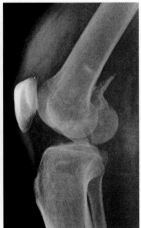

图92-1　X 线片

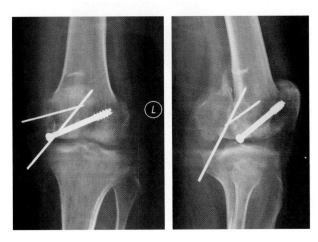

图 92-2　术后 3 个月 X 线片

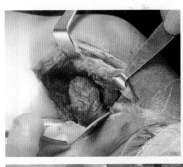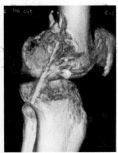

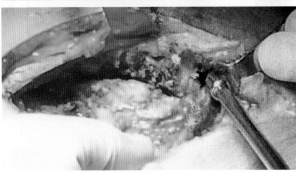

图 92-5　术中直视

见骨折不愈合,螺钉位置在骨折线边缘,没有起到骨折固定作用

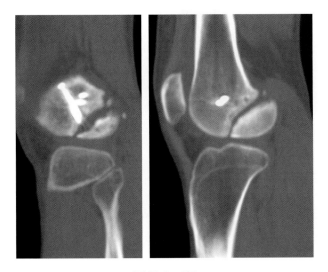

图 92-3　CT

显示骨折不愈合,螺钉对于 Hoffa 骨折块没有有效固定

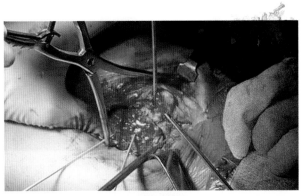

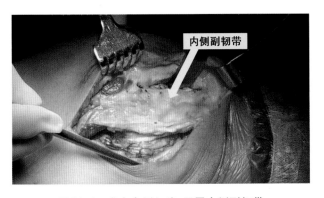

图 92-4　术中内侧入路,显露内侧副韧带

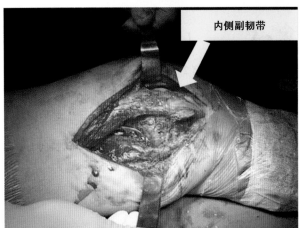

图 92-6　术中固定情况

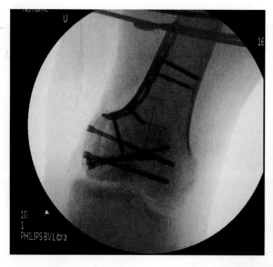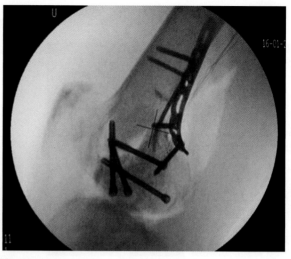

图 92-7　术中完成固定影像

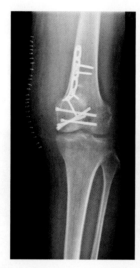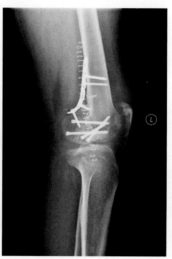

图 92-8　术后 X 线片

（李卫华）

【推荐读物】

田伟,王满宜.骨折.第 2 版.北京:人民卫生出版社,2013

第四节　胫腓骨手术

病例93　胫骨远端骨折

【病例简介】

患者,男,43 岁。2007 年 6 月 27 日因车祸致伤。伤后右小腿远端畸形、肿胀、反常活动,不能站立行走,局部皮肤擦伤。否认伤后意识丧失及胸腹痛病史。伤后在当地医院行跟骨牵引治疗 3 周后转来北京积水潭医院,由急诊收入院。患者否认肝炎等慢性病史。入院后常规化验检查未见异常,拍摄消退正侧位 X 线片,并行 CT 检查(图 93-1 ~ 图 93-3)。

依据临床表现、X 线检查,诊断为胫腓骨远端骨折,小腿皮擦伤(右)。

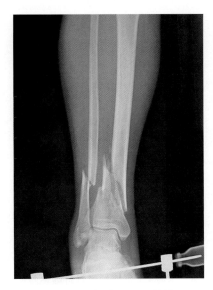

图 93-1　术前正位 X 线片

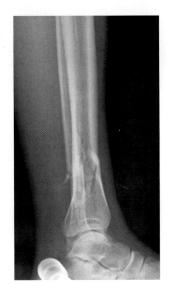

图 93-2　术前侧位 X 线片

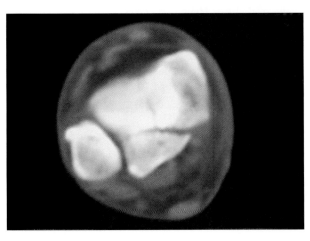

图 93-3　术前 CT 扫描示骨折波及胫骨远端关节面

【手术指征的选择】

患者为年轻男性,胫腓骨远端粉碎骨折、移位。骨折涉及胫骨远端关节面(图 93-3),手术指征明确。但是患者骨折局部小腿内侧约有 $5mm^2$ 皮肤擦伤,若行局部切开复位内固定手术,有切口感染的危险,存在相对手术禁忌。

【术前计划与手术技巧】

患者胫腓骨远端粉碎骨折波及胫骨远端关节面,骨折短缩移位明显,且骨折已经 3 周,不切开骨折端,恢复骨折长度有很大困难,因此腓骨选择切开复位钢板内固定,胫骨性外固定架固定。胫骨远端骨折移位不大,可经皮行空心钉固定术。

伤后 3 周余,行手术治疗。椎管联合麻醉下,患者仰卧位手术。首先取外踝直切口对外踝进行复位固定,因为不切开胫骨骨折端,恢复腓骨长度有很大困难,手术中使用撑开器技术(图 93-4、图 93-5),腓骨固定后胫骨骨折端也就基本复位,手术中利用 G 形臂透视,对胫骨远端关节面经皮进行空心钉固定,然后使用外固定架固定胫骨(图 93-6 ~ 图 93-9)。

【术后治疗及并发症】

手术后伤口愈合好,未发生感染(图 93-10 ~ 图 93-12)。

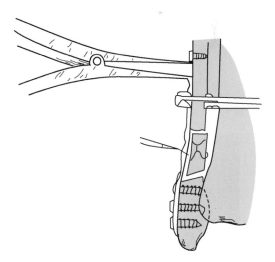

图 93-4　手术中显露外踝骨折端后,见骨折端明显短缩,徒手牵引复位极其困难,选一块相应长度的 3.5mm 钢板塑形后将骨折远端固定后,于钢板近端骨骼上再拧入 1 枚螺钉,用撑开器撑开骨折端,恢复骨折长度

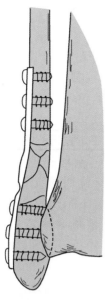

图 93-5 得到骨折良好的骨折复位后，用螺钉固定近端钢板。完成骨折的固定

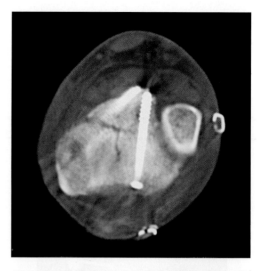

图 93-8 术后 CT 证实胫骨骨折远端固定可靠

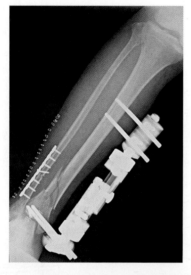

图 93-6 术后正位 X 线片示骨折复位良好

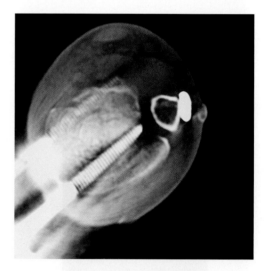

图 93-9 外固定架固定牢固

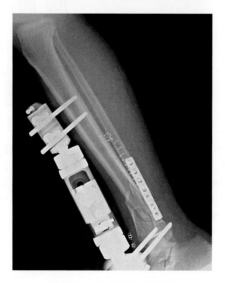

图 93-7 术后侧位 X 线片

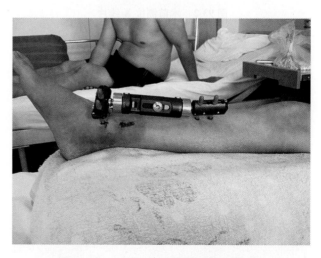

图 93-10 术后胫骨外固定架固定侧面观

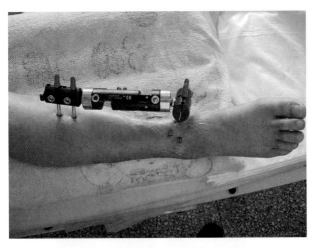

图93-11　术后胫骨外固定架固定前面观

图93-12　术后患者伤口愈合良好

（张　权）

【推荐读物】

王岩,等译.济南:山东科学技术出版社,2005:2559-2615

1. Canale ST. 坎贝尔骨科手术学. 第10版. 卢世璧,王继芳,

2. Micheson JD. Fracture about the ankle. J Bone Joint Surg（Am）,1995,77:142-152

病例94　胫骨骨折多次手术

【病例简介】

患者,女,40岁。1999年8月24日因车祸致伤。伤后左小腿肿胀、疼痛、活动受限。局部皮肤无破损。否认伤后意识丧失及胸腹痛病史。伤后急送医院就诊,X线片提示左胫骨中段骨折（图94-1）。

原始诊断:胫骨骨折(左,中段)。

【既往诊疗经过】

第一次手术:1999年8月,入院后常规检查无手术禁忌证,行切开复位、钢板螺钉内固定术。手术中使用两块普通钢板,分别放置于胫骨前方及外侧,同时行石膏外固定,手术后X线片见图94-2。

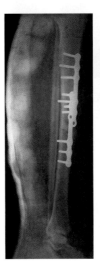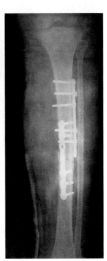

图94-2　第一次手术后X线片

第二次手术:1999年11月,第一次手术后3个月时,出现伤口感染,行扩创、内固定物取出手术,左小腿石膏外固定。术后经换药、局部皮瓣转移术后伤口愈合。手术后X线片见图94-3。

第三次手术:患者第一次手术后1年2个月(内固定取出9个月)后,X线片显示左胫骨中段骨折不愈合（图94-4）。2000年10月,第三次手术,切开复

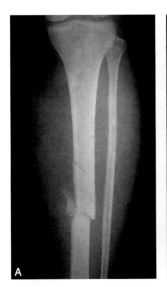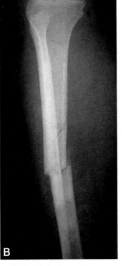

图94-1　患者被汽车撞伤后致单纯胫骨骨折

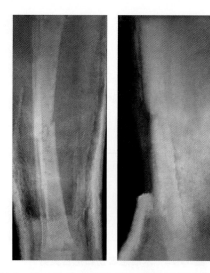

图 94-3　第二次手术扩创,取出钢板螺丝钉后 X 线片

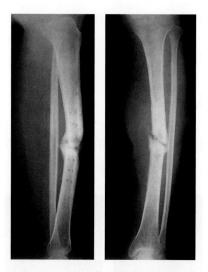

图 94-4　患者第一次手术后 1 年 2 个月(内固定取出 9 个月)后,X 线片显示左胫骨中段骨折不愈合

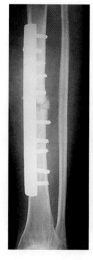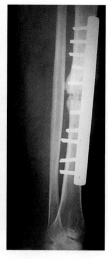

图 94-5　第三次钢板固定及植骨术后 6 个月 X 线片

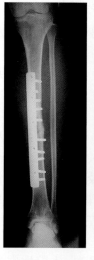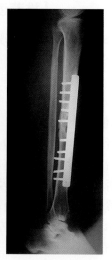

图 94-6　第三次钢板固定及植骨术后 2 年 9 个月 X 线片

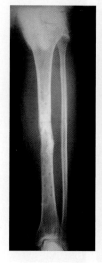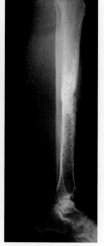

图 94-7　第四次手术,取出钢板螺丝钉。术后 X 线片

位、加压钢板内固定、取髂骨植骨术。图 94-5 为植骨术后 6 个月 X 线片。图 94-6 为植骨术后 2 年 9 个月 X 线片。

第四次手术:2004 年 2 月,第三次手术后 3 年,行钢板螺钉取出术。图 94-7 显示钢板取出术后 X 线片。

第五次手术:2004 年 8 月,第四次手术后 6 个月,X 线片显示左胫骨骨折不愈合(图 94-8)。在当地医院重新手术,手术中去除不愈合及硬化骨,取同侧腓骨移植,螺钉固定,手术后左小腿管型石膏外固定(图 94-9)。

入院检查:左小腿内外侧原手术切口瘢痕,内侧可见先前转移皮瓣(图 94-10)。左小腿中段可触及明显异常活动,X 线片显示左胫骨骨折不愈合(图 94-11),左膝关节伸直 0°,屈曲 100°。

入院诊断:胫骨骨折不愈合(左,术后)。

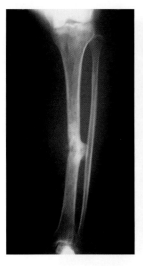
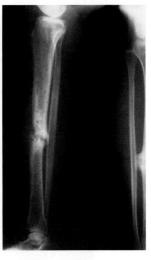

图 94-8　第四次手术后 6 个月，X 线片显示左胫骨骨折不愈合

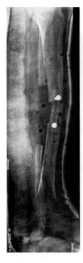
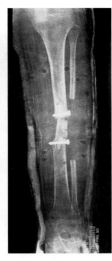

图 94-9　第五次手术，去除不愈合及硬化骨，取同侧腓骨移植，螺钉固定，手术后左小腿管型石膏外固定

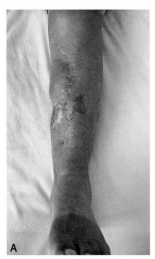
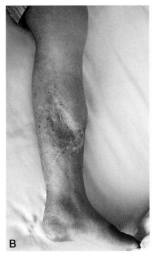

图 94-10　入院时患者小腿外观

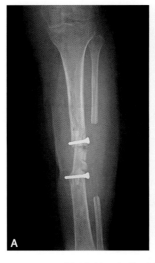
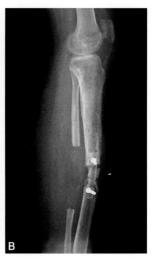

图 94-11　入院时患者胫腓骨 X 线片

【手术指征的选择】

胫骨骨折不愈合如无手术禁忌证，有绝对手术指征。

【术前计划与手术技巧】

1. 既往治疗失败原因分析　该患者原始损伤为单纯闭合性胫骨骨折，原始 X 线片胫骨对位对线均可以接受，如果手术条件不够，完全可以采用非手术治疗方式。第一次手术时，手术前准备不充分，内固定物选择不当，加上使用双钢板过度剥离，都是导致感染失败的原因；其次，使用加压钢板固定后，植骨量不够充分，取钢板时胫骨前方皮质有明显的骨性缺损（图 94-7）；另外，最后一次手术方式值得商榷，移植腓骨仅以单独的 1 枚螺钉分别与胫骨固定，达不到稳定的固定，同时，移植骨周围没有大量自体骨松质移植，缺乏骨痂的保护。

2. 假定图 94-11 所示移植腓骨远端与胫骨愈合，仅仅近端与胫骨连接处不愈合，产生异常活动。计划手术中首先取出远近端螺钉，清除骨折端纤维肉芽组织及部分硬化骨，LCP 内固定（图 94-12）。同时，在骨端周围，取大量自体髂骨植骨（图 94-13）。

3. 假定图 94-11 所示移植腓骨远近端与胫骨均未愈合，则移植腓骨无保留价值。计划手术中取出移植腓骨及远近端螺钉，清除骨折端纤维肉芽组织及部分硬化骨（图 94-14），使用外固定架固定，胫骨近端截骨，用骨转移的方法恢复胫骨长度（图 94-15）。

手术过程：手术中发现移植腓骨远端与胫骨愈合，仅仅近端与胫骨连接处不愈合（图 94-16）。因此，采用第一种手术方式，即 LCP 内固定，同时在骨端周围，取大量自体髂骨植骨。在钢板放置过程中，尽量采用微创方式，减少软组织损伤（图 94-17）。

309

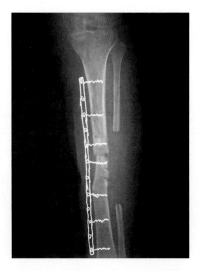

图 94-12　手术设计进行 LCP 内固定

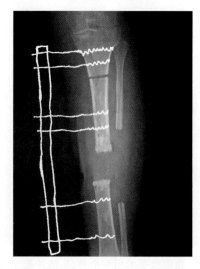

图 94-15　手术设计进行外固定架固定,进行骨运输重建

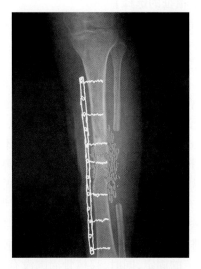

图 94-13　手术设计骨折端植骨

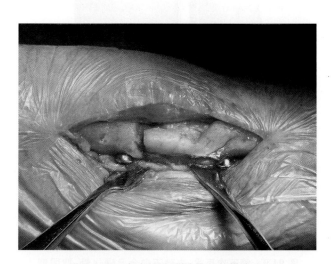

图 94-16　术中间移植腓骨远端骨愈合

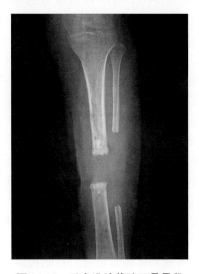

图 94-14　手术设计截除死骨骨段

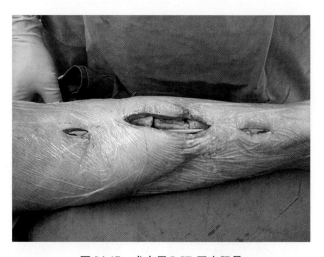

图 94-17　术中用 LCP 固定胫骨

【术后治疗及并发症】

术后常规抗感染治疗和伤口护理。患者部分负重至骨折愈合。图 94-18 显示手术后 1 周 X 线片，LCP 长度及螺钉分布合适，固定稳定，取大量自体髂骨植骨。患者伤口愈合，如期拆线，左膝关节活动范围同术前。图 94-19 显示手术后 1 年 3 个月 X 线片，骨痂丰富，显示胫骨骨折愈合。

【讨论与思考】

本病例原始损伤并不十分复杂，由于最初经治医生技术及经验所限，使得治疗过程越来越复杂，治

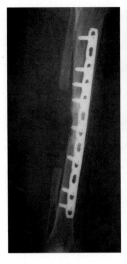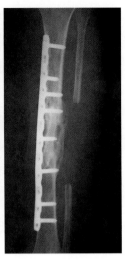

图 94-19 显示手术后 1 年 3 个月 X 线片，骨痂丰富，显示胫骨骨折愈合

疗时间越来越长，治疗结果越来越差。在最终治疗时，全面的检查，周密的手术前准备，熟练的手术技巧，是本次治疗成功的要素。

（刘亚波）

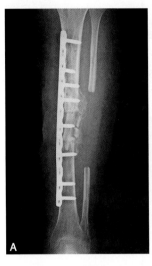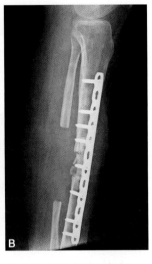

图 94-18 显示手术后 1 周 X 线片，LCP 长度及螺钉分布合适，固定稳定，取大量自体髂骨植骨

【推荐读物】

1. 荣国威，王承武. 骨折. 北京：人民卫生出版社，2004：1137-1163

2. Rockwood, Green. Fractures in Adults. 6th ed. Philadelphia：Lippincott Williams & Wilkins，2006：2079-2146

病例 95 胫骨近段骨缺损和软组织缺损

【病例简介】

患者，男，48 岁。因外伤致胫骨近段骨折。于外院接受切开复位钢板螺丝钉内固定术（图 95-1）。

因伤口感染，左胫骨外露经当地医院再次手术。因伤口不愈合，钢板外露于伤后 1 个月来北京积水潭医院求治（图 95-2、图 95-3）。

【手术指征的选择】

对于感染性骨折不愈合伴骨外露的情况，临床上治疗比较棘手。临床上常用的方法是清创后取出内固定物，应用外固定架固定骨折端后，应用植骨和皮瓣技术治疗骨折不愈合和软组织缺损。本例应用开放植骨的方法进行治疗，方法简便易行，患者代价较小。

【术前计划与手术技巧】

伤后 5 周行清创术（图 95-4）。术毕伤口不闭合，继续换药。

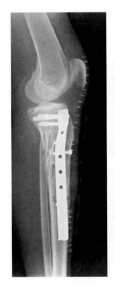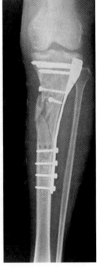

图 95-1 X 线片（2003 年 12 月 30 日）示左胫骨近段骨折，骨折以钢板螺丝钉内固定。皮肤切口以皮肤吻合器钉缝合

换药 2 个月后,伤口分泌物减少,大部分骨质被肉芽组织覆盖(图 95-5)。再次行清创术,术中见部分胫骨尚有血运,钢板外露(图 95-6、图 95-7)。

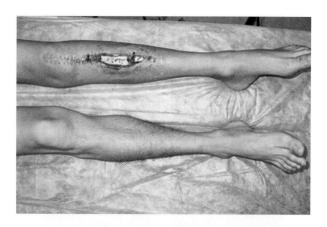

图 95-2　左胫骨外露,其上可见多个钻孔,但无肉芽组织生长

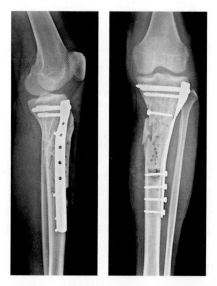

图 95-3　伤后 1 个月所摄 X 线片。皮肤吻合器钉已被拆除,胫骨多个钻孔,骨折以钢板螺丝钉内固定

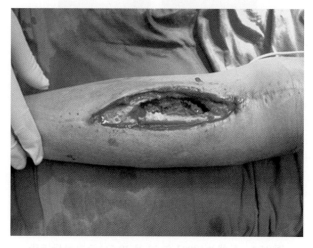

图 95-4　伤后 5 周在我院首次行清创术。将坏死的骨质清除。术毕伤口不闭合,继续换药

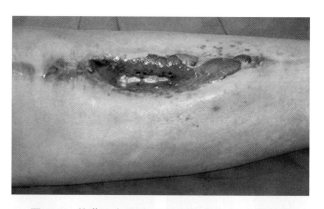

图 95-5　换药 2 个月后,伤口分泌物减少,大部分骨质被肉芽组织覆盖(图 55-5)

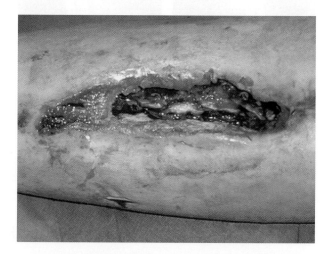

图 95-6　伤口清创换药 2 个月后再次行清创术,术中见部分胫骨尚有血运,钢板外露。清创术中见部分胫骨尚有血运

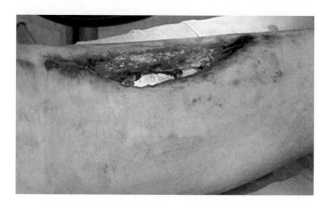

图 95-7　伤口清创换药 2 个月后再次行清创术,术中见部分胫骨尚有血运,钢板外露

清创术毕,取自体髂骨,剪成碎条,填压于胫骨折端(图95-8)。不闭合伤口,油纱布覆盖创面,无菌敷料加压包扎(图95-9)。术后仔细换药。植骨术后2个月时左小腿伤口远、近端创面被肉芽组织覆盖,中部被血痂覆盖(图95-10)。植骨术后3个月大部分开放植骨的骨质被肉芽组织覆盖(图95-11)。

开放植骨术后3个月在肉芽组织上行自体皮游离植皮术后皮片成活(图95-12)。

开放植骨术后8个月摄X线片示左胫骨骨折愈合,所植骨屑与主骨相融为一体(图95-15)。

开放植骨术后18个月,左胫骨骨折愈合,内固定物被取出(图95-16)。

【术后治疗及并发症】

经一年半的多次手术治疗过程,伤口长时间换药,最终骨折愈合牢固,伤口愈合良好,感染未见复发(图95-13、图95-14)。

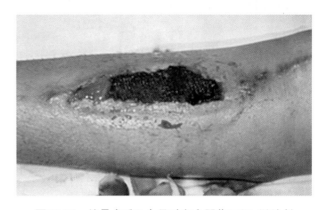

图95-10　植骨术后2个月时左小腿伤口远、近端创面被肉芽组织覆盖,中部被血痂覆盖。植骨术后3个月大部分开放植骨的骨质被肉芽组织覆盖

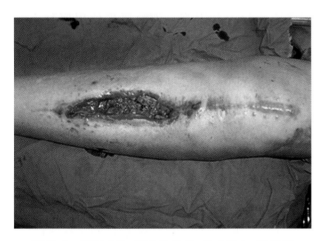

图95-8　清创术毕,取自体髂骨,剪成碎条,填压于胫骨折端

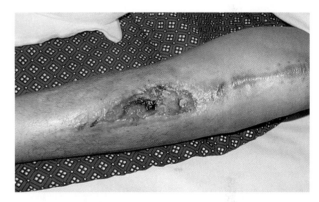

图95-11　植骨术后3个月大部分开放植骨的骨质被肉芽组织覆盖

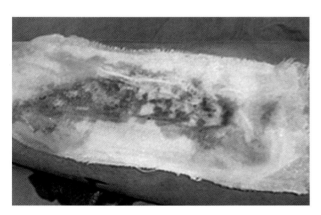

图95-9　不闭合伤口,油纱布覆盖创面,无菌敷料加压包扎。术后仔细换药

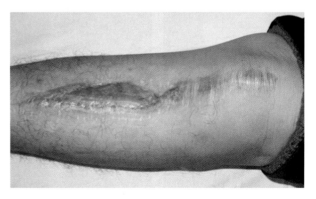

图95-12　开放植骨术后3个月在肉芽组织上行自体皮游离植皮术后皮片成活

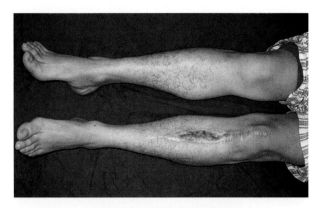

图 95-13 创面愈合恢复情况

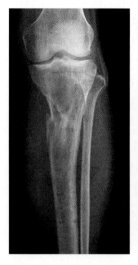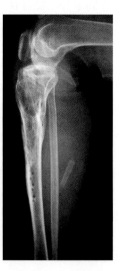

图 95-16 植骨术后 18 个月,骨折愈合,内固定物被取出

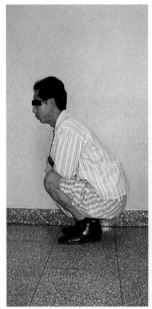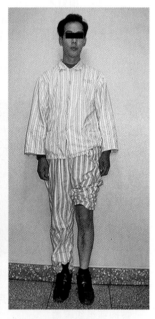

图 95-14 伤口愈合后下肢活动范围

【讨论与思考】

骨折内固定术后感染合并骨缺损和软组织缺损临床治疗十分困难。创面要先使用何种方法覆盖,怎样覆盖,能否覆盖,是否必须覆盖?因内固定物周围有慢性炎性组织包裹,且本身作为异物不易使清创术彻底,近年来有学者提出内植物表面包裹着一层生物膜,阻挡抗生素杀死细菌。因此,无数教科书和文献均主张一定要去除内固定物。本人应用开放植骨术治疗了数百例患者,临床上取得良好疗效。今将其中一例呈现给同行,权作抛砖引玉。

这种方法缩短了疗程,简化了治疗方式,减少了治疗费用。我认为用最简单的方法、最少的费用、最短的时间使患者的骨折愈合并取得好的功能才是治疗骨折及其并发症的最佳手段。开放植骨治疗感染性骨折不愈合的方法如同大禹治水一样,摒弃堵的方法(覆盖创面),改为充分疏导的方式,在治疗感染的同时积极地治疗骨折不愈合。换一种思路想问题、换个角度看问题就能解决难题!

(黄 雷)

【推荐读物】

黄雷,李兵,刘沂,等. 开放植骨治疗感染性骨折不愈合. 中华骨科杂志,2005,25(1):30-34

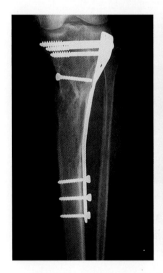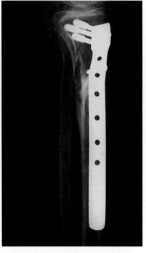

图 95-15 开放植骨后 8 个月摄 X 线片示左胫骨骨折愈合,所植骨屑与主骨相融为一体

病例96 后外侧入路治疗踝关节骨折

【病例简介】

患者,不慎扭伤,扭转暴力致踝关节骨折,可见外踝骨折线为前下至后上,内踝骨折线为矢状面骨折,后踝骨折块较大,同时距骨向后方半脱位,胫距关节丧失正常对合关系(图96-1)。

【术前计划与手术技巧】

由于后踝与外踝远骨折端之间保持对合关系,因此考虑下胫腓后韧带仍保持完整。自后外侧入路,将后踝、外踝作为整体,分别复位后,使用抗滑钢板固定外踝,使用钢板固定后踝骨折,并使用两枚拉力螺钉固定内踝骨折(图96-2)。

【术后治疗及并发症】

术后骨折顺利愈合,关节功能恢复良好。术后1年半取出内固定(图96-3)。

功能恢复情况:踝关节活动无明显受限,可完全下蹲,局部无不适(图96-4)。

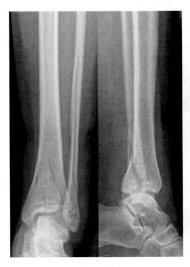
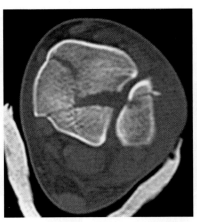
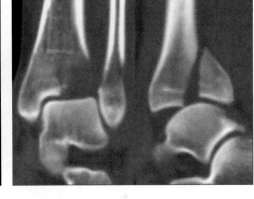

图96-1 伤后X线及CT

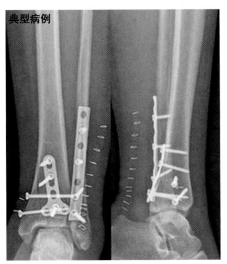
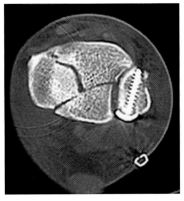
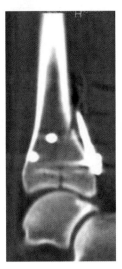
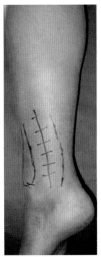

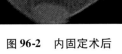

图96-2 内固定术后

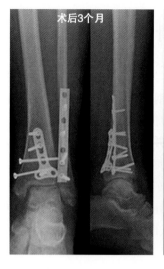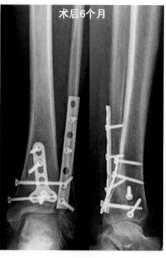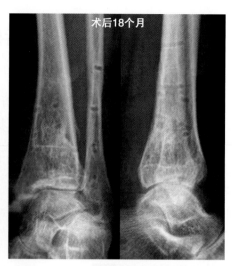

图96-3　骨折愈合取出内固定后

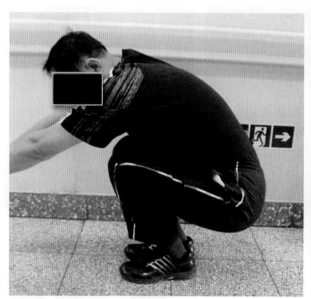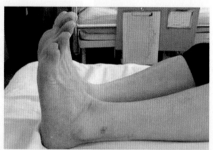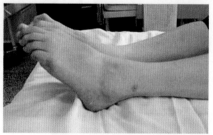

图96-4　功能恢复情况

【讨论与思考】

对于踝关节骨折,后踝骨折块较大而且伴有明显移位时,普通内外侧入路不能满足复位和固定的要求。通过后外侧入路,与屈蹬长肌与腓骨长短肌间隙可以清晰地显露后踝骨折,直视下复位、固定,并可同时可以复位和固定外踝骨折。通过变换体位可以很便捷地显露和固定内踝骨折,此入路内并无重要血管神经等组织结构,手术入路安全。

（张　健）

【推荐读物】

1. 荣国威,王承武.骨折.北京:人民卫生出版社,2004
2. Rockwood Green. Fractures in Adult. 6th ed. Philadelphia：Lippincott Williams & Wilkins,2006

病例97　胫骨清创、外固定架固定术后出现血管危象

【病例简介】

患者,女,33岁。因左小腿骨折术后伤口脓性渗出7个月入院。患者于2010年4月18日在工作时被吊车撞伤,致左小腿出血、扭曲变形、骨质外露。当地医院诊断为"左小腿开放粉碎骨折合并腓总神经损伤"(图97-1),急诊行左小腿清创骨折复位钢板内固定手术(图97-2)。术后40天因左小腿伤口皮肤坏死,胫骨骨质外露,又于该院实施清创、皮瓣

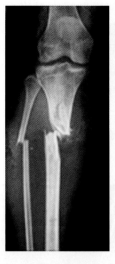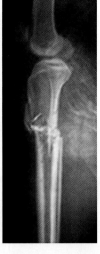

图 97-1　受伤当日(2010 年 4 月 18 日)左胫腓骨和膝关节正、侧位 X 线片
胫、腓骨在近段同一水平骨折,胫骨远折端向外、后移位。腓骨骨折端呈向外成角畸形(此片按文字标识示为正面,实际应为反面,故造成左、右侧相反)

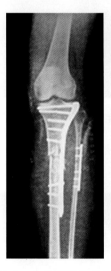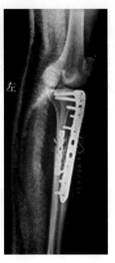

图 97-2　患者接受手术后 2 天(2010 年 4 月 20 日)左胫腓骨和膝关节正、侧位 X 线片
胫腓骨、腓骨骨折复位后对位、对线好,骨折以钢板螺丝钉固定。小腿后方为跨越膝关节的石膏夹板

转移覆盖手术。术后一个月伤口破溃渗出,术后至今 7 个月,伤口反复愈合后又再次破溃,入我院就诊。

体格检查:

(1)专科情况:左小腿中上段前外侧被一 20cm×15cm 皮瓣覆盖,在皮瓣上端外侧见一黄豆大小窦道形成,有脓性分泌物渗出,周围皮肤炎性瘢痕增生。左踝不能背伸,足背皮肤感觉麻木,足趾跖曲活动尚可,足底皮肤感觉正常,末梢血运正常。

(2)辅助检查:X 线示左胫骨中上段骨折粉碎已复位,被 L 形钢板于外侧以螺丝钉固定,骨折端有吸收表现,骨折线清晰。腓骨中段被钢板螺钉固定,骨折线模糊(图 97-3)。

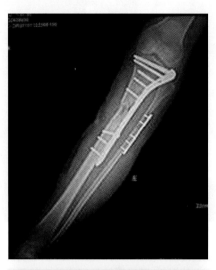

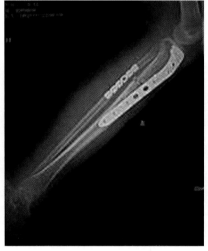

图 97-3　患者接受手术后 7 个月(2010 年 11 月 22 日)左胫腓骨和膝关节正、侧位 X 线片
胫骨、腓骨骨折复位后对位、对线好,骨折以钢板螺丝钉固定。胫骨骨折端骨质有吸收表现,骨折线清晰

【手术指征的选择】

入院诊断:①胫骨骨折术后感染(左);②腓骨骨折钢板螺丝钉内固定术后;③小腿皮瓣术后(左);④腓总神经损伤。

治疗原则:治疗感染,修复骨缺损。

【术前计划与手术技巧】

一期通过实施清创术和外固定架置放术治疗感染;二期实施截骨术、骨运输术修复骨缺损。

于 2010 年 11 月 30 日中午在连硬外麻醉下行

左小腿伤口清创术：内固定取出、切除感染和坏死的骨及软组织。LRS 外架固定术。手术顺利，共用 2 个小时，术后患者安返病房（图 97-4、图 97-5）

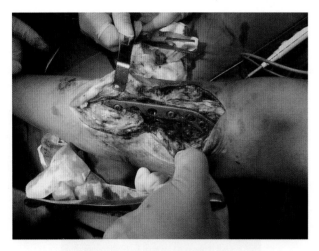

图 97-4　术中照片（取内固定）
取小腿近段前外侧纵形切口长约 15cm，显露胫骨前内侧面上的钢板，其周围被经窦道注入的亚甲蓝液体染成蓝色。蓝色示意感染累及的范围

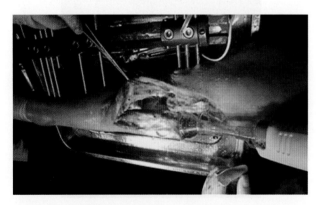

图 97-5　术中照片（放置内固定）
置放 LRS 于胫骨内侧，清创术后创面干净，准备用脉冲冲洗器最后冲洗伤口。胫骨骨缺损约 6cm

【术后治疗及并发症】

术后当晚发现患肢足趾皮肤苍白，皮温凉，足背及胫后动脉未触及到搏动。立即行左下肢血管彩超：左下肢胫前、胫后动脉及其伴行静脉内径正常，其内未见明显彩色血流信号。血管造影：左侧胫前、胫后及腓动脉未见显示（图 97-6）。考虑为医源性血管损伤所致，急诊实施血管探查术。取膝关节后方正中切口，自腘窝处向下探查，在腘窝段血管搏动良好（图 97-7），但向下进入近端截骨部位时发现血管变硬、变细，无搏动感，且血管被周围瘢痕组织所包裹，血管分离十分困难，无法向下进一步探查，在依据血管造影结果所明确的胫后动脉

受损的水平附近未见任何血肿或大量出血等血管损伤的迹象。反复观察患侧足趾末端指压反应，感觉反应迟钝。针刺趾端后可见鲜血缓慢流出。鉴于此，认为末梢血运障碍与手术损伤主干血管无直接原因。为了避免血管再次损伤，关闭伤口。回病房后对患肢给予保暖，给予血管扩张药物静滴等对症处理后足趾血运逐渐好转，次日再次观察时见足趾色泽红润，皮温正常。

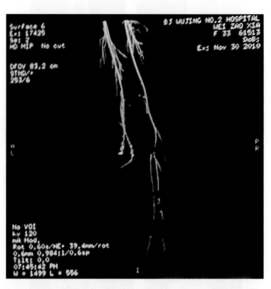

图 97-6　手术当日（2010 年 11 月 30 日）急行双下肢血管造影
左侧胫前、胫后及腓动脉未见显示

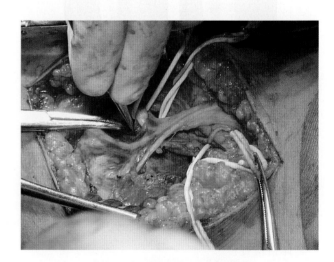

图 97-7　血管外科手术术中照片
取膝后正中切口，于腘窝部找到、探查和分离血管

【随诊结果】

术后 3.5 个月来院复查：自接受本院手术治疗后，感染未复发，患肢无特殊不适。查体：持双拐患肢轻微负重，左小腿以 LRS 固定，小腿未见成角和

旋转畸形。与初来我院相比除了无窦道和增加了腘窝部一纵形切口外,其余体征无异(图 97-8)。左

胫、腓骨 X 线片示:胫骨以 LRS 固定,胫骨近段骨缺损6cm,胫骨力线正常。

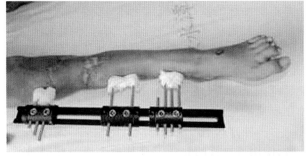 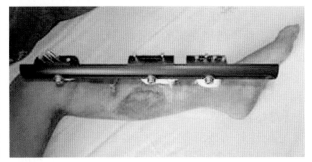

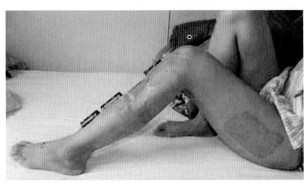 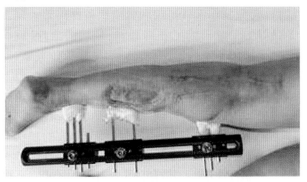

图 97-8 术后3.5个月(2011年3月16日)患者左小腿及膝关节正前(左上)、内侧(右上)、外侧(左下)和后侧观(右下)
左下肢存留,伤口愈合好,无感染征象。右下图示膝后正中切口瘢痕为探查血管所致

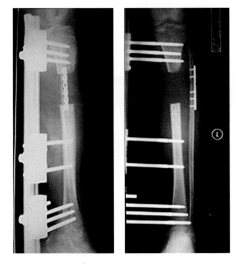

图 97-9 术后 X 线片
胫骨以 LRS 固定,胫骨近段骨缺损6cm。腓骨骨折对位、对线好,骨折以钢板螺丝钉固定,骨折线不清

【讨论与思考】

引起患肢主干血流中断主要原因有两点:一是急性血管损伤所致,急性血管损伤的表现是血管断裂、管腔受压导致血流无法通过;二是慢性血管损伤所致。此病例术中探查未见血管损伤,血管连续性存在,局部无压迫因素,故可以除外急性损伤。其术后患肢末梢血运障碍只能考虑为术前已经存在血管

损伤所致。慢性血管损伤引起血管闭塞的原因主要有以下三种情况:一是病程时间长,反复多次手术造成血管周围组织大量瘢痕形成,致使血管受累受压。二是主干血管长期处于炎性病灶环境之中,反复炎症刺激导致血管炎的发生,致血管内膜增厚,管腔变细,管壁变硬。三是严重原始血管损伤在修复过程中可能出现管腔狭窄。本病例左侧胫前、胫后及腓动脉血流中断可能发生在原始损伤以及其后以上三种因素叠加所致。患者术前患肢血运正常,而术后出现急性血运障碍。我们推测分析:患者手术前主干血流已经中断,末梢血运完全靠主干两侧代偿的侧支循环供养。而此次手术的打击,导致部分侧支循环破坏,加重患肢末梢血运障碍的发生。

通过此次手术血管探查,我们从中深受启发,具体经验教训如下:①术前查体不细。从原因分析中我们可以看出,患者术前患肢主干血流已经中断,足背动脉是应该没有搏动,而我们的医生在术前没有仔细检查足背和胫后动脉搏动情况。若发现没有搏动,势必会引起医生的警惕,就会对下肢血管作进一步的检查,这样也许就避免了血管探查手术的发生。②遇到病程时间长、反复多次手术的患者,我们一定要小心警惕,仔细查体,并将下肢血管彩超作为一种常规检查。③末梢血运正常并不能说明主干血管就

正常。从此病例中可以看到末梢血运正常完全靠的是侧支循环的供养。④此患者足趾血运一度发生危象的原因可能与温度有关：在冬天，清创过程中用大量温度为室温或更低的液体冲洗，造成患肢温度长时间降低，使本已经受损的血管痉挛，造成对患肢末端的供血不足。因此，在冬天应该使用温水冲洗伤口。术毕应将患肢擦干，搬运患者过程中注意保暖，返回病房后可以适当应用提高患肢温度的设施。

【总结】

感染性骨折或骨缺损的患者通常原始损伤较重，既往接受过多次手术，其身心均受到长期和沉重的打击，尤其伤区软组织和骨组织条件很差。预防是最好的治疗。为了获得顺利、成功的治疗，就要求医生详细了解病史、家庭情况、与原单位关系、与纠纷方关系、治疗费用来源。必须全面检查患者：全身情况（包括精神状态）和局部情况。一定要检查患肢的血运和神经和关节活动状况，在病例中详细记录，术前向患者及其家属讲清伤肢的现状

和手术可能出现的意外，切实履行必要的法律文书。对于血运很差的伤肢指望一次手术就做到彻底清创风险太大。我们主张借助血管造影选择远离主要动脉的入路实施清创术，必要时可以开放伤口以备日后观察和多次清创。对于本例患者，在主要血管已经不通的情况下，判断肢体末梢血运有无的方式是在尽快恢复肢体周围温度的前提下，观察足趾指压反应，最有效的方法是针刺足趾后观察针孔出血的情况。

一种方式不可能治疗所有的疾病。对于本例患者，使用带血管的腓骨游离移植手术治疗胫骨骨缺损困难就会较大。

（黄　雷）

【推荐读物】

1. 荣国威，王承武. 骨折. 北京：人民卫生出版社，2004
2. Rockwood Green. Fractures in Adult. 6th ed. Philadelphia：Lippincott Williams & Wilkins，2006

病例98　微创理念下的胫骨远端骨折切开复位锁定钢板内固定术

【病例简介】

患者，45 岁。因骑自行车跌倒致右小腿疼痛、畸形伴功能障碍 1 天入院。诊断：右胫腓骨骨折（图98-1）。入院后经常规检查后，拟行胫骨远端骨折切开复位内固定术。

【手术指征的选择】

入院后经常规检查后，拟行胫骨远端骨折切开复位内固定术。

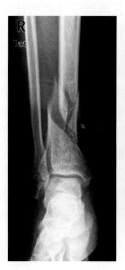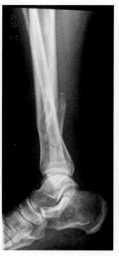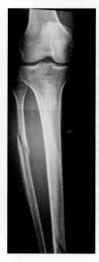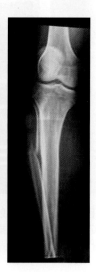

图 98-1　伤后 X 线片

【术前计划与手术技巧】

1. 麻醉成功后，患者取仰卧位。手术部位常规消毒铺手术巾单。于止血带下施术。

2. 以骨折端为中心，取胫骨嵴外侧 5mm 纵形切口 5～7cm。

3. 切开皮肤及皮下组织，在深筋膜（骨膜）前面可以寻找到刺破深筋膜而突出到深筋膜（骨膜）前面的近骨折端。仔细探查深筋（骨膜）膜破口大小，通常会有部分深筋膜嵌压在骨折端（图98-2）。

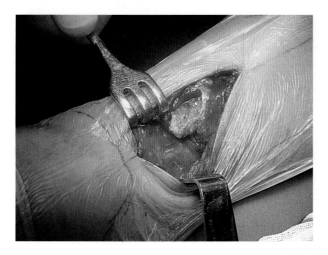

图 98-2　术中显示骨折端

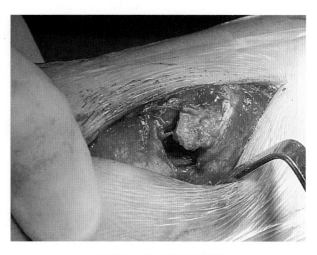

图 98-3　术中牵引骨折端

4. 牵引骨折端,解除软组织嵌压(图 98-3)。仔细保护软组织,不清除折端血肿。

5. 通过已经破裂的软组织(深筋膜,也是骨膜)破口复位骨折端(图 98-4)。

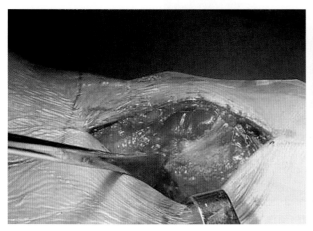

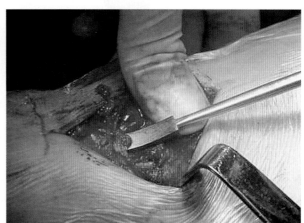

图 98-4　术中复位骨折端

6. 克氏针暂时固定折端(图 98-5)。

7. 于骨膜外放置胫骨远端锁定解剖板并固定(图 98-6)。

8. 首先使用 1 枚皮质骨螺钉固定,使钢板贴近骨折表面(图 98-7)。

9. 使用空心螺钉固定后踝骨折块前导针的位置(图 98-8)。

10. 骨折固定后的情况(图 98-9)。

11. 切口缝合前的情况(图 98-10)。

12. 切口的长度(图 98-11)。

13. 骨折固定后的 X 线片(图 98-12)。

【术后治疗】

1. 积极锻炼踝关节的活动范围。

2. 扶双拐患肢负重 20kg 行走。

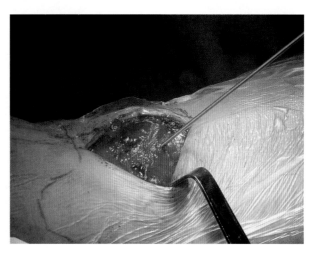

图 98-5　克氏针暂时固定折端

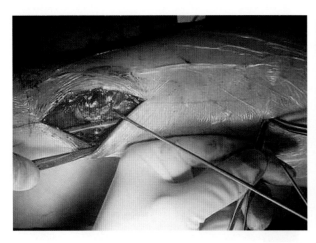
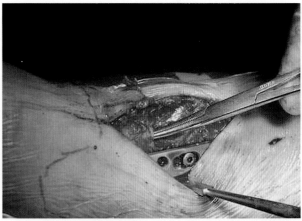

图 98-6　放置钢板

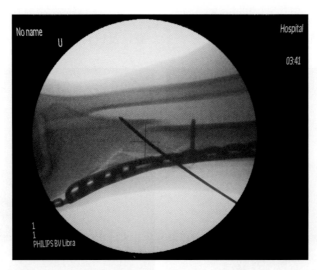

图 98-7　螺钉固定

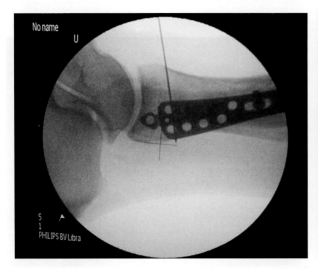
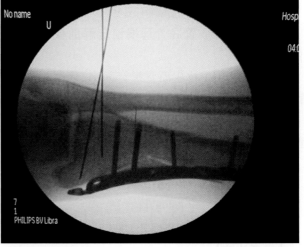

图 98-8　空心螺钉固定后踝骨折块

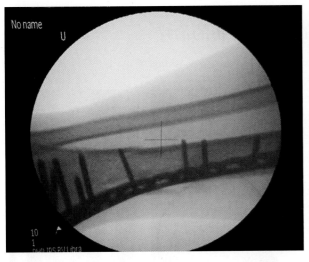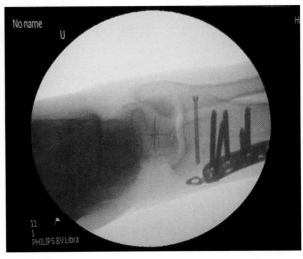

图 98-9　术中透视

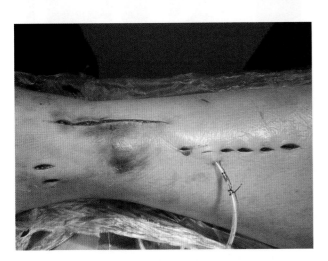

图 98-10　切口缝合前的情况

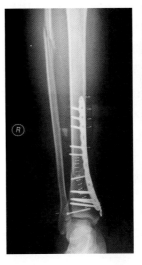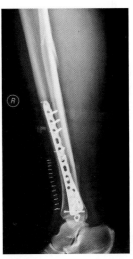

图 98-12　骨折固定后的 X 线片

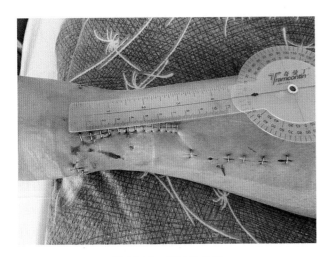

图 98-11　切口的长度

【讨论与思考】

　　微创观念、微创意识、微创技术都是在深刻理解骨折生物学固定的观念和技术的基础上产生的，微创的观念和意识应该贯穿所有骨折治疗的所有过程。在胫骨远段骨折治疗中运用 MIPO 技术最大限度保护骨膜和修复骨膜的骨折断端切开复位的方法是一种有效、可行的手术方法。

（张伯松）

【推荐读物】

1. 董志强. 微创外科与外科微创化. 中华外科杂志,2002,40（1）:19-20

2. 王亦璁,周志道. 微创意识与微创技术. 中华创伤杂志,2005,21（2）:81-83

3. 邹剑,范鑫斌,张长青.胫骨远端骨折:经皮钢板内固定优于切开复位内固定吗. 中华创伤骨科杂志,2009,11（9）:821-824

4. 汤欣,黄辽江,吕德成,等.微创经皮钢板内固定治疗胫骨远段骨折.中华骨科杂志,2003,23（9）:572-574

病例 99　严重粉碎的 Pilon 骨折的治疗

Pilon 骨折是胫骨远端累及关节面的骨折,也称为 plafond 骨折。大部分为高能量的垂直暴力所致,手术治疗相对困难。应根据软组织损伤程度选择适当的手术时机。严重的 Pilon 骨折往往同时累及胫腓骨远端及胫骨远端关节面的内外前后,甚至导致距骨关节软骨的部分剥脱,预后较差。因此,术前应该结合 X 线及 CT 制定详尽的手术方案,选择适当的手术入路及内置物,尽可能恢复胫骨远端关节面的正常解剖形态。

【病例简介】

患者,男,43 岁。高处坠落致伤左踝。伤后在当地医院就诊。诊断为开放性 Pilon 骨折(Gustilo Ⅰ)。X 线片示骨折严重粉碎,移位明显(图 99-1)。经清创,闭合复位,外固定架固定(图 99-2A)。伤后 9 天转来本院。入院查体:外侧皮肤裂伤长约 1cm,周边皮肤挫伤面积约 2cm×3cm,均已结痂。外固定架针道无渗出。伤后 13 天在本院行外固定架拆除,切开复位,钢板螺钉内固定术。术后片(图 99-3),复查至 5 个月(图 99-6),骨折愈合,患者开始去拐负重行走。

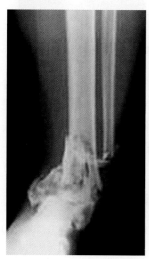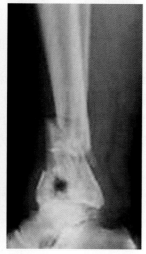

图 99-1　伤后 X 线片
骨折粉碎严重

【术前计划与手术技巧】

术前方案:①先固定腓骨。腓骨虽然是多段骨折,但对位关系相对比较容易判断(图 99-2B),恢复腓骨的长度有利于对胫骨长度的判断。②胫骨先固

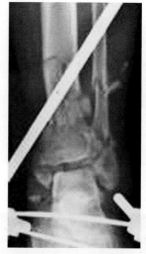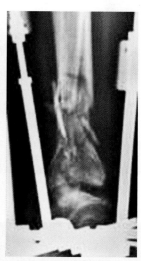

图 99-2A　外架固定后
长度及力线基本恢复,关节面仍有外翻

定后踝。后踝骨块相对较大、较完整,便于复位、固定。③胫骨远端的后、内、前侧都需要固定。

手术过程:①切口选择:内、外侧皮肤各做一个切口。外侧切口稍偏后侧,便于后踝的显露。软组织窗口向后显露后踝,向前可以显露前踝外侧;内侧切口稍偏前,以便远离外侧切口,保证皮肤血运,以及方便显露前踝。②腓骨的固定:腓骨是长度的标准,患者受伤已经 2 周,适当充分的显露才能找到对应的解剖关系。③后踝的固定:后踝骨块较大、较完整,便于找到解剖关系及固定,近端有碎块,在保护软组织附着前提下显露复位,克氏针临时固定。钢板远端使用较短的螺钉临时固定,避免长螺钉影响前踝复位。④内侧及前方的固定:内侧放置钢板固定可以有效对抗内翻应力,但并不能有效固定粉碎的内踝,仍要使用螺钉及克氏针单独固定内踝;前踝粉碎严重,绝不能剥离软组织。使用钢板在骨膜外压住碎块复位固定。前踝外侧下胫腓前韧带附着处有一个主要骨块,从外侧切口向前方可以充分显露,复位后使用一枚螺钉固定。⑤将后踝钢板更换适合长度的螺钉。去除临时固定的克氏针。⑥外侧皮肤缺损,可能需要二期植骨(图 99-3)。

【术后治疗及并发症】

①伤口及外固定架针道愈合好,术后 3 周顺利拆线。②术后一个月踝关节背屈过中立位。X 线片

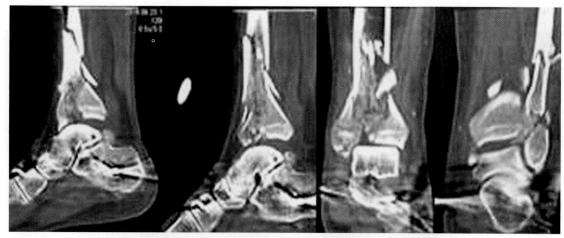

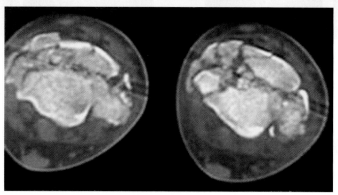

图 99-2B　伤后 CT

示后踝有一较完整大骨块;腓骨远端多段骨折,但对位关系仍依稀可辨

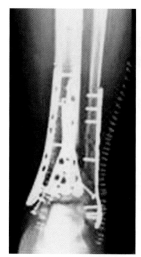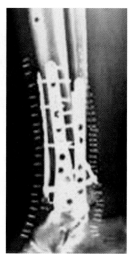

图 99-3　术后 X 线片

长度力线恢复好,踝穴宽度恢复,关节面基本平坦,
外侧骨缺损

显示内置物牢靠,骨折没有再移位(图 99-4)。③术后 3 个月踝关节背曲达 15°,X 线片显示内置物牢靠,骨折端有少量骨痂(图 99-5)。嘱患者拄双拐部分负重行走。④术后 5 个月 X 线片显示内置物无明显松动,骨折线模糊(图 99-6)。嘱患者去拐负重行

走。外侧壁骨缺损可以不用植骨。

【讨论与思考】

1. 骨折累及多柱时,要注意固定的顺序。通常先固定复位标志明确的。

2. 力线和关节面的复位同样重要。

3. 注意软组织的保护。

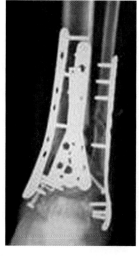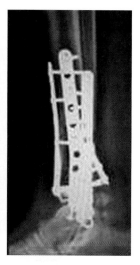

图 99-4　术后 1 个月 X 线片

内置物可靠,但无明显骨痂

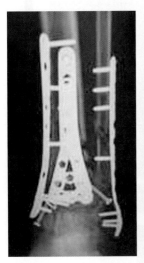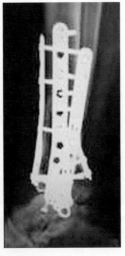

图 99-5　术后 3 个月
内置物可靠,有少量骨痂。患者拄双拐部分负重

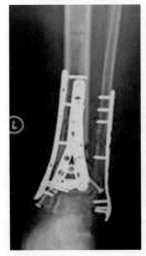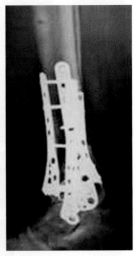

图 99-6　术后 5 个月
内固定无明显松动,骨折线模糊。患者去拐行走

（刘国会）

【推荐读物】

1. 荣国威,王承武.骨折.北京:人民卫生出版社,2004

2. Rockwood Green. Fractures in Adult. 6th ed. Philadelphia: Lippincott Williams & Wilkins,2006

病例 100　分期手术治疗 Pilon 骨折

【病例简介】

患者,男。车祸致右踝关节肿胀、畸形、反常活动明显。X 线片示为右胫腓骨远端粉碎骨折,成角、短缩畸形明显。于当地医院使用跟骨牵引,肿胀明显仍持续不消退。

【手术技巧】

为使软组织肿胀尽快消退,避免内固定手术后出现伤口感染、坏死等严重并发症,采用分期手术治疗策略。一期使用超关节外固定架固定,恢复长度,纠正力线,便于局部软组织肿胀消退(图 100-1)。

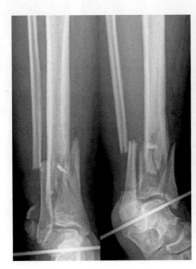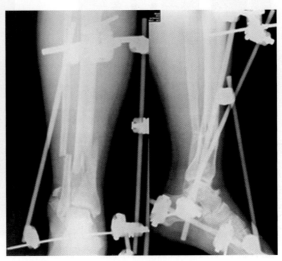

图 100-1　伤后及外架固定术后

外固定架术后复查踝关节CT,可见由于骨折端恢复了长度及力线,移位的骨折块对周围软组织的压迫明显缓解;同时由于受软组织牵拉,局部骨折块有自动复位趋势(图100-2)。

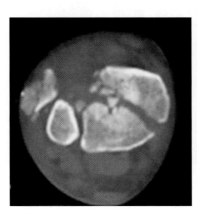
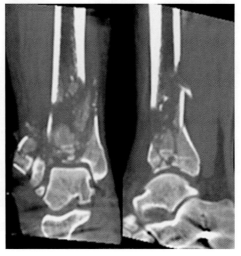

图 100-2　复查CT

外固定架固定术后两周,转组织肿胀消退满意,二期手术通过胫骨远端后外侧入路固定腓骨并辅助复位胫骨远端后方骨折块,通过胫骨远端前内侧入路显露胫骨远端,复位后使用钢板螺钉做最终固定(图100-3)。

【术后治疗及并发症】

术后随访可见顺利愈合,伤口愈合好(图100-4)。

【讨论与思考】

Pilon骨折是摆在骨科医生面前众多难题中软组织并发症最多的一个。胫距关节对于关节面的复位要求很高,对于距骨的脱位耐受很差,因此切开复位内固定仍然是Pilon骨折最有效的治疗方法之一。虽然 Ruedi 和 Allogower 提出的治疗原则仍然必须遵循,但是如果没有充分了解和认识到软组织的重要性,就会造成非常严重的并发症。正是由于对软组织重要性的充分认识,越来越多的人选择分期手术的方法治疗 Pilon 骨折。通过一期超关节外固定架固定,恢复力线及长度,解除骨折块对周围软组织的压迫,使其快速消肿;二期手术可从容切开,使骨折块得到良好的暴露,从而达到满意的复位和固定,又可以避免或减少软组织并发症。

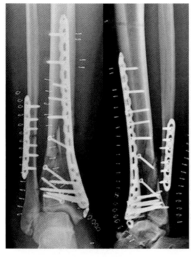
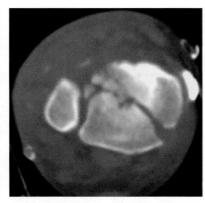
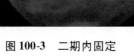
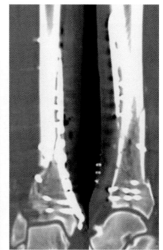

图 100-3　二期内固定

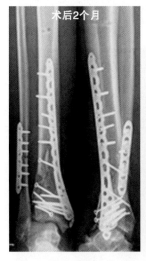
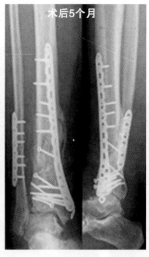
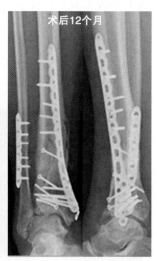

图 100-4　术后复查 X 线

（张　健）

【推荐读物】

1. 荣国威,王承武.骨折.北京:人民卫生出版社,2004

2. Rockwood Green. Fractures in Adult. 6th ed. Philadelphia: Lippincott Williams & Wilkins,2006

第五节　足踝部手术

病例101　切开复位内固定三踝骨折

【病例简介】

患者,女,48 岁。2007 年 7 月 2 日因摔倒致伤。伤后右踝关节疼痛、活动受限。否认伤后意识丧失及胸腹痛病史。伤后 1 天由急诊收入院。患者否认肝炎等慢性病史。入院后常规化验检查未见异常,拍摄右踝正侧位并行三维 CT 检查(图 101-1)。

依据临床表现、X 线检查,诊断为踝关节骨折脱位(右)。

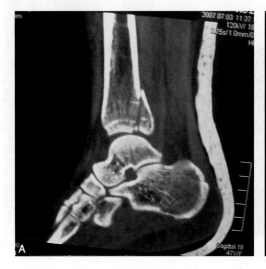
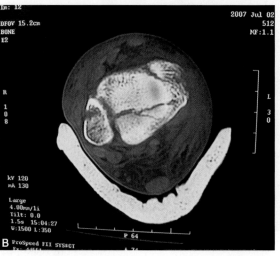

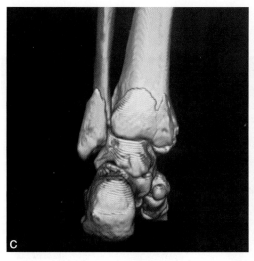
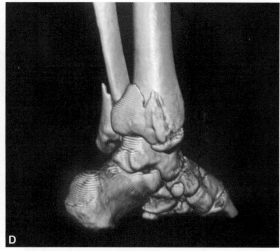

图 101-1 骨折原始损伤 CT 影像:内外踝及后踝均有骨折

【手术指征的选择】

患者为中年女性,踝关节骨折,脱位。后踝骨折涉及整个胫骨远端关节面 1/3,移位,并有游离体,手术指征明确。从病史和检查方面,未见明显手术禁忌。

【术前计划与手术技巧】

患者踝关节骨折分型为旋后外旋型 4°,三踝骨折。手术先由外侧入路复位腓骨,再由内侧入路复位内踝,由于后踝与内、外踝间有软组织连接,内、外踝复位后,后踝多数自行复位,使用微创空心钉技术,由后向前固定后踝骨块。

伤后 7 天手术。联硬外麻嘴,平卧位。如后踝骨折处夹有游离骨块,可由内侧切口进入,保护踝管内重要神经、血管和肌腱,取出骨块后再复位骨折端。外踝用钢板螺丝钉固定;内踝用半螺纹骨松质螺钉固定;后踝可经导针用空心钉固定。手术操作见图 101-2 ~ 图 101-11。

【术后治疗及并发症】

手术后伤口愈合好,未发生感染。

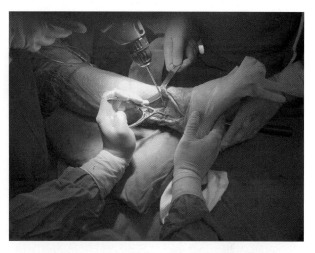

图 101-3 先用 1 枚拉力螺钉固定腓骨骨折端

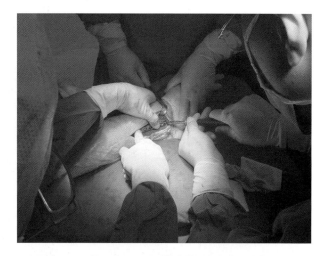

图 101-4 将 3.5mm 系列钢板塑形后置于腓骨外侧

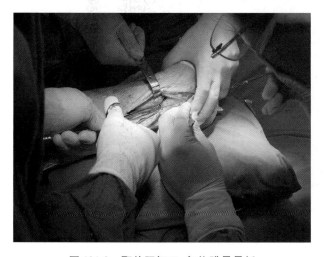

图 101-2 取外踝切口,复位腓骨骨折

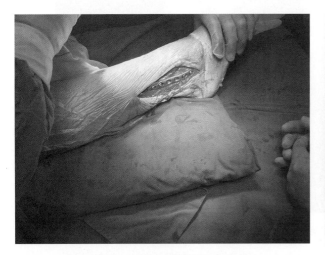

图 101-5　腓骨先用钢板螺丝钉固定

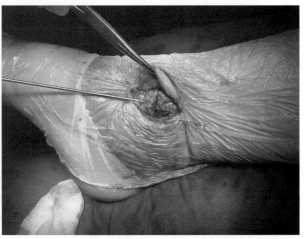

图 101-6　内侧切口暴露内踝，复位后用克氏针临时固定

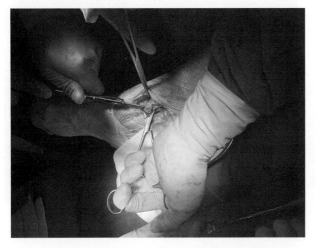

图 101-7　用 4.0mm 半螺纹空心钉固定内踝

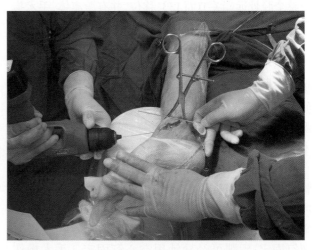

图 101-8　用复位巾钳经皮临时固定后踝骨折，透视引导下自前向后拧入克氏针固定

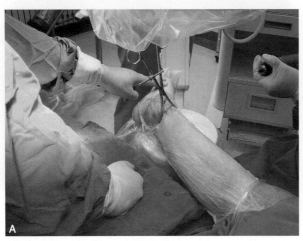

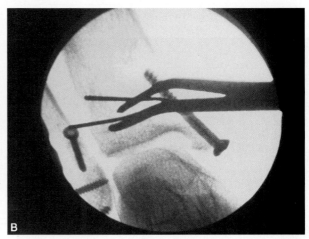

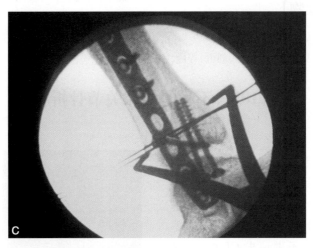

图 101-9　透视下确定固定后踝之克氏针位置

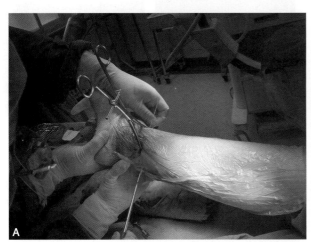
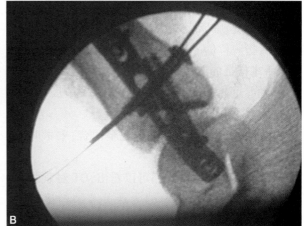

图 101-10　通过克氏针引导,用空心钉固定后踝骨折

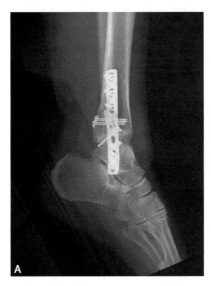
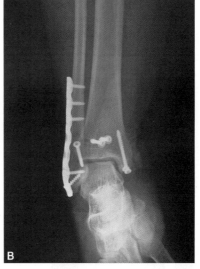

图 101-11　术后 X 线片

（李卫华）

【推荐读物】

1. 荣国威,王承武.骨折.北京:人民卫生出版社,2004
2. Muller ME,et al.骨科内固定.荣国威,翟桂华,刘沂,等译.北京:人民卫生出版社,1995
3. Ruedi TP,Murph WM.骨折治疗的 AO 原则.王满宜,杨庆铭,曾炳芳,等译.北京:华夏出版社,2003

病例 102　不稳定的踝关节骨折脱位

【病例简介】

患者,女,14 岁。2007 年 3 月 14 日摔伤致左踝肿痛、畸形,在当地医院就诊,拍片后诊为三踝骨折(图 102-1)。当地医院予闭合整复,石膏固定,效果不满意,仍有踝关节脱位,骨折也没有复位(图 102-2)。后转北京积水潭医院。予进一步 CT 检查,显示除三踝骨折外,还有胫骨远端前结节的骨折(图 102-3)。

根据病史、临床表现及 X 线片、CT 检查,诊断为踝关节骨折脱位(左)。

【手术指征的选择】

患者严重的关节内骨折、移位,踝关节脱位,闭合复位无效,因此有明确的手术适应证。另一方面,患者 14 岁,X 线片显示骨骺未完全闭合,手术时应注意避免加重骨骺损伤。

另外,对于此病例,我们可以看出,CT 对于踝关节骨折的诊断非常重要。因为踝关节结构比较复杂,平片往往会掩盖一些骨折,CT 对于判断踝穴的稳定性、骨折形状、移位方向、后踝骨折大小、关节面损伤情况等,都具有更好的优势。

对于闭合的踝关节骨折脱位,手术的时机有两

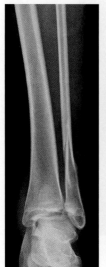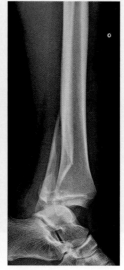

图 102-1　伤后的原始 X 线片,见踝关节骨折脱位,移位显著。当地医院诊为三踝骨折

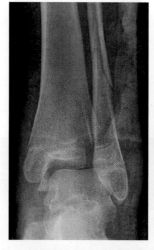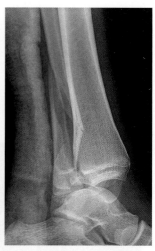

图 102-2　闭合整复石膏固定后的 X 线片,示复位不满意,仍有踝关节脱位,骨折也没有复位

个,一是在伤后发生明显的肿胀之前急诊手术,一是在肿胀的高峰期过后,一般为 1 周后。应根据伤情和就诊的医疗条件选择合适的手术时机。选择上述两个手术时机的手术治疗,长期临床疗效没有差别。

一般认为,当后踝骨折涉及胫骨远端关节面 25% 以上并且以为大于 2mm 时,需手术切开复位内固定。CT 检查对于判断后踝骨折块的大小很有帮助。

【术前计划与手术技巧】

根据术前 X 线片和 CT,患者内、外、后踝和胫骨远端前结节均有骨折,骨折块都比较大,移位也比较大,均需要复位和固定。

手术步骤:①先复位固定外踝。考虑到胫骨前结节骨折与外踝之间有下胫腓前韧带相联系,在复位固定外踝之前应同时显露胫骨前结节骨折,进行初步复位,以防其对外踝复位的影响。②复位固定胫骨前结节骨折。应注意探查关节面是否有压缩,如有压缩应注意恢复,必要时可植人工骨支撑。考虑前方应力较大,骨松质骨折块可能有粉碎,单纯螺钉固定可能不够可靠,因此可加用钢板固定。③复位固定内踝。从术前 X 线片看,内踝骨折块很小,可能无法用 2 枚螺钉,可考虑用 1 枚螺钉加 1 枚克氏针固定。④复位固定后踝。

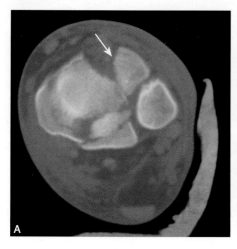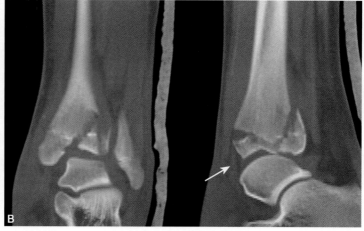

图 102-3　CT 扫描显示除三踝骨折外,还有胫骨远端前结节的骨折(白色箭头)
A. CT 踝关节水平扫描;B. CT 踝关节冠状位和矢状位扫描

手术按术前计划的步骤和方式进行。

外踝骨折线很长,复位后先用 2 枚拉力钉加压固定,外侧用 1 枚 10 孔 LCDCP 预弯后固定。外踝复位要注意恢复外踝的长度、对线以及旋转(图 102-4)。

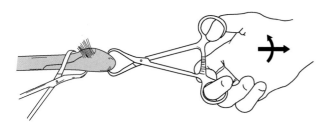

图 102-4　复位外踝时,可用复位巾钳牵拉外踝远端,注意恢复外踝的长度、对线以及旋转

胫骨前结节骨折复位后先用 1 枚半螺纹松钉加垫片固定后,术中探查感觉固定不是很牢靠,于是又加 1 枚 1/3 半管状板对骨折进一步起支撑、固定作用。

显露内踝后,见内踝骨折块很小,探查三角韧带深层完整。复位内踝骨折后,先用克氏针临时固定,这样也可以在钻孔和拧入螺钉时防止旋转(图 102-5)。由于只有拧入 1 枚螺钉的空间,最后保留 1 枚克氏针。

通过外踝切口可显露部分后踝骨折线,复位后用 2 枚半螺纹松钉从后向前经皮固定。这样能使螺钉尽量垂直于后踝骨折线,以产生更好的折端加压和固定效果,而且也比从外踝切口固定更加易于操

作(图 102-6)。

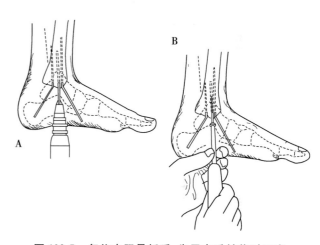

图 102-5　复位内踝骨折后,先用克氏针临时固定,这样也可以在钻孔和拧入螺钉时防止旋转

固定骨折后,踝关节稳定,被动活动无阻挡。X线片和 CT 显示骨折复位固定满意(图 102-7)。

【术后治疗及并发症】

患者术后简单制动 1 周,肿胀开始消退后,开始练习踝关节活动。皮肤伤口未出现坏死、感染、不愈合等并发症。由于此患者损伤比较严重,在踝关节放置较多内固定物,应警惕皮肤切口并发症的发生。

踝关节骨折脱位常见的并发症为骨折不愈合、畸形愈合、功能障碍及踝关节创伤性关节炎等。

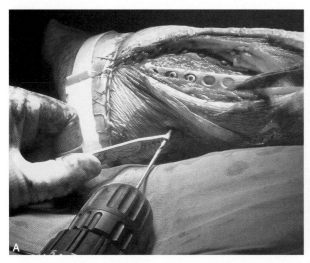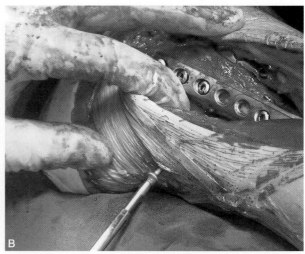

图102-6　通过外踝切口可显露部分后踝骨折线,复位后,在跟腱后外侧做小切口,经皮钻孔并拧入螺钉。此操作可在透视下进行

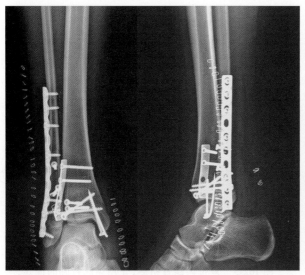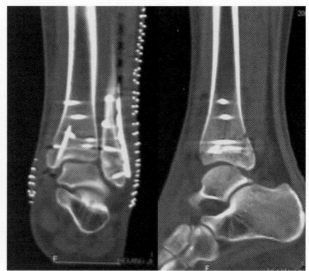

图102-7　术后X线片及CT扫描,骨折复位固定好,踝穴稳定

（李　庭）

【推荐读物】

1. 荣国威,王承武.骨折.北京:人民卫生出版社,2004:1163-1191

2. Rockwood, Green. Fractures in Adults. 6th ed. Philadelphia:Lippincott Williams & Wilkins,2006:2147-2248

3. Hansen ST Jr. 功能性足踝重建外科. 王满宜,译. 北京:人民卫生出版社,2006:37-56

病例103　踝关节骨折脱位

【病例简介】

患者,女,37岁。2007年5月16日因骑自行车摔伤左踝关节。伤后左踝关节肿胀、疼痛、畸形、活动受限。否认伤后意识丧失及胸腹部疼痛史。伤后在当地医院行手法复位石膏外固定。两周后复查骨折位置不佳,来北京积水潭医院就诊收入院。患者既往体健,有青霉素过敏史。查体:患者左下肢短腿石膏外固定,左踝关节明显肿胀,向前成角畸形,压痛(+),反常活动和骨擦感不明显,左足感觉、运动正常,足背动脉搏动可及,余(-)。常规化验未见明显异常,拍摄左踝关节正侧位X线片(图103-1),并行踝关节CT检查(图103-2)。

依据临床表现、X线检查,诊断为踝关节骨折脱位(左)。

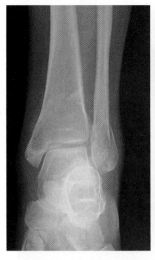
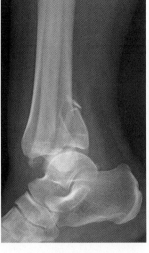

图 103-1 术前正侧位 X 线片示骨折累及内、外、后踝,移位明显

【手术指征的选择】

患者为中年女性,关节内骨折,骨折严重移位伴关节半脱位。为恢复踝关节的正常解剖结构,并使患者能尽早开始踝关节功能锻炼,手术指征明确。从病史及检查方面,未见明显手术禁忌证。

【术前计划与手术技巧】

患者左踝关节骨折脱位,外踝骨折严重短缩移位,后踝骨折块巨大,涉及关节面约 50%,距骨向踝穴后方半脱位。手术需先充分显露外踝骨折,并先将之复位,因骨折已陈旧,骨折复位困难。若不能复位,则适当进行松解。外踝需用接骨板及螺钉固定。后踝包括内外侧两个主要骨折块,其中内侧骨块涉及内踝。后踝骨块的复位可从外踝后方或内踝后方完成,并应用螺钉固定。骨折复位后,踝关节半脱位将自动得到纠正。

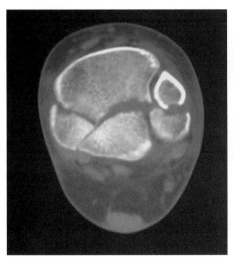
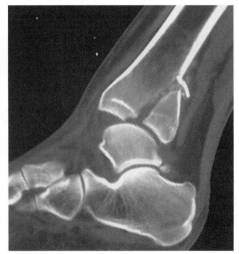

图 103-2 术前 CT 图像示骨折移位明显,距骨向后方半脱位

伤后 22 天进行手术。椎管内联合麻醉。患者仰卧位,采用左腓骨远端后缘纵切口,显露外踝骨折,见骨折远端向后上方明显移位,粘连严重。清理骨折端,试行复位不成功,腓骨远端骨质疏松严重,无法用力把持。将远骨折端周围适当松解,并向后外方适当翻开,显露后踝骨折的外侧骨块,使其复位并用克氏针临时固定。复位外踝骨折,从前向后 1 枚拉力螺钉固定。透视见骨折复位满意。由于腓骨远端有效固定距离短且骨质疏松,选用了 7 孔干骺端 LCP 钢板及 6 枚锁定螺钉固定,从前向后 2 枚 4.0mm 空心钉固定后踝外侧骨块。内踝弧形纵切口,显露内踝矢状面骨折,复位骨折并从后内向前外 1 枚空心钉固定。骨折固定稳定,关闭切口张力不大。

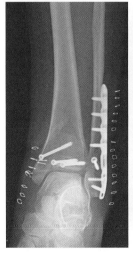
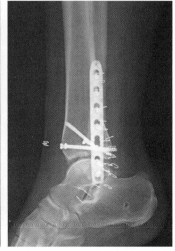

图 103-3 术后 X 线片示骨折复位及固定满意

【术后治疗及并发症】

手术后伤口愈合良好,未发生感染。术后拍片（图103-3）及 CT（图103-4）见骨折复位及固定满意。

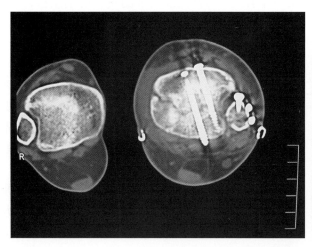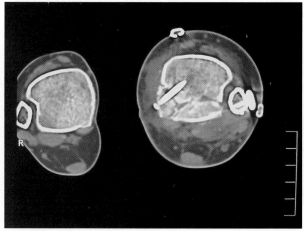

图 103-4　术后 CT 可见固定后踝的螺钉方向垂直于骨折线

（苏永刚）

【推荐读物】

1. 荣国威,王承武.骨折.北京:人民卫生出版社,2004:1163-1191

2. Rockwood, Green. Fractures in Adults. 6th ed. Philadelphia:Lippincott Williams & Wilkins,2006;2147-2248

病例 104　不合并踝关节骨折的下胫腓分离

【病例简介】

患者　男,27 岁。因掉进一个 5m 深的坑中而摔伤右踝,根据患者描述,受伤机制可能是外展应力。伤后先就诊于外院,拍片后诊断:各骨关节无异常（图104-1）。后因肿痛进一步加重于伤后第二天来北京积水潭医院就诊。查体:患侧小腿及踝关节明显肿胀,内踝下方及下胫腓处明显压痛,小腿挤压试验阳性。踝关节正位 X 线片可见下胫腓分离、内踝间隙明显增宽,踝关节及腓骨全长均未见骨折（图104-2）。MRI 显示下胫腓分离、下胫腓联合韧带及小腿远端骨间膜信号异常,提示下胫腓联合韧带和骨间膜损伤（图104-3）。B 超检查示踝上 10cm 以

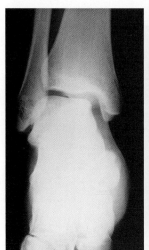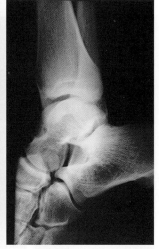

图 104-1　伤后在外院的 X 线片。当时诊断是"各骨关节无异常"

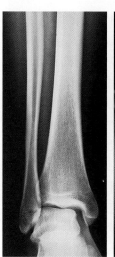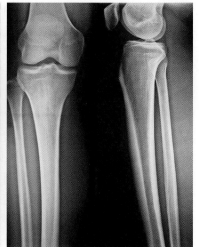

图 104-2　踝关节正位 X 线片可见下胫腓分离、内踝间隙明显增宽,踝关节及腓骨全长均未见骨折征象

下的骨间膜不连续(图104-4)。

根据病史、临床表现及影像学检查,诊断为下胫腓分离(右)。

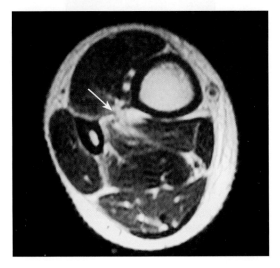

图104-3 MRI 显示下胫腓分离、下胫腓联合韧带及小腿远端骨间膜信号异常(白色箭头),提示下胫腓联合韧带和骨间膜损伤

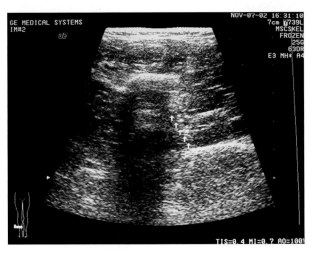

图104-4 B 超检查示踝上 10cm 以下的骨间膜不连续(一排白色箭头)

【手术指征的选择】

一般认为下胫腓联合损伤合并踝穴增宽是手术治疗的指征。

【术前计划与手术技巧】

由于有下胫腓分离,内踝间隙增宽,可以判断三角韧带损伤。计划术中先进行闭合复位,如内踝间隙仍增宽,则考虑有三角韧带断端或其他软组织嵌入,需探查三角韧带并做修补。踝穴复位满意后,行下胫腓螺钉固定。

伤后 1 周行手术治疗。透视下,用大巾钳钳夹、

试行闭合复位,见内踝间隙仍增宽。于是经内踝纵切口(图104-5),显露并探查三角韧带,见三角韧带自内踝附丽处完全断裂,并嵌入内踝间隙中(图104-6)。清理内踝间隙,在内踝钻孔,缝合修补三角韧带(图104-7)。用大巾钳钳夹复位下胫腓,拍片证实复位后经皮自腓骨向胫骨拧入 2 枚 4.5mm 的皮质骨螺钉。螺钉的位置在踝关节水平间隙上 2~3cm 处,由后向前倾斜约 30°,固定 3 层骨皮质(图104-8、图104-9)。

【术后治疗及并发症】

术中、术后石膏托制动 3 周后,开始非负重踝关节活动。6 周后部分负重,8 周后患者不听医嘱,完全负重行走。术后 1 个月摄 X 线片未见异常,3 个月时摄 X 线片示 2 枚螺钉均断裂,但未见下胫腓分离(图104-10)。患侧踝关节活动基本恢复,跖屈 50°,背伸 15°,较健侧略有受限(图104-11)。除夜间踝关节略有肿胀外,未诉其他不适。

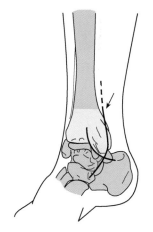

图104-5 内踝切口示意图(黑色箭头所指黑线)

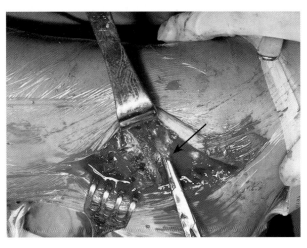

图104-6 三角韧带自内踝附丽处完全断裂,并嵌入内踝间隙中(黑色箭头)

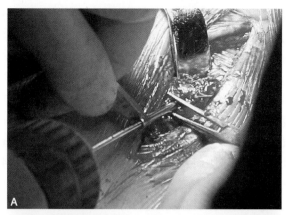

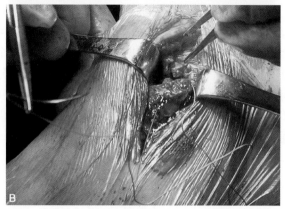

图 104-7　清理内踝间隙,在内踝钻孔,缝合修补三角韧带

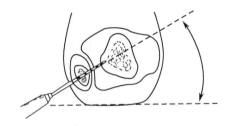

图 104-8　下胫腓螺钉的方向
螺钉的位置在踝关节水平间隙上 2～3cm 处,从腓骨向胫骨,由后向前倾斜约 30°

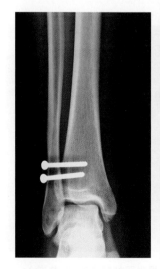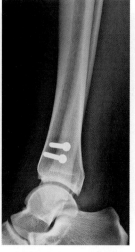

图 104-9　术后 X 线片示下胫腓已复位,有 2 枚 4.5mm 皮质骨螺钉经 3 层骨皮质固定

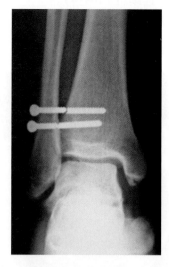

图 104-10　术后 3 个月 X 线片可见 2 枚下胫腓螺钉均断裂,无下胫腓分离

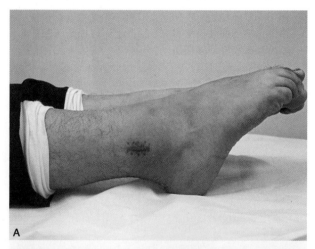

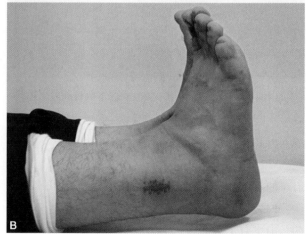

图 104-11　患侧踝关节活动基本恢复,跖屈 50°(A);背伸 15°(B),较健侧略有受限

【讨论与思考】
创伤性下胫腓分离通常合并踝关节骨折,特别是

在腓骨高位骨折的踝关节骨折时。不合并踝关节骨折的下胫腓分离非常罕见。下胫腓联合韧带的损伤并不一定导致下胫腓分离。Hopkinson 等报告 15 例下胫腓联合韧带损伤中只有 2 例出现下胫腓分离,其中 1 例是在应力 X 线片中才发现,Rose 等也只报告了 2 例。Edwards 等将不合并踝关节骨折的下胫腓分离分为两类:①明显的分离(frank diastasis),指在常规 X 线片上即可诊断出下胫腓联合的分离;②潜在的分离(latent diastasis),指在常规 X 线片表现正常,而在应力相时表现出踝穴增宽。Rose 等认为下胫腓联合损伤和踝穴增宽是手术治疗的指征。

关于损伤机制,Rose 等认为使距骨在踝穴里剧烈外旋的应力是造成下胫腓撕裂的重要原因,另外过度地背屈和外展暴力也可造成下胫腓联合的撕裂。Hopkinson 等认为在踝关节中立位时的外展应力会造成下胫腓的损伤,同时在损伤之前常先有三角韧带的损伤或内踝骨折;而在踝关节中立位时的外旋应力会造成单纯下胫腓联合的损伤。

一般认为,下胫腓分离表现为踝穴的增宽,往往合并三角韧带的断裂或内踝骨折。

（李　庭）

【推荐读物】

1. Hopkinson WJ, Pierre PS, Ryan JB, et al. Syndesmosis sprains of ankle. Foot Ankle Int,1990,10:325-330

2. Rose JD, Flanigan KP, Mlodzienski A. Tibiofibular diatasis without ankle fracture:a review and report of two cases. Foot Ankle Int,2002,41:44-51

3. Edwards GS,Delee JC. Ankle diastasis without fractrure. Foot Ankle Int,1984,4:305-312

4. Griend RV, Michelson JD, Bone LB. Fracture of the Ankle and Distal Part of the Tibia. J Bone Joint Surg(Am),1996,78:1772-1783

5. Michelson JD, Waldman B. An axially loaded model of the ankle after pronation external rotation injury. Clin Orthop,1996,328:285-293

6. Rockwood, Green. Fractures in Adults. 6th ed. Philadelphia:Lippincott Williams & Wilkins,2006:2147-2248

7. Burns WC 2d,Prakash K,Adelaar R,et al. Tibiotalar joint dynamics:indications for the syndesmotic screw-a cadaver study. Foot Ankle Int,1993,14:153-158

8. 李庭,蒋协远,荣国威. 旋前型踝关节骨折脱位的研究进展. 中华骨科杂志, 2001, 21:154-157

9. 李庭,王满宜,蒋协远,等. 踝关节骨折后的下胫腓骨性连接. 中华创伤骨科杂志, 2004, 6:70-73

10. 杨胜松,王满宜,荣国威,等. MRI 诊断 Maisonneuve 骨折骨间膜损伤水平的研究. 中华放射学杂志,2000,33:389-392

11. 李庭,蒋协远,王满宜. 不合并踝关节骨折的下胫腓骨性连接. 中华骨科杂志, 2004, 24: 372-375

病例105　人工踝关节置换术

【病例简介】

患者,女,68 岁。因左踝摔伤 50 年,疼痛逐渐加重 5 年入院治疗。入院后常规检查除空腹血糖 6.8mol/L、糖化血红蛋白 6.4mol/L 外,其余大致正常。拍摄踝关节 CT,负重下正侧位 X 线片及踝外翻应力片(图 105-1 ~ 图 105-4)。

入院诊断:①踝关节创伤性关节炎(左);②踝关节骨折(左,陈旧);③糖尿病(2 型)。

【手术指征的选择】

患者为高龄女性,踝关节创伤性关节炎较严重,疼痛剧烈,距骨内翻畸形约 15°(图 105-2、图 105-3);踝关节活动度:背伸 5°,跖屈 15°;无距骨缺血坏死及足踝部肌力失衡,无严重的骨质疏松。患者有明确人工踝关节置换手术指征。糖尿病病情控制较好,未见明显手术禁忌。患者为高龄知识分子,常年受踝关节疼痛困扰,踝关节创伤性关节炎严重。患者在细致了解踝关节融合术及置换术之优缺点后,

实际接触了数例人工踝关节置换术后患者,遂坚决要求选择人工踝关节置换术。

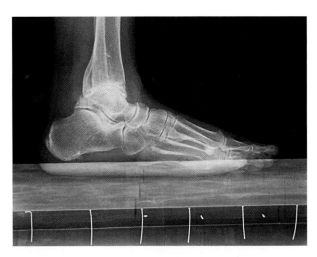

图 105-1　踝关节负重侧位片示创伤性关节炎

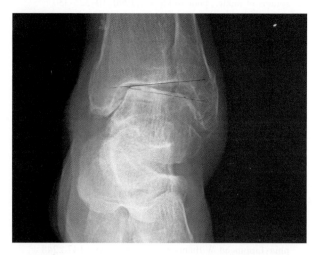

图 105-2　正位 X 线片示距骨内翻 15°畸形,踝创伤性关节炎

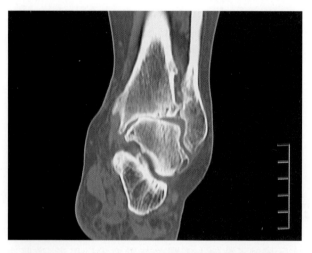

图 105-3　矢状面 CT 示距骨内翻畸形,踝关节周围增生等

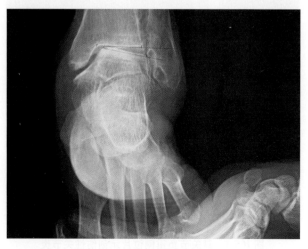

图 105-4　踝外翻应力像,距骨内翻畸形改善不明显

【术前计划与手术技巧】

患者有常年形成的踝关节内翻畸形,应在术中通过距骨顶截骨方法纠正足踝力线。我们考虑患者在此位置上负重已 40 年,如平行距骨关节面截骨,会造成距下关节软组织失衡反而引起疼痛。术中还应注意避免截骨不慎所造成的内、外踝骨折。针对糖尿病病史,应在围手术期采用控制血糖,预防应用抗生素等方法避免感染。

患者采用连续硬膜外麻醉,平卧位,将患侧(左侧)臀部垫高 20°,标记出足背动脉走行。取踝关节前方纵弧形切口(图 105-5),暴露踝关节并清理内外踝、前踝及距骨周围的增生骨赘。

在胫骨远端前方安装胫骨截骨板及定位杆(图 105-6),截取胫骨远端 5mm 之关节面。

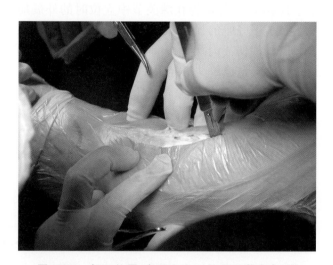

图 105-5　切口位置:自踝上 6cm 经踝关节中点,沿第 2 跖骨方向止于距舟关节水平

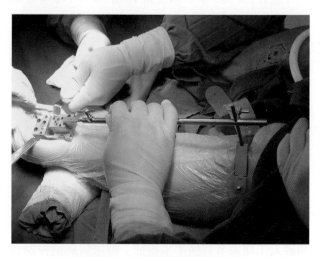

图 105-6　定位杆需与胫骨嵴平行

分别依照距骨截骨板截取距骨顶面,内外侧面,后面及前面(图 105-7、图 105-8)。

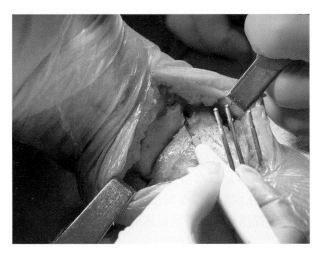

图 105-7 背伸踝关节,依胫骨前缘画出距骨截骨基准线

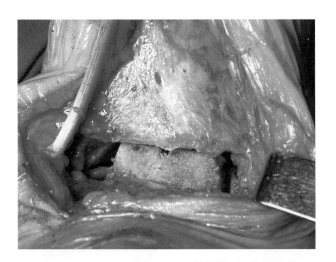

图 105-8 完成距骨体五个面的截骨后,背伸踝关节,图示距骨已无内翻畸形

安装距骨假体。用试模测出本例适合使用 6mm 的滑块(图 105-9)。

安装胫骨侧假体(图 105-10)。

沿距骨假体凸槽装入 6mm 滑块(图 105-11)。踝关节背伸达 5°,跖屈 20°;距骨假体与胫骨假体间平行。

【术后治疗及并发症】

患者术后短腿石膏踝中立位制动 3 周,后练习足踝诸关节活动,并开始扶拐部分负重,8 周后完全负重行走。3 周拆线时踝关节近端 4cm 处有一约 2cm 切口愈合不良,考虑与糖尿病相关。经外用林可霉素等换药措施,5 个月后结痂脱落,伤口愈合。患者 12 个月时复查行走尤疼痛,踝关节活动背伸 10°,跖屈 20°。踝关节无内翻畸形(图 105-12)。AOFAS 评分为 84 分。

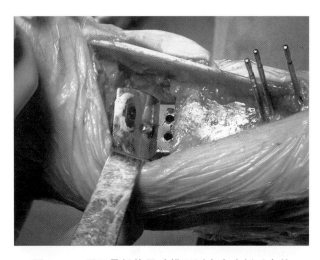

图 105-9 用距骨假体及试模可测出本病例适合使用 6mm 的滑块

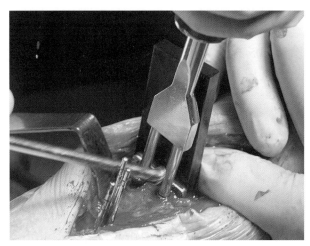

图 105-10 锤入胫骨假体板时,需用一长黑形模板分离并保护距骨假体

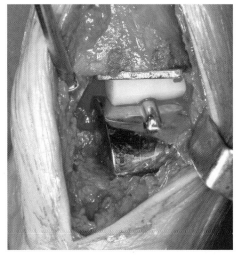

图 105-11 人工踝假体安装完毕。胫骨假体两固定柱前方需骨松质植骨

341

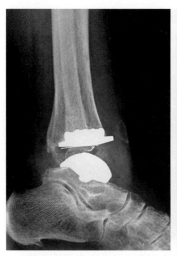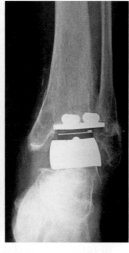

图 105-12　正侧位 X 线片示假体位置正常,距骨无内翻,假体无松动

【讨论与思考】

本例患者创伤性关节炎较重,距骨明显内翻畸形(图 105-2、图 105-3),即使用力外翻踝关节也无法改善(图 105-4),故在手术入路选择上应垫起患侧髋关节,足背的切口亦可稍偏向外侧(图 105-5),以避免造成外踝骨折。还应重视在距骨截骨时调整力线,使距骨顶部与胫骨远端截骨面平行(图 105-8)。在上述两关节面截完后,应极度背伸踝关节,用电刀依照胫骨前缘在距骨顶面上画横线(图 105-7),此线作为后续距骨截骨模板的中心基准线,可帮助术者避免距骨假体放置容易偏前的问题。本例胫骨假体选择稍宽(图 105-12),术中截骨时可能因增生严重、外踝显露不清等原因,增加外踝骨折的风险。故应在术前拍带金属长度标记的踝正侧位负重片,以便提供相对准确的假体型号预估值。

(王　岩)

【推荐读物】

1. 荣国威,王承武. 骨折. 北京:人民卫生出版社,2004:1163-1191

2. Rockwood, Green. Fractures in Adults. 6th ed. Philadelphia: Lippincott Williams & Wilkins, 2006:2147-2248

3. Hansen ST Jr. 功能性足踝重建外科. 王满宜,译. 北京:人民卫生出版社,2006:388-392

病例106　跟骨骨折

【病例简介】

患者,女,50 岁。因高处坠落后左足肿痛负重不能于伤后 6 小时就诊。伤后左足肿胀明显、后足尤著,急诊拍片诊断为跟骨骨折(左),为进一步治疗收入院。

患者既往体健,否认糖尿病史,否认吸烟史。

入院后常规化验检查未见异常,拍片包括:左足正侧位片及左足 Harris 轴位片,并行及垂直距下关节双平面跟骨 CT 扫描。

依据临床表现、X 线检查,入院诊断:跟骨骨折(左);骨折分型:Essex-Lopresti 舌形骨折、Sanders Ⅱ B 型骨折(图 106-1 ~ 图 106-3)。

【手术指征的选择】

患者为中年女性,跟骨关节内骨折,累及距下关节,Böhler 角 5° 明显减小。没有吸烟史及糖尿病病史,手术指征明确。没有绝对手术禁忌证。

【术前计划与手术技巧】

跟骨骨折后患足肿胀多明显,需待水肿消退后(多在伤后 6 ~ 14 天左右)方可行切开复位内固定(ORIF)手术。判断标准:皮肤皱褶试验——背伸踝关节足外侧皮肤出现皱褶为阳性,可行 ORIF 手术。待手术期间可以使用足底静脉泵/弹力袜来缩短待手术时间。

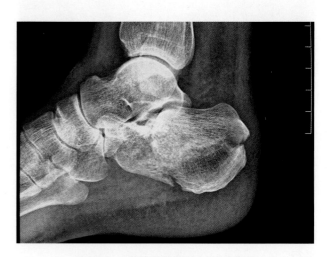

图 106-1　伤后跟骨侧位 X 线片所见

需要包括范围:全跟骨、胫骨远端、中足;且外踝尖应位于内踝尖后方 1cm 处。需要注意点及其临床意义:后关节面双线征——后关节面被矢状面骨折线分为两半、Böhler 角减小——跟骨高度丧失、Gissane 角度虽然基本正常但在夹角处有断裂、跟骨下皮质断裂——说明是 Warrick/Bremner 三部分舌形骨折、在术中需要纠正跟骨长度、Essex-Lopresti 舌形骨折类型——可以使用 Essex-Lopresti 骨折撬拨复位法

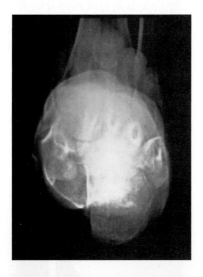

图 106-2 跟骨 Harris 轴位 X 线片所见：需要观察是否存在内外翻畸形、内侧壁的完整性或其移位程度以及载距突的位置与完整性

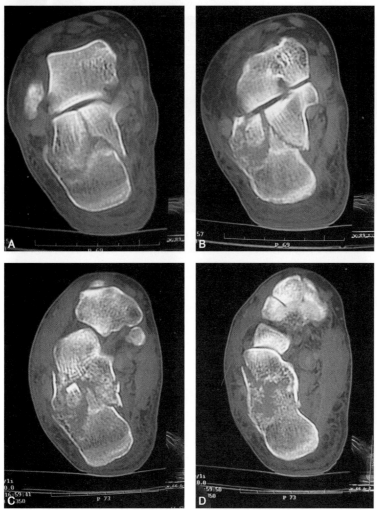

图 106-3 跟骨 CT 断层扫描

A. 距下关节分离间隙不大，但与距骨面对合已丧失（外侧关节间隙减小），说明后关节面外侧骨块有轻微上移和矢状面上的旋转；B. 内侧壁断裂，结节骨块向外轻微移位；C. 外侧壁膨出轻微；D. 载距突位置正常

轴位：后关节面下陷入跟骨体部；跟骨结节与跟骨前突之间完全断裂，意味着跟骨长度有可能会缩短，此时需结合其他断层和侧位 X 线片

对于跟骨舌形骨折,可以采用 Essex-Lopresti 复位技术(图 106-4)来恢复 Böhler 角,但在术中需要注意:如何保证距下关节面间隙的恢复;最适合使用该技术的是 Sanders ⅡC 型跟骨骨折,这类骨折的距下关节后关节面完整;而对于 Sanders ⅡA、ⅡB 型这些后关节面分成两部分的舌形骨折则需结合其他手段(如术中透视或距下关节镜),以此保证将后关节面间隙恢复到 1mm 以内,这样才能避免远期距下关节炎的出现。

手术技巧及注意点:伤后 10 天水肿消退后手术。

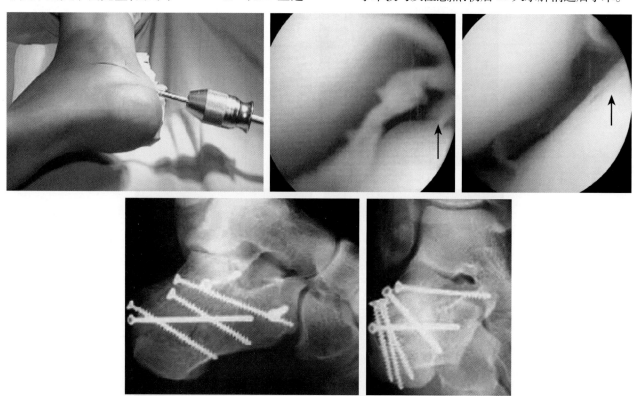

图 106-4　Essex-Lopresti 经皮撬拨复位方法恢复 Böhler 角,距下关节镜验证后关节面复位情况。图示为另一例单纯使用螺钉固定的病例:术中使用关节镜、侧位片和 Broden 位片观察后关节面复位情况,使用多枚螺钉固定

(1)手术切口及注意点:选择 Seattle 外侧延长入路作 L 形切口(图 106-5),切口纵轴位于外踝后缘与跟腱间后 1/3 ~ 1/2、切口横轴位于外踝尖与足底面 1/3 ~ 1/2。垂直切开皮肤至骨膜下、骨膜下向

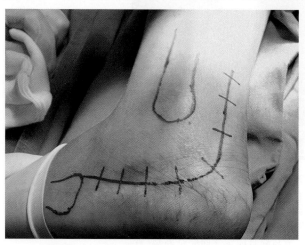

图 106-5　显示手术切口位于外踝后缘与跟腱之间 1/3、外踝尖与足底面之间 1/3 处

上方掀起全层皮瓣(皮瓣内含有腓肠神经),注意切断跟腓韧带使其保留在皮瓣内,保护腓骨长短肌腱鞘的完整。部分腓骨肌腱滑车可有变异,无内侧腱鞘,尽量不显露腓骨肌腱。向前切口需达到跟骰关节水平,向上皮瓣掀开后能显露距骨下表面。待皮瓣剥离后,在距骨体、颈钻入两枚 2.0mm 克氏针(可以选择在骰骨、腓骨内钻入克氏针)以牵拉皮瓣。注意整个皮瓣剥离过助手均不使用拉钩,以此减少对皮瓣的压迫而降低皮肤合并症的发生。

(2)骨折复位固定及注意点:Sanders ⅡB 型舌形骨折复位时需要注意两点:①经皮撬拨恢复 Böhler 角;②探查后关节面保证间隙的恢复情况。对于本例患者,由于其跟骨下表面皮质断裂、跟骨长度短缩,所以在撬拨后关节面之前,需要将跟骨结节向下向内牵拉恢复其长度和宽度;这样才能恢复后关节面骨块的存在所需的空间。后关节面的间隙可以通过距下关节镜和跟骨侧位、Broden 位透视来加以确定(图 106-4)。

在跟骨骨折使用接骨板固定时,需要注意"三极"固定:接骨板螺钉需要固定在跟骨前突、跟骨丘部和跟骨结节这三个部分,从而达到跟骨前中后三部分的稳定固定,以期维持跟骨长、宽、高度及后关节面(图106-6~图106-9)。

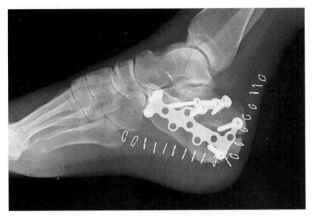

图106-6 舌形跟骨骨折术后侧位X线片
距下关节后关节面对合良好;通过跟骨解剖型接骨板完成跟骨前突、跟骨结节和跟骨丘部的三极固定,即可达到稳定的固定效果

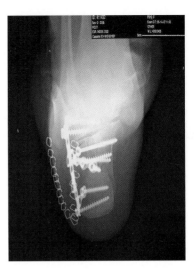

图106-7 舌形跟骨骨折术后Harris轴位X线片
该X线片投照角度适宜,从而清楚显示出部分后关节面、载距突。注意点:后关节面台阶/间隙、固定后关节面分离骨块半螺纹骨松质螺钉的位置、内侧壁弧度及分离程度、前中后三部分螺钉固定位置

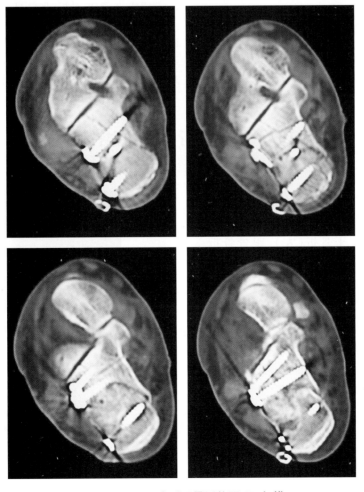

图106-8 术后跟骨冠状面CT扫描
多层面扫描均见距跟骨后关节面对合良好,间隙消失;内侧壁间隙基本消失;所有螺钉位置满意,未进入关节间隙内

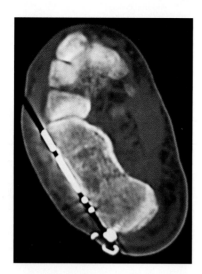

图 106-9　术后跟骨横断面 CT 扫描示跟骨体部宽度正常

【术后治疗及并发症】

跟骨骨折最常见的手术合并症有:切口不愈合感染、距下关节炎活动障碍、后足疼痛。

【讨论与思考】

Sanders Ⅱ C 型跟骨舌形骨折是 Essex-Lopresti 经皮撬拨复位技术的适应证;如果结合使用距下关节镜,手术适应证可以扩大到 Sanders Ⅱ A、Ⅱ B 型骨折。

本例分型是 Sanders Ⅱ B 的跟骨舌形骨折、需要注意的几点包括:

(1) 手术适应证的选择:患者没有严重糖尿病、吸烟、免疫缺陷、局部软组织异常等合并症;Böhler 角丧失明显;距下关节面间隙虽小、但有旋转移位;下皮质断裂长度有短缩。

(2) 外侧延长切口切开后,首先要对距下关节进行清理,彻底显露后关节面,之后需向下向后牵拉跟骨结节恢复关节面骨块正常位置所需的空间;最后方能解剖复位后关节面。术中需结合四个角度 Broden 位透视方能确定其复位。

(3) 骨折三极固定:跟骨前突、跟骨丘部和跟骨结节。只要固定这三个部分即可稳定固定跟骨整体。跟骨前突螺钉固定方向需向后上方、以拧入前中关节面下方骨质最佳;跟骨丘部固定螺钉需向前下内固定入载距突骨块最佳。

(龚晓峰)

【推荐读物】

1. 荣国威,王承武. 骨折. 北京:人民卫生出版社,2004:1220-1233

2. Rockwood, Green. Fractures in Adults. 6th ed. Philadelphia:Lippincott Williams & Wilkins,2006: 2293-2336

3. Hansen ST Jr. 功能性足踝重建外科. 王满宜,译. 北京:人民卫生出版社,2006:65-71

病例 107　跟骨骨折克氏针穿针固定

【病例简介】

患者,男,37 岁。2007 年 6 月车祸伤致左下肢,右上肢疼痛畸形肿胀活动受限急诊入院。入院诊断:股骨颈骨折(左),股骨干骨折(左),跟骨骨折(左),肱骨大结节骨折(右)。本例主要讨论跟骨骨折的治疗。X 线片见图 107-1 和图 107-2。

【手术指征的选择】

骨折根据 Essex-Lopresti 分型为舌形骨折,根据 Sanders 分型为 Sanders Ⅱ B。侧位 X 线显示 Böhler 角减小,跟骨外形改变明显,手术指征明确。

【术前计划与手术技巧】

跟骨骨折手术治疗的目的根据其重要性分别为:①恢复距下关节后关节面;②恢复跟骨的高度,纠正跟骨增宽;③恢复跟骰关节,距下关节前中关节面。

患者跟骨骨折为舌形骨折,CT 显示关节面轻度移位,没有明显塌陷,准备采用撬拨复位,恢复跟骨高度,克氏针内固定。

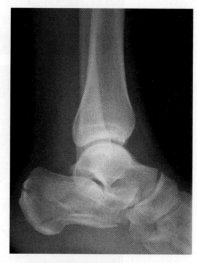

图 107-1　侧位 X 线片显示 Böhler 角减小,跟骨外形改变

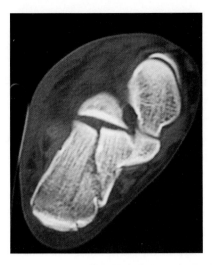

图107-2　CT显示关节面轻度移位，没有明显塌陷

手术技巧：侧卧位，患侧在上，C形臂透视下操作，以保证复位和内固定物的位置，备好气囊止血带

以防需要切开复位。斯氏针由后方插入舌形骨块，屈膝并且跖屈踝关节，撬拨舌形骨块，透视满意后多枚克氏针固定（图107-3）。为增加稳定性，克氏针可穿过距下关节固定于距骨。

【术后治疗及并发症】

因未采用切开复位，故皮肤坏死感染的风险减少。注意针道护理。术后8～12周根据骨折愈合情况拔针（图107-4～图107-6）。

【讨论与思考】

经皮撬拨复位跟骨骨折，进行多针固定，此法简单易行，费用低，适于基层医院普及。对跟骨舌形骨折有较好的复位和固定作用。对皮肤等软组织条件差的病例，也可用此法进行早期固定，维持骨折位置。但其缺点是对关节面塌陷的粉碎跟骨骨折，其维持跟骨高度和宽度的作用较差，有时还需石膏外固定配合治疗。

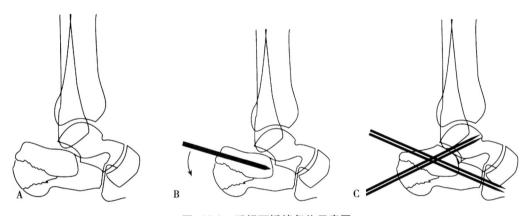

图107-3　透视下撬拨复位示意图
A. 跟骨舌形骨折；B. 舌形骨折块内插入斯氏针至软骨面下撬拨；C. 经皮穿针，多针固定跟骨，必要时可穿过关节固定

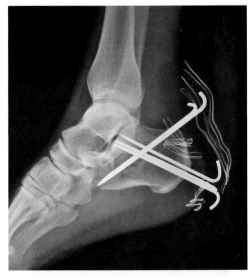

图107-4　术后侧位X线片显示Böhler角恢复，跟骨外形恢复

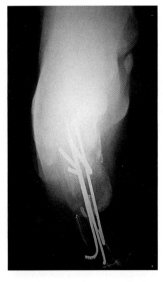

图107-5　术后轴位X线片显示无内外翻畸形，没有跟骨增宽，克氏针位置好

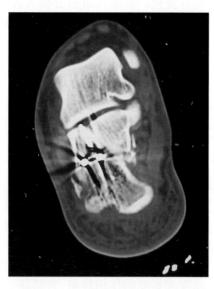

图 107-6　术后 CT 显示关节面平整

【推荐读物】

1. Rockwood, Green. Fractures in Adults. 6th ed. Philadelphia：Lippincott Williams & Wilkins,2006；2293-2336
2. Böhler L. Diagnosis, pathology, and treatment of fractures of the os calcis. J Bone Joint Surg,1931,13：75-89
3. Essex-Lopresti P. The mechanism, reduction technique, and results in fractures of the os calcis. Br J Surg,1952,39：395-419
4. Sanders R. Intra-articular fractures of the calcaneus：present state of the art. J Orthop Trauma,1992,6：252-265
5. King RE. Axial pin fixation of fractures of the os calcis（method of Essex-Lopresti）. Orthop Clin North Am,1973,4：185-188
6. Tornetta P Ⅲ. The Essex-Lopresti reduction for calcaneal fractures revisited. J Orthop Trauma,1998,12：469-473

（刘　俊）

病例 108　跟 骨 骨 折

【病例简介】

患者,男,43 岁。3 天前不慎从 3m 高处摔下,左足着地。伤后左足跟部疼痛、活动受限、不能站立行走。否认伤后意识丧失及颈胸腰腹及髋膝部疼痛病史。伤后 3 天由急诊收入院。患者否认肝炎等慢性病史。入院后常规化验检查未见异常,拍摄患足侧位及跟骨轴位片,并行 CT 两个平面扫描(图 108-1 ~图 108-4)。

依据临床表现、X 线检查,诊断为跟骨骨折(左,sanders Ⅱ型)。

【手术指征的选择】

患者为年轻男性,跟骨后关节面骨折,移位,跟骨高度变低,骨折块向内侧移位,跟骨体部明显增宽,外侧壁突出,致外踝及跟骨外侧壁间隙明显缩小,有明确手术指征。从病史和检查方面,未见明显手术禁忌。

【术前计划与手术技巧】

术前 X 线片及 CT 检查示跟骨体部骨折波及后

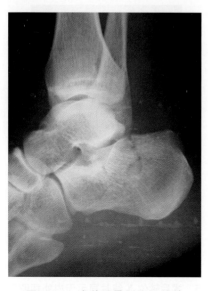

图 108-1　术前跟骨侧位 X 线片

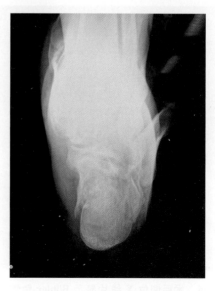

图 108-2　术前跟骨轴位 X 线片

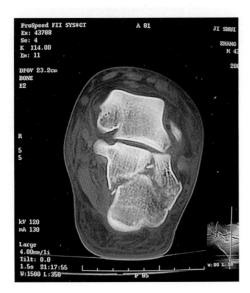

图 108-3 术前跟骨 CT 扫描（垂直距下关节）

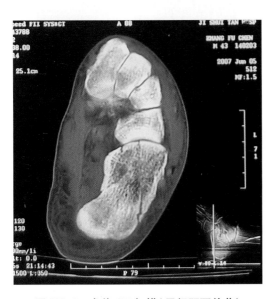

图 108-4 术前 CT 扫描（平行距下关节）

关节面,利用跟骨外侧扩大切口显露跟骨外侧壁,向外侧反转外侧壁后即可以显露跟骨后关节面塌陷的部分;利用骨刀通过骨折端撬拨复位跟骨的内侧壁,从而恢复跟骨的高度及力线。此时可用克氏针临时固定内侧骨块,也可以临时固定于距骨关节面,然后撬拨复位跟骨后关节面的塌陷部分,恢复后关节面的平整。复位外侧壁后,于关节面下以 1 枚 3.5mm 皮质骨螺丝钉固定,再用 AO 跟骨接骨板及螺钉在跟骨外侧固定骨折。

跟骨手术最为常见的并发症是手术切口感染和皮缘的坏死。为减少伤口的并发症,一般于伤后7~10 天局部肿胀消退后进行手术。可采用平卧位或健侧卧位。根据骨折分型采用跟骨外侧扩大切口入

路手术（图 108-5）。切口的弧度不宜太小,切开皮肤后不做皮下组织剥离,在切口拐弯处切到骨膜下,以手术刀沿骨膜下做锐性剥离,从腓骨肌腱下方剥离掀起全层皮瓣（图 108-6）,至显露距下关节,前方显露到跟骰关节,以 3~4 根克氏针固定在外踝、距骨颈及骰骨上以阻挡皮瓣,以获得最佳显露,又减少对皮瓣的损伤。先撬拨复位跟骨后关节面（图 108-7~图 108-9）,用钢板螺丝钉固定（图 108-10）。完成骨折固定后伤口内摆放引流,从切口近端另戳口引出以减少皮瓣的张力,及皮瓣下的积血,手术后 3 周拆线（图 108-11~图 108-13）。

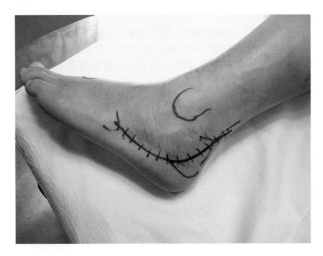

图 108-5 跟骨外侧扩大切口,前起自跟骰关节,沿跟骨外侧在外踝下方作弧形切口,在外踝与跟腱之间后 1/3 处上行

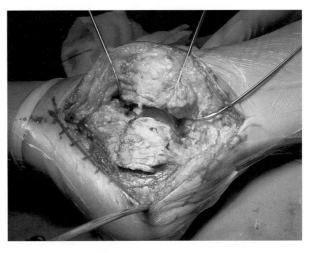

图 108-6 从腓骨肌腱下方剥离掀起全层皮瓣,至显露距下关节,前方显露到跟骰关节,以 3~4 根克氏针固定在外踝、距骨颈及骰骨上以阻挡皮瓣,获得最佳显露,又减少对皮瓣的损伤。以 1 根 3mm 斯氏针固定在跟骨作为牵引

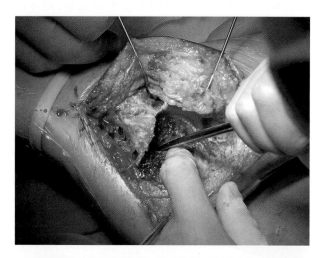

图108-7　外旋外侧壁,牵引跟骨,同时以骨刀撬拨复位跟骨内侧壁,从而恢复跟骨的高度及力线。复位后如骨折不稳定,则用1根克氏针做临时固定

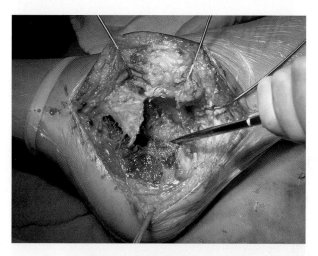

图108-8　以骨刀撬拨复位后关节面

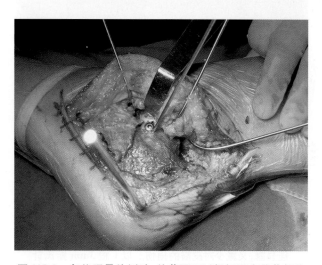

图108-9　复位跟骨外侧壁,关节面下以螺钉固定关节部分

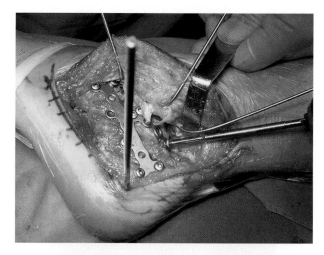

图108-10　确认复位满意后,以1块跟骨钢板于跟骨外壁固定骨折

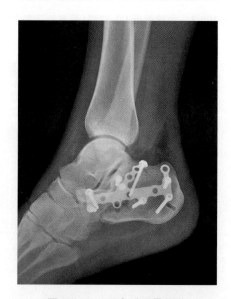

图108-11　手术后跟骨侧位

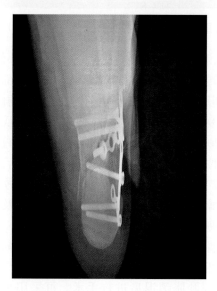

图108-12　术后跟骨轴位X线片示跟骨宽度恢复良好,没有内翻畸形

350

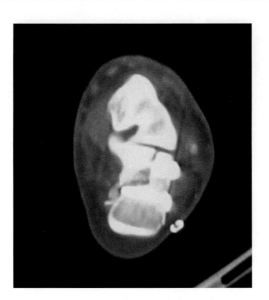

图108-13 术后CT证实后关节面骨折复位满意

【术后治疗及并发症】

手术后伤口愈合良好,未发生伤口感染及皮缘坏死。

（张 权）

【推荐读物】

1. 武勇,杨明辉,王金辉.切开复位内固定治疗移位的跟骨关节内骨折.中华外科杂志,2005,12:788-791
2. 庄颜峰,吕琦,陈学明.切开复位内固定与植骨术治疗跟骨关节内骨折移位.中华创伤骨科杂志,2004,3:273-275
3. 张鹏,黄勇,耿立杰,等.跟骨关节内骨折的手术治疗.中华创伤骨科杂志,2004,11:1305-1306
4. 罗东斌,曾广键,卢镜源.跟骨关节内骨折早期内固定的疗效分析.中华创伤骨科杂志,2006,8:793-794

病例109 开放性跟骨骨折

【病例简介】

患者,男,39岁。2006年2月16日因高处坠落后左足出血、肿痛、负重不能4小时就诊。体格检查:左足内侧伤口长约10cm,后足肿胀明显。急诊拍片、CT扫描（图109-1～图109-3）后诊断为跟骨骨折（左,开放性,Gustilo ⅢA）。

患者既往体健,否认糖尿病史,否认吸烟史。

【手术指征的选择】

开放骨折是手术治疗的绝对指征。

【术前计划与手术技巧】

1. 急诊室治疗 消毒敷料覆盖伤口,后足临时制动。注射破伤风抗毒素预防治疗。二代头孢加氨基糖苷类输液治疗至伤后3天。

2. 软组织治疗 急诊手术,彻底清创,9L生理盐水冲洗,闭合内侧伤口（图109-4）。闭合复位跟骨骨折,恢复其高度（图109-5）,后侧石膏托固定。

3. 二期骨折内固定 伤后12天内侧伤口干燥,经Seattle外侧延长入路作L形切口行切开复位内固定术。术中发现后关节面骨块粉碎为3块,使用1枚1.0mm克氏针固定外侧两骨块后将其与内侧载距突骨块使用拉力螺钉固定。外侧接骨板完成跟骨固定。

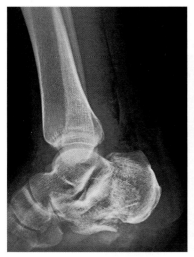 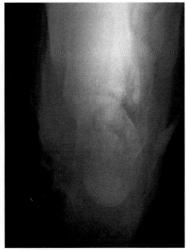 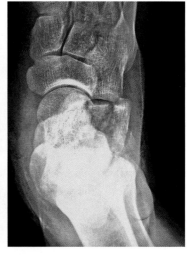

图109-1 伤后跟骨侧位、Harris轴位和足正位片

显示跟骨结节上移明显、后关节面塌陷、外侧壁膨出及跟骰关节骨折线

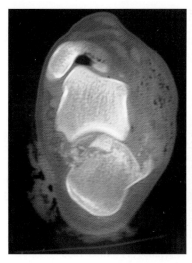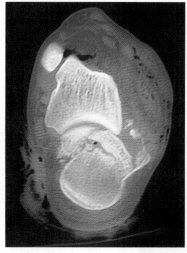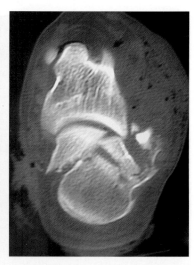

图 109-2　跟骨冠状面 CT 扫描

显示后关节面损伤、外侧壁膨出明显、跟骨结节上移内翻严重、腓骨外侧缘可见骨片影

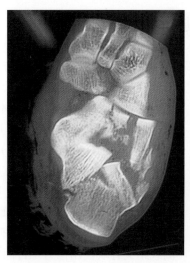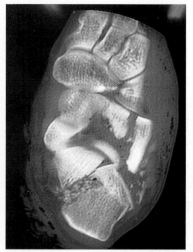

图 109-3　跟骨横断面 CT 扫描

显示跟骰关节内骨折、后关节面下陷、跟骨结节前移明显

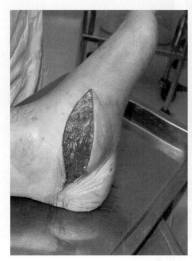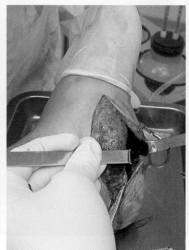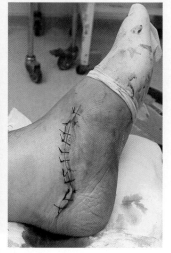

图 109-4　内侧伤口长约 10cm，术中清创探查皮肤剥脱

前方达第 1 跖骨基底水平，足底达第 3、4 列水平。一期清创后，皮肤无明显张力，直接缝合

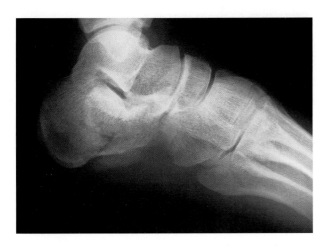

图 109-5　急诊清创手法闭合整复石膏外固定术后跟骨侧位片显示跟骨结节上移减轻、跟骨长度有所恢复

【术后治疗及并发症】

切口不愈合皮瓣移植:术后 2 周外院换药时将外侧切口切开引流,口服抗炎药、伤口换药至伤后 8 周仍未愈合。

二次手术应用腓肠神经伴行动静脉皮瓣覆盖后愈合(图 109-6)。伤后 8 个月随访骨折愈合(图 109-7),AOFAS 评分 81 分。

【讨论与思考】

1. 开放性跟骨骨折的伤口特点　绝大多数开放性跟骨骨折的伤口均位于内侧。首先,跟骨骨折的损伤暴力多为高处坠落伤,由于跟骨位于距骨外侧,当足跟平放受到轴向负荷时,距骨后外侧肩会剪切跟骨使之出现骨折。在跟骨骨折的同时,跟骨宽度增大,使内外侧软组织受到张力。其次,跟骨本身有 5° 左右的外翻角,当轴向负荷巨大使跟骨

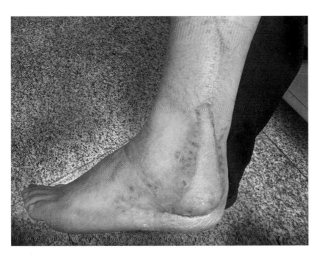

图 109-6　术后 1 个月行腓肠神经伴行动静脉皮瓣移植覆盖伤口,一期愈合

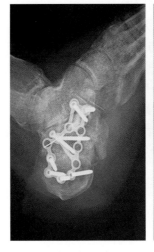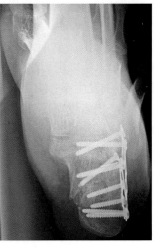

图 109-7　术后 5 个月随访跟骨侧位和轴位片

显示骨折内固定牢靠,骨折愈合。跟骨 Böhler 角、长宽高度、后关节面对合、跟骨轴线基本正常。术后 8 个月随访 AOFAS 评分 81 分

强烈外翻时,内侧皮肤受到强大的牵张力而出现内侧伤口。

2. 开放性跟骨骨折的骨折特点　开放性跟骨骨折为高能量损伤,高处坠落暴力造成跟骨结节骨块向上显著移位超过距骨后缘,而距骨下陷入跟骨体内产生距舟关节半脱位或脱位;同时由于跟骨存在外翻,相对更为粉碎的外侧骨折块会产生更为明显的移位,致使某些骨折块扎入到踝关节外侧软组织内。从而产生以下几个影像学特点:跟骨结节骨块上移超过距骨后缘、经跟骨距舟关节脱位和腓骨外侧出现骨折片影像。

3. 各治疗阶段的重点

(1) 对于开放性跟骨骨折的治疗,基本上分为三个阶段:软组织治疗、早期骨折治疗、晚期骨骼畸形重建。由于开放性跟骨骨折感染率极高,所以一期软组织的合理治疗是达到良好预后的前提条件。

(2) 早期软组织治疗的重点在于:静脉内抗生素治疗、早期多次清创、尽早皮肤覆盖。在软组织恢复后酌情进行骨折固定。Gustilo Ⅰ型和Ⅱ型骨折患者,早期处理伤口时经过仔细清创、大量生理盐水冲洗后,多可一期闭合。对于Ⅲ度伤口注意无张力下闭合,否则可予敞开,48 ~ 72 小时后二次探查扩创,闭合伤口或行皮肤移植。

(3) 早期骨折治疗:在清创术时多可结合伤口对骨折进行手法整复、恢复跟骨的大致解剖形态。待软组织肿胀消退后(大约在 10 ~ 14 天),在骨折早期愈合开始前(伤后 21 天内),多可经外侧 L 形切口

行骨折切开复位接骨板内固定术。

（4）晚期骨畸形重建：对于 Gustilo ⅢB、ⅢC 型骨折患者，由于软组织损伤严重，基本都无法进行 ORIF 术。所以应当注意：一期以软组织处理为重点降低感染发生率；术中经伤口结合手法整复复位骨折端，经皮多枚克氏针维持跟骨外形避免出现明显的跟骨畸形；在骨折愈合患者正常行走 1 年后，根据患者恢复情况（AOFAS 评分等），必要时行二期距下

关节原位融合或植骨撑开融合术。

（龚晓峰）

【推荐读物】

1. Rockwood Green. Fractures in Adults. 6th ed. Philadelphia：Lippincott Williams & Wilkins，2006：2293-2336
2. Hansen ST Jr. 功能性足踝重建外科. 王满宜，译. 北京：人民卫生出版社，2006：292-302

病例 110　跟骨畸形愈合截骨矫形

【病例简介】

患者，女，52 岁。患者 1 年前因从 1m 高处坠落致伤。伤后感右足肿痛、活动受限。否认伤后意识丧失及腰背疼痛病史。伤后立即到当地医院就诊，并被给予保守治疗，手法复位石膏外固定。石膏固定 1 个月后拆除，开始活动，伤后两个月部分负重。患者自伤后 1 年内始终感患足肿痛，以外侧为重，负重时足底外侧着地并感疼痛，行走困难。于伤后 1 年来北京积水潭医院就诊。

入院检查：患足肿胀明显，后足成轻度内翻，外踝后下方隆起，局部压痛明显，踝关节活动可，距下关节活动无，足趾感觉活动无异常。入院后常规化验检查未见异常，拍摄双足正、斜位、负重侧位片，并行 CT 检查（图 110-1 ~ 图 110-5）。

依据临床表现、X 线检查，诊断为跟骨骨折后畸形愈合（右）。

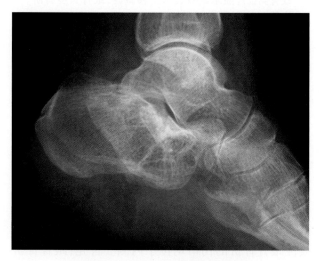

图 110-2　伤后 1 年侧位 X 线片

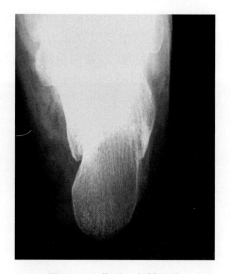

图 110-3　伤后 1 年轴位像

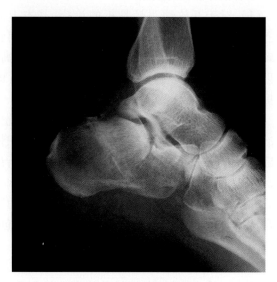

图 110-1　伤后侧位 X 线片

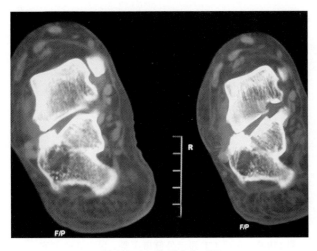

图 110-4 伤后 1 年 CT

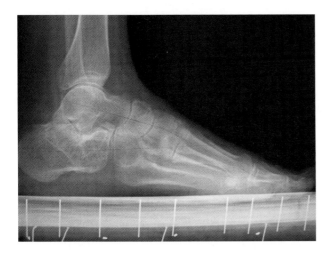

图 110-5 伤后 1 年术前负重位侧位 X 线片

【手术指征的选择】

患者跟骨骨折后 1 年,跟骨变宽,高度降低,后足内翻,外侧骨突撞击腓骨长短肌腱,距下关节破坏严重,形成创伤后关节炎。患者生活质量低下,AO-FAS 评分仅为 34。患者有强烈改善功能的要求。从病史和检查方面,未见明显手术禁忌。

【术前计划与手术技巧】

患者跟骨骨折畸形愈合,其病理改变包括跟骨增宽外侧骨突形成、距下关节骨性关节炎和跟骨内翻畸形。手术之目的是逐一纠正。手术采用跟腱外侧直切口(图 110-6),沿跟骨外侧将突出的骨性组织充分切除,远端达跟骰关节,使腓骨长短肌松弛。

用撑开器暴露距下关节,切除软骨面,将取好的有三层皮质骨的三角形骨块挤压于撑开的关节间隙中(图 110-7),注意骨块放置应偏内侧,这样当加压时内侧形成支点跟骨将外翻。用空心钉导针从跟骨结节后和下方打入距骨体内,透视证实位置好后拧入合适长度的空心钉。将外侧切除的骨组织植于关节间隙处使之尽早愈合(图 110-8、图 110-9),逐层关闭伤口后加压包扎。

【术后治疗及并发症】

术后不用外固定,注意观察伤口情况,鼓励踝关节主动活动,6 周后 10~20kg 之部分负重,3 个月骨性融合后完全负重。

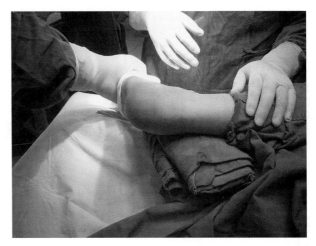

图 110-6 术中侧卧位,跟腱外侧入路

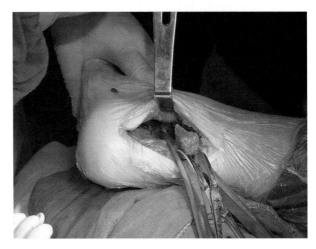

图 110-7 术中撑开距下关节并植入三角形骨块

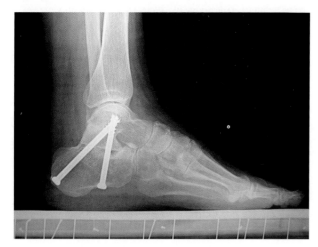

图 110-8　术后 1 年负重位侧位片

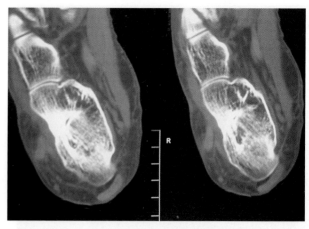

图 110-9　术后 CT 显示外侧壁平整，骨突切除彻底

（武　勇）

【推荐读物】

1. Nickisch F, Anderson R. Post-calcaneus fracture reconstruc-
tion. Foot Ankle Clin N Am,2006,11:85-103

2. Robinson JF,Murphy GA. Arthrodesis as salvage for calcane-
al malunions. Foot Ankle Clin N Am, 2002,7：107-120

病例 111　特殊类型的距骨骨折

【病例简介】

患者,女,16 岁。2005 年 11 月 29 日摔倒后致伤。伤后左踝内翻畸形、疼痛严重、活动受限。伤后急诊拍片并行闭合整复,为进一步治疗由急诊收入院。患者既往体健。入院后常规化验检查未见异常,拍摄左足正侧斜位片及左踝正位片,并行左后足双平面 CT 扫描(图 111-1 ~ 图 111-6)。

依据临床表现、X 线检查,诊断为距下关节脱位、距骨体骨折、距骨后侧突骨折、距骨头骨折(左)。

【手术指征的选择】

患者为年轻女性,距骨关节内骨折,累及距跟关节和距舟关节,关节面粉碎,移位及台阶较大,手术指征明确。没有绝对手术禁忌证。

【术前计划与手术技巧】

距骨后侧突骨折,累及距跟关节面和距舟关节面,手术切口宜选择后内侧入路(图 111-7),同时暴露距骨后方和距舟关节。术前 CT 示骨折粉碎,关节内碎块较多,术中重点在于恢复关节面,由于骨块较小,可能需要克氏针及细螺钉进行固定,术后需要石膏保护性制动。

于伤后 13 天手术。经后内侧入路切开复位内固定。弧形切口的中心位于内踝和跟腱之间,向前弧形切开至距舟关节。手术界面位于内侧的胫后肌腱、趾长屈肌腱,胫后动静脉、胫神经与外侧的踇长屈肌腱之间。在显露骨折端之前需要仔细游离神经血管束。小切口切开关节暴露骨折。使用 1.5mm 拉力螺钉及克氏针完成骨折块固定距骨后侧突。在切口远端显露距舟关节面后,撬起压缩的距骨头关节面,2 枚 1.5mm 螺钉固定,所有内固定物均位于骨面或关节面以下,保证不影响踝关节、距跟关节和距舟关节活动(图 111-8 ~ 图 111-13)。

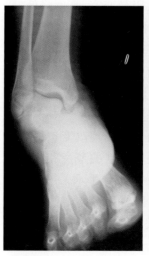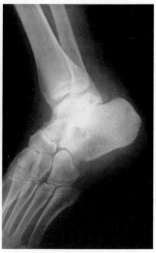

图 111-1　伤后踝关节正侧位 X 线片示距跟关节内侧脱位,距舟关节距骨侧高度降低,有旋转半脱位表现

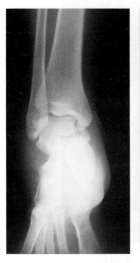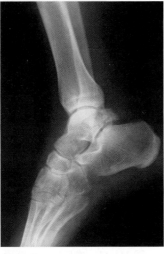

图 111-2 急诊闭合整复后踝关节正侧位 X 线片示距骨后侧多个骨折块,位置偏内,距舟关节关系正常

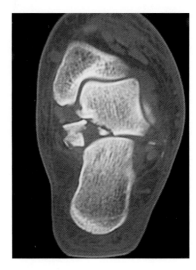

图 111-5 后足冠状面 CT 扫描示距骨后内侧骨折,距跟关节对合丧失,跟骨轻微内翻

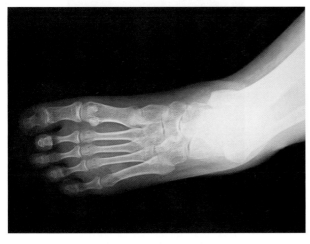

图 111-3 足正位 X 线片示距骨头关节面骨折

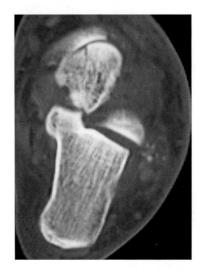

图 111-6 后足横断面 CT 扫描示距骨头劈裂骨折

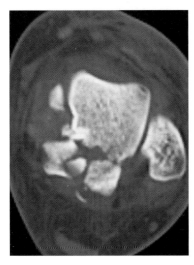

图 111-4 后足横断面 CT 扫描示距骨后侧突骨折,累及距骨体部

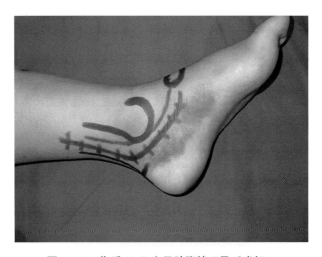

图 111-7 伤后 13 天患足肿胀情况及手术切口

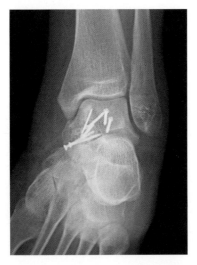

图 111-8　术后踝关节正位 X 线片

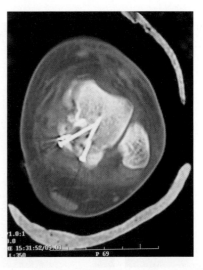

图 111-11　术后后足横断面 CT 扫描示克氏针螺钉固定情况

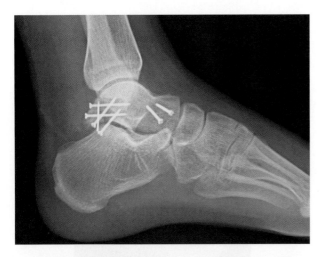

图 111-9　术后踝关节侧位 X 线片示多枚 1.5mm 螺钉及克氏针固定距骨

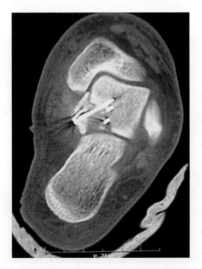

图 111-12　术后后足冠状面 CT 扫描示距跟关节内翻纠正

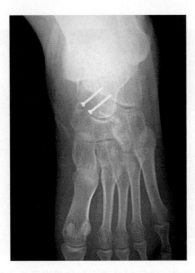

图 111-10　术后足正位 X 线片示距骨头骨折螺钉固定情况，距骨关节面台阶消失

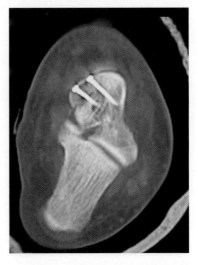

图 111-13　术后后足横断面 CT 扫描示距骨头关节面恢复

【术后治疗及并发症】

术后伤口愈合良好。术后 6 周开始部分负重。2 个月复查时踝关节活动良好,X 线片显示距骨后侧骨折线消失。术后 1 年复查距跟关节内外翻角度同健侧,X 线片示距下关节间隙良好,没有关节炎表现。

【讨论与思考】

1. 距下关节脱位通常都伴有距舟关节脱位,从损伤机制上讲,通常意义上的距下关节内侧脱位都是以载距突为支点,首先出现距舟关节脱位,当跟骨也发生内移时,会造成距跟关节脱位。但该患者没有明显的距舟关节脱位表现,究其原因可能是因为距骨体后侧骨折后,后侧稳定性及关节连续性丧失,造成跟骨、舟骨及骰骨以距舟关节为轴的旋转(即整个足臼与距骨发生旋转),虽然距舟关节没有明显脱位,但侧位片可见距舟关节距骨侧关节面高度降低,说明有旋转半脱位。

2. 距骨后侧突由内外侧结节组成,二者之间是踇长屈肌腱沟。后距跟韧带和后距腓韧带都附着在外侧结节上。内侧结节较小,是三角韧带后 1/3 在距骨的附着点,其下方是分歧距跟韧带内侧支的附着点。两个结节的下表面共同组成距下关节顶部的后侧部分。距骨后侧突的整体骨折相当少见。外侧突骨折又称为“滑雪者骨折”,常见损伤机制是踝关节背伸和足固定旋前位时的内翻。后侧突骨折有两种可能损伤机制:一是暴力过度跖屈和内翻造成距骨后侧受压于胫骨后缘和跟骨后关节面背侧缘之间;另一种损伤是在过度背伸和内翻运动时由后距腓韧带牵拉造成的后侧突外侧结节的撕脱骨折。而内侧结节骨折是由旋前——背伸暴力引起后三角韧带附着点撕脱而造成的。

该患者是后内侧结节、后外侧结节均有骨折,而且累及构成距跟关节面后侧部分的距骨体。同时还伴有距跟关节脱位、距舟关节旋转半脱位和距骨头骨折。所以,推断其损伤机制可能是:踝关节跖屈位时,受到内翻暴力合并后侧挤压暴力;首先是距骨体后侧及距骨后侧突在垂直挤压暴力下发生骨折,之后由于后侧稳定性的丧失,在内翻暴力的作用下,发生足臼与距骨之间的旋转半脱位,在半脱位的同时,距骨头内侧受到挤压力,造成关节面的劈裂骨折。

(龚晓峰)

【推荐读物】

1. 荣国威,王承武. 骨折. 北京:人民卫生出版社,2004:1218-1220

2. Rockwood, Green. Fractures in Adults. 6th ed. Philadelphia:Lippincott Williams & Wilkins,2006:2249-2292

3. Hansen ST Jr. 功能性足踝重建外科. 王满宜,译. 北京:人民卫生出版社,2006:57-65

病例112　距骨体骨折

【病例简介】

患者,男,36 岁。2006 年 8 月因车祸致伤。伤后右踝关节肿胀,以内踝最为明显。足跖屈 30° 畸形,疼痛,活动受限。否认伤后意识丧失及胸腹痛病史。在外院石膏固定后,于伤后 3 天转来北京积水潭医院。患者既往体健,有乙酰螺旋霉素过敏史。入院后常规化验未见明显异常,拍摄踝关节正侧位片,并行距骨平行及垂直于距下关节面的 CT 片(图112-1 ~ 图112-3)。

依据临床表现,X 线检查,诊断为距骨体骨折(右,Sneppen V 型)。

【手术指征的选择】

患者为年轻男性,距骨体压缩粉碎性骨折,移位较大,有明确手术指征。从病史及检查方面,未见明显手术禁忌。

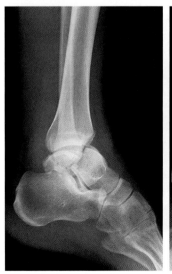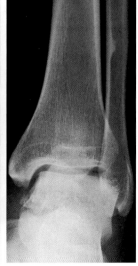

图 112-1　踝关节正侧位片示距骨体冠状面及矢状面粉碎压缩骨折

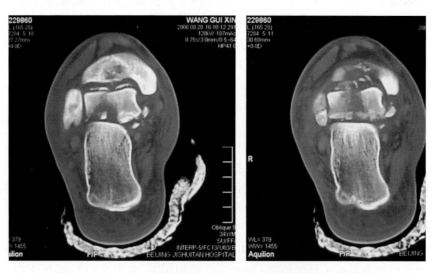

图 112-2　CT 示垂直于距下关节面扫描，距骨体矢状面粉碎骨折

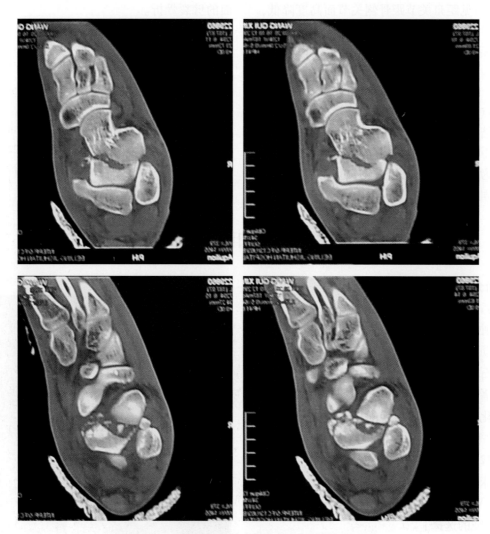

图 112-3　平行于距下关节面扫描，距骨体粉碎骨折

【术前计划与手术技巧】

Sneppen 等将距骨体骨折分为 5 型,其中第 V 型为距骨体的压缩粉碎性骨折。该型骨折的缺血坏死率可高达 50% 左右。V 型患者最常采用的手术入路,包括内踝截骨的踝关节前内侧入路;本例距骨侧位(图 112-1)示距骨体冠状面骨折,垂直于距下关节面的 CT(图 112-2)示合并距骨体矢状面粉碎性骨折,故应准备术中加用前外侧入路。距骨侧位还显示距骨体压缩明显,应准备髂骨自体骨植骨。术中应尽量保留距骨血运,特别是保护三角韧带在距骨颈内侧的附着部。恢复距骨滑车关节面的解剖复位。

伤后 8 天手术。连硬外麻腹卧位。踝关节前内侧入路(图 112-4),于内踝截骨前应先暴露并保护紧贴内踝后方的胫后肌腱。本例手术中于内踝内侧误伤胫后肌腱之内侧 1/3,系因漏诊极为罕见的"胫后肌腱滑脱"所致。将截骨后的内踝翻向后下方,既可保护三角韧带内的血运,又可很好地显露距骨滑车的顶面及内侧面(图 112-5)。术中不应满足于距骨内侧关节面的复位(图 112-6),本例按计划加用外踝前外侧纵切口(图 112-7),复位明显移位的距骨体外侧骨折块后,用 3 枚 Φ4.0mm 的空心钛钉从内、外侧入路固定距骨体(图 112-8、图 112-9)。复位内踝,用 2 枚 Φ4.0mm 的半螺纹钛钉固定。修补胫后肌腱后将其复位,修补踝管。

【术后治疗及并发症】

术后切口愈合良好,未发生感染。术后短腿石膏后托固定足于中立位 4 周,3 个月后完全负重。踝关节活动度:跖屈 20°,背伸 20°,行走无疼痛。

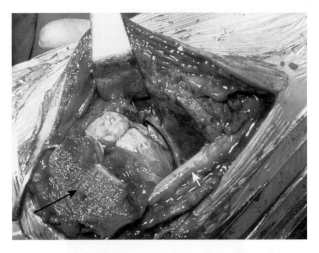

图 112-5　内踝截骨入路可显露距骨体顶部及内侧面,保护三角韧带(黑箭头为截骨翻转之内踝,白箭头为胫后肌腱)

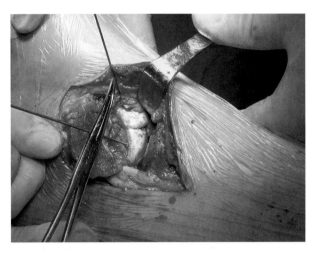

图 112-6　术中示距骨体内侧关节面已复位

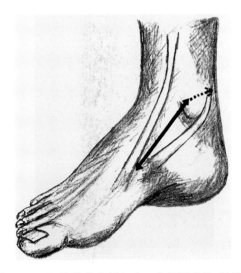

图 112-4　踝关节前内侧入路。走行于胫前、胫后肌之间,向近端行内踝截骨

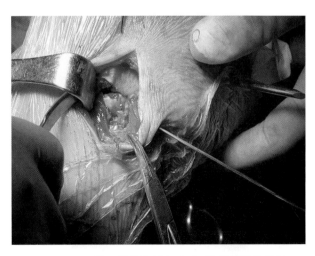

图 112-7　加用距骨前外侧入路后,发现距骨体外侧骨折块明显移位

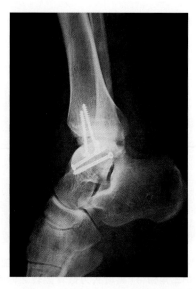

图 112-8 踝侧位 X 线片示距骨滑车关节面复位良好

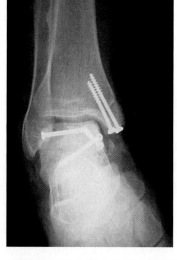

图 112-9 踝正位 X 线片示 3 枚空心钉分别从内外侧固定距骨体

（王　岩）

【推荐读物】

1. 荣国威,王承武. 骨折. 北京:人民卫生出版社,2004: 1218-1220

2. Rockwood, Green. Fractures in Adults. 6th ed. Philadelphia:Lippincott Williams & Wilkins,2006;2249-2292

3. Hansen ST Jr. 功能性足踝重建外科. 王满宜,译. 北京:人民卫生出版社,2006;57-65

病例 113　足舟骰骨骨折

【病例简介】

患者,男,18 岁。2005 年 8 月砸伤致右足肿胀疼痛 6 天入院。入院 6 天前因修建公路时不慎被石板砸伤右足背,于当地医院就诊,拍片,短腿石膏后托固定,后到北京积水潭医院就诊并入院治疗。既往体健。入院查体骨科情况:右足肿胀,皮肤青紫,足背散在皮肤擦伤,已结痂。足背舟骨、骰骨均可及压痛,远端足趾感觉运动好,血运好。拍摄足正侧斜位 X 线和 CT 检查(图 113-1 ~ 图 113-4)。

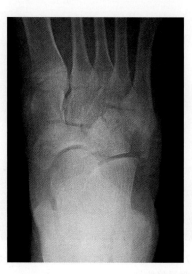

图 113-1　正位 X 线片显示骰骨骨折,外侧较碎

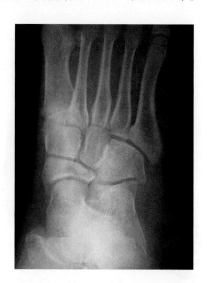

图 113-2　斜位 X 线片显示骰骨骨折

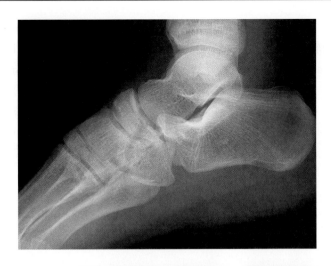

图 113-3　侧位 X 线片

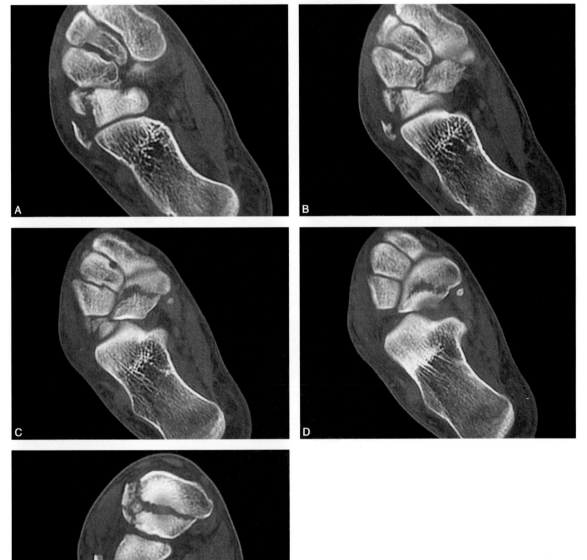

图 113-4　CT 显示骰骨和舟骨骨折,若无 CT 检查,舟骨骨折可能会漏诊

【手术指征的选择】

骰骨骨折,累及关节面,移位大,外侧较碎,存在外侧柱短缩趋势。舟骨骨折为 Sangeorzan Ⅱ 型舟骨体部骨折,移位>2mm,应考虑手术治疗。

【术前计划与手术技巧】

应在软组织消肿后,皮肤张力降低的情况下进行手术。骰骨骨折外侧较碎,需准备外固定架,便于复位或维持复位,维持外侧柱长度。骨折切开复位,克氏针或螺钉固定,可能需要植骨。舟骨骨折骨块较完整,可以螺钉固定,因骨折块为内外分布,拟采用背侧切口,便于显露。

因为肿胀和皮肤擦伤的原因,伤后 16 天手术。腰麻,平卧位。舟骨骨折采用背侧切口(图 113-5),足背动脉和伸趾肌腱间进入,螺钉固定,可靠。骰骨骨折采用外侧切口(图 113-6),在腓肠神经腓骨肌腱的背侧,伸趾短肌的跖侧,进入显露,采用外固定架(跟骨,第 5 跖骨)撑开,复位后用螺钉加垫片固定,稳定性差,外固定架留置(图 113-7、图 113-8)。

【术后治疗及并发症】

常规抗感染治疗和针道护理。外固定架固定 8 周至骨折初步愈合后,取下外固定架,逐步增加负重,开始练习行走。

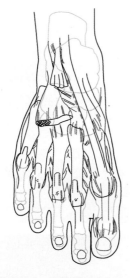

图 113-5　舟骨骨折背侧入路

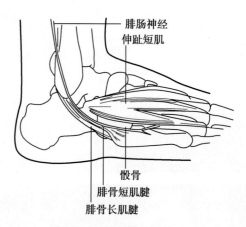

图 113-6　骰骨骨折手术入路

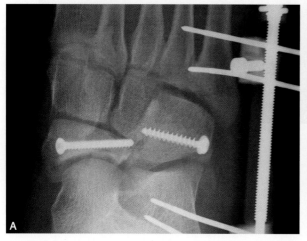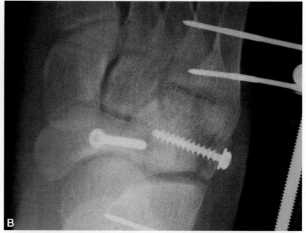

图 113-7　术后斜位(A)、正位(B)X 线片显示复位好,内侧柱无短缩,但舟骨固定螺钉稍长

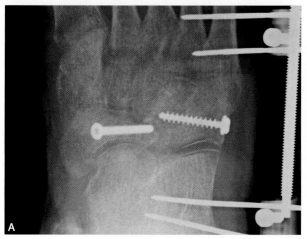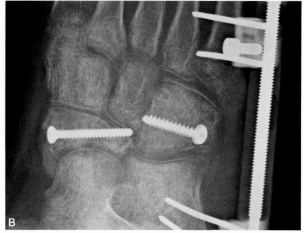

图113-8　术后8周正位(A),斜位(B)X线片显示骨折愈合

（刘　俊）

【推荐读物】

1. Rockwood, Green. Fractures in Adults. 6th ed. Philadelphia：Lippincott Williams & Wilkins,2006:2249-2292

2. Sangeorzan BJ, Benirschke SK, Mosca V, et al. Displaced intra-articular fractures of the tarsal navicular. J Bone Joint Surg,1989,71A:1504-1510

3. Sarrafian S. Anatomy of the foot and ankle. 2nd ed. Philadel-phia：JB Lippincott, 1993

4. Miller C, Winter W, Bucknell A, et al. Injuries to the mid-tarsal joint and lesser tarsal bones. J Am Acad Orthop Surg, 1998,6(4):249-258

5. Hermel M, Gershon-Cohen J. The nutcracker fracture of the cuboid by indirect violence. Radiology,1953,60:850-856

6. Dewar F, Evans D. Occult fracture-subluxation of the midtar-sal joint. J Bone Joint Surg,1968,50B(2):386-388

病例114　足舟骨骨折

【病例简介】

患者,女,33岁。2005年6月25日扭伤致右足肿胀、疼痛、功能受限,急诊入院。否认过敏史及既往疾病史。查体右足肿胀淤血,无开放伤口,无皮肤潜行剥脱,软组织肿胀严重,张力不高,远端足趾感觉运动正常,毛细血管反应正常,无背伸痛。入院后常规化验检查正常,拍摄右足正、侧、斜位X线片(图114-1),并行CT检查。

依据临床表现、X线检查,诊断为舟骨骨折(右)。

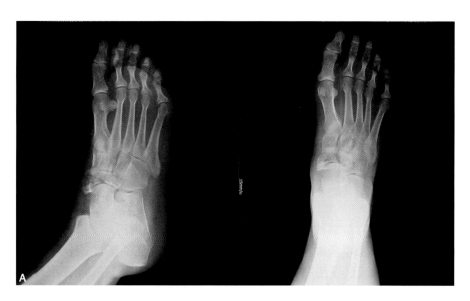

365

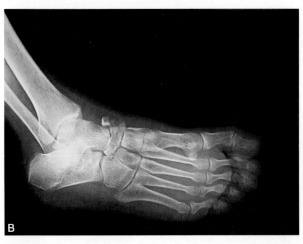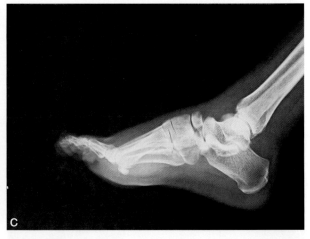

图 114-1　术前 X 线检查显示足舟骨骨折脱位

【手术指征的选择】

足舟骨骨折的手术适应证：

1. 结节骨折（图 114-2）　胫后肌腱止于舟骨结节,强力外翻会导致结节骨折,要注意区别骨折与副舟骨。这些骨折石膏或弹力绷带制动 4~6 周,足处于内翻或中立位,有时会使无症状的纤维愈合,如骨折块较大则需手术内固定,持续有症状则需行骨块切除,胫后肌前移。

2. 背侧边缘骨折（图 114-3）　强力跖屈导致背侧距舟韧带张力增加,造成舟骨撕脱骨折。治疗根据症状,推荐 3~4 周的制动。如果背侧碎片有关节面,20%~25% 或更大,建议切开复位内固定（这种骨折被分为Ⅰ型体部骨折）。有症状的碎片应被切除。

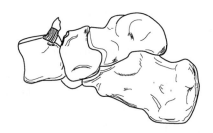

图 114-3　背侧边缘骨折

3. 体部骨折（图 114-4）　无移位的体部骨折可用石膏制动 6~8 周。有移位且闭合无法复位的建议手术治疗。

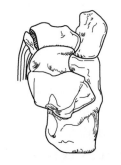

图 114-2　舟骨结节骨折

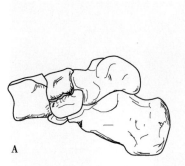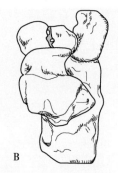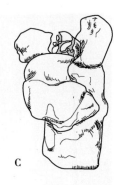

A　　　　　　　　　B　　　　　　　　　C

图 114-4　舟骨体部骨折

4. 应力骨折　如果骨折在移位前被拍片诊断,最初的治疗为短腿石膏制动 8 周,不负重。

如果制动未获得骨折愈合或已发生移位,骨折需植骨加螺钉内固定,这需在制动 8 周后进行。

患者为年轻女性,舟骨体部粉碎骨折,Sangeorzan Ⅲ型,骨折移位,涉及距舟、楔舟关节,足内侧柱短缩,有明确手术指征。从病史和检查方面,未见明显手术禁忌。

【术前计划与手术技巧】

因患者来院时已明显肿胀,故首先消肿治疗,制动,冷敷,改善循环(药物及足底泵),抬高患肢,观察肿胀逐渐消退,出现皮纹时为最佳手术时机。一般为 7～10 天。

除外足的其他合并损伤。

考虑骨折虽然较碎,但是根据影像学资料存在几个较大的骨块,关节面损伤不重,可以重建,故决定行切开复位内固定。为纠正足内侧柱短缩,准备外架和植骨。

一型骨折可以直接复位,螺钉固定。二型骨折内侧柱变短,舟骨内侧向近端移位,复位骨折首先要恢复内侧柱的长度,可用小的外固定器置于距骨和第 1 跖骨,帮助复位。复位后,如骨块够大,则直接固定于舟骨外侧块,若太小,则用螺钉固定于第 2、3楔骨,愈合后取出,也可以使用克氏针。三型骨折的固定参照二型。

本例患者伤后 11 天手术。腰麻,平卧位。足背背侧入路(图 114-5)。首先于距骨、内侧楔骨置入外固定架,撑开恢复内侧柱长度(图 114-6),此时骨折复位相对简单,以恢复关节面及轮廓为主,克氏针固定,缺损不大,故未植骨。复位满意(图 114-7)。

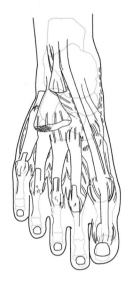

图 114-5　手术入路

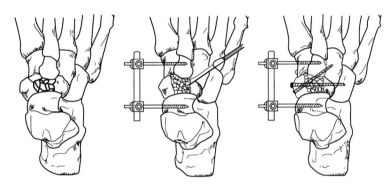

图 114-6　手术示意图

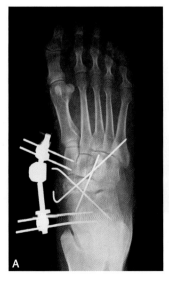

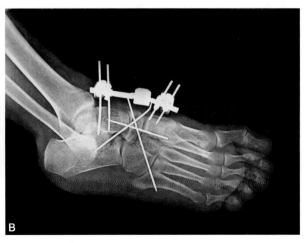

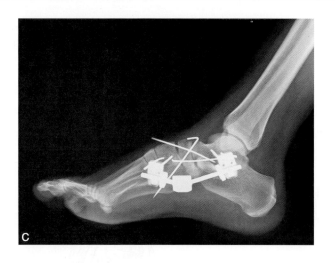

图 114-7　术后 X 线片显示足舟骨骨折复位固定满意,外固定架维持足内侧柱长度

【术后治疗及并发症】

常规消肿抗感染治疗,固定物一般于术后 8 周,负重活动之前取出。常见术后并发症有:舟骨缺血坏死、创伤性关节炎、内侧柱变短以及将会出现足内收畸形。

（刘　俊）

【推荐读物】

1. Rockwood, Green. Fractures in Adults. 6th ed. Philadelphia: Lippincott Williams & Wilkins,2006:2335-2370

2. Hansen ST Jr. 功能性足踝重建外科. 王满宜,译. 北京:人民卫生出版社,2006:253-266

病例 115　Chopart 损伤

【病例简介】

患者,男,27 岁。主因车祸致右小腿、足部畸形、功能障碍伴右内踝疼痛 6 天入院。6 天前患者被汽车撞伤右小腿后,出现右小腿、足部畸形,不能负重,伴右内踝疼痛,于外院诊断右下肢多发创伤行跟骨结节牵引治疗,为进一步治疗来北京积水潭医院。

既往史:糖尿病史多年,未进行正规治疗。

查体:全身一般状况良好,查体未见异常。专科情况:右小腿中段畸形、反常活动、骨擦感。足踝部肿胀,内踝、舟骨、跟骰关节水平压痛。右足趾末梢毛细血管充盈良好。

X 线(图 115-1):右胫骨干中段横断骨折,右足舟骨半脱位,跟骨前突骨折。

CT(图 115-2):右内踝骨折,无移位。

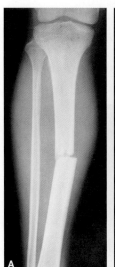
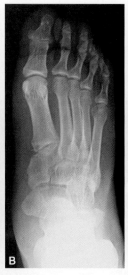
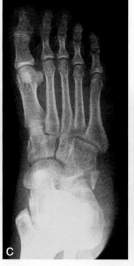
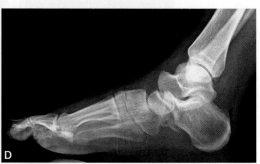

图 115-1

A. (外院拍)胫骨干中段横断骨折;B. (足正位)、C. (足斜位)跟骨前突骨折,累及跟骰关节面,骨折块面积>关节面的 25%,足外侧柱短缩,中足、前足外翻。距骨头、足舟骨重叠;D. (足侧位)足舟骨向足底半脱位,跟骨前突骨折块占关节面1/2

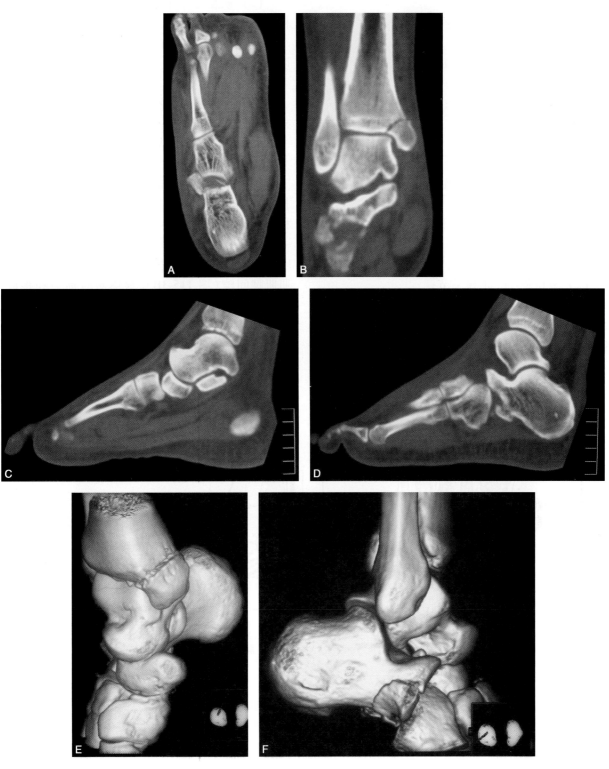

图 115-2

A.（足水平 CT）跟骨前突骨折，足外侧柱短缩。B.（冠状位 CT）内踝骨折，无移位。C、D.（矢状位 CT）跟骨前突骨折，骨块位于足底侧，伴跟骰关节半脱位；足舟骨向足底半脱位，距-舟、舟-楔关节对合不良。E、F.（足踝 3D 重建）显示足内外侧柱

诊断：

1. 多发骨折

（1）胫骨干骨折（右,中段,横断）；

（2）内踝骨折（右）；

（3）足 Chopart 损伤（右）；

（4）足舟骨半脱位（右）；

（5）跟骨前突骨折（右）；

（6）跟骰关节半脱位（右）。

2. 糖尿病

术前准备：

（1）确诊糖尿病并控制血糖；

（2）常规术前检查；

（3）右下肢临时制动、消肿。

手术指征：

（1）同一肢体多发骨折；

（2）复位距-舟、舟-楔关节；

（3）跟骨前突骨折,累及跟骰关节面,骨折块面积>关节面的 25%,伴随跟骰关节半脱位和足外侧柱短缩。

手术目的：

（1）复位并固定胫骨干、内踝骨折；

（2）恢复舟骨和邻近骨的相对位置,恢复内侧柱的长度和稳定性；

（3）复位跟骨前突骨折块,恢复外侧柱的长度、跟骰关节对合和关节面的平整。

手术设计：

（1）手术顺序：胫骨干→内踝→足内侧柱→足外侧柱,必要时足内外侧同时复位。

（2）胫骨干闭合复位带锁髓内针固定,内踝切开复位加压螺钉固定。

（3）舟骨复位固定：背侧入路（图 115-3A,伸拇长肌腱-伸趾长肌腱间隙）,复位后透视证实满意后根据距-舟、舟-楔关节的稳定程度决定克氏针固定一个或两个关节。

（4）跟骨前突骨折复位固定：经伸趾短肌-腓骨肌肌腱间隙（图 115-3B）,显露跟骨前突和跟骰关节,复位骨折块,恢复关节面平整,必要时植入人工骨支撑以恢复外侧柱长度,螺钉或克氏针固定骨折。如果仍存在跟骰关节半脱位或不稳定,可用克氏针经皮跨跟骰关节固定。

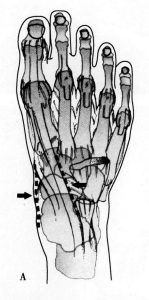
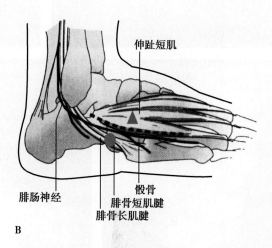

图 115-3

A. 舟骨入路,背侧入路（←）：伸拇长肌腱-伸趾长肌腱间隙；内侧入路（→）：胫前肌腱-胫后肌腱间隙。B. 跟骨前突入路,经伸趾短肌（▲）-腓骨肌肌腱（●）间隙

手术过程：伤后 14 天手术。

（1）胫骨干闭合复位带锁髓内针固定,内踝切开复位加压螺钉固定。

（2）足背侧切口（图 115-4A）,经伸拇长肌腱-伸趾长肌腱间隙显露距-舟关节（图 115-4B）,复位后Φ2.0mm 克氏针临时固定并透视（图 115-4C～E）证实复位满意,2 根交叉 Φ2.0mm 克氏针固定距-舟关节,

1 根Φ2.0mm 克氏针固定距-舟-楔关节（图 115-4F）。

（3）外侧切口（图 115-4G）,经伸趾短肌-腓骨肌肌腱间隙（图 115-4H）,显露跟骨前突和跟骰关节（图 115-4I）,拉开骨折块,见有骨缺损,伴小块游离软骨面（图 115-4J）,人工骨填充缺损,恢复外侧柱长度（图 115-4K）,复位骨折块,恢复关节面平整,自足外侧缘单做切口,Φ4.0mm 半螺纹螺钉加压固定

骨折块(图115-4L)。

(4)术中透视确认复位、固定达到术前的计划

(图115-4M～O),缝合切口,克氏针剪短,针尾留在皮外(图115-4P、Q)。

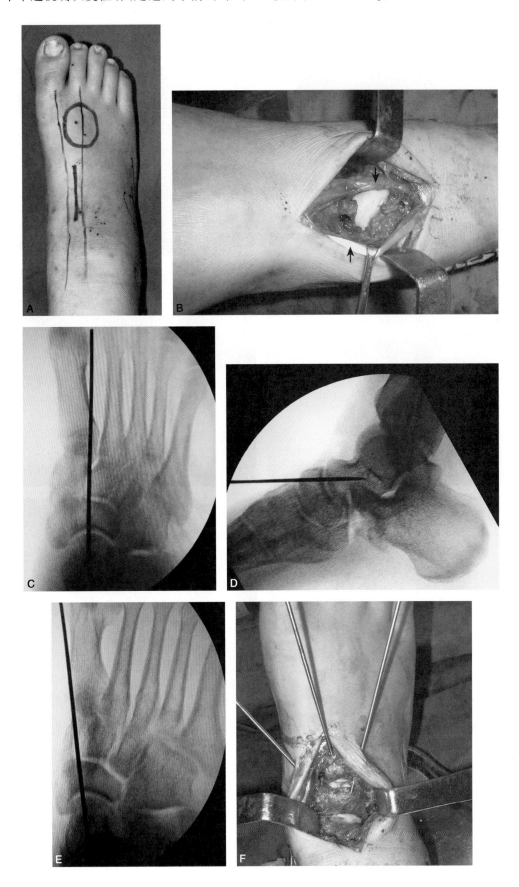

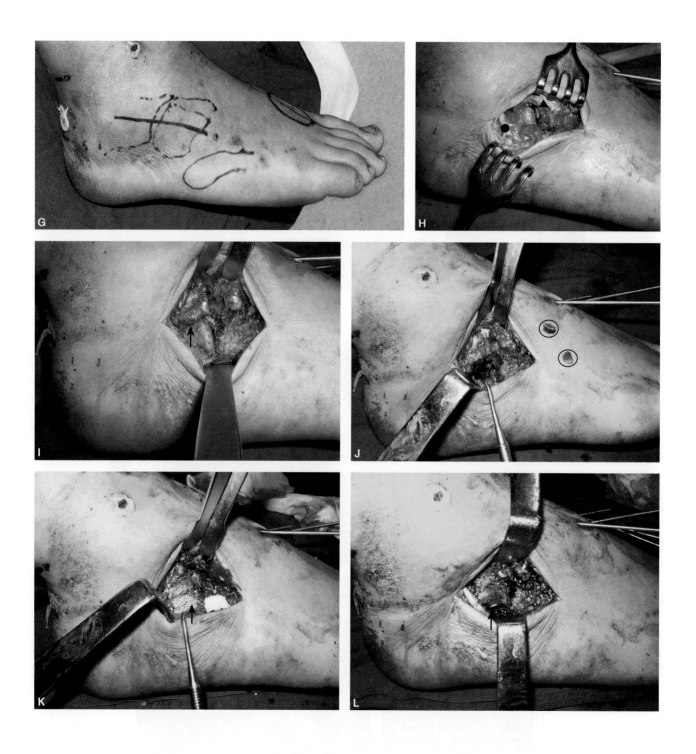

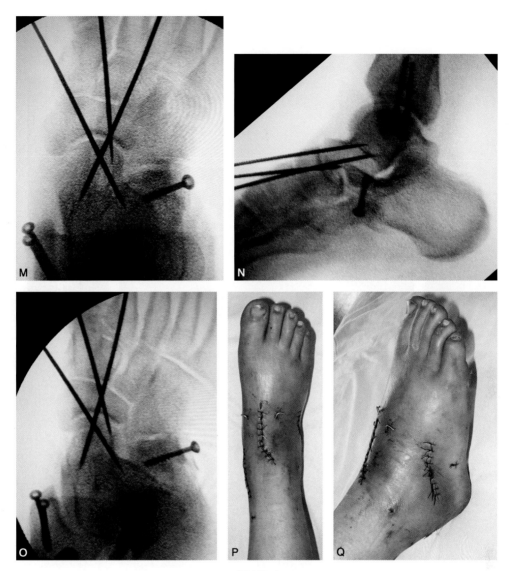

图 115-4

A. 舟骨背侧切口；B. 伸踇长肌腱(↑)-伸趾长肌腱、足背 AV、腓深 N(↓)间隙；C ~ E. 复位后 Φ2.0mm 克氏针临时固定,透视证实距-舟-楔关节复位满意；F. 2 根交叉 Φ2.0mm 克氏针固定距-舟关节,1 根 Φ2.0mm 克氏针固定距-舟-楔关节；G. 外侧切口；H. 经伸趾短肌(▲)-腓骨肌肌腱(●)间隙；I. 显露跟骰关节和骨折线(↑)；J. 折端有小块游离软骨面(O),伴骨缺损(●)；K. 骨缺损植入人工骨(↑)；L. 复位骨块,Φ4.0mm 半螺纹螺钉(↑)加压固定骨折块；M、N. 术中足正、侧、斜位透视确认解剖复位,内固定物长度、位置合适；O. 术中足正、侧、斜位透视确认解剖复位,内固定物长度、位置合适；P、Q. 手术切口和外露的克氏针针尾

术后治疗：

(1) 控制血糖,患肢免负重,膝、踝、足功能训练。

(2) 术后平片(图 115-5A ~ D),CT(图 115-5E ~ H)。

术后 6 周,取克氏针后拍片(图 115-5I ~ K),足部骨折愈合,未见脱位复发。

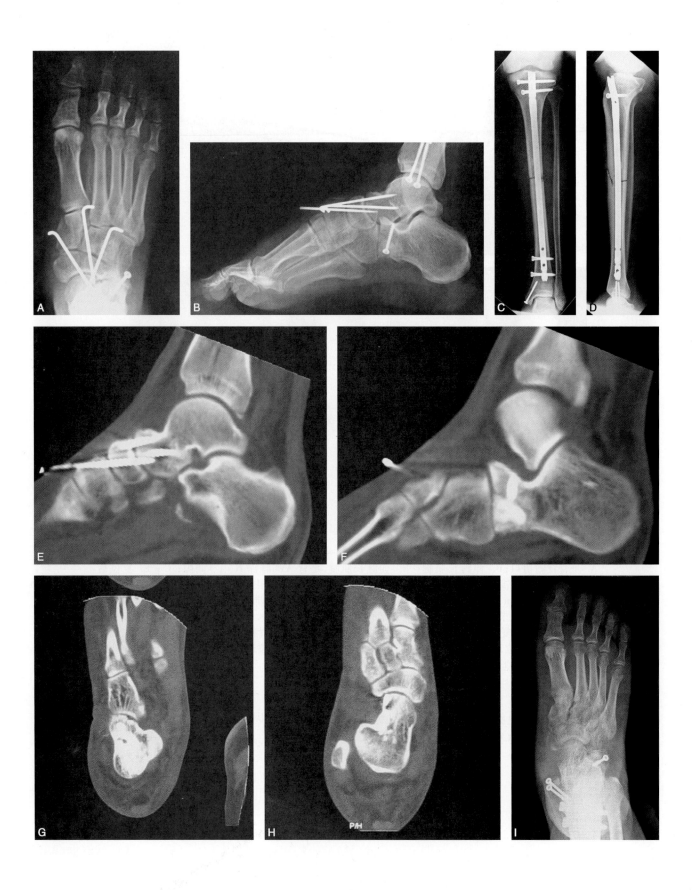

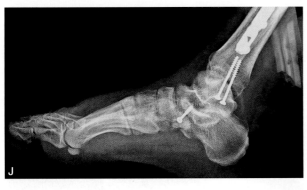
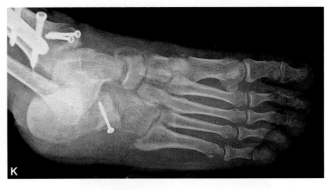

图 115-5

A、B. 术后足正侧位；C、D. 术后小腿正侧位；E、F. 术后足矢状位 CT,距-舟-楔关节、跟骰关节解剖复位；G、H. 术后足水平位 CT,跟骰关节、距-舟-楔关节解剖复位；I~K. 术后 6 周,取克氏针后拍片,足部骨折愈合,未见脱位复发

（滕　星）

【推荐读物】

1. 荣国威,王承武. 骨折. 北京:人民卫生出版社,2004:1234-1240

2. Rockwood, Green. Fractures in Adults. 6th ed. Philadelphia:Lippincott Williams & Wilkins,2006. 2337-2369

3. Hansen ST Jr. 功能性足踝重建外科. 王满宜,译. 北京:人民卫生出版社,2006:253-263

病例 116　外固定架闭合纠正马蹄足畸形

【病例简介】

患者,女,23 岁。主因右小腿外伤后足下垂畸形,活动障碍 4 年半就诊。患者 4 年半前车祸致伤右小腿,于当地医院诊为右胫腓骨开放性骨折,先后行清创、骨折切开复位内固定、石膏外固定。3 个月后下地行走,足跟不能着地,并逐渐加重,出现马蹄内翻足畸形。患者既往体健。查体:患者跛行,右足跟不能着地。小腿下段后内方有一贴骨瘢痕,右足下垂内翻畸形,小腿及足无压痛、叩击痛和异常活动。踝关节活动范围右侧跖屈 30°~40°,左侧为背伸 20°,跖屈 40°。足背动脉双侧搏动可及。拍摄了足前后位片和侧位片(图 116-1)和站立位踝关节侧位片(图 116-2)。

【手术指征的选择】

患者为青年女性,马蹄足跖屈内翻畸形(图 116-3、图 116-4),为恢复踝关节正常功能,早日开始功能锻炼,手术指征明确。从病史及检查方面,未见明显手术禁忌证。

【术前计划与手术技巧】

采用 Ilizarov 外固定架可以进行对马蹄足畸形循序渐进的矫形。采用一个环形外固定架固定在胫骨上,然后将一个椭圆形外架固定在患足同一平面。前方用一根带螺纹的金属杆把椭圆形外架和 Ilizarov 外架相连,后内侧和后外侧各用一根带螺纹的金属杆相连。通过旋转金属杆上的螺母来实现前方提拉椭圆形外架,后方推开椭圆形外架,每天分 4 次,每次旋转螺母 90°。一般 2~3 个月可以纠正马蹄足畸形。

椎管内联合麻醉。患者仰卧位,先用一个双环形的 Ilizarov 外固定架套在小腿上(图 116-5),采用 2 根 2.0 克氏针穿过胫骨。在穿针时注意先将针穿过软组织直接顶在胫骨上,再用钻钻透两层皮质,然后用锤子击打克氏针从对侧皮肤穿出。这样可以保护软组织,防止旋转的克氏针损伤神经和血管。用

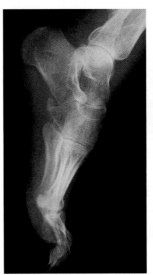
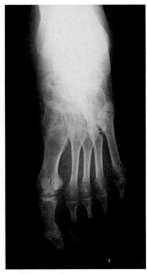

图 116-1　术前足前后位片和侧位片

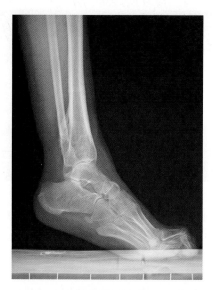

图 116-2　术前患肢站立位侧位 X 线片

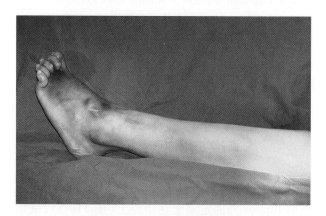

图 116-3　术前马蹄足跖屈畸形

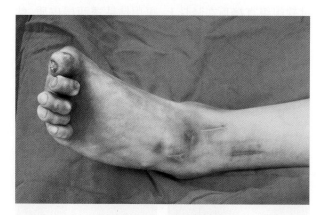

图 116-4　术前足内翻畸形

拉铆器给克氏针加压后拧紧螺母固定。将一个椭圆形外架固定在患足同一平面，后方用 2 根克氏针交叉穿过跟骨（图 116-6），前方用 1 根克氏针尽可能多地穿过 5 根跖骨。为了纠正内翻畸形，采用一根带橄榄形突起的克氏针（图 116-7），将橄榄形突起顶在第 1 跖骨的内侧缘，然后用拉铆器加压来使足

外翻（图 116-8）。前方用一根带螺纹的金属杆把椭圆形外架和 Ilizarov 外架相连，后内侧和后外侧各用一根带螺纹的金属杆相连（图 116-9）。拧紧各个螺母，手术结束。

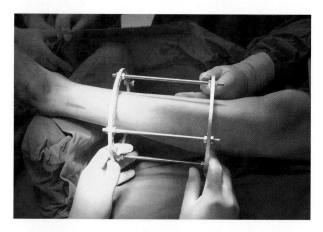

图 116-5　把 Ilizarov 外架套在小腿上，注意小腿在双环的中央

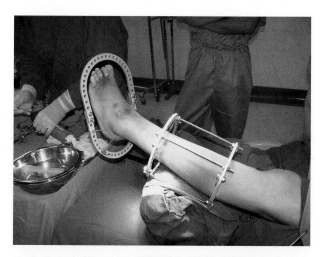

图 116-6　跟骨用 2 根交叉克氏针固定

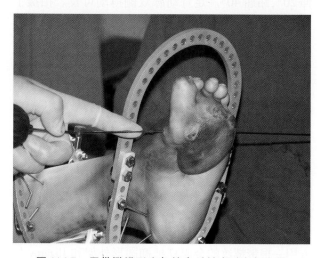

图 116-7　用带橄榄形突起的克氏针穿过多根跖骨

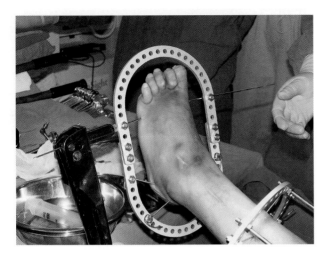

图 116-8 用拉铆器纠正足内翻畸形

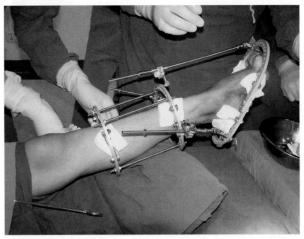

图 116-9 安装 3 根带螺纹的金属杆,前方、后内、后位各一根

【术后治疗及并发症】

本手术创伤很小,患者术后康复良好,未发生感染。未出现并发症。

【讨论与思考】

本手术通过外固定架逐渐矫正足下垂畸形,创伤很小,对单纯由于软组织挛缩造成的畸形,有确实可靠的疗效。畸形矫正后,外固定架继续原位固定2~4 周,以防止畸形复发。患者可带架负重行走。

畸形矫正后,踝关节活动范围恢复有限。

(杨胜松)

【推荐读物】

1. 荣国威,王承武. 骨折. 北京:人民卫生出版社,2004:98-133

2. Rockwood, Green. Fractures in Adults. 6th ed. Philadelphia: Lippincott Williams & Wilkins,2006:257-296

病例 117 Chopart 关节损伤的治疗

【病例简介】

患者,男,37 岁。车祸伤致右足疼痛、肿胀。查体示右足肿胀,中足畸形(图 117-1)。正位 X 线(图 117-2、图 117-3)示 syma line 紊乱,侧位 X 线示距舟关节脱位。CT(图 117-4)示舟骨骨折粉碎,关节面压缩,距骨头嵌入舟骨体内。诊断为 Chopart 关节骨折脱位。

【术前计划与手术技巧】

急诊行切开复位,取足的背内侧切口,复位距舟关节正常对合,在距骨体,内侧楔骨和第 1 跖骨各打入 1 枚外固定针,以外固定架维持内侧柱长度。复位足舟骨骨折,抬起压缩的舟骨关节面,缺损处取髂骨植骨,舟骨骨折以 1 枚空心钉固定,因距舟关节不稳定,故以 1 枚克氏针贯穿固定距舟关节,针尾留在皮外(图 117-5、图 117-6)。在 4 周时拔出克氏针,拆除外固定架。

【讨论与思考】

Chopart 关节包括距舟关节和跟骰关节,这两个关节是联动关节,与距下关节一起完成足的内外翻动作。Chopart 关节损伤的治疗目标应该是恢复足内侧柱及外侧柱的长度,恢复关节正常对位,尽量保证关节面的完整性并充分固定。由于距舟关节脱位时,距骨头常常嵌压在舟骨体内,而且前足难以把持,所以手法复位不容易成功,往往需要切开复位,用外固定架维持关节的对位及内侧柱的长度。对足舟骨或骰骨,跟骨骨折移位明显的患者,需行有限切开复位,用较小的内固定物如克氏针或空心钉固定骨折。当足舟骨粉碎合并骨缺损造成距舟关节面塌陷时,需切开复位,取髂骨植骨,尽量恢复距舟关节的正常对合。对合并外侧柱损伤的患者,则需优先解剖重建距舟关节,其次是复位跟骰关节,当骰骨压缩严重,外侧柱短缩时,可以进行植骨以恢复外侧柱长度,用外固定维持外侧柱的长度。对于复位后残留关节不稳定的患者,因 Chopart 关节为足的必要关节,所以最好用克氏针进行关节的短期固定,而尽量避免使用螺钉或钢板跨关节固定。

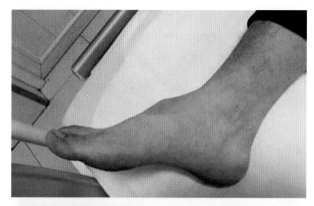

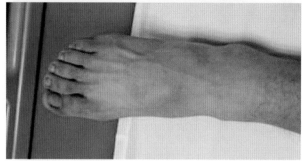

图 117-1　体位像,可见中足肿胀、畸形,足舟骨处有显著的突起

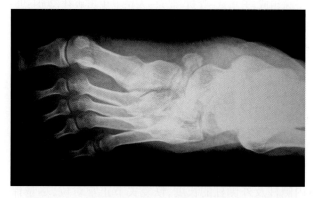

图 117-2　术前正位 X 线片,可见正常的 Chopart 关节曲线(syma line)紊乱,舟骨骨折

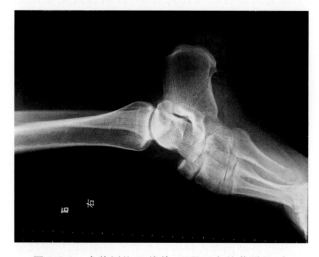

图 117-3　术前侧位 X 线片,可见距舟关节脱位,舟骨向背侧脱位,足弓塌陷

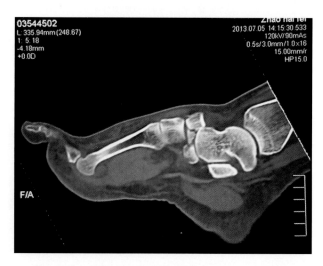

图 117-4　术前 CT,可见舟骨骨折粉碎,关节面塌陷,距舟关节脱位

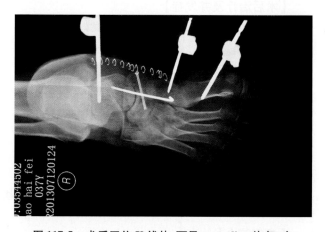

图 117-5　术后正位 X 线片,可见 syma line 恢复,舟骨骨折解剖复位,内侧柱长度恢复

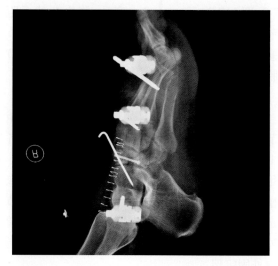

图 117-6　术后侧位 X 线片,可见距舟关节对合正常,足弓恢复

Chopart 关节损伤有特异的 X 线表现,需要注意 syma line 的连续性,避免漏诊。治疗上应注意恢复足内侧柱及外侧柱的长度,维持关节的正常对位。

(李绍良)

【推荐读物】

1. Schmitt JW,Werner CM,Ossendorf C,et al. Avulsion fracture of the dorsal talonavicular ligament:a subtle radiographic sign of possible Chopart joint dislocation. Foot Ankle Int,

2011,2(7):722-726

2. Richter M,Thermann H,Huefner T,et al. Chopart joint fracture-dislocation:initial open reduction provides better outcome than closed reduction. Foot Ankle Int,2004,25(5):340-348

3. Benirschke SK,Meinberg E,Anderson SA,et al. Fractures and dislocations of the midfoot:Lisfranc and Chopart injuries. J Bone Joint Surg Am,2012,94(14):1325-1337

4. Klaue K. Chopart fractures. Injury,2004,35 Suppl 2:SB64-70

病例118　陈旧踝关节半脱位合并同侧内翻畸形的陈旧胫骨干骨折

【病例介绍】

患者,男,43 岁。主因左小腿、踝关节骨折后 5 个月功能障碍来就诊。患者就诊前 5 个月车祸后导致左胫骨干和外踝的闭合骨折,受伤当天行"左外踝骨折切开复位钢板螺钉"固定,术后行长腿石膏前后托固定胫骨干骨折。术后 5 个月由于发现小腿畸形,伴踝关节负重时疼痛以致不能行走来就诊。既往:体健。查体:左侧小腿略有内翻,足相对小腿略向前移位。X 线片:胫骨干骨折线清晰,合并 12°内翻,胫距关节向前半脱位(图 118-1)。

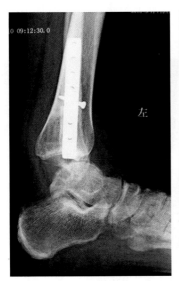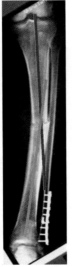

图 118-1　左:就诊时踝关节向前半脱位;右:胫骨干骨折合并 12°内翻成角

入院后在小腿外翻应力下拍双下肢全长正位像,测量胫骨干内翻角度为 6°,有所改善。CT 证实胫骨干未恢复皮质连续性,下胫腓关节脱位,外踝位于正常位置前方,外踝骨折愈合(图 118-2)。

诊断:①踝关节半脱位(左,陈旧);②下胫腓半

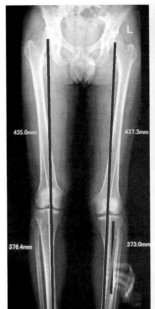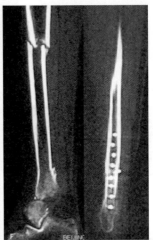
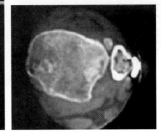

图 118-2　左:左小腿外翻应力下双下肢全长正位像,测量胫骨干内翻成角部分纠正(内翻成角 6°);右上:CT 证实胫骨干骨折线清晰,外踝骨折愈合;右下:下胫腓关节脱位,外踝位于正常位置前方

脱位(左,陈旧);③胫骨干骨折(左,陈旧);④外踝骨折愈合(左,内固定术后)。

【术前计划与手术技巧】

治疗首先需解决踝关节和下胫腓关节陈旧半脱位以及胫骨干陈旧骨折的复位。复位后的固定除了防止再移位和脱位外,如果能促进患者的骨折愈合和脱位软骨的修复,并且能够尽早完全负重行走,我们的治疗会更加完美。

手术过程:术中取出外踝的固定物后,于下胫腓水平近侧截骨(图 118-3A),清除下胫腓和胫距关节

379

内的瘢痕,复位胫距关节并固定踝关节和外踝截骨端(图118-3B)。胫骨通过4环的Ilizarov外固定架固定,通过橄榄针技术闭合复位内翻成角(图118-3C)。最后用足环固定足部并和小腿远端的外固定架相连,拔除固定踝关节的克氏针,下胫腓螺钉固定下胫腓关节。

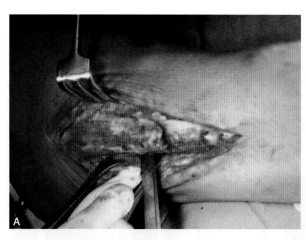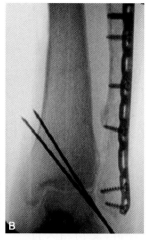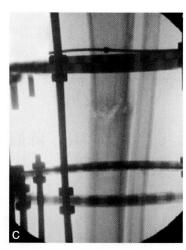

图118-3

A. 术中取出外踝的固定物后,于下胫腓水平近侧截骨;B. 复位下胫腓和胫距关节后,固定踝关节和外踝截骨端;C. 胫骨内翻成角通过橄榄针技术闭合复位

【术后治疗及并发症】

术后通过外固定架将踝关节以0.25mm,每6小时1次的速度将胫距关节逐渐牵开至负重相关节出现5mm间隙(图118-4A),同时对胫骨骨折端通过外固定架进行加压。术后鼓励患者逐渐完全负重。术后1个月患者能完全负重行走,术后3.5个月CT示下胫腓融合(图118-4B),拆除足部外固定架。术后8.5个月胫骨骨折愈合(图118-4C)并拆除小腿外固定架。术后19个月随访,患者踝关节主动跖屈背伸40°~0°,被动跖屈背伸50°~0°~20°,膝关节主动屈伸150°~0°,被动屈伸170°~0°,负重位胫距关节对合好,无踝关节退行性表现(图118-5)。

【讨论与思考】

本病例中踝关节半脱位的原因是下胫腓脱位,而术后未能及时给予治疗导致陈旧性损伤。踝关节复位并防止复发的关键是在术中要彻底清除正常下胫腓间隙和胫距间隙内的瘢痕。经腓骨截骨能同时显露上述两个关节,直视下复位。

处理陈旧的骨干骨折除了进行复位和固定外,需要辅以其他刺激成骨的措施。改善骨折局部的力学环境是促进成骨的有效措施之一。对折端的持续加压和施加循环往复的负荷是两种对骨折愈合有积极作用的力学因素。负重行走能使骨折端承受循环往复的轴向应力,外固定架对折端加压后再通过负重行走能使折端在加压的同时承受轴向的循环往复应力,能促进骨折愈合。本报道中的患者通过环形外固定架对陈旧的胫骨骨折施加持续的加压,同时术后1个月以后开始完全负重行走。通过改变力学环境,联合应用两种力学刺激原理使患者未经过植骨,在术后8.5个月时达到骨折愈合。

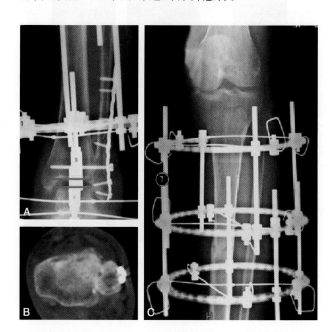

图118-4

A. 胫距关节逐渐牵开至负重相关节出现5mm间隙;B. 术后3.5个月CT示下胫腓融合;C. 术后8.5个月胫骨骨折愈合

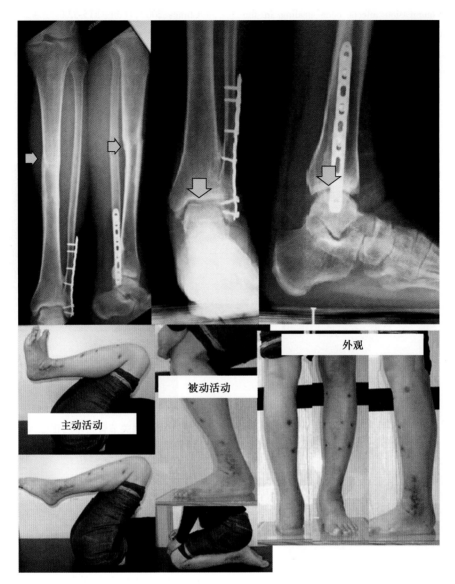

图 118-5　术后 19 个月随访,患者 X 线片示胫骨骨折愈合,负重位胫距关节对合好,无踝关节退行性表现。膝关节和踝关节功能及伤口瘢痕体位照

负重行走时,步态周期中摆动期至足跟着地期间踝关节内静水压的改变能促进关节液在关节内的流动,促进关节软骨的修复。但在负重过程中踝关节承受的轴向和剪式应力会干扰关节软骨的修复过程。关节牵开术,即通过应用外固定架使踝关节间隙逐渐牵开,在负重位 X 线片上牵开达 5mm 间隙,并且维持 12 周,在此期间允许患者负重行走。关节牵开术能使患者在避免负重时关节承受应力的基础上,利用步态周期促进关节滑液修复关节软骨,是踝关节骨性关节炎的治疗方法中继关节融合和关节置换术后的另一种选择。本例患者应用跨踝关节外固定架固定复位后的踝关节,随访 19 个月内成功地防止了脱位的复发和踝关节骨性关节炎的发生。

【总结】

1. 下肢骨折的复位应重视下肢整体力线的恢复,不应只考虑每一骨段的成角程度。

2. 对折端没有死骨存在的陈旧骨折,改善力学环境能有效促进骨折的愈合。

3. 术中判断下胫腓复位应综合评估踝关节正侧位 X 线片,胫距关节对合不良需排除下胫腓脱位。

4. 针对负重后的下肢脱位的患者,恢复关节骨性对位的同时,应积极治疗关节软骨的损伤,预防骨性关节炎的发生。

（滕　星）

【推荐读物】

1. Gardner MJ,van der Meulen MC,Demetrakopoulos D,et al. In

vivo cyclic axial compression affects bone healing in the mouse tibia. J Orthop Res,2006,24(8):1679-1686

2. Van Roermund P,Lafeber F,Marijnissen A. Joint distraction as an alternative for the treatment of osteoarthritis. Foot Ankle

Clinics,2002,7(3):515-527

3. Tellisi N,Fragomen AT,Kleinman D,et al. Joint preservation of the osteoarthritic ankle using distraction arthroplasty. Foot Ankle Int,2009,30(4):318-325

病例119　踝关节骨折的手术技巧

【病例简介】

从临床工作中存在的问题出发,我们经常可以看到某些复位固定很好的踝关节骨折术后的病例,原始损伤属于旋后外旋型骨折,手术难度不大,但手术后的 X 片常显示遗留有踝关节内侧间隙增宽(图119-1~图119-3)。

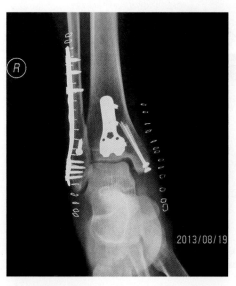

图119-1　踝关节骨折术后正位 X 线片,显示踝关节内侧间隙增宽

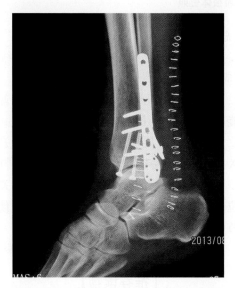

图119-2　踝关节骨折术后侧位 X 线片,显示胫距关节关系正常

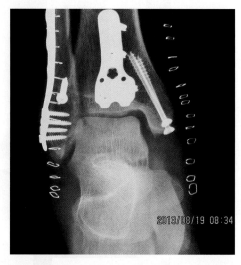

图119-3　踝关节骨折术后正位 X 线片,局部能够更清楚地显示增宽的踝关节内侧间隙

【手术指征的选择】

对于术后仍然遗留有踝关节内侧间隙增宽的病例,我们认为在手术治疗过程中存在有复位不足。

有观点认为手术中的确存在有复位不足,但可以在手术后通过内翻位 U 形石膏外固定来纠正这个不足。也有观点认为这个增宽的内侧间隙根本就是假象,是因为距骨的解剖形态是前宽后窄的,投照时如果踝关节处于跖屈位就会显示出踝关节内侧间隙变宽,建议投照时踝关节保持中立位,或许可以使内侧间隙显示正常,甚至建议拍摄对侧踝关节作为对照。更多的观点倾向于内侧间隙的增宽是外踝复位不良造成的,外踝存在一定程度上的在纵轴上的旋转畸形。

【术前计划与手术技巧】

我们认为手术后踝关节内侧间隙增宽确实是外踝复位不良造成的,外踝存在一定程度上的旋转畸形。但旋转轴并非纵轴,而是通过骨折面中心的矢状轴。即外踝在恢复长度的牵引复位过程中,外侧皮质骨对位是好的,如果此时存在纵轴上的旋转畸形,是比较容易被发现的。但外踝可能隐匿有向外侧的成角,即下胫腓关节水平的外踝内侧皮质骨有重叠,外踝的外翻角减小了,使得下胫腓关节的对应关系不匹配,下胫腓关节间隙增宽从而表现出踝关节内侧间隙增宽(图119-4)。这个增宽如果术前计划没有考虑到,就会被内固定物固定下来。

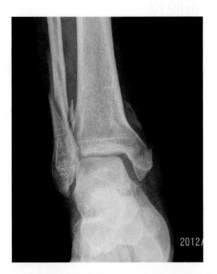

图119-4　外踝的外翻角减小了,使得下胫腓关节的对应关系不匹配,下胫腓关节间隙增宽从而表现出踝关节内侧间隙增宽

我们通过在下胫腓关节水平施加由外向内的应力,在保持外踝外侧皮质骨复位良好的同时消除内侧皮质骨的重叠,恢复外踝的外翻角度使下胫腓关节的对应关系恢复正常,踝关节的内侧间隙也同时得以改善(图119-5、图119-6)。

不改变其他条件,单纯在下胫腓关节水平施加一个由外向内的应力,在保持外踝长度和外侧皮质骨良好复位的前提下,消除外踝内侧皮质骨的重叠,

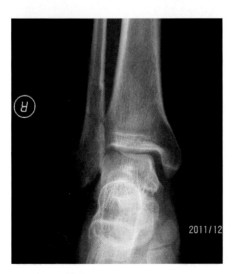

图119-5　施加由外向内的应力前的X线片
外踝的外侧皮质骨复位良好,内侧皮质骨有所重叠,外踝的外翻角减小,下胫腓关节的对应关系欠佳,从而表现出踝关节内侧间隙增宽

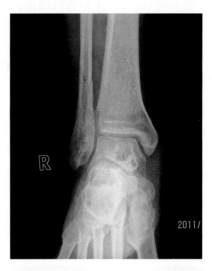

图119-6　施加由外向内的应力后的X线片

以胫骨的下胫腓切迹为模板,使下胫腓关节变匹配,外踝的外翻角度和踝关节的内侧间隙同时得以恢复正常。

【讨论与思考】

确实良好的复位能够有效地降低因为复位不良而导致的创伤性关节炎的发生概率,也改善了X线片的影像学参数。

如果外踝复位欠缺,对于骨质疏松的患者增加使用下胫腓螺钉固定,可以因为疏松的骨质固定强度差而产生骨质压缩切割变形。同样以胫骨的下胫腓切迹为模板,改善下胫腓关节的对应关系,使外踝的外翻角度和踝关节的内侧间隙得以恢复正常。但这样做势必增加了创伤、去除下胫腓螺钉的手术次数、医疗费用和下胫腓螺钉断裂的风险。而对于骨质并不疏松的青壮年患者,增加使用下胫腓螺钉的方法并不奏效。并且旋后外旋型骨折因胫腓骨骨间膜损伤相对较局限,本身应用下胫腓螺钉的手术指征也不强烈。对于没有内踝骨折而仅仅是内侧韧带损伤的病例此手术技巧也可作为参考。

距骨前宽后窄的解剖形态和下胫腓关节的开合在踝关节做跖屈背伸运动时是匹配适应的,不能以此解释外踝复位不良造成的踝关节内侧间隙增宽。如果在此时强行用下胫腓螺钉将下胫腓关节的宽度和开合运动固定下来,势必会增加患者的不适和影响踝关节康复训练的幅度。

如果普通的踝关节正位X线片就能清楚地显示出踝关节内侧间隙增宽,加拍内旋位X线片是没有意义的。如果普通的踝关节正位X线片没有显示出踝关节内侧间隙增宽,就有必要加拍内旋位X线片

加以验证,必要时可以做 CT 检查以确诊。内旋位 X
线片比正位 X 线片在观察踝关节内侧间隙增宽上更

有意义。

(安贵生)

病例 120　踝关节开放骨折脱位

【病例简介】

患者,女,62 岁。主因坠落致右踝流血畸形约 2 小时急诊就诊。体检可见踝关节外侧有约 6cm 横行开放性伤口,踝关节脱位,胫腓骨远端关节面外露,可见腓骨尖的骨性撕脱(图 120-1)。X 线可见距骨脱位到胫骨内侧,内踝有骨折,骨折线为纵向,内踝骨折块大(图 120-2)。诊断为右侧开放性踝关节骨折。

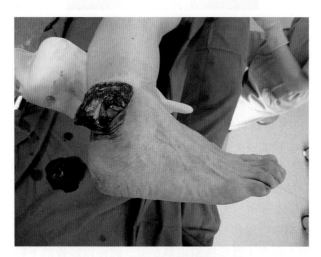

图 120-1　术前体位像

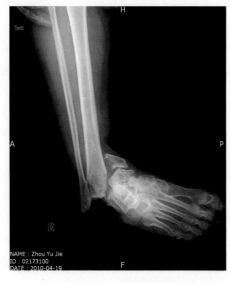

图 120-2　术前 X 线片

【手术指征的选择】

根据内踝骨折的特点,骨折线为纵行,内踝骨块大,同时伴有距骨向内侧脱位,这是 Lauge-Hansen 旋

后-内收型踝关节骨折的典型表现。旋后-内收型踝关节骨折是指受伤时踝关节处于旋后位,此时踝关节外侧的软组织受到张力、距骨内翻的暴力造成踝关节骨折的发生。Ⅰ度损伤为腓骨低位骨折(下胫腓以远),或者是踝关节外侧韧带复合体的损伤(本患者即为外侧韧带的损伤),Ⅱ度损伤为内踝的骨折。

在旋后-内收型踝关节骨折,要注意胫骨远端关节面内侧部位的压缩性损伤,这通常需要 CT 扫描才能发现(图 120-3)。此外 CT 扫描还显示了外踝尖端的撕脱骨折。

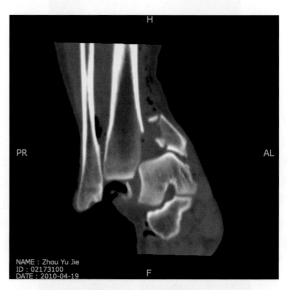

图 120-3　术前 CT

【术前计划与手术技巧】

对于该开放性踝关节骨折,急诊行清创,骨折切开复位内固定术。手术中注意内踝骨折的处理,对压缩的骨折块要注意复位和植骨支撑,对纵行的内踝骨折固定时要注意对抗骨块向近端移位的趋势,可以用横行的螺丝钉来达到这一目的,或者用抗滑钢板(如本例所示)。对外侧韧带复合体的撕脱骨折,用 2 枚锚钉进行了止点修复(图 120-4)。

【术后治疗及并发症】

患者伤口术后顺利愈合,未出现伤口感染。术后外固定制动 2 周后开始踝关节活动练习。术后 2 个月开始部分负重,3 个月完全负重。术后 3 年随访患者诉行走后右踝关节有轻度疼痛,检查患者无跛行,关节活动度背伸 10°,跖屈 30°。X 线片可见

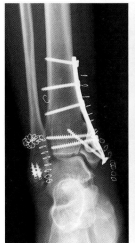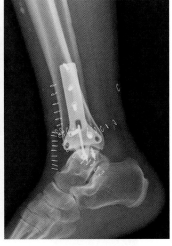

图 120-4 术后 X 线片

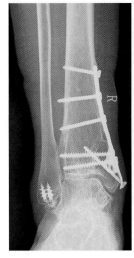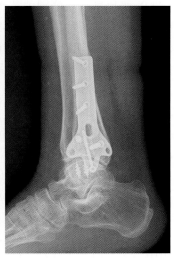

图 120-5 术后 3 年随访 X 线片

内踝骨折愈合,踝关节对位关系好,轻度关节间隙狭窄和软骨下骨硬化(图 120-5)。患者对临床功能恢复十分满意。

【讨论与思考】

Lauge-Hansen 分型旋后-内收型、AO 分型 A 型踝关节骨折是相对少见的骨折类型,由内翻暴力引起。该类型踝关节骨折内外踝损伤都有其特点,要注意认识和鉴别。手术治疗时要注意内踝的压缩性骨折,注意对内踝骨折块的支撑固定,以免发生治疗失败。

(杨明辉)

【推荐读物】

1. Browner BD,Jupiter JB,Levine AM,et al. Skeletal trauma:basic science,management,and reconstruction. 4th ed. Philadelphia:Sauders,2009:2515-2584

2. Bucholz RW,Heckman JD,Court-Brown CM,et al. Rockwood and Green's fractures in adults. 7th ed. Philadelphia:Lippincott Williams & Wilkins,2010:1975-2021

病例 121 漂浮体位切开复位内固定三踝骨折

【病例简介】

患者,男,47 岁。左踝摔伤后畸形、肿痛。急诊拍片发现左踝关节骨折脱位(图 121-1)。予手法整复,石膏制动(图 121-2)。

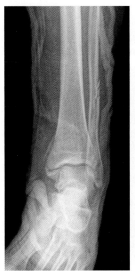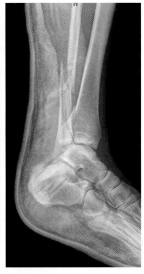

图 121-2 手法整复后踝关节正侧位 X 线片显示内、外、后踝均骨折

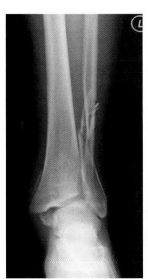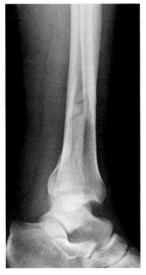

图 121-1 踝关节正侧位 X 线片显示踝关节骨折脱位

X 线片显示左侧踝关节骨折,内、外踝骨折,粉碎,后踝骨折,有移位(图 121-3)。CT 显示后踝骨折块较大,移位明显,内踝骨折有粉碎程度较平片判断要更严重,下胫腓前韧带在外踝前方有撕脱骨折(黄色箭头)(图 121-4)。

【手术指征的选择】

此踝关节骨折脱位严重不稳定,应手术治疗,后踝骨折块大,超过胫骨远端关节面 1/4 以上,且移位大,超过 2mm 以上,也有明确的手术固定的指征,因此需考虑对三踝均行切开复位内固定。

【术前计划与手术技巧】

伤后 4 天,患肢明显消肿,行左踝关节切开复位内固定术。取漂浮体位。患者先侧卧位,手术床前后缘有保护遮挡,患者背后放一个厚的垫子使之保持侧卧位,也便于术中取出垫子改仰卧位。

消毒铺巾后,先取后外侧入路。在跟腱前缘和外踝后缘之间,约 1/2 处纵形切开(图 121-5)。切开皮肤、皮下组织、深筋膜后显露腓骨肌,将腓骨肌向后牵开可很好地显露外踝骨折,将腓骨肌向后牵开可直视显露后踝骨折(图 121-6)。

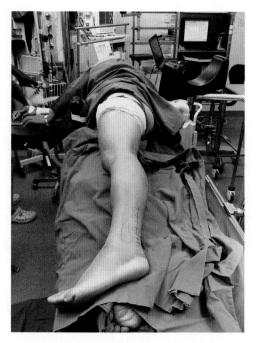

图 121-4　患者漂浮体位,先侧卧位

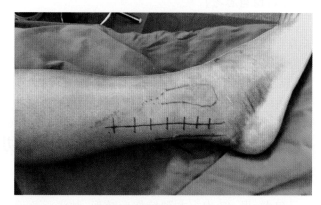

图 121-5　后外侧入路的切口标志,在跟腱前缘和外踝后缘之间,约 1/2 处纵形切开

将腓骨肌向后牵开,处理外踝骨折。由于外踝骨折粉碎严重,骨折节段长,不对骨折段进行大面积剥离,仅显露必要的复位标准即可。周围的骨膜和软组织对于这种粉碎骨折有很好的间接复位辅助作用。牵引复位,注意恢复外踝的长度、对线、旋转以及对位,复位满意后,用较长的钢板桥接过骨折端,远近端各固定 1 枚螺钉后,在把持下透视,进一步确认并调整外踝的复位,然后远近端再最终用螺钉固定(图 121-7)。

将腓骨肌向前牵开,显露后踝(图 121-8)。注意后踝后方的骨膜很厚,需切开骨折端的骨膜才能很好地复位。如术前的 CT 怀疑有关节面游离的骨块,可以通过从近端掀开后踝骨折探查。复位后踝后用大巾钳进一步消灭折断间隙,并用多枚空心钉

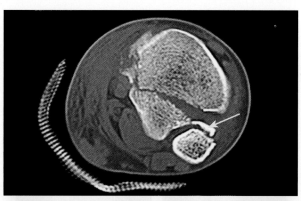

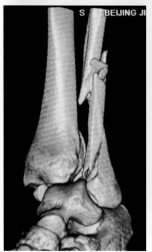 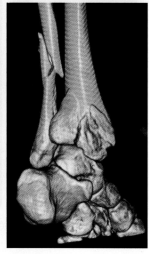

图 121-3　X 线片及 CT

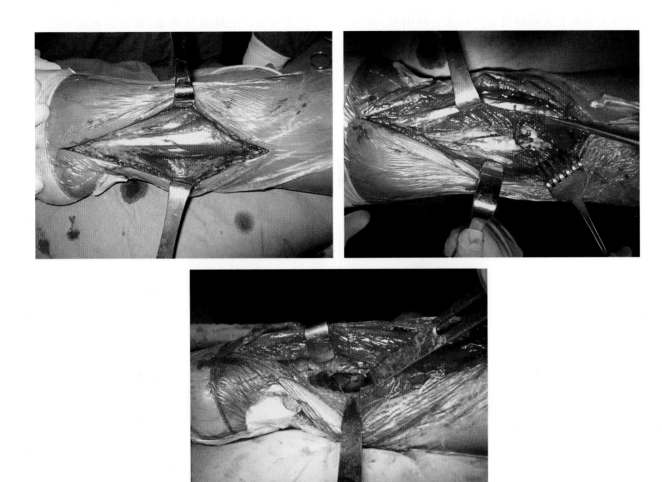

图 121-6 切开皮肤、皮下组织、深筋膜后显露腓骨肌,将腓骨肌向后牵开显露外踝骨折,将腓骨肌向后牵开可直视显露后踝骨折

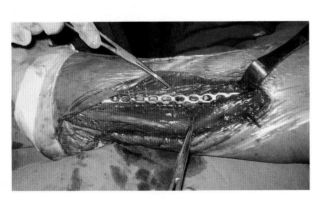

图 121-7 将腓骨肌向后牵开,处理外踝骨折。不对骨折段进行大面积剥离,仅显露必要的复位标准即可。牵引复位,注意恢复外踝的长度、对线、旋转以及对位,复位满意后,用较长钢板桥接固定

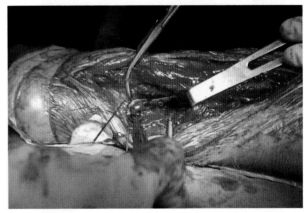

图 121-8 将腓骨肌向前牵开,显露后踝。复位后踝后用大巾钳及多枚空心钉导针临时固定。放置后踝钢板,将其临时固定,以便下一步透视下调整位置

导针在关节面上方临时固定。放置后踝钢板，将其临时固定，以便下一步透视下调整位置。后踝钢板应置于后踝后方皮质最高点的近端，以防止对跟腱造成刺激，其作用也主要是作为一个支持和抗滑的钢板，抵抗后踝骨折的剪应力，防止后踝骨折沿冠状面的骨折线上移。

透视确认后踝复位满意，钢板位置满意后，进一步将用螺钉将钢板固定。并可以选取位置合适的临时固定导针更换为空心钉，进一步固定后踝骨折关节面（图121-9）。进一步通过后外侧切口修补下胫腓前韧带，用缝合锚固定外踝前方的撕脱骨折。

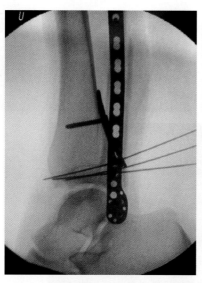
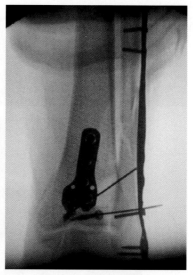

图121-9　透视确认后踝复位满意，钢板位置满意后，进一步将用螺钉将钢板固定。并可以选取位置合适的临时固定导针更换为空心钉，进一步固定后踝骨折关节面

外踝和后踝固定完毕并透视确认满意后，患者改为仰卧位，准备行内踝的手术（图121-10）。

患者仰卧，患者摆放为4形。内踝内侧纵形切开，注意保护大隐静脉。显露内踝骨折，并切开前方关节囊，进一步显露内踝前方并探查胫

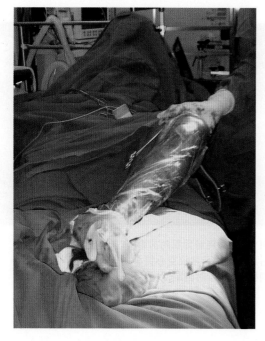

图121-10　外踝和后踝固定完毕并透视确认满意后，患者改为仰卧位，准备行内踝的手术

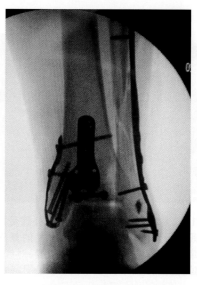

图121-11　术中透视见骨折复位固定满意。术中见内踝骨折粉碎严重，单纯用空心钉无法稳定固定，于是加用钩钢板固定。下胫腓前韧带损伤也通过用缝合锚固定外踝的撕脱骨折片修复

骨远端关节面内上角处及距骨内上角是否有压缩或骨软骨损伤。术中见内踝骨折粉碎严重，单纯用空心钉无法稳定固定，于是加用钩钢板（可采用 3.5mm 1/3 管状钢板自行制作）固定（图 121-11）。

复位固定完成后，术中在透视下对踝关节施以外翻外旋应力，显示骨折固定稳定，踝穴稳定，内踝间隙及下胫腓均没有增宽（图 121-12）。

术后 X 线片及 CT 均显示骨折脱位复位固定满意，踝穴稳定（图 121-13）。

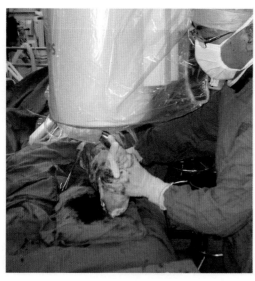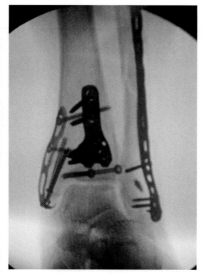

图 121-12　复位固定完成后，术中透视

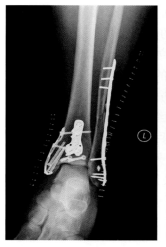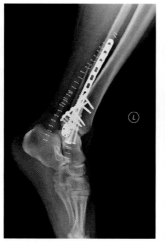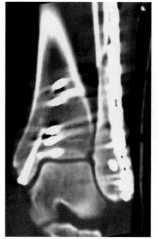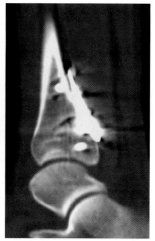

图 121-13　术后 X 线片及 CT

【术后治疗及并发症】

术后在后外侧切口放置引流管 1 枚，术后 48 小时内拔出。术后将踝关节置于中立位，待 1 周消肿后，开始轻柔地被动练习踝关节跖屈-背伸活动。

【总结】

1. 踝关节骨折需要固定三踝的标准操作及体位变换。

2. 踝关节后外侧入路。

（李　庭）

【推荐读物】

1. 荣国威，王承武. 骨折. 北京：人民卫生出版社，2004

2. 武勇，李庭. 足踝外科手术图谱. 北京：科学出版社，2008

病例122　后踝骨折复位观察法

【病例简介】

患者，男，45岁。行走时扭伤左踝，感疼痛，活动受限。否认伤后意识丧失及胸腹痛病史。伤后当天由急诊收入院。患者否认肝炎等慢性病史。入院后常规化验检查未见异常。拍摄左踝关节X线片，及CT检查（图122-1）。

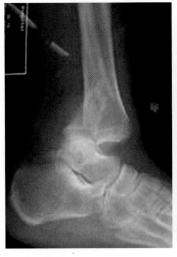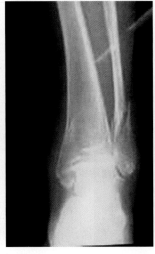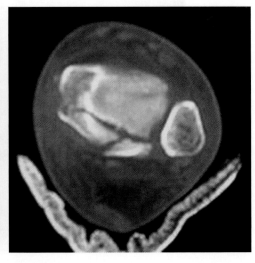

图122-1　左踝骨折X线片及CT

依据临床表现、X线检查，诊断为踝关节骨折（左，旋后外旋Ⅳ°）。

【手术指征的选择】

患者为中年男性，内、外、后踝骨折，移位明显，后踝骨折块占胫骨远端关节面约25%，存在距骨向后脱位。手术指征明确。无手术禁忌。

【术前计划与手术技巧】

后踝骨折块位于软组织深处，被前踝、外踝、内踝和距骨覆盖，用传统的操作无法直视后踝关节面复位的情况。只能行术中X线透视或通过观察后踝骨折块位于关节外部分的骨折断端及其对应的胫骨远折端的"边缘对合"程度来间接判断后踝关节面的复位程度。此复位程度的判断过程，往往成为手术的限速步骤。本次手术计划采用距骨骨牵引的方法直视后踝关节面的复位，以期减少术中放射线暴露，降低患者承受的医源性损伤同时缩短手术时间。手术切口为踝关节内、外侧双切口。外踝为沿腓骨走行切口，固定外踝骨折。内踝采用弧形向后切口，可以同时显露内踝及后踝骨折（图122-2）。

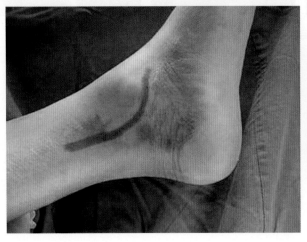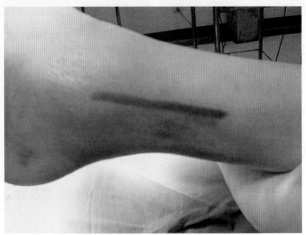

图122-2　手术切口

伤后4天手术。连硬外麻醉下,患者仰卧位,患肢上气囊止血带。内、外踝固定技术在此不作赘述。外踝骨折固定后,取弧形向后的内踝切口,显露内踝、后踝骨折。将内踝骨折块向远端翻转,显露距骨(图122-3),自内向外将一根φ4.0斯氏针横穿距骨,通过斯氏针对距骨行向远端的牵引以充分开大胫距关节间隙。冲洗并清理关节间隙内的淤血后,可直视观察后踝骨折块复位情况。复位满意后,以螺钉固定。通过此开大的关节间隙亦可以直视下观察螺钉是否进入关节。后踝固定后,去除斯氏针,复位并固定内踝骨折(图122-4 ~ 图122-6)。

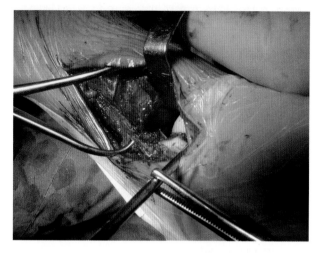

图122-5　通过牵开的胫距关节间隙可直视观察后踝骨折复位情况

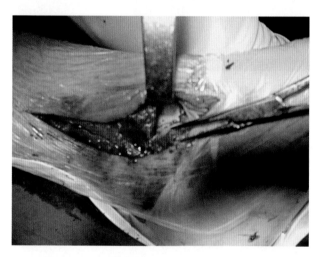

图122-3　将内踝骨折块向远端翻转,显露距骨

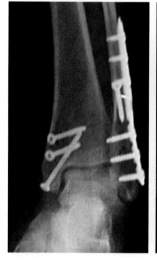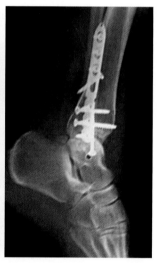

图122-6　完成外、后、内踝的复位及固定

【术后治疗及并发症】

术后伤口愈合好,未发生感染及其他并发症。术后功能恢复佳。

（张国柱）

【推荐读物】

1. Whittle AP. Fractures of Lower Extremity. // Cannale ST. Campbell's Operative Orthopaedics. Ed. 9 Vol 3. Harcourt Asia,2001:2052-2054.

2. 肖湘,张铁良,张建国,等. 陈旧性三踝骨折的手术治疗. 中华骨科杂志,2006,26(6):390-393

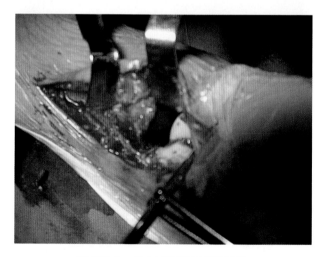

图122-4　术中显露胫距关节脱位

病例123　经腓骨踝关节融合

【病史简介】

患者,男,48 岁。两年前因车祸致伤,诊断为左

开放性胫腓骨远端骨折,左小腿前方皮缺损,在当地医院行清创,复位内固定,并行皮瓣移植术,石膏外

固定 3 个月。拆除石膏后开始负重行走,但感觉踝关节处疼痛,并逐渐出现踝关节跖曲马蹄内翻状畸形,行走困难。于伤后两年来本院就诊,以外伤性马蹄内翻足畸形收入院。

入院检查:患者左足呈马蹄状跖曲畸形,轻度内翻,足背及小腿远端前内侧有一长 20cm×6cm 臃肿皮瓣,小腿前外侧 15cm×5cm 的贴骨瘢痕,无开放伤口,轻度肿(图 123-1 ~ 图 123-2)。踝关节处广泛压痛,以内侧为重。踝关节主动背伸活动弱,跖曲有力,活动度 10°,距下关节无内外翻活动,固定与轻度内翻位。足趾活动可,感觉和血供无明显异常。入院后常规检查,拍 X 线片、CT 检查并行足踝部血管造影(图 123-3 ~ 图 123-7)。

【手术指征的选择】

患者为壮年男性,外伤造成后足的马蹄内翻畸形,踝关节和距下关节创伤性关节炎表现明显,行走

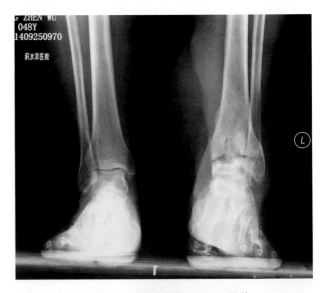

图 123-3　术前负重位正位 X 线片

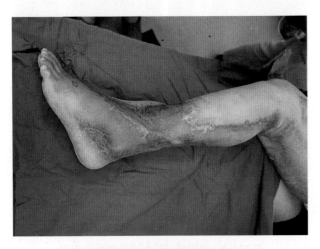

图 123-1　术前患肢大体像

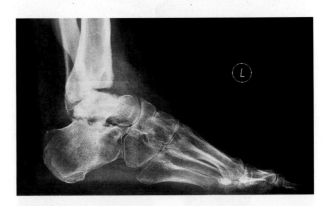

图 123-4　术前负重位侧位 X 线片

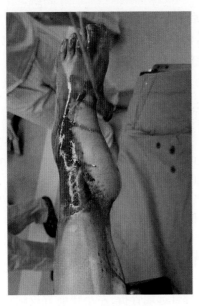

图 123-2　术前患肢大体像

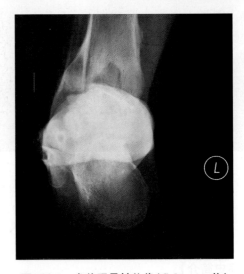

图 123-5　术前跟骨轴位像(Saltzman 位)

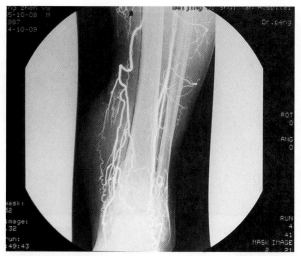
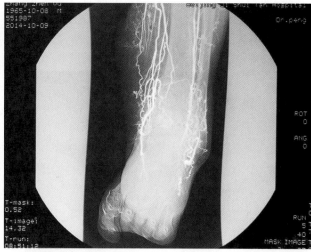

图 123-6　术前血管造影显示胫前动脉足背动脉缺失,胫后和腓动脉存在

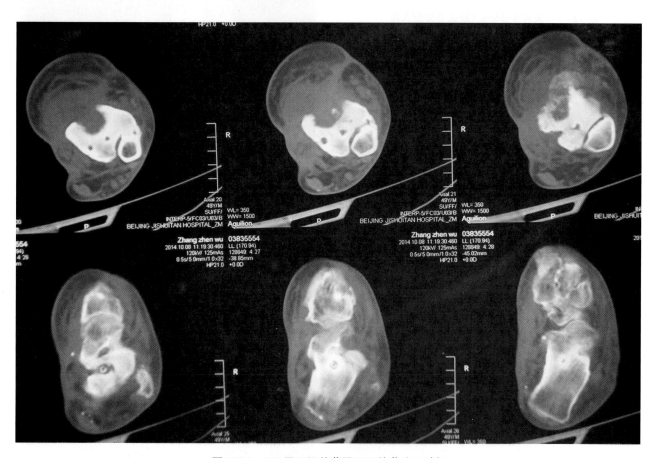

图 123-7　CT 显示踝关节及距下关节均已破坏

困难,有强烈改善症状的要求。虽然患侧软组织条件差,血管造影显示足背动脉缺失,胫后和腓动脉尚存,手术矫正马蹄内翻至中立位时存在血供障碍的风险,但无绝对手术禁忌证。

【术前计划与手术技巧】

患者由于小腿及足踝部外伤造成肌力不平衡,形成马蹄内翻固定畸形,踝和距下关节已经破坏无

法保留,故计划行胫距关节和距下关节截骨融合术。

患者取仰卧位,采用外侧经腓骨入路,从外侧清理踝关节和距下关节并行截骨,纠正跖曲马蹄畸形,纠正内翻畸形,将后足置于中立位。X 线片或C 形臂机证实位置满意后,以两枚空心加压钉将胫距和距下关节加压固定融合。将截下的腓骨纵劈两瓣,用腓骨一瓣在外侧将跟骨、距骨及胫骨固定

成一体,加强整体稳定性。将剩余的腓骨及截下的骨松质植于踝关节周围。手术过程如图 123-8 ~ 图 123-18 所示。

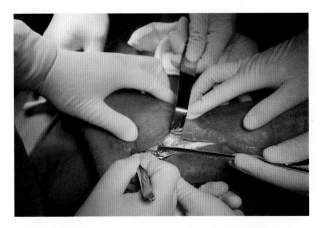

图 123-8　患者平仰卧位,踝关节外侧入路

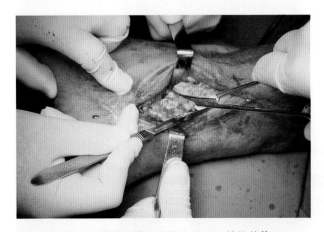

图 123-9　暴露腓骨远端约 6 ~ 7cm,并将其截下

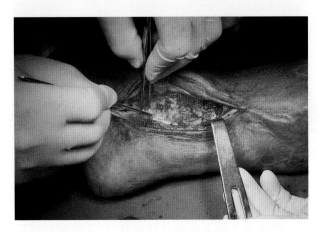

图 123-10　胫距关节和距跟关节显露很清楚

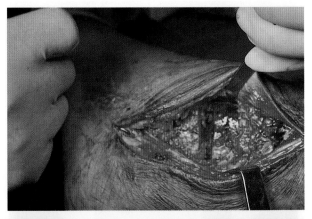

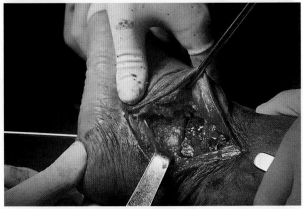

图 123-11　在胫距和跟距关节分别截骨,去除关节面,行外侧和前侧的闭合截骨

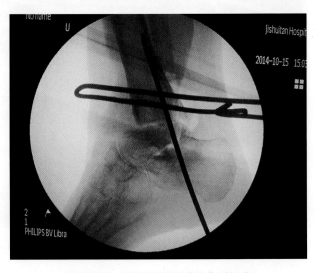

图 123-12　矫正后用斯氏针临时固定

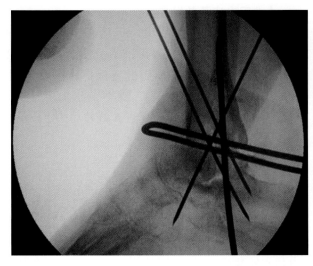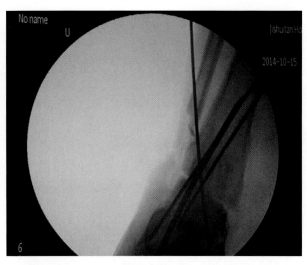

图 123-13　用 3 根空心钉导针在不同的方向固定胫距和跟距关节

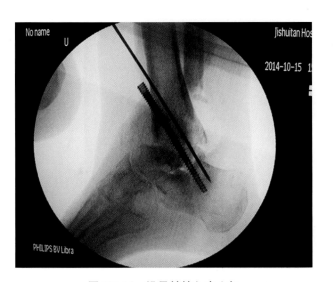

图 123-14　沿导针拧入空心钉

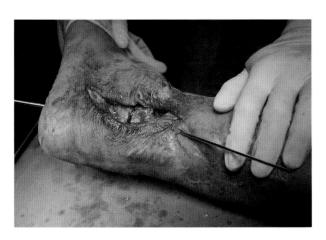

图 123-15　加压固定后的情况

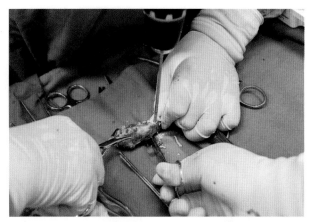

图 123-16　将截下来的腓骨纵形劈开,一半用于骨板固定,一半用于植骨

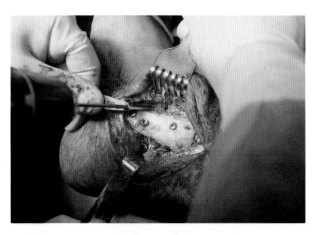

图 123-17　将一半腓骨置于踝关节外侧,用 3 枚螺钉固定于胫骨远端、距骨及跟骨上,稳定胫距和跟距关节

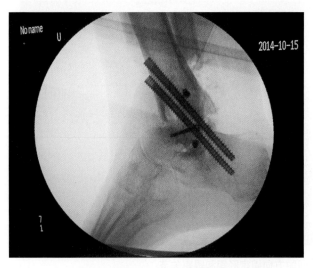

图 123-18　术中 C 形臂机监测固定的位置

【术后治疗及并发症】

术后 X 线检查见图 123-19、图 123-20。术后放置引流管,加压包扎。因为固定稳定,所以术后可以不用石膏外固定,也可以用肢具保护踝关节 3 周。鼓励患者多行足趾和膝关节、髋关节活动,可拄拐下地行走,患肢免负重 6 周,复查 X 线片后决定逐渐增加负重,一般 3 个月后完全负重。

【讨论与思考】

踝关节融合仍然是治疗晚期骨关节炎的有效方法之一,对于后足畸形不明显的患者,可应用前方入路,清理关节面后行胫距关节融合。对于胫距关节畸形较大的患者,需要纠正踝关节甚至距下关节的内翻或外翻畸形时,应用外侧经腓骨入路融合踝关节可以获得满意的疗效。

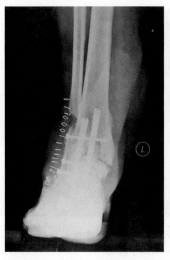
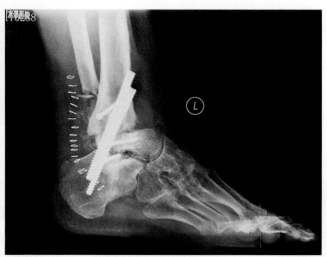

图 123-19　术后正、侧位 X 线片

【推荐读物】

1. Hendriechx RP,Stufkens SA,de Bruijn EE. et al. Medium-to long-term outcome of ankle arthrodesis. Foot Ankle Int,2011,32(10):940-947

2. 武勇,王岩,赖良鹏,等. 踝关节融合治疗创伤后踝关节炎. 中华骨科杂志,2013,33(4):409-413

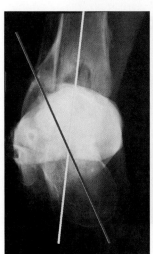
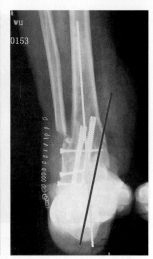

图 123-20　术前和术后 Saltzman 位。后足的内翻畸形纠正成轻度外翻位

（武　勇）

病例 124 Hawkins Ⅲ型距骨颈骨折——闭合复位后手术治疗

【病例简介】

患者,男,30 岁。高处坠落右足疼痛畸形 2 小时急诊入院。

急诊检查,一般生命体征平稳,症状局限于右足。右足畸形,示后足外翻,跟腱内侧饱满(为骨块凸出压迫),足趾跖屈。影像学检查示距骨颈骨折脱位(图 124-1),诊断为距骨颈骨折(右,Hawkins Ⅲ型)。尝试复位未果,收入病房,抬高患肢、冰敷。

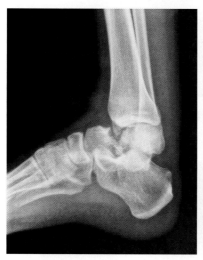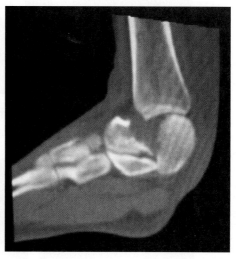

图 124-1   X 线片及 CT 示距骨颈骨折,距骨体脱于踝穴外

病房晨起查房,患者诉足部疼痛,止痛药物无效。检查患者,足部畸形同急诊,考虑再次手法复位。患者俯卧,患肢屈膝,助手制动膝关节和胫骨远端,将患侧踝关节背伸、外翻(相当于加大踝穴间隙),同时拇指顶住从跟腱内后侧凸出的骨块(距骨体)向前发力,并且柔和地旋转前足,数秒后感到明显复位感觉。发现足部畸形消失,患者明显轻松感,同时发现内踝皮肤剥脱。局部加压,同时"∞"包扎将踝关节制动于中立位。复查影像,距骨颈骨折达到解剖复位(图 124-2)。

【术前计划与手术技巧】

完善检查后,于伤后 3 天行手术治疗。在待手术期间,患足无明显肿胀,内踝剥脱的部分皮肤毛细血管反应好。手术中,选择健侧卧位,C 形臂机透视示距骨颈骨折解剖复位。跟腱外侧行皮肤切口1.5cm,分开皮下组织,经皮克式针采用后外至前内方向固定距骨颈(图 124-3),透视满意后,应用4.5mm 空心钉加压固定,钉尾埋于软骨下,手术时间 20 分钟(图 124-4、图 124-5)。

【术后治疗】

手术后辅助外固定,第二天开始踝关节功能锻炼。

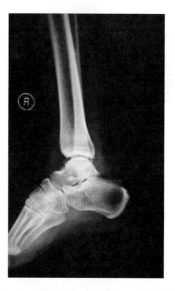

图 124-2   闭合整复后,距骨颈骨折达到解剖复位

【讨论与思考】

距骨骨折占全身骨折的0.14% ~0.9%,占足部骨折的3% ~6%。距骨分为头、颈、体部,头部骨折占距骨骨折的5% ~10%,颈部骨折占距骨骨折的50% ~80%,体部骨折占距骨骨折的13% ~23%。

距骨颈骨折脱位是一种高能量损伤,是患足受到轴向压缩暴力和背伸暴力引起,Hawkins 描述了距

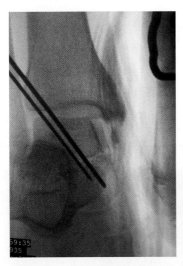
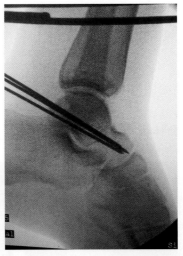

图 124-3　术中 C 形臂机透视示克式针和空心钉导针固定距骨,方向由后外至前内

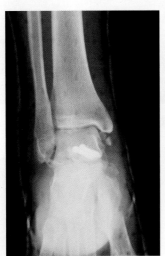
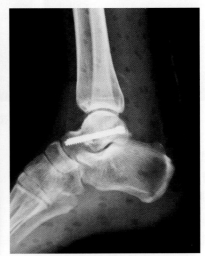

图 124-4　手术后影像,2 枚 4.5mm 空心钉固定

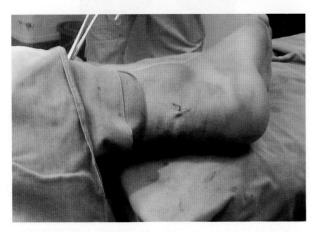

图 124-5　手术切口

骨颈骨折与严重的旋转暴力相关。在日常生活中,距骨颈骨折由坠落伤和交通伤(尤其发明了安全气囊之后)引起。

距骨具有特殊的解剖特点,距骨有 60% 的软骨覆盖,没有肌肉和肌腱附丽。由胫后动脉、胫前动脉和腓动脉的分支经过跗骨窦、跗骨管、距骨颈、内侧体部、后侧结节进行血液供应。距骨颈动脉有两组,为颈上动脉、三角支及跗骨窦动脉和跗外侧动脉,一旦距骨颈骨折,血供破坏,不会有侧支循环建立。现在临床应用的 Hawkins 分型将骨折严重程度与血供的破坏联系起来。Ⅰ型距骨颈骨折无移位,距下关节无脱位或半脱位;Ⅱ型距骨颈骨折移位,距下关节脱位或半脱位距骨体仍位于踝穴内;Ⅲ型距骨颈骨折,距骨体脱出踝穴;Ⅳ型距骨颈骨折,距舟关节脱位或半脱位。Ⅰ型骨折,从距骨颈背侧和外侧来源的骨内血供被破坏;Ⅱ型骨折,来自距骨颈背侧和跗骨管血管环的血供被破坏;Ⅲ型以上,所有的三个骨内血供来源都被破坏。距骨颈骨折预后差的原因之一就是距骨缺血性坏死（AVN），Hawkins 报道达到53% AVN，近期 Elgsfy 一级创伤中心报道的距骨骨折为 16% AVN。

距骨颈骨折的治疗从原则上说，就是达到距骨骨折的解剖复位和固定。所以Ⅰ型距骨颈骨折，可以采用保守治疗或手术治疗，而Ⅱ型以上的骨折需要通过手术治疗。手术治疗分为单一手术入路（内侧、外侧、后侧）、联合手术入路和内踝截骨手术入路。文献中对于Ⅰ、Ⅱ型骨折还推介闭合经皮固定术。经过治疗，距骨颈骨折的并发症主要是创伤性关节炎、AVN、皮肤坏死等，且主要发生在Ⅲ型以上的患者中。本文中的患者为 Hawkins Ⅲ型，急诊发现距骨体脱于踝穴的后内侧，首次尝试闭合复位未成功，考虑存在肌腱等组织阻挡复位，及急诊科医生对于此类少见的脱位经验不足。如果是肌腱等组织阻挡复位，则接下来就要考虑是否行急诊手术，切开复位。从以往的经验看，急诊手术治疗距骨颈骨折也需要手术医生有足够的经验，因为要用到内侧入

路、外侧入路甚至截骨增加显露，或者联合入路治疗。尤其是脱位导致局部皮肤剥脱，有较高的皮肤切口坏死的发生率。因此，需要有经验的医生进行手法复位。此类脱位复位后，很容易维持复位状态，甚至达到骨折的解剖复位，为接下来的手术治疗打好基础；同时保护了软组织。但闭合复位，未能够达到清理关节的目的，因为此类高能量损伤有背伸、旋转暴力存在，脱位过程中造成距骨的骨软骨骨折，会在以后的康复中影响关节活动，促成创伤性关节炎的发展。所以应对所有的距骨颈骨折的患者行 CT 检查，后期行关节镜治疗，包括软骨移植等。本文最终固定采用 2 枚 4.5mm 空心钉固定，更细的螺钉固定强度弱。如发现骨折粉碎，要考虑钢板固定，维持下肢力线。

（吴宏华）

【推荐读物】

Hawkins LG. Fractures of the neck and the talus. JBJS Am, 1970,52:991-1002

病例 125　Sanders Ⅲ 型陈旧跟骨骨折的治疗

【病例简介】

患者，男，37 岁。骨折后 15 个月不能负重及行走，查体发现跟骨外侧皮肤瘢痕增生，后足内翻严重，负重时足跟外侧着地，伴有疼痛，患足不能提踵（图 125-1）。X 线片显示跟骨高度变低，呈摇椅状，跟骨结节上移至距骨后方，距舟关节间隙增宽

半脱位（图 125-2）。CT 显示跟骨增宽内翻严重（图 125-3）。

【术前计划与手术技巧】

考虑到患者皮肤条件差，畸形异常严重，一次矫正所有畸形，延长跟腱手术过大，术前设计先矫正足内翻，髂骨块植骨恢复后足高度，并行三关节融合，将足放平后至少可以令患者行走，Ⅱ期再行跟骨结节截骨，跟腱延长。手术过程中由于软组织条件差，外侧一个入路很难将足摆平，遂加用内侧入路，松解内侧，方能将足摆平。由于内侧软组织条件差，术后伤口愈合延迟，经换药后愈合。术后 X 线片显示跟骨高度恢复，跟骨结节上移，跟骨内翻恢复（图 125-4）。术后体位像显示后足内翻纠正，全足可以放平接触地面负重（图 125-5）。患者术后 8 个月复查，AOFAS 评分为 80 分，虽然跟骨结节上移，但患者自觉满意，无意再行跟骨结节截骨和跟腱延长手术。

【讨论与思考】

对于陈旧跟骨骨折的治疗，尤其是严重的 Sanders Ⅲ 型陈旧跟骨骨折的治疗一直是此类疾患比较困难的。由于此类患者往往早期骨折严重，皮肤条件差，畸形时间长，存在严重的跟骨短缩、增宽和内翻（有时外翻），同时跟腱的挛缩往往很重，若要全

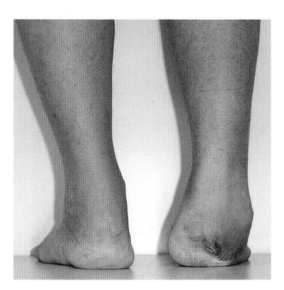

图 125-1　体位像，后足内翻明显，足外侧着地，患足不能负重

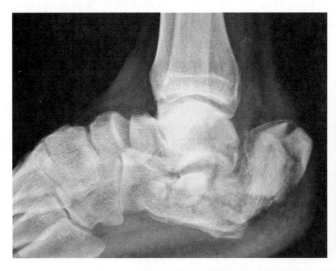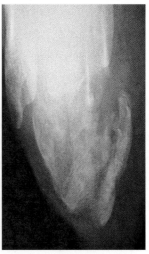

图 125-2　右足侧位及右跟骨轴位 X 线片

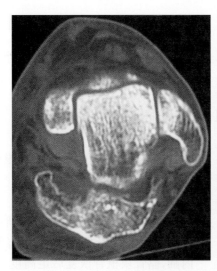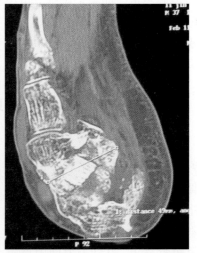

图 125-3　右跟骨后关节面垂直位及水平位 X 线片

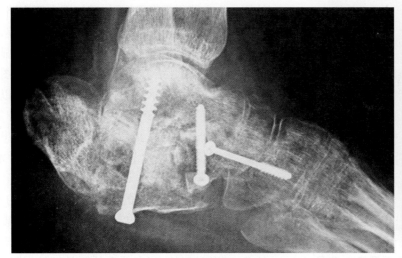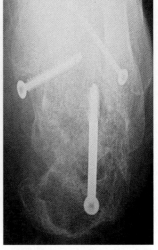

图 125-4　右足侧位及右跟骨轴位 X 线片

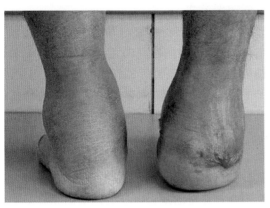
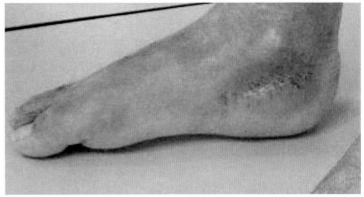

图125-5 体位像,后足内翻已纠正,术后8个月,AOFAS 80分

面矫正畸形,在做复杂的跟骨截骨的同时,还经常需要行软组织松解甚或跟腱延长,导致手术较大,手术时间长,手术后的风险,特别是皮肤的风险较大。

陈旧跟骨骨折最重要的是恢复跟骨的严重内翻畸形,使足可以无痛触地并行走。手术后虽然还留有骨结构的异常,但是与足行走时的疼痛无关,患者仍然可以有较高满意度。这也再次验证了这样一个说法,即"在陈旧足畸形的矫正术中,看上去正常的足便是满意的"。患者的主诉似乎远比X线片重要得多。

（王金辉）

【推荐读物】

1. 荣国威,王承武.骨折.北京:人民卫生出版社,2004
2. Rockwood Green. Fractures in Adult. 6th ed. Philadelphia: Lippincott Williams & Wilkins,2006

病例126 外置解剖型跟骨锁定钢板治疗跟骨骨折

【病例简介】

患者,男,27岁。自约2m高处摔下,感左足疼痛,活动受限。否认伤后意识丧失及胸腹痛病史。伤后当天由急诊收入院。患者否认肝炎等慢性病史。入院后常规化验检查未见异常。拍摄左足X线片及CT检查(图126-1)。

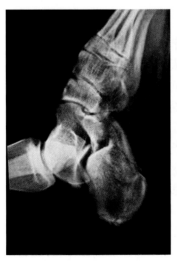
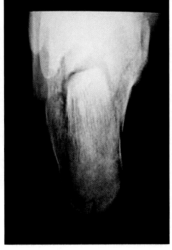
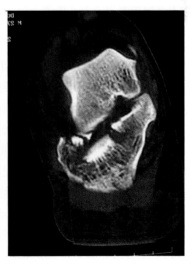

图126-1 Sanders ⅢAC型跟骨骨折(左):术前侧位、轴位X线片和CT片

依据临床表现、X线检查,诊断为跟骨骨折(左Sanders ⅢAC型)。

【手术指征的选择】

患者为年轻男性,跟骨骨折,关节面塌陷,移位明显,手术指征明确。无手术禁忌。

【术前计划与手术技巧】

涉及后关节面移位明显的跟骨骨折采取跟骨外侧扩大L形切口入路行切开复位内固定已成为目前

401

广泛应用的治疗方法。然而其存在以下缺点,如皮肤坏死、切口感染问题、皮瓣广泛剥离加重软组织损伤问题、术中出血较多、二次手术取出钢板时同样需面对皮缘坏死问题等。为减少损伤同时获得骨折高质量的复位及固定的目的,本次手术计划采用外置解剖型跟骨锁定钢板治疗跟骨骨折。

伤后7天患足消肿后手术。连硬外麻醉,侧卧位,患肢在上。常规气囊止血带。取外踝尖至第4跖骨基底连线的皮肤切口。逐层切开,保护可能遇到的腓肠神经的分支。部分切断伸肌支持带,保护腓骨肌腱,切开关节囊,冲洗并清理血凝块后即可清晰显露出跟骨后关节面。向远端剥离部分趾短伸肌起点可显露跟骰关节。

用骨膜起子沿骨折线轻轻打开膨起的跟骨外侧壁的骨皮质,翘起塌陷的后关节面。以距骨的下关节面为模板,完整对合跟骨后关节面的所有骨折块。关闭打开的跟骨外侧壁;若跟骰关节存在移位骨折块应将其解剖复位;若跟骨结节存在内翻、上移等畸形,则以1～2枚φ4.0mm斯氏针横穿跟骨结节对其行向下牵引、外翻等闭合复位。在上述每一步复位完成后,都应以φ2.0mm克氏针做临时固定,一步一步逐渐使得骨折移位的跟骨恢复结构上的完整解剖复位。术中X线透视,从跟骨侧位、轴位和Broden位观察判断骨折复位情况(图126-2)。

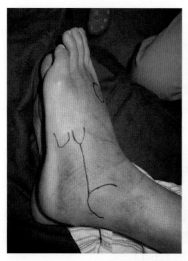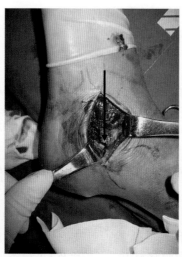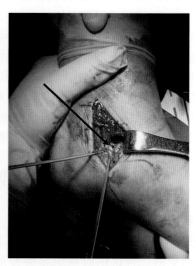

图126-2　手术切口及显露:切口为外踝尖至第4跖骨基底;塌陷的后关节面骨折块,黑色箭头所指;将其解剖复位后用克氏针临时固定,黑色箭头所指

当X线透视确认骨折复位满意后,取解剖型跟骨锁定钢板置于足跟皮肤表面,透视下调整其钢板轮廓与跟骨形态相吻合。以锁定螺钉将钢板经过皮肤与跟骨相连接。钢板与皮肤的间距约1cm。锁定螺钉长度应贯穿跟骨全层厚度但不必穿出对侧骨皮质,从而避免伤及踝关节内侧重要解剖结构。螺钉的分布与数目视骨折粉碎的程度而定:骨折越粉碎,锁钉数目越多。严格按照操作规程操作,必须保证螺钉与钢板处于正确的锁定状态。在置入螺钉时应避开腓骨肌腱,以防其受到损伤。固定螺钉不应进入相邻关节。X线透视跟骨侧位、轴位和Broden位观察钢板螺钉置放情况直到满意。去除所有临时固定克氏针后,内、外翻活动跟骨,背伸、跖屈活动踝关节以观察跟骨骨折固定的稳定性。冲洗,放置引流管一只,缝合切口,无菌敷料包扎(图126-3)。

【术后治疗及并发症】

术后第2天去除引流管,更换外敷料,并开始行踝关节及足趾非负重下屈伸活动。术后3～4天去除敷料暴露切口及外置的钢板、螺钉。术后14天拆线。术后伤口愈合良好。术后3个月复查CT,证实骨折愈合后于门诊去除钢板及螺钉,并嘱患者开始负重行走。未发生螺钉钉道感染及其他并发症。术后功能恢复佳。

【讨论与思考】

外置解剖型跟骨锁定钢板治疗跟骨骨折具有以下优点:①皮肤切口小,软组织损伤小;②发生感染机会少;③关节面的复位容易操作;④降低骨折愈合后取出钢板螺钉时发生感染的手术风险;⑤依靠锁定钢板的自身立体稳定结构,可有效固定粉碎骨折。

不足之处在于:①跟骨外侧壁膨出不易控制;②跟骨结节内翻和上移纠正较困难;③患者可能存在生活不便。

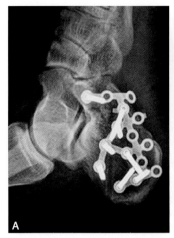
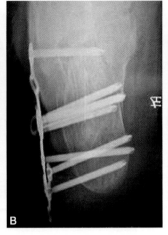
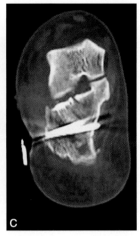
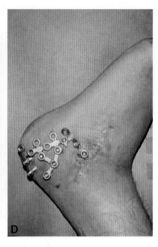

图126-3　术后所见:A. 侧位 X 线片;B. 轴位 X 线片;C. CT 片;D. 足部大体片

（张国柱）

【推荐读物】

1. Sanders R. Displaced intra-articular fractures of the calcaneus. J Bone Joint Surg(Am),2000,82:225-250

2. 刘津浩,徐向阳. 外侧小切口治疗关节面移位的跟骨骨折. 中华创伤骨科杂志,2006,8:958-961

3. Tornetta P Ⅲ. Percutaneous treatment of calcaneal fractures. Clin Orthop,2000,375:91-96

病例 127　跟骨骨折畸形愈合

【病例简介】

患者,男,47 岁。12 个月前站立于钢板上,被 7 吨重物砸起钢板致伤,骨折伤后 12 个月前来就诊。主诉足外侧疼痛,上坡时踝前方痛,踝背伸略受限,坡路外侧高时不适,行走步态中足跟离地之后疼痛。

【术前计划与手术技巧】

除常规术前准备外,要特别注意患肢的肿胀程度,肢体远端的感觉运动血运,拍摄双足负重侧位,后足力线片,CT 查看距下关节面受损程度(图 127-1 ~ 图 127-7)。

采用椎管内麻醉,予以坐骨神经加腰丛阻滞麻醉。侧卧位操作,常规消毒铺巾,止血带下操作。跟腱外侧纵行 Gallie 入路,长约 6cm,显露跟骨外侧壁的骨突,部分切除。显露距下关节后关节面,去除关节软骨,术中 C 形臂机监测恢复后足力线,撑开距下关节,植入 2 块大块自体髂骨,空心钉固定距下关节。

术中要注意充分显露距下关节,去除外侧骨突。术中透视下恢复后足力线。

恢复后足高度,植入自体大块髂骨(图 127-8 ~ 图 127-12)。

【术后治疗及并发症】

1. 短腿石膏固定 3 周,练习踝关节活动,6 周内免负重。

2. 术后 6 周复查见骨折无移位,嘱部分负重行走。

3. 术后 5 个月复查见距下关节完全愈合,嘱完全负重,恢复正常生活(图 127-13 ~ 图 127-18)。主要并发症是皮肤切口坏死和距下关节不愈合。

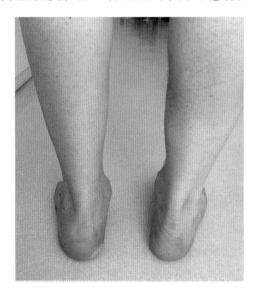

图 127-1　术前体位像,可见患侧(左足)后足外翻畸形

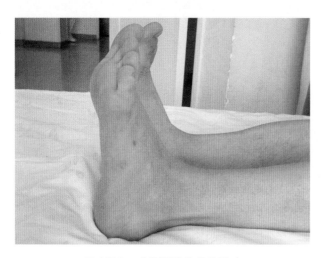

图 127-2　术前踝关节背伸活动

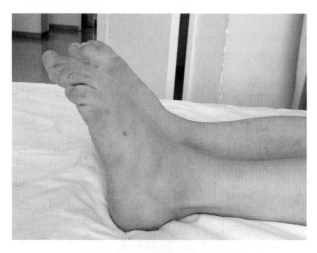

图 127-3　术前踝关节跖屈活动

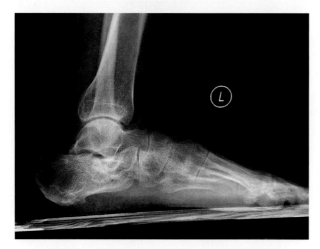

图 127-4　术前负重侧位片,示患足高度减低,距下
关节破坏

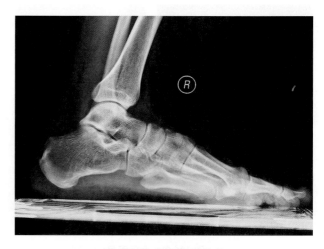

图 127-5　健侧负重位片

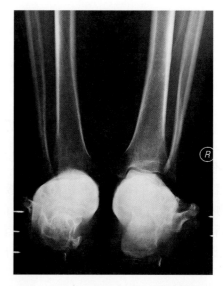

图 127-6　后足力线片示患足跟骨结节外移

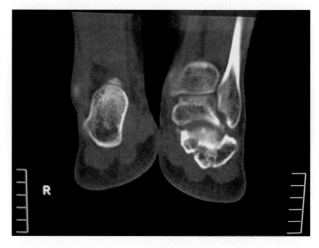

图 127-7　术前 CT 示跟骨增宽与腓骨远端撞击,距
下关节面破坏

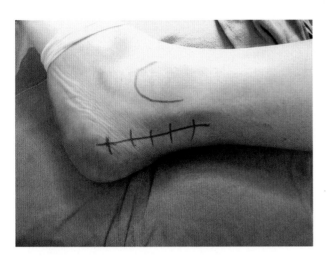

图 127-8　侧卧位,跟腱外侧纵切口(Gallie 入路),以便撑开后足高度时不易发生皮肤坏死

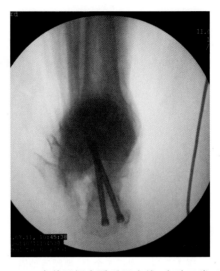

图 127-11　术前透视查看后足力线,大致正常,已纠正跟骨结节外移

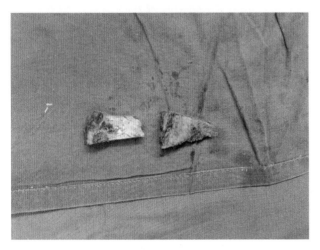

图 127-9　术中取 2 块大块髂骨,植入撑开的距下关节中

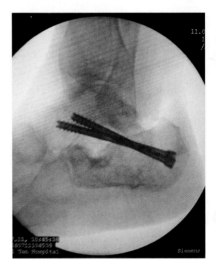

图 127-12　距下关节撑开植骨后空心钉固定

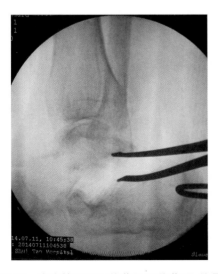

图 127-10　术中撑开距下关节处理关节面,植骨,恢复后足高度

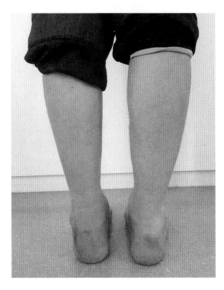

图 127-13　术后 5 个月,体位像示后足力线好

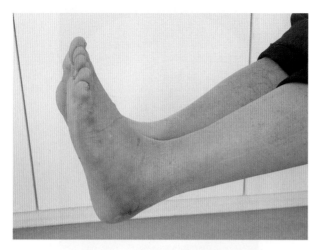

图 127-14　术后 5 个月,患踝活动满意

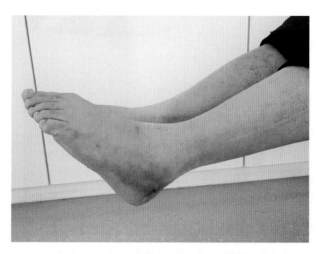

图 127-15　术后 5 个月,患踝活动满意

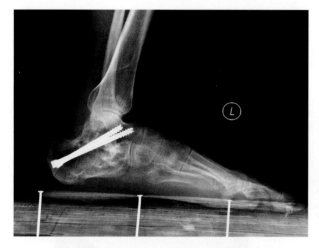

图 127-16　术后 5 个月,侧位示后足高度恢复好

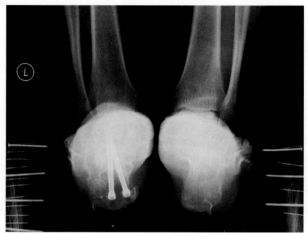

图 127-17　后足力线纠正满意

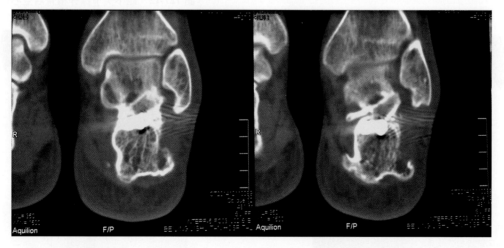

图 127-18　术后 5 个月 CT 示距下关节融合已愈合,跟骨外侧无撞击

【讨论与思考】

跟骨骨折是一种常见的损伤,不恰当的非手术治疗或手术治疗会导致跟骨骨折畸形愈合,患者常有外踝下撞击疼痛、距下关节疼痛、踝关节活动受限等症状。

(李　莹)

【推荐读物】

1. 荣国威,王承武.骨折.北京:人民卫生出版社,2004

2. Rockwood Green. Fractures in Adult. 6th ed. Philadelphia: Lippincott Williams & Wilkins,2006

病例128　夏科关节病(1)

【患者简介】

患者,女,58岁。主因扭伤致右踝肿胀、畸形,活动感不稳定约5个月门诊入院。患者于门诊就诊前约5个月扭伤。伤后右踝肿胀、畸形,活动受限,X线检查见图128-1。当时入院欲手术治疗,后患者拒绝手术治疗,予手法整复石膏托固定(图128-2),定期复查。伤后2个月时去除石膏负重走路,畸形明显,但无疼痛,现患者主因行走时关节不稳,为进一步诊治来院治疗。

既往有糖尿病病史20余年。否认高血压、冠心病、精神疾患、脑血管疾病等慢性病史。否认肝炎、结核等传染病史。

专科查体(图128-3、图128-4):患者跛行。无皮肤损伤。右踝可见明显外翻畸形,轻度肿胀。右胫腓骨远端无压痛。可及反常活动。右踝关节跖屈45°左右,背伸20°左右。右下肢较对侧短缩约0.5cm。患肢足趾主动活动正常,触觉正常,毛细血管反应稍慢,足背胫后动脉搏动可触及。

辅助检查:主要为血糖异常,空腹血糖15～20mmol/L。

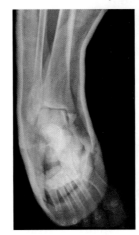
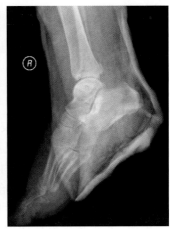

图 128-2　手法复位后正侧位

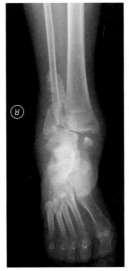
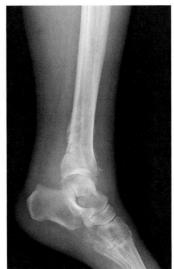

图 128-3　术前正侧位

诊断:①陈旧性踝关节骨折(右);②夏科关节病(右踝);③2型糖尿病;④糖尿病周围血管病变;⑤糖尿病周围神经病变;⑥糖尿病肾病;⑦反复发作低血糖;⑧双下肢动脉硬化;⑨高血压病3级(很高危);⑩高脂血症;⑪胆囊多发息肉;⑫亚临床甲状腺功能低下。

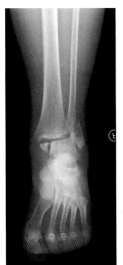
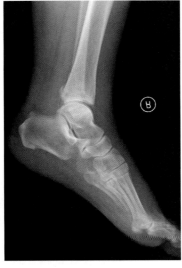

图 128-1　原始正侧位

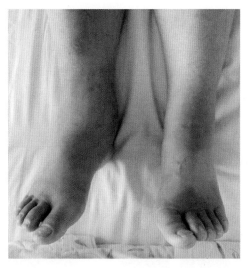
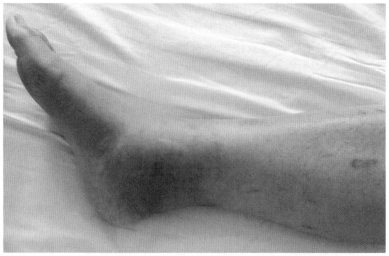

图128-4　术前软组织情况

【术前计划与手术技巧】

根据患者序列影像学表现、查体、临床表现及糖尿病病史,可以诊断为夏科关节病。对于急性骨折,可以采取切开复位内固定,结合外固定保护。此患者在早期未手术治疗,保守治疗2个月骨折未愈合,现已有关节破坏、脱位,大量无效骨痂生成,关节融合为最佳选择。内固定方式可以选择空心钉、钢板、髓内针等,手术目的为恢复关节稳定,减少畸形以及骨突对皮肤刺激。手术中要注意软组织保护,酌情植骨,术后需要延长时间的外固定保护。

本例采用髓内针固定,手术取外踝切口。显露外踝折端,自外侧显露胫距关节面,可见关节内大量鱼肉样变性组织,予清除。软骨部分破坏。切除两侧软骨。充分松解关节囊,复位胫距对位,克氏针临时固定。足底切口,透视下定位后插入髓内钉主钉,胫距加压后,以一枚空心钉自外踝向距骨固定。再锁定髓内钉近侧锁孔。以扩髓之骨泥及骨痂置入胫距间隙(图128-5)。

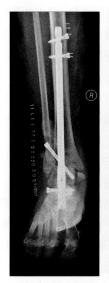
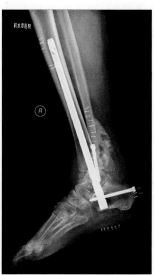

图128-5　术后正侧位

（赵　刚）

【推荐读物】

1. 荣国威,王承武.骨折.北京:人民卫生出版社,2004

2. Rockwood Green. Fractures in Adult. 6th ed. Philadelphia: Lippincott Williams & Wilkins,2006

病例129　夏科关节病（2）

【病例简介】

患者,女,68岁。主因发现右足畸形、活动受限20余天门诊入院。患者于就诊前无明显诱因出现右足背皮下突起持续加重20余天,疼痛不明显。为进一步诊治收住本院。

既往患糖尿病35年,胰岛素治疗,自诉效果差;

否认高血压、冠心病、精神疾患、脑血管疾病等慢性病史。否认肝炎、结核等传染病史。

专科查体:右足背侧中段可见皮下凸起,皮肤张力较高。右足可见中度肿胀,且右足前中足外翻畸形。右足背中部突起物质硬,无活动(图129-2)。右踝活动正常。右下肢肢端皮肤温暖,色泽正常,

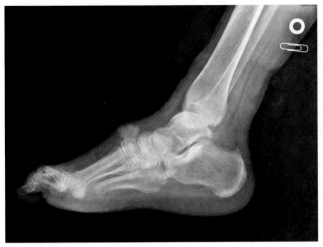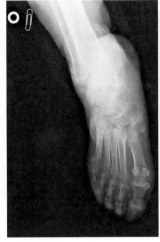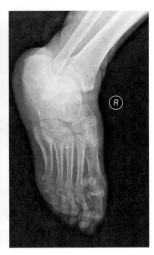

图 129-1 术前 X 线片

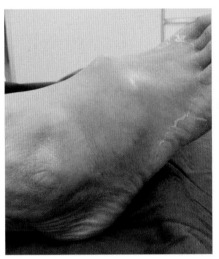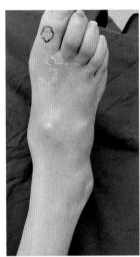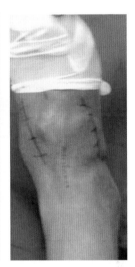

图 129-2 术前体位像

弹性好,毛细血管再充盈时间正常。足背、胫后动脉搏动正常,肢体肌肉牵拉痛阴性,皮肤痛触觉麻木,足趾主动活动存在。右足皮温较左足略高。

辅助检查:现血糖控制满意。

【术前计划与手术技巧】

根据患者影像学表现(图 129-1)、查体(图 129-2)、临床表现及糖尿病病史,可以诊断为夏科关节病。患者目前没有不稳定主诉,足部内外翻畸形不显著。手术主要目的为减轻骨突对皮肤压迫,避免形成难治性皮肤溃疡。手术中要注意软组织保护(图 129-3)。

【术后治疗】

术后为避免畸形加重,需要支具制动(图 129-4)。

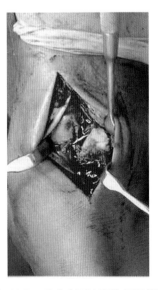

图 129-3 手术中要注意软组织保护

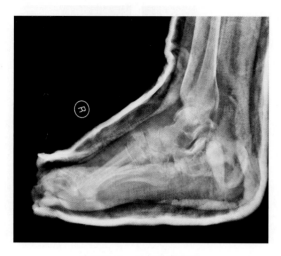

图 129-4 术后石膏制动

（赵　刚）

【推荐读物】

1. 荣国威,王承武. 骨折. 北京:人民卫生出版社,2004
2. Rockwood Green. Fractures in Adult. 6th ed. Philadelphia: Lippincott Williams & Wilkins,2006

第四章　关节镜手术

第一节　肩关节手术

病例130　人工肩关节置换术治疗肱骨近端骨折

【病例简介】

患者,女,71岁。2006年1月26日下楼时摔伤。伤后自觉左肩疼痛、活动受限。否认伤后意识丧失及胸腹痛病史。伤后12天由门诊收入院。患者否认肝炎等慢性病史。查体见左肩明显肿胀,青紫。左三角肌区域皮肤痛触觉未见明显减退。左肘关节屈伸活动及左前臂旋转活动未见受限。左手感觉、血运、活动好。左桡动脉搏动有力。入院后常规化验检查未见明显异常。拍摄左肩胛骨正位(肩关节外旋位)、肩胛骨侧位X线片并行左肩CT检查(图130-1~图130-3)。

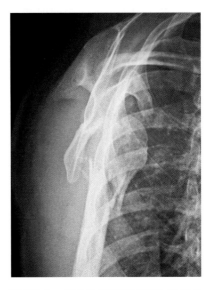

图130-2　术前患者肩胛骨侧位X线片

依据临床表现、查体、影像学检查,诊断为肱骨近端骨折(左,肱骨头劈裂型)。

【手术指征的选择】

患者为老年女性,肱骨近端骨折,肱骨头劈裂型,手术指征明确。术式选择方面,由于考虑到患者年龄、骨质情况、术前诊断、如行骨折复位固定则术后肱骨头坏死几率较高等多方面因素,决定选择人工肱骨头置换术治疗。从病史及术前检查方面,未见明显手术禁忌证。

【术前计划与手术技巧】

患者肱骨近端骨折的分型为肱骨头劈裂型,手术选择行人工肱骨头置换术。手术入路宜选择三角肌-胸大肌入路。术前CT显示肩盂完整,小结节骨

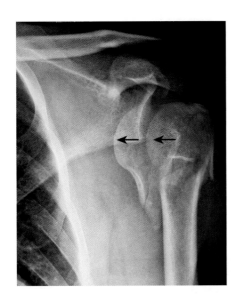

图130-1　术前患者肩关节外旋位肩胛骨正位X线片,可以看到代表肱骨头劈裂型骨折的典型的"双线征"(double curve sign)

411

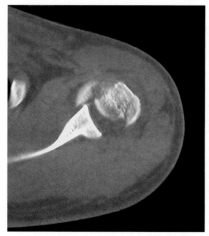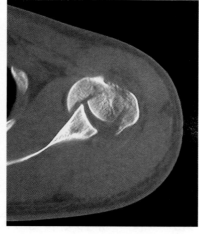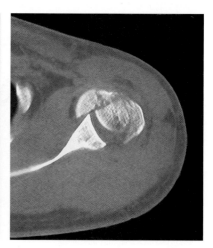

图 130-3　术前患者肩关节 CT 平扫

折，其内侧缘与已劈裂的肱骨头前部关节面相连。结节间沟完整，大结节前部、结节间沟、小结节及劈裂的肱骨头前部关节面形成完整的前部骨折块。大结节后部骨折块向后方移位。术中需从前部骨折块的外侧折线进入，打开关节，将前部骨折块上所带的肱骨头关节面截下，但要注意保持大小结节的完整，以备置入假体后重建。

术中患者被置于沙滩椅位。三角肌-胸大肌入路切开，保护头静脉。在胸大肌肱骨侧止点附近找到肱二头肌长头腱，作为指引大小结节的解剖标志（图 130-4 ～图 130-6）。从结节间沟外侧折线进入，打开关节，取出肱骨头后显露肩盂（图 130-7），明确肩盂无损伤。根据术中取出肱骨头的大小（图 130-8）以及肱骨干髓腔扩髓的大小，选择肱骨头假体以及假体柄的型号。在肱骨干近骨折端处钻孔，穿过 5 号 Ethinbond 线，以备捆绑固定大小结节用。肱骨

干内置入髓腔塞，打入骨水泥，插入假体柄，待其固定牢固后，安装肱骨头假体。复位关节，在肱骨干折端处充分植骨，然后以事先准备好的穿过肱骨干骨

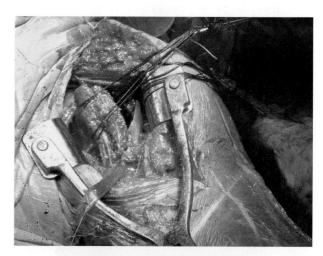

图 130-5　保护并标记小结节

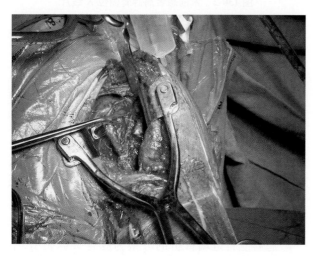

图 130-4　术中显露肱二头肌长头腱以指引大小结节的位置

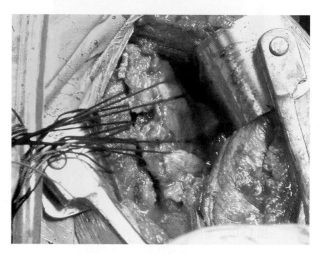

图 130-6　保护并标记大结节

孔的 5 号 Ethinbond 线固定大小结节（图 130-9、图 130-10）。

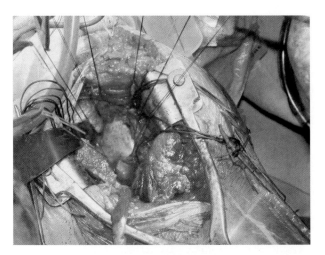

图 130-7　显露肩盂

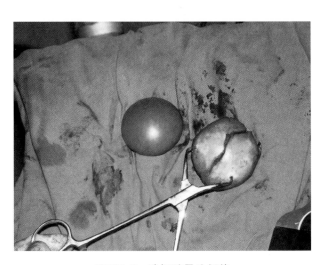

图 130-8　选择肱骨头假体

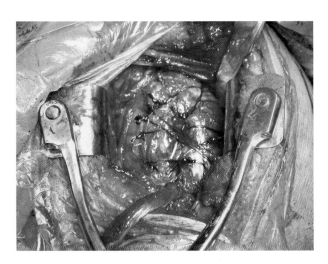

图 130-9　重建后效果

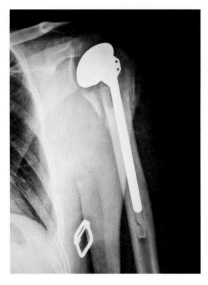

图 130-10　术后患者肩胛骨正位 X 线片

【术后治疗及并发症】

术后,患肢被固定于外展 30° 旋转中立位 2 周。然后,开始被动的关节活动练习。其被动活动度限制在前屈上举不超过 150°,体侧外旋不超过 10° 的范围内。待术后 6 周拍片示大小结节与远端骨干之间有初步的骨痂生长后,可以开始辅助主动功能练习。术后 3 个月开始肌力练习以及肩关节向各个方向的牵拉练习。

（姜春岩　朱以明）

【推荐读物】

1. Boileau P, Krishnan SG, Tinsi L, et al. Tuberosity malposition and migration: reasons for poor outcomes after hemiarthroplasty for displaced fractures of the proximal humerus. J Shoulder Elbow Surg, 2002, 11(5): 401-412

2. Frankle MA, Mighell MA. Techniques and principles of tuberosity fixation for proximal humeral fractures treated with hemiarthroplasty. J Shoulder Elbow Surg, 2004, 13(2): 239-47

3. Hughes M, Neer CS. Glenohumeral joint replacement and postoperative rehabilitation. Phys Ther, 1975, 55(8): 850-858

4. Neer CS 2nd. Displaced proximal humeral fractures. Ⅱ. Treatment of three-part and four-part displacement. J Bone Joint Surg Am, 1970, 52(6): 1090-1103

5. Neer CS 2nd. Displaced proximal humeral fractures. I. Classification and evaluation. J Bone Joint Surg Am, 1970, 52(6): 1077-1089

6. Neer CS 2nd, Watson KC, Stanton FJ. Recent experience in total shoulder replacement. J Bone Joint Surg Am, 1982, 64(3): 319-337

病例 131　复发性肩关节脱位

【病例简介】

患者,男,26 岁。7 年前打篮球时右肩第一次脱位,在医院复位。至今右肩共脱位约 10 次,平均每年 1~2 次,每次均去医院复位。术前最后一次脱位为 2 周前。患者否认慢性疾病史。查体示:右肩主动活动度与对侧一致,未见受限。无多发韧带松弛表现。sulcus 征:(++),Anterior translation(++),Apprehension 征 (+) , Jerk 征 (-) , Speed 征 (-) , O'Brien征(-), Kim 实验(-)。入院后查常规化验检查未见异常。拍摄右肩关节正位、冈上肌出口位以及腋位 X 线片,行右肩 CT 及 MRI 造影检查(图131-1~图131-5)。诊断:创伤后复发性肩关节前脱位(右)。

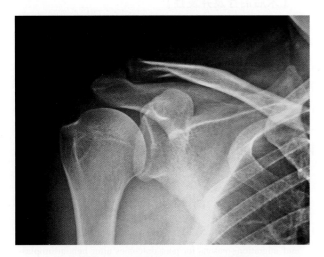

图 131-1　术前肩关节正位 X 线片

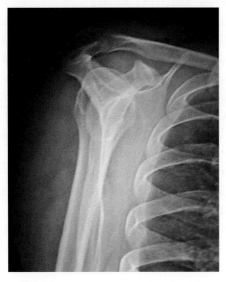

图 131-2　术前冈上肌出口位 X 线片

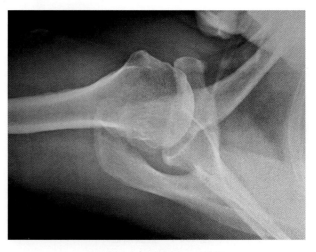

图 131-3　术前腋位 X 线片

【手术指征的选择】

患者为年轻男性,从病史、查体、影像学检查来看,诊断明确。由于患者第一次脱位时较为年轻,至今已有多次复发,因此有明确手术指征。从病史及术前检查来看,未见手术禁忌证。

【术前计划与手术技巧】

患者为复发性肩关节前脱位,查体时未发现肩关节存在其他方向的不稳定问题,亦无多发关节松弛表现,因此手术主要处理其前方不稳定。从术前X 线片、CT 检查来看,肩盂侧未见明显骨质损伤。肱骨侧虽存在 Hill-Sachs 损伤,但累及范围不大,对肩关节稳定性无明显影响。术前 MRI 造影可看到明确 Bankart 损伤,无明显关节囊损伤或肩盂侧关节囊撕脱(HAGL)表现,因此考虑可在关节镜下重建。

术中采用全身麻醉,患者取侧卧位,患肢以6kg 重物牵引。首先建立盂肱关节标准后方通道,关节镜进入关节后全面探查,见明显肩盂前下缘关节囊盂唇复合体撕脱(Bankart 损伤)(图 131-6),肱骨头后上方可见 Hill-Sachs 损伤(图 131-7)。无关节囊肱骨侧止点撕脱,无 SLAP 损伤,后方盂唇未见损伤。以从外向内技术建立盂肱关节前上及前下通道。将撕脱并粘连在肩盂颈部的关节囊盂唇组织松解下来。打磨肩盂前下缘骨质,准备骨床。先后在肩盂相当于 5 点、4 点及 3 点处打入 3枚金属缝合锚,通过镜下过线打结操作,将撕脱的盂唇韧带复合体重新固定于肩盂前下缘(图 131-8、图 131-9)。

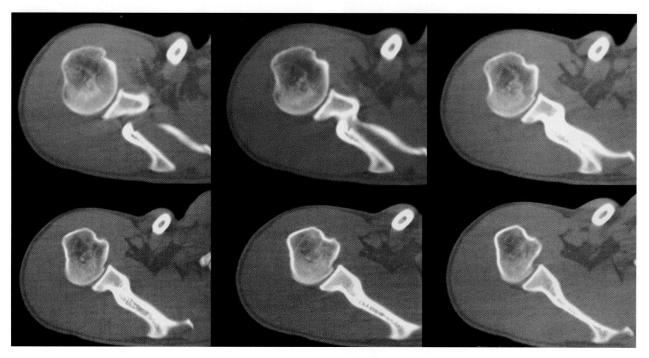

图 131-4　术前 CT 检查

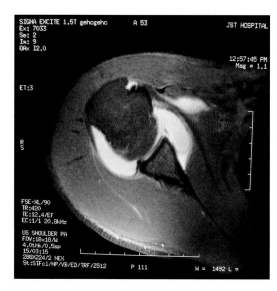

图 131-5　术前磁共振造影检查

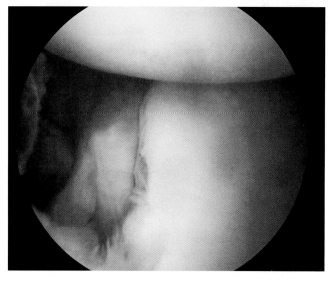

图 131-6　关节镜下可见肩盂前下缘盂唇撕脱（Bankart 损伤）

415

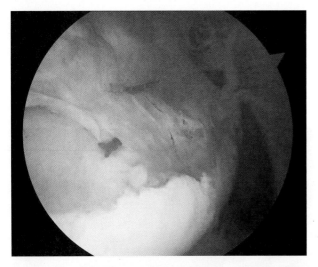

图131-7 关节镜下可见肱骨头后上方的 Hill-Sachs 损伤

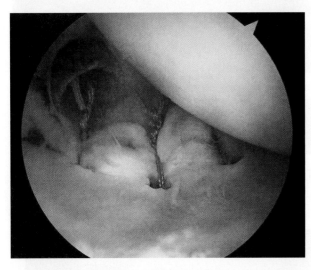

图131-8 镜下修复后效果

【术后治疗及并发症】

手术后患肢颈腕吊带制动6周,6周后开始被动关节活动练习。3个月时开始主动练习。术后1

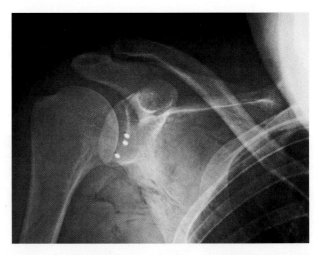

图131-9 术后肩关节正位 X 线片

年内禁止高强度接触性体育运动。术后半年时随访,患者无脱位复发,右肩关节活动度恢复较好,体侧外旋较对侧相差约10°,Apprehension 征(−)。

(姜春岩 朱以明)

【推荐读物】

1. Bacilla P,Field LD,Savoie FH. Arthroscopic Bankart repair in a high demand patient population. Arthroscopy,1997,13(1):51-60

2. Cole BJ,Millett PJ,Romeo AA,et al. Arthroscopic treatment of anterior glenohumeral instability:indications and techniques. Instr Course Lect,2004,53:545-558

3. Kim SH,Ha KI,Cho YB,et al. Arthroscopic anterior stabilization of the shoulder:two to six-year follow-up. J Bone Joint Surg Am,2003,85-A(8):1511-1518

4. Kim SH,Ha KI,Kim SH. Bankart repair in traumatic anterior shoulder instability:open versus arthroscopic technique. Arthroscopy,2002,18(7):755-763

5. Wolf EM. Arthroscopic capsulolabral repair using suture anchors. Orthop Clin North Am,1993,24(1):59-69

病例132 肩袖损伤

【病例简介】

患者,女,45岁。主因无明显诱因右肩疼痛伴活动受限3个月入院。患者否认肝炎等慢性病史。查体:右冈上窝、冈下窝未见明显萎缩;大结节表面压痛(+);双肩关节主动活动度:右 120°/10°/L₂;左170°/50°/T₇。其中右肩主被动前屈上举不一致。主动前屈上举:120°,被动前屈上举:150°。右 Neer 征(+),Hawkins 征(+),痛弧征(+),Jobe(+),Lag 征(−),Belly-Press 征(−),因患者肩关节内旋受限,所以 lift-off 征检查不准确。以测力计检查双肩肌力,双侧冈上肌肌力:5 磅(右),18 磅(左)。右肘关节屈伸活动及前臂旋转活动未见受限。右手感觉、血运、活动好。右桡动脉搏动有力。入院后常规化验检查未见明显异常。拍摄右肩关节正位片(肩关节外旋位)、冈上肌出口位片和腋位片,并行右肩 MRI 检查(图132-1~图132-4)。

根据患者的症状、体征以及影像学表现,术前诊断为肩袖损伤(右)。

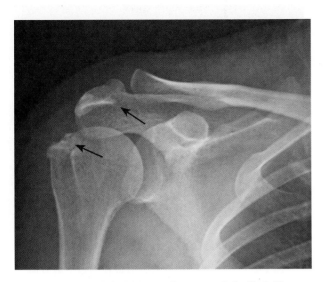

图 132-1　患者术前肩关节正位 X 线片,箭头所指部位为肩峰前角增生骨刺及肱骨大结节表面的硬化带

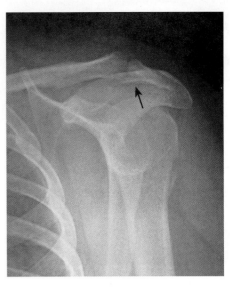

图 132-2　患者术前肩关节冈上肌出口位 X 线片,箭头所指为肩峰前缘的牵拉骨刺,该肩峰形态依照 Bigliani 分型应属Ⅲ型

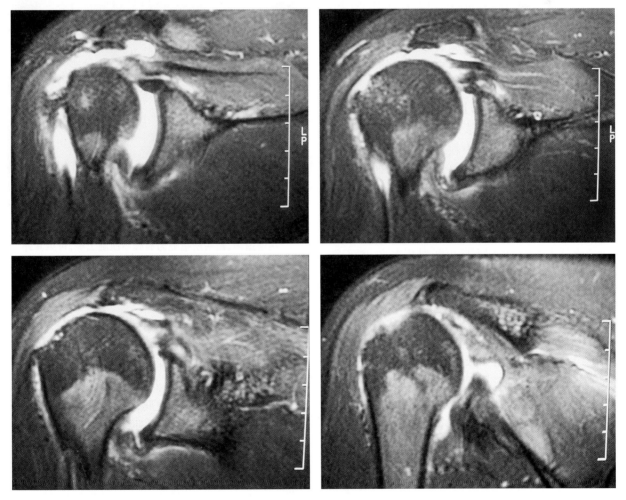

图 132-3　术前斜冠位 MRI 显示冈上肌腱全层断裂,残余肌腱退缩至大约肱骨头关节面上方

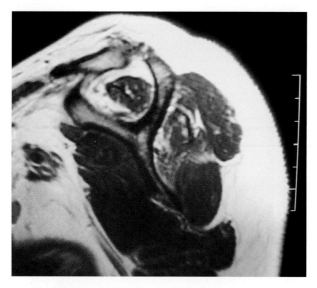

图 132-4　术前斜矢位 X 线片可见冈上肌存在 Ⅱ 度脂肪浸润

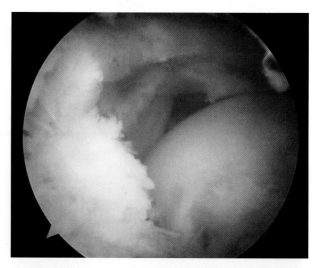

图 132-5　术中探查,目前关节镜在肩峰下后方通道,可见冈上肌腱全层断裂,肌腱退缩至肩盂上方,可从肩峰下间隙内清楚地看见盂肱关节内结构

【手术指征的选择】

患者为中年女性,肩袖损伤诊断明确,需手术治疗。术式选择方面,考虑到患者年龄、产生症状的时间、术前 MRI 上显示主要累及冈上肌腱、肌腱的退缩情况以及术前肩袖肌肉的脂肪浸润情况,决定选择关节镜下肩袖修补术。从病史及术前检查方面,未见明显手术禁忌证。

【术前计划与手术技巧】

从术前体检及影像学表现来看,主要受累的肩袖肌腱为冈上肌腱。但术中在关节镜下仍需探查、评估关节情况及肌腱受累情况,如有其他肌腱的累及需一并处理。如术中经探查认为残留肌腱质量好,可松解到位,修补效果满意,应同时做镜下肩峰成型,去除肩峰前角巨大增生骨刺。但如果术中对肩袖的修补不满意,预期术后再断裂几率高,则不行肩峰成型,以保留肩峰前角及喙肩韧带的完整,从而保留防止肱骨头向前上方脱位的最后一道屏障。从术前 MRI 上看,患者的冈上肌腱存在一定程度的退缩,因此术中对肌腱的松解至关重要,应尽可能使冈上肌腱经松解后在完全无张力的情况下外缘达到肱骨大结节表面。如能够做到较好的肌腱松解,则术中尽可能采用双排重建的方法修补肌腱损伤。

术中患者被置于沙滩椅位。由盂肱关节后方主通道进入关节。探查,见冈上肌腱全层断裂,断端退缩至肩盂上方(图 132-5)。肩胛下肌上缘部分肌腱损伤(图 132-6)。肱二头肌长头质量尚可。故建立盂肱关节前上方通道、肩峰下前外侧通道及肩峰下外侧通道。在已明显退缩的冈上肌腱的前面、深面

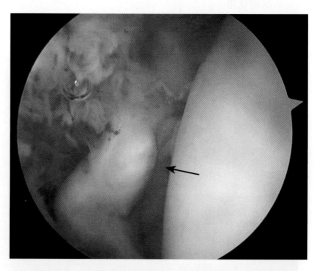

图 132-6　术中探查,目前关节镜在盂肱关节后方主通道内,箭头所指处为肩胛下肌腱上缘,可见其外侧止点断裂,肌腱上缘张力差

做彻底的松解,并切断喙肱韧带,做前方肩袖间隙的松解。经过这些步骤的肌腱松解后,冈上肌腱可顺利地在无张力的情况下复位至大结节表面。探查认为肌腱质量较好,松解满意,可望完成较为可靠的肌腱修补,故行肩峰成型,去除肩峰前角的牵拉骨刺。首先以一枚直径 5mm 金属缝合锚打入小结节上缘做肩胛下肌上缘损伤的修补(图 132-7),以关节镜下磨钻打磨大结节表面骨质准备骨床。在肱骨大结节内侧,肱骨头关节面边缘,前后向打入 2 枚直径 5mm 金属缝合锚,作为修补冈上肌腱损伤的内排固定;在大结节尖端前后向打入 2 枚缝合锚作为外排固定(图 132-8)。将内排缝线,以褥式方法穿过冈

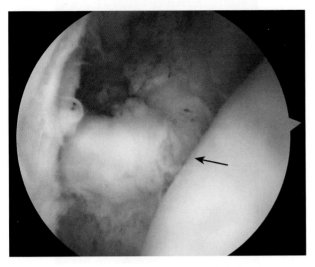

图 132-7 肩胛下肌腱修补后,可见肌腱张力已经恢复

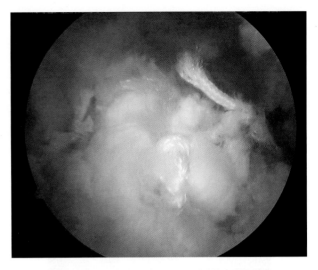

图 132-9 镜下双排重建后,可见肩袖肌腱已被牢固地固定在大结节表面,内、外排固定可靠

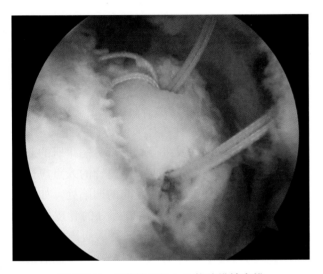

图 132-8 关节镜下打入 2 枚外排缝合锚

上肌腱距外缘约 1cm 处,而外排缝线仍以简单缝合方式穿过冈上肌腱边缘。首先打结固定外排,然后打结固定内排(图 132-9)。

【术后治疗及并发症】

术后患肢被固定于外展 30°旋转中立位 2 周,然后开始被动的关节活动练习。其被动活动度限制在前屈上举不超过 150°,体侧外旋不超过旋转中立位

的范围内。术后 6 周开始辅助主动功能练习。术后 3 个月开始肌力练习以及肩关节向各个方向的牵拉练习。

(姜春岩 朱以明)

【推荐读物】

1. Post M,Silver R,Singh M. Rotator cuff tear. Diagnosis and treatment. Clin Orthop Relat Res,1983,(173):78-91

2. Gartsman GM,han MK,Hammerman SM. Arthroscopic repair of full-thickness tears of the rotator cuff. J Bone Joint Surg Am,1998,80(6):832-840

3. Burkhart SS,Danaceau SM,Pearce CE. Arthroscopic rotator cuff repair:Analysis of results by tear size and by repair technique-margin convergence versus direct tendon-to-bone repair. Arthroscopy,2001,17(9):905-912

4. Murray TF,Lajtai G,Mileski RM,et al. Arthroscopic repair of medium to large full-thickness rotator cuff tears:outcome at 2- to 6-year follow-up. J Shoulder Elbow Surg,2002,11(1):19-24

5. Warner JJ,Tetreault P,Lehtinen J,et al. Arthroscopic versus mini-open rotator cuff repair:a cohort comparison study. Arthroscopy,2005,21(3):328-332

病例 133 二部分外科颈骨折型肱骨近端骨折

【病例简介】

患者,女,77 岁。入院前 9 天平地行走时摔伤。伤后自觉左肩疼痛活动、受限。否认伤后意识丧失及胸腹痛病史。患者否认肝炎等慢性病史。查体见左肩明显肿胀,青紫。左三角肌区域皮肤痛触觉未

见明显减退。左肘关节屈伸活动及左前臂旋转活动未见受限。左手感觉、血运、活动好。左桡动脉搏动有力。入院后常规化验检查未见明显异常。拍摄左肩胛骨正位(肩关节外旋位)、肩胛骨侧位及左肩改良腋位 X 线片(图 133-1 ~ 图 133-3)。

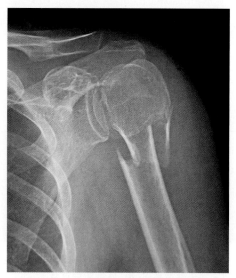

图133-1 术前肩关节正位X线片可见肱骨外科颈骨折,折端明显移位,且很不稳定

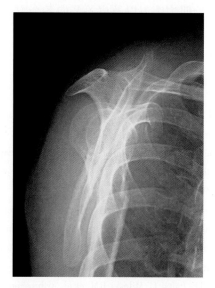

图133-2 术前肩胛骨侧位X线片可见骨折的外科颈有轻度的向前成角

依据临床表现、查体、影像学检查,诊断为肱骨近端骨折(左,二部分外科颈)。

【手术指征的选择】

患者为老年女性,肱骨近端骨折,二部分外科颈骨折型,由于折端不稳定,保守治疗可能导致骨折不愈合,故选择手术治疗。术式选择方面,由于骨折线位置较低,如使用钢板固定,则手术创伤较大所需固定节段较长。另一方面近折端大小结节比较完整,如采用锁定髓内针固定,则可在使用较小的手术切口,尽可能减少手术创伤的前提下达到对骨折端的可靠固定。同时考虑到患者为老年女性,骨质比较疏松,在这种情况下选择中心型固定方式,不失为一

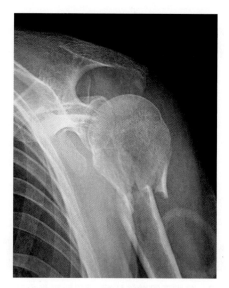

图133-3 术前改良腋位X线片

种较好的选择。从病史及术前检查方面,未见明显手术禁忌证。

【术前计划与手术技巧】

患者肱骨近端骨折的分型为二部分外科颈骨折型,手术选择行闭合复位肱骨近端锁定髓内针固定。手术中髓内针入点处宜选择肩峰外侧入路(图133-4)。必要时肩峰前缘及外侧切断部分三角肌的起点以保证充分显露髓内针入点。髓内针的入点应选择位于大结节与肱骨头关节面之间的凹陷处。如果入点过于偏外,入点以外的大结节部分的骨皮质保留较少,在开髓时极易使大结节劈裂从而影响固定的稳定性。另外过于靠外的入点也易导致复位后的外科颈遗留内翻畸形,影响患者的术后功能。固定完成后要注意可靠重建三角肌的起点。

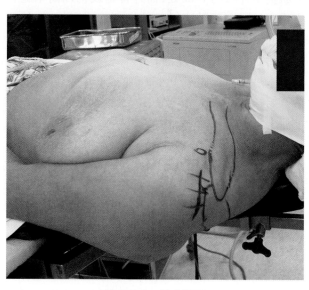

图133-4 手术切口

术中患者被置于仰卧位。手术开始前需要注意摆放好 C 形臂机的位置,以保证术中可以清楚地透视到操作区域(图 133-5)。肩峰外侧沿皮纹方向前后向切开,充分分离皮下组织,显露三角肌在肩峰上的起点。从肩峰前角沿前、中部三角肌间隙向下劈开三角肌至肩峰前角远端约 4cm 水平,显露肱骨头以及其表面覆盖之肩袖组织,向前方触及结节间沟。在结节间沟向后约 1.5cm 处沿冈上肌腱走行方向切开冈上肌腱。由此处插入开髓器。在透视装置的引导下,在肱骨大结节内侧与肱骨头关节面外缘交界部之凹陷处开髓。透视下闭合复位骨折后从开髓处插入髓内针进入远端髓腔。髓内针插入到位后,依靠髓内针持柄上的瞄准器打入近端旋转翅及远端锁钉。尽量打入近端斜行锁钉

以增强固定的可靠性。拧入髓内针尾帽,压住旋转翅,以 2 号爱惜邦线缝合关闭冈上肌腱上的切口,注意不要将线结留在冈上肌腱下表面以防后期出现撞击症状。最后牢固重建三角肌,关闭伤口(图 133-6、图 133-7)。

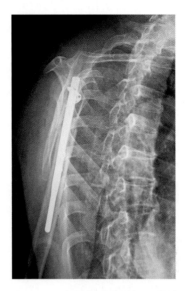

图 133-7　术后肩胛骨侧位 X 线片

【术后治疗及并发症】

术后患肢颈腕吊带保护。术后第二天即开始在理疗师指导下进行被动的关节活动练习。术后 6 周复查 X 线显示有骨痂生长时可去除患肢的吊带保护,进行辅助的关节主动练习。术后 3 个月时,患肢可基本不受限地完成日常生活动作。

(姜春岩　朱以明)

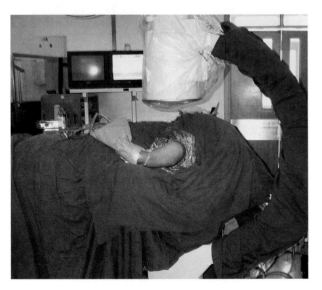

图 133-5　术中影像增强装置的摆放

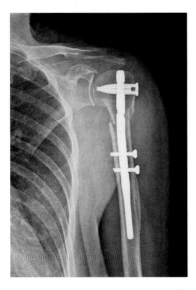

图 133-6　术后肩胛骨正位 X 线片

【推荐读物】

1. Rajasekhar C, Ray PS, Bhamra MS. Fixation of proximal humeral fractures with the Polarus nail. J Shoulder Elbow Surg, 2001, 10(1):7-10

2. Agel J, Jones CB, Sanzone AG, et al. Henley: Treatment of proximal humeral fractures with Polarus nail fixation. J Shoulder Elbow Surg, 2004, 13(2):191-195

3. Martin JB, Hessmann H, Hofmann A, et al. Internal Fixation of Proximal Humeral Fractures: Current Concepts. European Journal of Trauma, 2003, 29(5):253-261

4. Lin J, Hou SM, Hang YS. Locked nailing for displaced surgical neck fractures of the humerus. J Trauma, 1998, 45(6):1051-1057

病例 134　四部分外展嵌插型肱骨近端骨折

【病例简介】

患者,女,44 岁。手术前 6 天行走时摔倒致右肩疼痛、活动受限。否认伤后意识丧失及胸腹痛病史。患者否认肝炎等慢性病史。查体见右肩明显肿胀,青紫。三角肌区域皮肤痛触觉未见明显减退。肘关节屈伸活动及前臂旋转活动未见受限。右手感觉、血运、活动好,桡动脉搏动有力。入院后常规化验检查未见明显异常。拍摄右肩胛骨正位(肩关节外旋位)、肩胛骨侧位 X 线片并行右肩 CT 检查(图 134-1 ~ 图 134-3)。

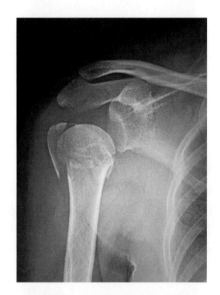

图 134-1　术前肩关节正位 X 线片

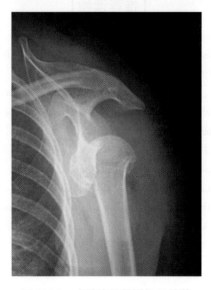

图 134-2　术前肩胛骨侧位 X 线片

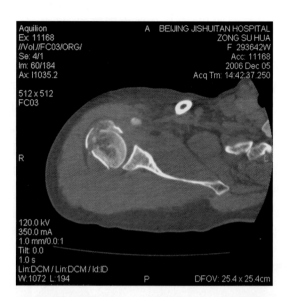

图 134-3　术前肩关节 CT 显示小结节明显移位

依据临床表现、查体、影像学检查,诊断为肱骨近端骨折(右,四部分外展嵌插型)。

【手术指征的选择】

手术适应证、术式选择和手术禁忌证:患者为中年女性,肱骨近端骨折,四部分外展嵌插型骨折,手术指征明确。术式选择方面,考虑到患者的年龄、骨折类型,如骨折能够被解剖复位固定则术后肱骨头坏死几率较经典的四部分骨折低;另一方面,如果选择人工肱骨头置换术治疗,因患者比较年轻,后期因假体松动或肩盂磨损等多种原因需接受翻修手术的几率较高。因此最终决定行骨折切开复位,锁定型钢板螺丝钉内固定术。从病史及术前检查方面,未见明显手术禁忌证。

【术前计划与手术技巧】

患者肱骨近端骨折的分型为四部分外展嵌插型骨折,手术选择行骨折切开复位,锁定型钢板螺丝钉内固定术。入路宜选择三角肌-胸大肌入路。术前影像学检查显示:肱骨外科颈骨折,成角移位明显。大、小结节骨折。大结节向肱骨头后上方移位明显,而小结节以向内侧移位为主。因此术中需首先复位外科颈骨折,恢复近似正常的颈干角,然后复位大、小结节,以锁定型钢板固定。根据固定后的稳定性,决定是否需辅助使用钛缆,加强大小结节的固定,以使患者术后能够开始早期功能锻炼。

术中患者被置于平卧位。三角肌-胸大肌入路切开,保护头静脉。以 5 号爱惜邦缝线经过肩袖止点缝合后牵引作为协助复位的手段。在 G 形臂监视下复位骨折,恢复正常颈干角、肱骨头后倾角度以及大小结节解剖位置,之后以 1~2 枚 2.5mm 螺纹针临时固定。根据骨折的情况选择肱骨近端锁定钢板进行固定。钢板应放置于结节间沟外侧。以 1 枚普通 3.5mm 皮质骨螺钉通过钢板远端螺钉孔将之与肱骨骨干进行固定,这种初步的加压固定由于锁定钢板自身的解剖学形态可以达到间接复位的目的。之后打入头端的 3.5mm 锁定螺钉(长度 35 ~

45mm),于透视下确保复位满意后打入远端的锁定螺钉完成锁定固定(图 134-4)。将钛缆穿过冈下、小圆肌和肩胛下肌的腱骨交界部位后,收紧,8 字固定大小结节,以加强大小结节固定的稳定性(图 134-5 ~ 图 134-7)。

【术后治疗及并发症】

术后患肢吊带制动。术后第一天即开始被动的关节活动练习。待术后 6 周拍片示骨折有初步愈合后,可以开始主动功能练习及肌力练习。术后 3 个月骨折愈合后,患者活动即不受限。

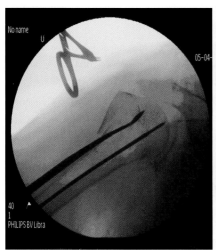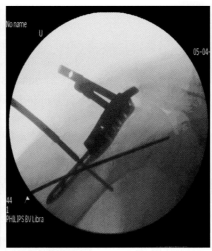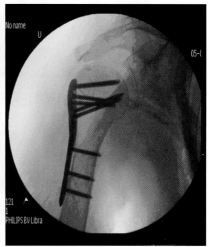

图 134-4 术中复位固定过程

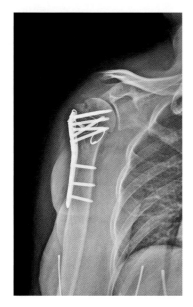

图 134-5 术后肩关节正位 X 线片

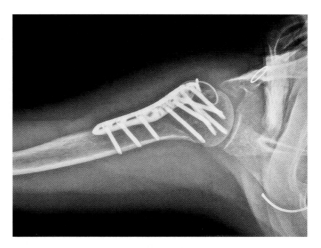

图 134-6 术后肩关节腋位 X 线片

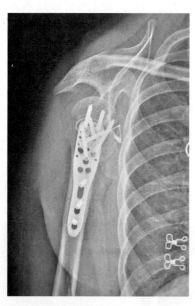

图 134-7　术后肩胛骨侧位 X 线片

（姜春岩　朱以明）

【推荐读物】

1. DeFranco M. J, Brems J. J, Williams GR, et al. Evaluation and management of valgus impacted four-part proximal humerus fractures. Clin Orthop Relat Res, 2006, 442:109-114

2. Gerber C, Werner CM, Vienne P. Internal fixation of complex fractures of the proximal humerus. J Bone Joint Surg Br, 2004, 86(6):848-855

3. Jakob RP, Miniaci A, Anson PS, et al. Four-part valgus impacted fractures of the proximal humerus. J Bone Joint Surg Br, 1991, 73(2):295-298

4. Levine WT, Bigliani L. Fractures of the proximal humerus. In: Rockwood and Matsen. The shoulder. 3nd ed. Philadelphia: WB Saunders, 2004:359-380

5. Robinson CM, Page RS. Severely impacted valgus proximal humeral fractures. J Bone Joint Surg Am, 2004, 86-A Suppl 1 (Pt 2):143-155

6. Zuckerman J, Sahajpal D. Fractures of the proximal humerus. In: Iannotti and Williams. Disorders of the shoulder. 2nd ed. Philadelphia: LWW Company, 2007:851-863

病例 135　复发性肩关节前脱位（1）

【病例简介】

患者，女，24 岁。入院前 7 年外伤后右肩第一次脱位。此后至入院前脱位约 20 余次，其中有 2 次需至医院复位，其余各次均自行复位。最近一次脱位在 1 个月前。查体见右肩前屈上举 150°，体侧外旋 30°，内旋达到臀部水平。左肩前屈上举 170°，体侧外旋 60°，内旋可达 T4 水平。右侧肩关节撞击体征（-）；Jobe 实验（-）；Belly-Press 实验（-）；Lag 实验（-）。恐惧实验（+）；Jerk 实验（-）；患者无多发韧带松弛表现。右肘关节屈伸活动及前臂旋转活动未见受限。右手感觉、血运、活动好，桡动脉搏动有力。入院后常规化验检查未见明显异常。拍摄右肩胛骨正位（肩关节外旋位）、肩胛骨侧位 X 线片并行右肩 CT 平扫以及三维重建检查（图 135-1 ~ 图 135-3）。

依据临床表现、查体、影像学检查，诊断为复发性肩关节前脱位（右）。

【手术指征的选择】

手术适应证、术式选择和手术禁忌证：患者为青年女性，根据其提供的病史以及查体表现诊断为右肩复发性肩关节前脱位，肩关节不稳定的方向主要为前方，不存在多方向不稳定的表现。由于其脱位反复发生，手术指征明确。术式选择方

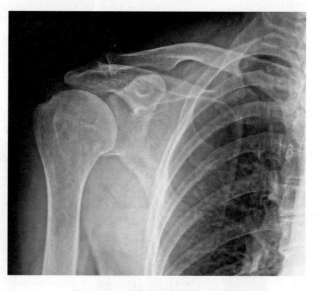

图 135-1　术前肩关节正位 X 线片

面，根据患者术前影像学表现可以看出其肩盂前缘以及肱骨头后上方均存在由于多次脱位所造成的明显的骨性缺损。从重建 CT 上看，肩盂前缘缺损已超过该位置的肩盂关节面的 1/3，且其肱骨侧还有较大的 Hill-Sachs 损伤。在这种情况下，考虑单纯的软组织重建，修复其撕脱的韧带盂唇组织已不足以恢复肩关节的稳定性，术后复

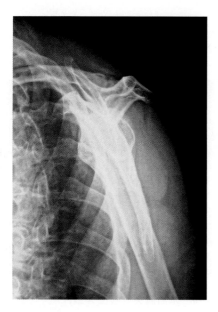

图 135-2　术前肩胛骨侧位 X 线片

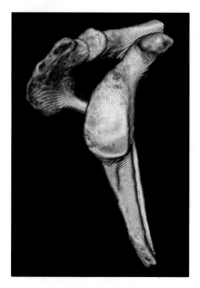

图 135-3　术前肩盂的三维 CT 重建
显示肩盂前缘明显骨性缺损

发脱位率高。因此需行 Latarjet 喙突移位术恢复肩盂骨性结构的完整性。从病史及术前检查方面,未见明显手术禁忌证。

【术前计划与手术技巧】

患者术前诊断为右肩复发性肩关节前脱位,手术选择行 Latarjet 喙突移位术。从美观考虑手术入路可选择腋褶入路。这样皮肤切口可较好地隐藏于腋前缘的腋褶中,切开后广泛游离皮下组织,仍由三角肌-胸大肌间隙进入深层。术中所截喙突应尽可能大,一般从喙锁韧带锁骨侧起点也就是喙突的弓状弯曲处即开始截骨。截下喙突后,将其连同

所带的联合腱自水平劈开的肩胛下肌腱和肩关节囊处置入关节内,固定于肩盂前缘。固定完成后应仔细打磨修整移位的喙突骨块,使其外侧骨面与肩盂关节面保持在同一平面上,以防肱骨头对其产生撞击作用。术中可根据患肢关节囊的质量决定是否在移位喙突的同时行关节囊盂唇止点的重建。

术中患者被置于半坐卧位。腋褶入路切开,由三角肌-胸大肌间隙暴露深处结构。充分显露喙突、联合腱、喙肩韧带,剥离喙突上附着之胸小肌起点,在喙突弓状弯曲处相当于喙锁韧带止点以远处截断喙突,自喙肩韧带肩峰端切断喙肩韧带。从肩胛下肌腱中部水平将其分开,同时分开深层关节囊组织,进入关节。显露肩盂前下部盂唇损伤部位,将向内侧移位并粘连在肩盂颈部关节囊及盂唇组织松解下来。打磨肩盂前下部边缘骨皮质,以促进移位后的喙突的愈合。在肩盂前下缘的边缘打入 2 枚金属缝合锚备用。以 2 枚直径3.0mm 的空心钉将带有联合腱的喙突骨块固定于肩盂前下缘。用缝合锚的尾线将松解下来的前下方盂唇组织重建在肩盂边缘,喙突骨块内侧。关闭水平切开的肩胛下肌腱(图 135-4 ~ 图 135-7)。

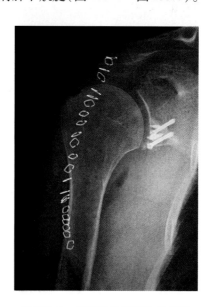

图 135-4　术后肩关节正位 X 线片

【术后治疗及并发症】

术后患肢吊带制动。术后 2 周开始被动的关节活动练习。待术后 6 周拍片并作 CT 检查显示移位骨块有初步愈合后,可以开始主动功能练习及肌力练习。

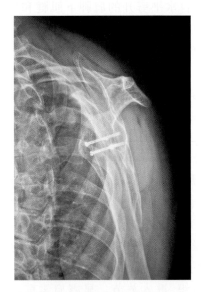

图 135-5　术后肩胛骨侧位 X 线片

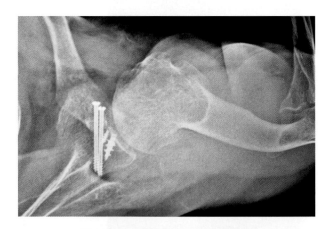

图 135-6　术后肩关节腋位 X 线片

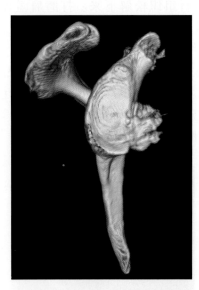

图 135-7　术后肩盂三维 CT 重建可
见前缘缺损已被很充分地重建

（姜春岩　朱以明）

【推荐读物】

1. Burkhart SS, De Beer JF. Traumatic glenohumeral bone de-

fects and their relationship to failure of arthroscopic Bankart repairs：significance of the inverted-pear glenoid and the humeral engaging Hill-Sachs lesion. Arthroscopy,2000,16(7)：677-694

2. Hovelius L, Sandstrom B, Saebo M. One hundred eighteen Bristow-Latarjet repairs for recurrent anterior dislocation of the shoulder prospectively followed for fifteen years：study Ⅱ- the evolution of dislocation arthropathy. J Shoulder Elbow Surg,2006,15(3)：279-289

3. Matsen FA,Titelman RM, Lippitt SB, et al. Glenohumeral instability. In：Rockwood and Matsen. The shoulder. 3nd ed. Philadelphia：WB Saunders,2004：359-380

4. Miniaci A, Haynes AE, Williams GR, et al. Anterior and anteroinferior instability：Open and Arthroscopic management. In：Iannotti and Williams. Disorders of the shoulder. 2nd ed. Philadelphia：LWW Company,2007：851-863

5. Schroder DT, Provencher MT, Mologne TS, et al. The modified Bristow procedure for anterior shoulder instability：26-year outcomes in Naval Academy midshipmen. Am J Sports Med, 2006,34(5)：778-786

6. Weaver JK, Derkash RS. Don't forget the Bristow-Latarjet procedure. Clin Orthop Relat Res,1994,308：102-110

病例 136　复发性肩关节前脱位(2)

【病例简介】

患者,男,30 岁。主因肩关节反复前脱位 9 年由门诊就诊。患者入院前 9 年扛重物时右肩脱位,在医院复位。至手术前共脱位约 20 次。最后一次脱位在入院 1 个月前。查体示右肩主动活动度与对侧一致,未见受限。无多发韧带松弛表现。Sulcus 征(-),Apprehension 征(+),Jerk 征(-),Speed 征(-),O'Brien 征(-),Kim 实验(-)。入院后查常规化验检查未见异常。拍摄右肩关节正位、冈上肌出口位以及腋位 X 线片,行右肩 CT 检查(图 136-1)。

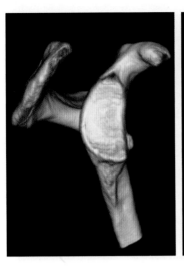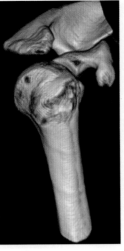

图 136-1 术前三维 CT 片

诊断:创伤后复发性肩关节前脱位(右)。

【手术指征的选择】

患者复发性肩关节前脱位诊断明确,且脱位复发次数多,有明确手术指征。患者无精神、神经疾病及系统性疾病等手术禁忌证。

【术前计划与手术技巧】

患者为复发性肩关节前脱位,查体时未发现肩关节存在其他方向的不稳定问题,亦无多发关节松弛表现,因此手术主要处理其前方不稳定。从术前三维 CT 看,患者肩盂及肱骨头骨缺损严重。肩盂骨缺损超过完整肩盂的 25% 以上,故需选择行植骨类手术重建肩盂骨性结构。由于镜下手术可减小手术创伤,故选择行关节镜下 Latarjet 手术。

术中需采用全身麻醉,可同时由肌间沟进行臂丛神经阻滞以减少术中全麻药用量并增加术中止痛、降压及肌松效果(图 136-2)。

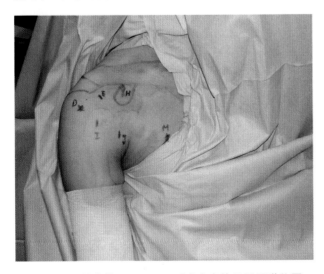

图 136-2 关节镜下 Latarjet 手术患者体位及通道位置

手术中关节镜首先进入盂肱关节,做关节内检查。将肩袖间隙内关节囊组织、肩胛下肌表面覆盖的关节囊完全清除,清楚地显露喙突的下表面(图 136-3)。

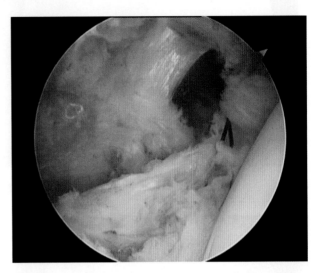

图 136-3 清理肩袖间隙内关节囊,可见前方的喙突骨质以及其上附着的喙肩韧带

从肩盂边缘将损伤的前盂唇剥离下来。将前盂唇及其上附着的前关节囊和其深方的肩胛下肌纤维分离开。注意保护前关节囊的完整性。对肩盂前缘及颈部行新鲜化处理(图 136-4)。

此后关节镜由后方通道进入肩峰下间隙。由联合腱深方向内侧分离,在肩胛下肌肌腹前方探明腋神经及其他臂丛血管神经结构位置,以利于术中充分保护(图 136-5)。

在关节镜的监视下,切断喙肩韧带在喙突上的起点并剥离胸小肌肌腱在喙突内侧的起点。由于邻近内侧血管神经结构,因此全过程中等离子刀头均应紧贴喙突骨质并保持刀头向外。将喙突基底内外侧上下方处软组织清理干净(图 136-6)。

在专用导向器引导下,在喙突上钻孔后,截断喙突(图 136-7)。

将喙突骨块连接至双腔喙突导向套筒上。用磨钻将喙突下表面打磨平整(图 136-8)。

关节镜监视下在肩胛下肌腱的中下 1/3、肌腱-肌腹交界处劈开肩胛下肌。操作双筒导向套管,使其穿过劈开的肩胛下肌腱,将喙突骨块紧贴 2～5 点处的肩盂前缘,并确保喙突外侧皮质与肩盂表面软骨平齐或较肩盂表面软骨稍偏内。沿导向套筒打入 2 枚直径 4.0mm 空心钉固定喙突骨块。仔细在关节内检查固定喙突骨块的位置,确保喙突骨块的外侧

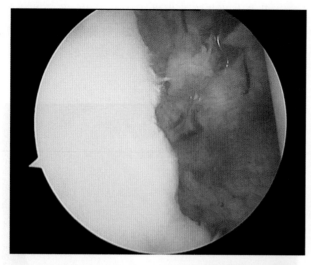 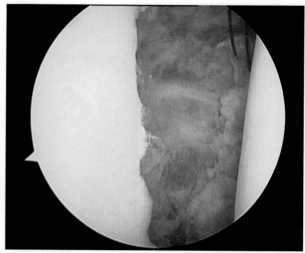

图 136-4　保留前关节囊完整,将其与深方的肩胛下肌分离开

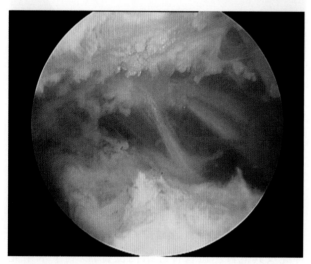 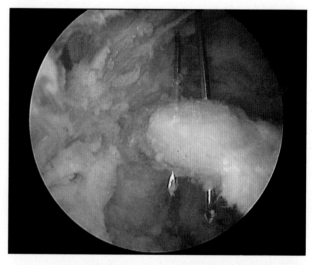

图 136-5　在肩胛下肌与联合腱之间,向内侧分离,显露并保护重要血管神经结构

图 136-7　用专用导向器在喙突上钻孔

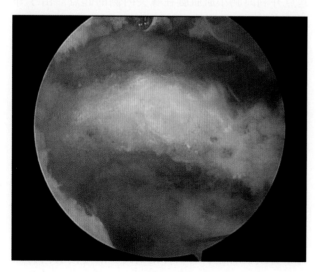 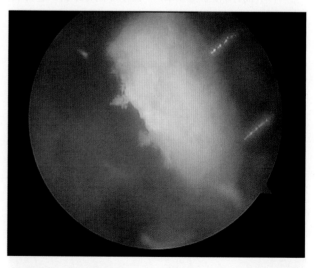

图 136-6　清理喙突表面软组织

图 136-8　喙突截骨后,在导向套筒内插入金属内芯,从而将截下的喙突骨块牢固连接在导向套筒上。用磨钻将喙突骨块下表面打磨平整

皮质平行或低于肩盂关节面。如发现骨块外侧皮质高于肩盂关节面,可从后方通道内插入磨钻对其进行修整(图136-9)。

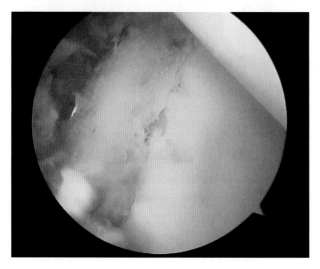

图136-9 以2枚空心钉将喙突骨块固定于肩盂前缘

骨块固定满意后,可在肩盂边缘打入1~2枚缝合锚钉,将之前保留的前关节囊组织修复至肩盂边缘,从而使移植的喙突骨块成为关节外结构(图136-10)。

【术后治疗及并发症】

术后需嘱患者佩戴颈腕吊带,患肢内旋位制动6周。6周后患者即可取掉颈腕吊带,以患肢做日常生活,并开始肩关节被动及辅助的主动活动度练习。术后3个月,患肢即可开始负重,并可开始关节终末牵拉及肩袖肌力练习。但注意术后半年内避免参加体育活动。当患肢活动度完全恢复,且在肩关节外展外旋位无任何恐惧感时,可恢复术前的体育活动。

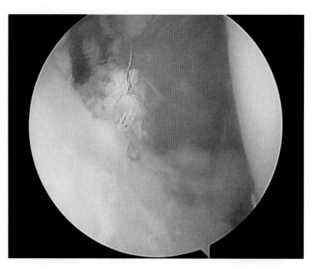

图136-10 在肩盂前缘打入缝合锚钉,将前关节囊修复至肩盂前缘

【推荐读物】

1. Bacilla P, Field LD, Savoie FH. Arthroscopic Bankart repair in a high demand patient population. Arthroscopy, 1997, 13(1): 51-60
2. Cole BJ, Millett PJ, Romeo AA, et al. Arthroscopic treatment of anterior glenohumeral instability: indications and techniques. Instr Course Lect, 2004, 53: 545-558
3. Kim SH, Ha KI, Cho YB, et al. Arthroscopic anterior stabilization of the shoulder: two to six-year follow-up. J Bone Joint Surg Am, 2003, 85-A(8): 1511-1518
4. Kim SH, Ha KI, Kim SH. Bankart repair in traumatic anterior shoulder instability: open versus arthroscopic technique. Arthroscopy, 2002, 18(7): 755-763
5. Wolf EM. Arthroscopic capsulolabral repair using suture anchors. Orthop Clin North Am, 1993, 24(1): 59-69

第二节 膝关节手术

病例137 ACL合并半月板损伤

【病例简介】

患者,男,33岁。2005年12月因右膝扭伤后肿痛2周经门诊入院。患者在入院前2周从高处跳下时扭伤右膝。查体:右膝关节疼痛,肿胀,浮髌试验(+),屈伸活动范围5°~110°,伸膝受限。内侧关节间隙压痛,膝关节过伸痛(+)。Lachmann试验(+),终末点:软。外翻应力试验0°位(±),30°位(+)。MRI显示T_2加权像前交叉韧带增宽,信号杂乱,混杂有高信号;FFE扫描序列矢状位可见"双弯征",冠状位可见内侧半月板撕裂,撕裂片段向髁间窝移位(图137-1~图137-4)。

患者否认肝炎、结核等慢性病史。入院后常规化验检查未见异常。

依据临床表现、体格检查和MRI表现,诊断为膝前交叉韧带损伤(右),内侧半月板桶柄样撕裂(右),内侧副韧带损伤(右)。

【手术指征的选择】

患者为年轻男性,右膝前交叉韧带断裂,合并内

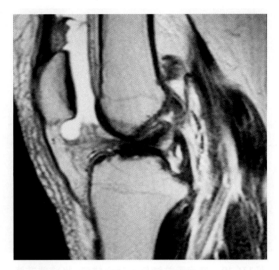

图 137-1　MRI 显示前交叉韧带自股骨附丽点撕裂，韧带增宽，信号异常

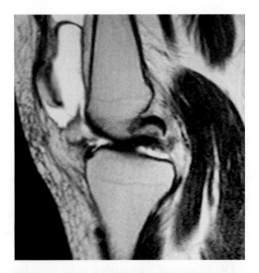

图 137-2　内侧半月板撕裂片段向髁间窝移位，形成"双弯征"（双后交叉韧带征）

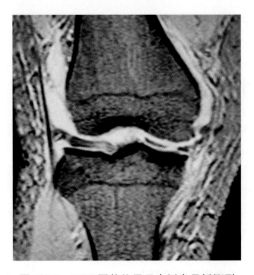

图 137-3　MRI 冠状位显示内侧半月板撕裂

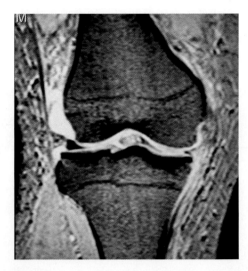

图 137-4　MRI 冠状位显示内侧半月板撕裂片段移位到髁间窝

侧半月板桶柄样撕裂，手术指征明确。内侧副韧带损伤可以不进行手术处理。从病史和检查方面，未见明显手术禁忌。

【术前计划与手术技巧】

患者右膝关节前交叉韧带断裂，合并内侧半月板桶柄样撕裂，可以进行关节镜手术治疗。准备采用自体骨-髌腱-骨作为移植物，术中根据半月板撕裂程度进行缝合修补。

入院后进行适当功能康复锻炼，伤后 7 天手术。椎管内麻醉，患者截石位，大腿近端上气囊止血带，止血带时间 1 小时 40 分钟。手术中采取自体骨-髌腱-骨作为移植物（图 137-7），分别制作股骨和胫骨隧道，使用金属挤压螺钉固定移植物。内侧半月板桶柄样撕裂（图 137-5、图 137-6）采用全内缝合 4 针，由内向外缝合 9 针，进行缝合修补（图

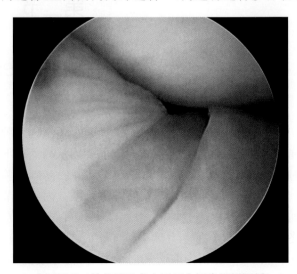

图 137-5　关节镜手术中显示内侧半月板撕裂

137-8）。

【术后治疗及并发症】

手术后伤口愈合好，未发生感染。术后患肢免

负重，可以在支具保护下，扶双拐下地行走。术后 6 周开始负重。术后 1 年取内固定时见重建的前交叉韧带张力好，内侧半月板完全愈合（图 137-9）。

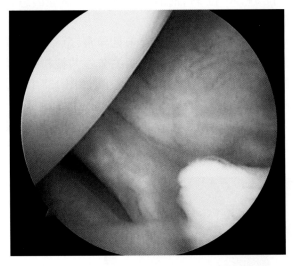

图 137-6　关节镜手术中显示内侧半月板撕裂向后延伸到半月板后角

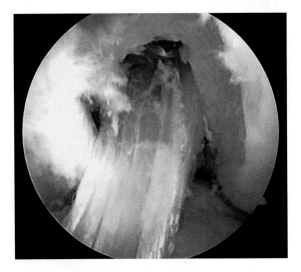

图 137-7　关节镜下前交叉韧带重建后图像

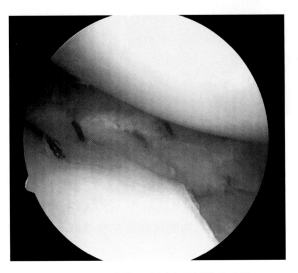

图 137-8　关节镜下内侧半月板缝合术后

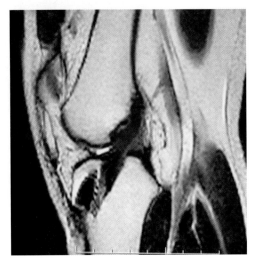

图 137-9　术后 1 年随访 MRI 显示前交叉韧带连续性好，张力好

（张　辉）

【推荐读物】

1. Shinichi Y, Ryosuke K, Kiyonori M. Medial collateral ligament reconstruction using autogenous hamstring tendons technique and results in initial cases. Am J Sports Med, 2005, 33 : 1380-1385

2. Borden PS, Kantaras AT, Caborn DN. Medial collateral ligament reconstruction with allograft using a double-bundle technique. Arthroscopy. 2002, 18 : E19

3. Murray M, Martin S, Martin T, et al. Histological changes in the human anterior cruciate ligament after rupture. J Bone Joint Surg Am, 2000, 82 : 1387-1397

4. Selby JB, Johnson DL, Hester P, et al. Effect of screw length on bioabsorbable interference screw in a tibial bone tunnel. Am J Sports Med, 2001, 29 : 614-619

病例 138　关节镜下重建前交叉韧带和内侧副韧带

【病例简介】

患者,女,16 岁。2006 年 5 月 18 日练习武术时扭伤右膝关节,受伤时右膝关节明显外翻,并听到"砰"的一响。伤后右膝关节疼痛、肿胀、活动受限,站立时即有明显的不稳定存在。即刻到北京积水潭医院就诊,查体发现膝关节不稳定显著,拍片未见骨折。给予患肢支具制动,急诊收入院。

入院后体检,Lachman 试验+++,外翻应力试验 0°位 3+,30°位 3+,前抽屉试验和轴移试验因患者疼痛未作检查。

入院后常规化验检查未见异常,急诊拍右膝关节正侧位片未见异常。右膝关节磁共振检查,可见髁间窝血肿,前交叉韧带信号迂曲(图 138-1A),内侧副韧带信号中断(图 138-1B),在 T_2 压脂像上可见前交叉韧带损伤特有的"对吻征",即股骨外髁和胫骨外髁后方髓内水肿。

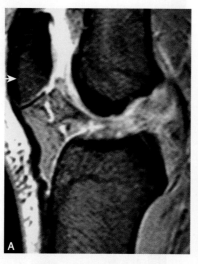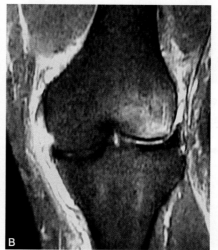

图 138-1
A. 髁间窝血肿,前交叉韧带迂曲;B. 膝关节内侧水肿,内侧副韧带信号中断

依据外伤病史、临床表现及磁共振检查,诊断为右膝前交叉韧带损伤,内侧副韧带损伤(Ⅲ°)。

【手术指征的选择】

患者为年轻女性,右膝关节前交叉韧带损伤,内侧副韧带损伤。患侧膝关节存在明显的不稳定,手术指征明确。从病史和检查方面,未见明显手术禁忌。

【术前计划与手术技巧】

患者前交叉韧带损伤,准备行前交叉韧带重建术,移植物选择自体骨-髌韧带-骨,移植物两端使用金属挤压螺钉固定(图 138-2)。术中根据患者髁间窝形状做适当的扩大成形。内侧副韧带Ⅲ°损伤,准备切开缝合修补。

硬膜外麻醉,平卧位,患侧膝关节屈曲至90°,使用气囊止血带。膝前纵切口约6cm,取骨-髌韧带-骨作为移植物。做关节镜前外、后内入路,重建前交叉韧带(图 138-3),内侧副韧带在实质部撕裂,缝合修补(图 138-4)。

【术后治疗及并发症】

术后佩戴支具 4 周,伸膝位固定。早期被动伸膝功能锻炼,3 ~ 4 天肿胀高峰期过后开始 CPM 关节活动度练习,术后 4 周内膝关节活动在 0° ~ 90°范围,术后 6 ~ 8 周膝关节活动恢复至正常。术后 4 周患肢开始部分负重,6 周完全负重。

患者术后 3 个月复诊时步态正常,Lachman 试验和轴移试验阴性,外翻应力试验阴性,KT-1000 测量胫骨最大前移(MMD)与健侧相等。

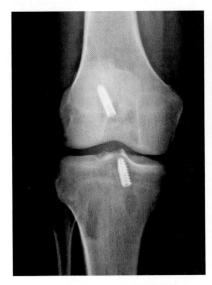
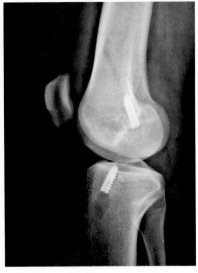

图 138-2　自体骨-髌韧带-骨移植重建前交叉韧带术后影像

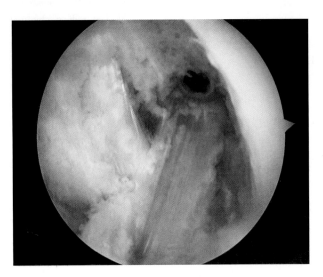

图 138-3　前交叉韧带重建术后

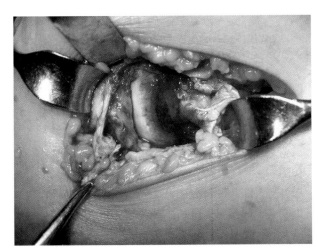
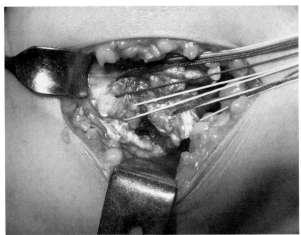

图 138-4　内侧副韧带损伤，术中缝合情况

（洪　雷）

433

【推荐读物】

1. Shinichi Y, Ryosuke K, Kiyonori M. Medial collateral ligament reconstruction using autogenous hamstring tendons technique and results in initial cases. Am J Sports Med, 2005, 33: 1380-1385

2. Borden PS, Kantaras AT, Caborn DN. Medial collateral ligament reconstruction with allograft using a double-bundle technique. Arthroscopy, 2002, 18: E19

3. Reider B, Sathy MR, Talkington J. Treatment of isolated medial collateral ligament injuries in athletes with early functional rehabilitation: a five-year follow-up study. Am J Sports Med, 1994, 22: 470-477

4. Woo SL, Young EP, Ohland KJ. The effects of transection of the anterior cruciate ligament on healing of the medial collateral ligament: a biomechanical study of the knee in dogs. J Bone Joint Surg Am, 1990, 72: 382-392

5. Murray M, Martin S, Martin T, et al. Histological changes in the human anterior cruciate ligament after rupture. J Bone Joint Surg Am, 2000, 82: 1387-1397

6. Carter TR, Edinger S. Isokinetic evaluation of anterior cruciate ligament reconstruction: Hamstring versus patellar tendon. Arthroscopy, 1999, 15: 169-172

7. To JT, Howell SM, Hull ML. Contributions of femoral fixation methods to the stiffness of anterior cruciate ligament replacements at implantation. Arthroscopy, 1999, 4: 379-387

8. Selby JB, Johnson DL, Hester P, et al. Effect of screw length on bioabsorbable interference screw in a tibial bone tunnel. Am J Sports Med, 2001, 29: 614-619

9. Jackson DW, Windler GE, Simon TM. Intraarticular reaction associated with the use of freeze-dried ethylene oxide-sterilized bone-patellar tendon-bone allografts in the reconstruction of the anterior cruciate ligament. Am J Sports Med, 1990, 18: 1-11

10. Jansson KA, Harilainen A, Sandelin J, et al. Bone tunnel enlargement after anterior cruciate ligament reconstruction with the hamstring autograft and endobutton fixation technique. A clinical, radiographic and magnetic resonance imaging study with 2 years follow-up. Knee Surg Traumatol Arthrosc, 1999, 7: 290-295

病例139　ACL 损伤

【病例简介】

患者,男,35 岁。2002 年 10 月 23 日踢足球时扭伤右膝关节。伤后右膝关节肿胀、疼痛、活动受限,在当地医院就诊未作特殊治疗,休息 3~4 周后右膝关节肿痛消失可以正常行走。以后反复出现右膝关节扭伤,特别是在体育运动中做急转、急停动作时。患者于 2006 年 11 月来北京积水潭医院就诊,门诊收入院。

入院后体检,Lachman 试验+++,轴移试验++,KT-1000 测量胫骨最大前移(MMD)为 12mm(图 139-1~图 139-3)。

入院后常规化验检查未见异常,拍右膝关节正

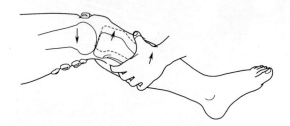

图 139-1　Lachman 试验

仰卧位,被检查肢体位于检查者侧,屈膝 15°~30°,一手自外侧紧握固定股骨,另一手拇指握住胫骨上端前面内侧关节缘,其余四指在膝后施加向前的提升力,这时拇指感觉胫骨相对于股骨的前移

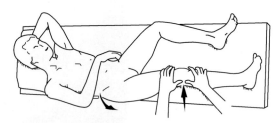

图 139-2　轴移试验

半侧卧位,被检查肢体在上,被检查足内侧紧贴检查台,膝关节伸直。检查者站于背侧,双手拇指分别顶在关节线两端后侧,示指放在关节线两端的前侧,双手同时施加外翻前推力,在 25°~45° 之间有脱位和复位出现为阳性

侧位片未见异常。右膝关节磁共振检查,可见前交叉韧带信号消失,内侧半月板后角信号中断,在 T_2 压脂像上可见前交叉韧带损伤特有的"对吻征",即股骨外髁和胫骨外髁后方髓内水肿(图 139-4~图 139-6)。

依据临床表现、磁共振检查,诊断为右膝前交叉韧带损伤,内侧半月板损伤。

【手术指征的选择】

患者为年轻男性,右膝关节前交叉韧带损伤,内侧半月板损伤。患侧膝关节存在明显的不稳定,手术指征明确。从病史和检查方面,未见明显手术

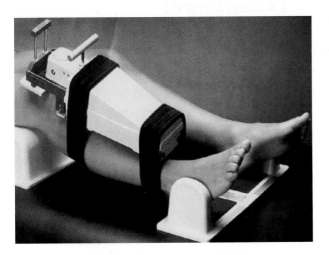

图 139-3 KT-1000 测量胫骨前移

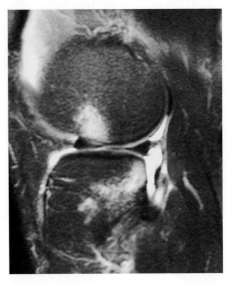

图 139-6 前交叉韧带损伤特有的"对吻征",即股骨外髁和胫骨外髁后方髓内水肿

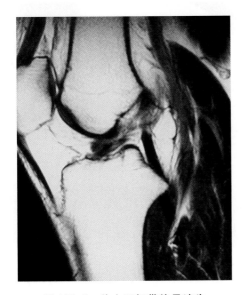

图 139-4 前交叉韧带信号消失

禁忌。

【术前计划与手术技巧】

患者前交叉韧带损伤,准备行前交叉韧带重建术,移植物选择自体骨-髌韧带-骨,移植物两端使用金属挤压螺钉固定(图 139-7)。术中根据患者髁间窝形状做适当的扩大成形。内侧半月板损伤位于后角滑膜缘(图 139-5),准备做全内缝合。

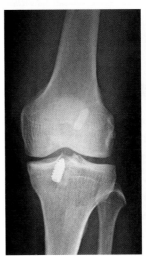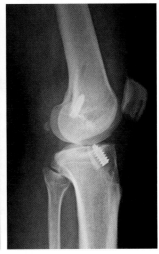

图 139-7 前交叉韧带重建术后 X 线片

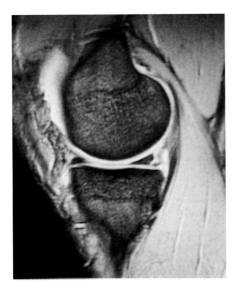

图 139-5 内侧半月板后角信号中断

硬膜外麻醉,平卧位,患侧膝关节屈曲至 90°,使用气囊止血带。膝前纵切口约 6cm,取骨-髌韧带-骨作为移植物。做关节镜前外、后内入路,重建前交叉韧带(图 139-8),内侧半月板全内缝合 3 针(图 139-9)。

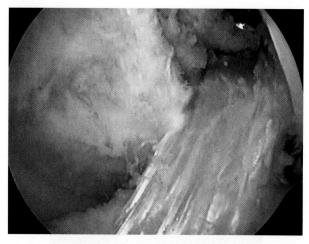

图139-8　前交叉韧带重建术后

【术后治疗及并发症】

术后佩戴支具 4 周，伸膝位固定。早期被动伸膝功能锻炼，3~4 天肿胀高峰期过后开始 CPM 关节活动度练习，术后 4 周内膝关节活动在 0°~90°范围，术后 6~8 周膝关节活动恢复至正常。术后 4 周患肢开始部分负重，6 周完全负重。

患者术后 3 个月复诊时步态正常，Lachman 试验和轴移试验阴性，KT-1000 测量胫骨最大前移（MMD）为 1mm。

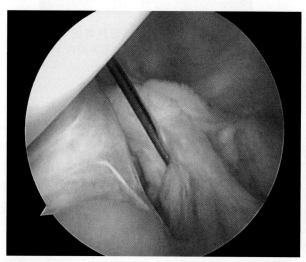
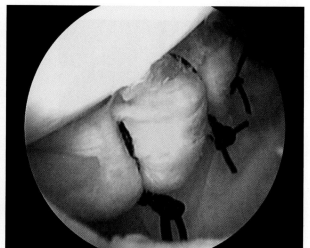

图139-9　内侧半月板后角损伤，全内缝合 3 针

（洪　雷）

【推荐读物】

1. Anderson A, Snyder R, Lipscomb A. Anterior cruciate ligament reconstruction: a prospective randomized study of three surgical methods. Am J Sports Med, 2001, 29: 272-279

2. Ejerhed L, Kartus J, Sernert N, et al. Patellar tendon or semitendinosus tendon autografts for anterior cruciate ligament reconstruction? A prospective randomized study with a two-year followup. Am J Sports Med, 2003, 31: 19-25

3. Feller J, Webster K. A randomized comparison of patellar tendon and hamstring tendon anterior cruciate ligament reconstruction. Am J Sports Med, 2003, 81: 564-573

4. Jomha N, Borton D, Clingeleffer A, et al. Long-term osteoarthritic changes in anterior cruciate ligament reconstructed knees. Clin Orthop Relat Res, 1999, 358: 188-193

5. Pinczewski L, Deehan D, Salmon L, et al. A fiveyear comparison of patellar tendon versus four-strand hamstring tendon autograft for arthroscopic reconstruction of the anterior cruciate ligament. Am J Sports Med, 2002, 30: 523-536

6. Shelbourne K, Gray T. Results of anterior cruciate ligament reconstruction based on meniscus and articular cartilage status at the time of surgery: five-to fifteen-year evaluations. Am J Sports Med, 2000, 28: 446-452

7. Mae T, Shino K, Miyama T, et al. Single-versus two-femoral socket anterior cruciate ligament reconstruction technique: Biomechanical analysis using a robotic simulator. Arthroscopy, 2001, 17: 708-716

8. Ahn JH, Wang JH, Yoo JC. Arthroscopic All-Inside Suture Repair of Medial Meniscus Lesion in Anterior Cruciate Ligament-Deficient Knees: Results of Second-Look Arthroscopies in 39 Cases. Arthroscopy, 2004, 20: 936-945

9. Ahn JH, Kim SH, Yoo JC, et al. All-inside suture technique using two posteromedial portals in a medial meniscus posterior horn tear. Arthroscopy, 2004, 20: 101-108

病例 140　剥脱性骨软骨炎

【病例简介】

患者,男,29 岁。主因右膝关节疼痛,反复发作 4 年经门诊入院。

查体:右膝关节疼痛,浮髌试验(-),屈伸活动范围 0°~130°。屈膝 90°位股骨内髁近髁间窝处压痛。Lachmann 试验(-),内外翻应力试验(-)。X 线片可见股骨内髁外侧边缘小骨折块(图 140-1);MRI 显示 T_1 和 T_2 加权像、压脂像可以看到股骨内髁中低信号影像,边缘呈高信号条带影像(图 140-2 ~ 图 140-4)。

患者否认肝炎、结核等慢性病史。入院后常规化验检查未见异常。

依据临床表现、体格检查和 X 线、MRI 表现,诊断为股骨内髁剥脱性骨软骨炎(右)。

【手术指征的选择】

患者为年轻男性,右膝股骨内髁剥脱性骨软骨炎,手术指征明确。从病史和检查方面,未见明显手术禁忌。

【术前计划与手术技巧】

患者右膝关节股骨内髁剥脱性骨软骨炎,可以进行自体骨软骨移植手术治疗。

椎管内麻醉,患者截石位,大腿近端上气囊止血带,止血带时间 1 小时 10 分钟。手术中关节镜探查,取出剥脱之骨块(图 140-5、图 140-6),小切口切开在股骨髁非负重区采取自体骨软骨柱作为移植物(图 140-7 ~ 图 140-9)。对股骨髁病损处清创(图 140-10),应用专用器械将自骨软骨柱(图 140-11)移植修补软骨缺损区域(图 140-12)。

【术后治疗及并发症】

手术后伤口愈合好,未发生感染。术后患肢免负重,可以在支具保护下,扶双拐下地行走。术后 8 周开始负重。术后 3 个月复查膝关节疼痛减轻,能够进行行走、慢跑等活动。

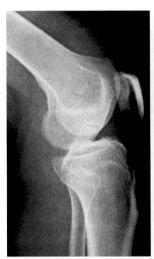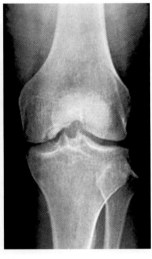

图 140-1　X 线片显示股骨内髁外侧缘小骨折块

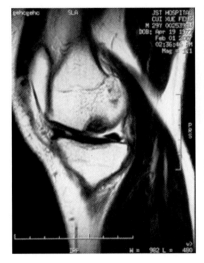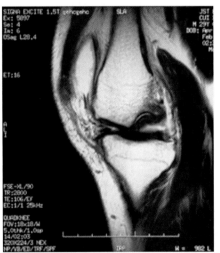

图 140-2　MRI 显示股骨内髁剥脱的骨软骨块,周围可见条带状高信号影像

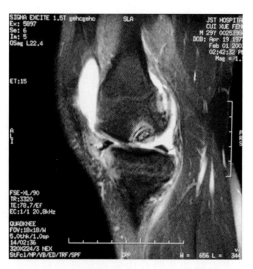

图 140-3　MRI 压脂像显示股骨内髁剥脱的骨软骨块，周围可见条带状高信号影像

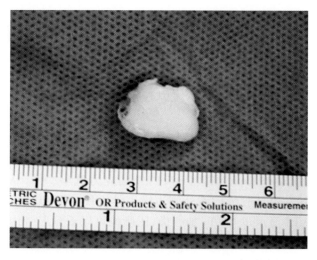

图 140-6　取出的骨软骨骨折块约 1cm×1.5cm×0.8cm 大小

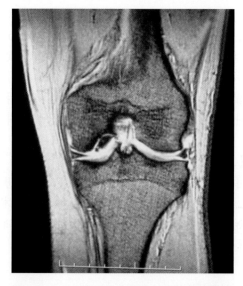

图 140-4　MRI 冠状位显示剥脱的骨软骨块

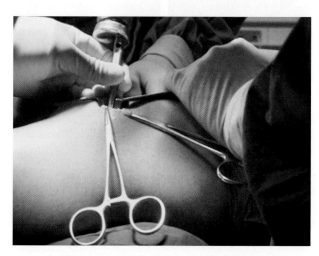

图 140-7　小切口采取自体骨软骨移植物

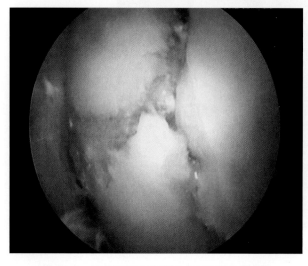

图 140-5　关节镜探查见股骨内髁剥脱的骨折块

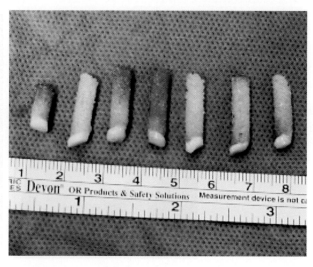

图 140-8　自体骨软骨移植物直径 4.5mm，长度为 20mm

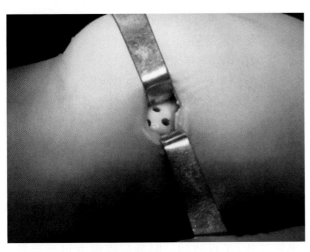

图 140-9 自体骨软骨移植物的供区

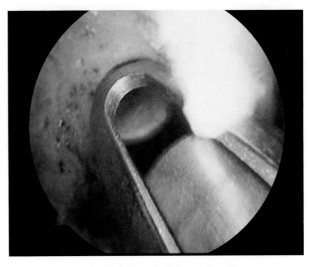

图 140-10 制备软骨缺损区域的移植接受区

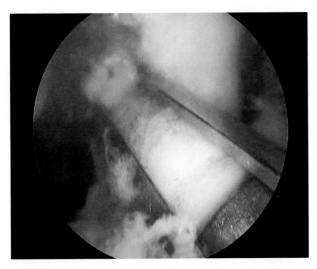

图 140-11 自体骨软骨移植

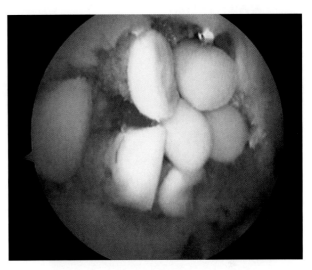

图 140-12 关节镜下自体骨软骨移植术后照片

（张　辉）

术出版社,2005:487-493

【推荐读物】

周肇庸.现代关节镜外科学.费起礼,主译.天津:天津科学技

第三节　足踝部手术

病例 141　踝　关　节

【病例简介】

患者,男,43 岁。2004 年 6 月由高处摔下伤及左踝关节,在当地医院拍片未发现明显骨折,经保守治疗后好转。此后左踝关节反复扭伤,伤后疼痛、肿胀,数周可缓解。为进一步诊治,来北京积水潭医院就诊。患者否认糖尿病、肝炎等慢性病史。入院后常规化验检查未见异常,拍摄踝关节正、侧位 X 线片,以及 MRI 检查(图 141-1 ~ 图 141-3)。

依据临床表现、影像学检查,诊断为踝关节前方撞击性骨赘(右),踝关节内游离体(右)。

【手术指征的选择】

患者为中年男性,诊断踝关节前方撞击性骨赘

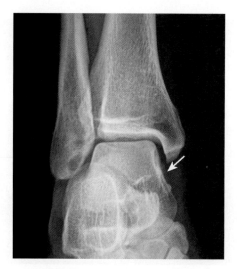

图 141-1 踝关节正位 X 线片
可见轻度退化改变,内侧踝穴可见小片游离体(箭头所示)

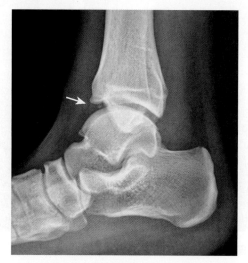

图 141-2 踝关节侧位 X 线片
踝关节前方可见骨赘增生,并存在小的游离骨块(箭头所示)

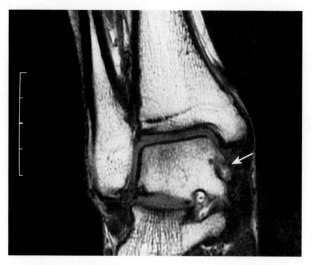

图 141-3 踝关节 MRI 踝穴内侧可见游离软骨片

(右),踝关节内游离体(右)。(图 141-2),踝关节反复疼痛,肿胀,手术指征明确。从病史和检查方面,未见明显手术禁忌。

【术前计划与手术技巧】

患者右踝关节前方存在撞击性骨赘,并存在游离体。手术入路宜选择关节镜手术探查,采用前内和前外入路探查骨赘,根据其增生、撞击程度、范围,给予相应的治疗,并取出游离体,清理关节内增生滑膜。

症状出现近 3 年后手术。硬膜外麻醉下手术。患者仰卧位,采用踝关节镜前外、前内入路。手术用时 80 分钟。术中探查踝关节,可见踝关节内大量滑膜增生,内踝间隙存在约 1cm×0.5cm 大小游离软骨片,予以清创。胫骨远端前方可见骨赘增生,距骨顶相应区域软骨有轻度磨损。关节镜下清理增生滑膜,用磨钻对增生骨赘予以切除、成形(图 141-4 ~ 图 141-9)。

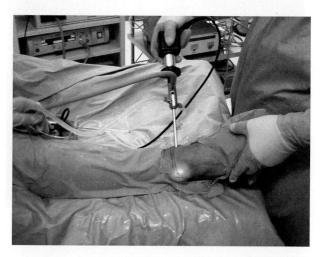

图 141-4 取踝关节镜前内和前外入路探查关节

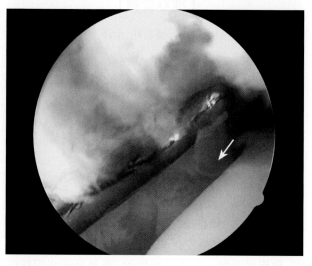

图 141-5 在内踝间隙内可见小片游离软骨,予以清创

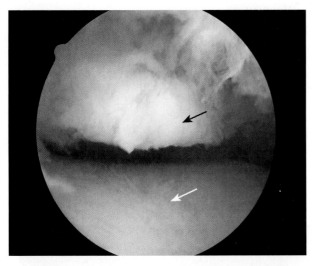

图 141-6 在胫骨远端前缘可见增生骨赘(黑色箭头所示),相应距骨顶区域软骨轻度磨损(白色箭头所示)

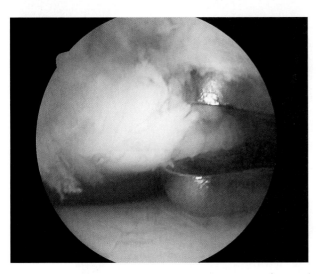

图 141-7 用髓核钳清除骨赘

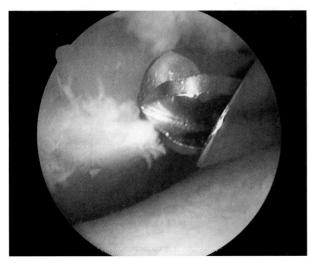

图 141-8 用关节镜打磨刨削钻头对骨赘进行打磨,对胫骨远端前方进行成形

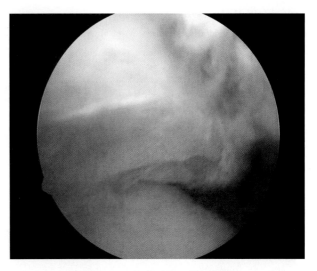

图 141-9 骨赘清除后镜下影像

【术后治疗及并发症】

手术后伤口愈合好,未发生感染。术后 3 天开始部分负重。术后拍片复查骨赘及游离体被完全清除(图 141-10),关节活动良好。

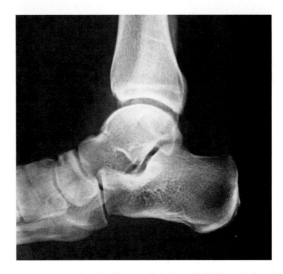

图 141-10 术后拍片可见游离体和骨赘被完全清除

(王雪松)

【推荐读物】

1. Andrews JR, Previte WJ, Carson WG. Arthroscopy of the ankle: technique and normal anatomy. Foot and Ankle, 1985, 6: 29-33

2. Bassett FH, Gates HS, Billys JB, et al. Talar impingement by anteroinferior tibiofibular ligament. A cause of chronic pain in the ankle after inversion sprain. J Bone and Joint Surg, 1990, 72-A: 55-59

3. Ferkel, RD. Arthroscopy of the ankle and foot. In: Mann RA and Coughlin MJ. Surgery of the Foot and Ankle. 6th ed. St

Louis：CV Mosby，1992

4. Ferkel RD，Karzel RP，Del Pizzo W，et al. Arthroscopic treatment of anterolateral impingement of the ankle. Am J Sports Med，1991，19：440-446

5. McGinty JB. Arthroscopic removal of loose bodies. Orthop Clin North America，1982，13：313-328

病例142　距骨骨软骨损伤

【病例简介】

患者,女,38 岁。2006 年 2 月在行走时不慎扭伤右踝关节,在当地医院拍片未发现明显骨折,经保守治疗后好转。此后右踝关节无明显诱因反复疼痛、肿胀,来北京积水潭医院就诊。患者否认糖尿病、肝炎等慢性病史。入院后常规化验检查未见异常,拍摄踝关节正侧位 X 线片、CT 以及 MRI 检查(图 142-1 ~ 图 142-3)。

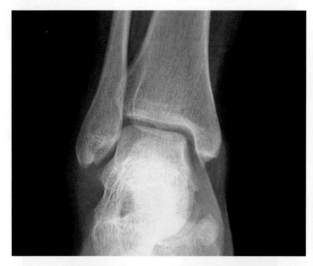
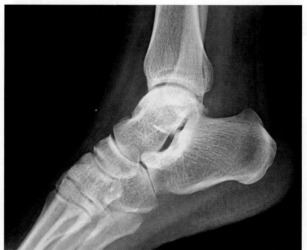

图 142-1　术前踝关节正、侧位 X 线片可见踝关节存在轻度退化改变

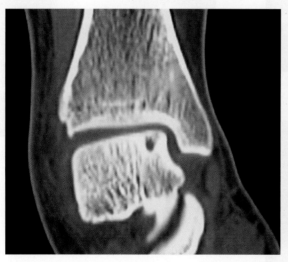
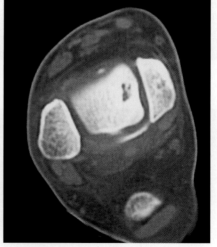

图 142-2　踝关节 CT 可见距骨顶前、内侧存在囊性变,为 Ferkel CT 分型中的 I 期骨软骨损伤

依据临床表现、影像学检查,诊断为距骨顶骨软骨损伤(右)。

【手术指征的选择】

患者为中年女性,诊断右距骨顶骨软骨损伤(图142-3),踝关节反复疼痛、肿胀,手术指征明确。从病史和检查方面,未见明显手术禁忌。

【术前计划与手术技巧】

患者右距骨顶前内侧存在骨软骨损伤。手术入路宜选择关节镜手术探查,采用前内和前外入路探查骨软骨损伤。根据软骨损伤的程度、范围,给予相

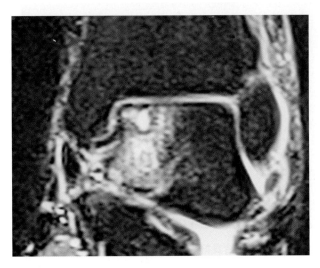

图 142-3 踝关节 MRI 可见距骨顶前内侧骨软骨损伤为 Hepple MRI 分型 5 期损伤,可见囊性变

应的治疗,对骨软骨损伤给予清创、软骨成形以及微骨折手术治疗。

症状出现 4 个月后手术。硬膜外麻醉下手术。患者仰卧位,采用踝关节镜前外、前内入路。手术用时 45 分钟。术中探查踝关节,距骨顶前内侧可见 1cm×1cm Outerbridge Ⅳ 型。骨软骨损伤,在关节镜下手术,对病灶进行清创,去除坏死组织后,给予微骨折钻孔手术治疗(图 142-4 ~ 图 142-7)。

【术后治疗及并发症】

手术后伤口愈合好,未发生感染。术后 2 个月负重。在术后 5 个月复查时可见病灶基本愈合(图

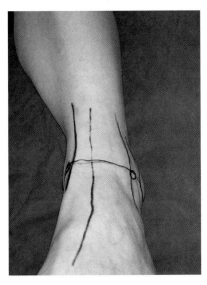

图 142-4 采用踝关节镜前内和前外入路
前内入路位于胫前肌内侧,踝关节间隙水平前外入路位于第三腓骨肌外侧,踝关节;间隙水平

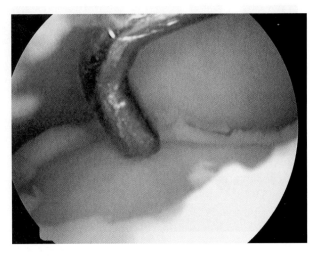

图 142-5 关节镜探查骨软骨损伤为 Outerbridge Ⅳ 型骨软骨损伤

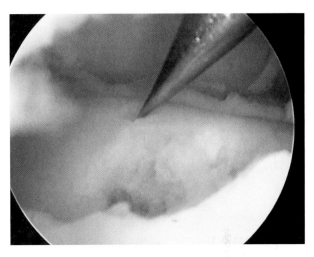

图 142-6 关节镜手术给予病灶清创,微骨折钻孔手术治疗

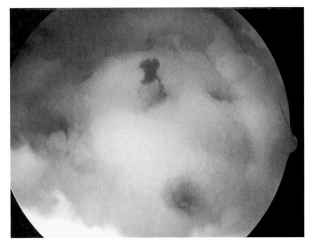

图 142-7 手术中松开止血带,骨孔出血良好

142-8)。功能明显改善,AOFAS 评分由术前 72 分改善为术后 85 分。

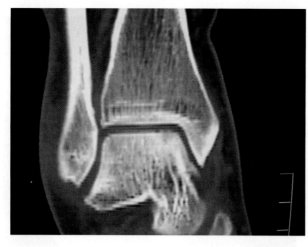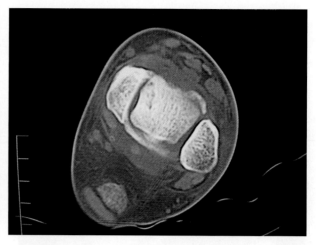

图142-8　术后5个月复查CT显示病灶愈合良好

（王雪松）

【推荐读物】

1. Barnes CJ, Ferkel RD. Arthroscopic debridement and drilling of osteochondral lesions of the talus. Foot Ankle Clin, 2003, 8:243-257

2. Mandracchia VJ, Buddecke DE, Giesking JL. Osteochondral lesions of the talar dome: A comprehensive review with retrospective study. Clin Podiatr Med Surg, 1999, 16:725-742

3. Shea MP, Manoli A. Osteochondral lesions of the talar dome. Foot Ankle, 1993, 14:48-55

4. Stone JW. Osteochondral lesions of the talar dome. J Acad Orthop Surg, 1996, 4:63-73

5. Takao M, Ochi M, Ucjio Y, et al. Osteochondral lesions of the talar dome associated with trauma. Arthroscopy, 2003, 19:1061-1067

6. Frank A. Arthroscopic treatment of osteochondral lesions of the talar dome. Orthopade, 2001, 30:37-46

病例143　踝关节不稳定

【病例简介】

患者，男，21岁。主因右踝关节反复扭伤、肿胀、疼痛1年门诊入院。

患者1年前打篮球时严重扭伤右踝关节，经过休息、制动、外用药物治疗1个月后缓解。但此后踝关节反复扭伤，且肿痛逐渐加重，已无法参加体育运动，保守治疗效果不佳。近日患者运动后即出现踝关节疼痛、肿胀，并多次扭伤。曾多次到不同医院就诊，被诊断为"踝关节韧带拉伤"或"创伤性关节炎"等。

无既往病史。否认高血压、冠心病、精神疾患、脑血管疾病等慢性病史。否认肝炎、结核等传染病史。

专科查体：踝关节活动度正常，踝关节前外侧肿胀、压痛明显。关节间隙水平有深压痛。前抽屉试验阳性（图143-1）；距骨倾斜（内翻）试验阳性（图143-2）；外旋试验阴性（图143-3）；步态正常。

放射学检查：平片：正位X线片可见内外踝尖轻度增生，外踝下方可见游离骨块。侧位X线片可见胫骨前缘轻度增生，距骨颈轻度增生（图143-4）。MRI：距腓前韧带中断，信号不均匀，失去张力；跟腓韧带内有不规则高信号影（图143-5）。使用Telos装置进行术前应力位片的测量（图143-6～图143-8）。

诊断：踝关节外侧不稳定（右，距腓前韧带、跟腓韧带损伤）。

【术前计划与手术技巧】

患者存在明显的踝关节外侧不稳定，保守治疗无效。故计划首先行踝关节镜探查，对关节内病变进行处理，然后切开探查距腓前韧带和跟腓韧带，视韧带残端情况进行韧带修补或重建。

关节镜探查可见踝关节前方大量滑膜增生。清除增生的滑膜后可见距腓前韧带松弛，瘢痕化；外踝尖前下方可见增生和游离骨块（图143-9）；内踝尖可见增生（图143-10）；胫骨远端和距骨颈可见增生（图143-11）；关节镜下对增生进行打磨，并取出游离骨块（图143-12）。跟腓韧带残端（粗箭头）瘢痕挛缩不足以原位修补（图143-13），取同侧半腱肌肌腱，重建距腓前韧带和跟腓韧带（图143-14）。术后影像学检查，X线片可见锚钉与界面螺钉位置良好（图143-15）。

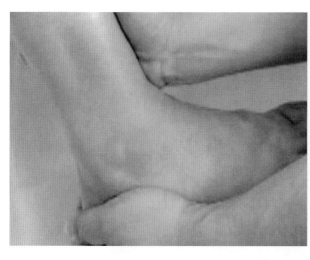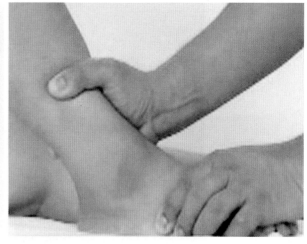

图 143-1 前抽屉试验

可以采用两种方法检查。左图为常规方法,患者坐位,屈膝 90°,踝关节跖屈,检查者一只手固定胫骨远端,另一只手握持足跟部向前推动距骨,感受距骨的前移;右图为改良方法,患者卧位,屈髋 45°,屈膝 90°,将足部置于床面,自然跖屈。检查者一只手固定前足,另一只手向后推动胫骨远端,感受距骨相对的前移。应两侧对比进行检查

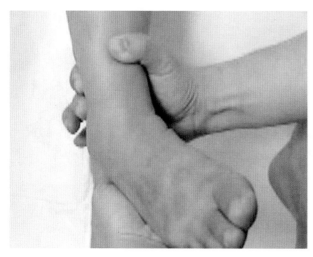

图 143-2 距骨倾斜试验

患者坐位,屈膝 90°,双下肢自然下垂。检查者一只手固定胫骨远端,另一只手握持足跟部施加内翻应力,感受距骨倾斜的角度。应两侧对比进行检查

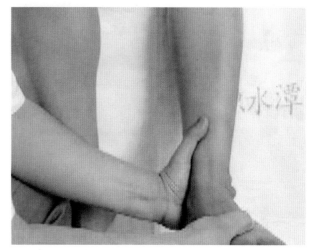

图 143-3 外旋试验

患者坐位,屈膝 90°,双下肢自然下垂。检查者一只手握持胫骨远端,另一只手握持前足施加外旋应力,如患者出现下胫腓联合水平的疼痛,并沿骨间膜向上延伸为阳性,提示下胫腓联合不稳定

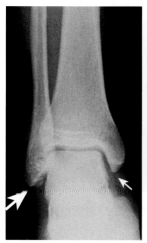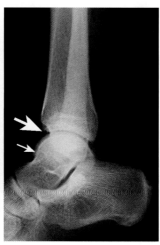

图 143-4 左图正位 X 线片

外踝尖增生以及游离骨块(粗箭头),内踝尖轻度增生(细箭头);右图侧位 X 线片显示胫骨前缘增生(粗箭头),距骨颈增生(细箭头)

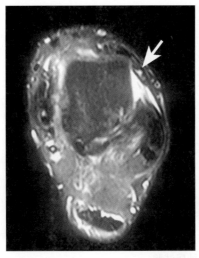
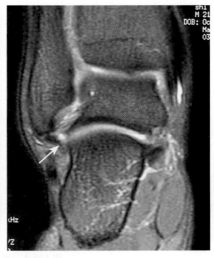

图 143-5　左图横断位 MRI

显示距腓前韧带中断、迂曲,内有不规则高信号影(粗箭头);右图冠状位 MRI 显示跟腓韧带内有不规则高信号影(细箭头)

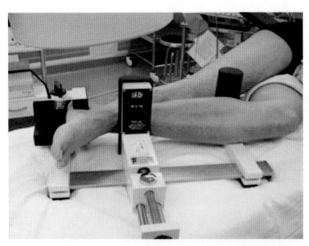
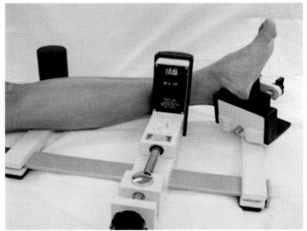

图 143-6　Telos 装置

左图测量前抽屉应力位 X 线片,右图测量距骨倾斜应力位 X 线片,应两侧对比检查,施加固定应力 150 牛顿

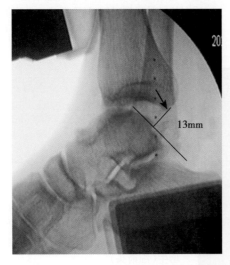
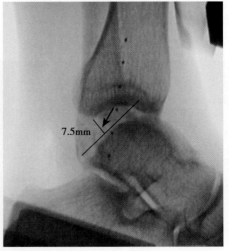

图 143-7　左图为患侧距骨前移距离 13mm,右图健侧距骨前移距离 7.5mm。两侧差值 5.5mm

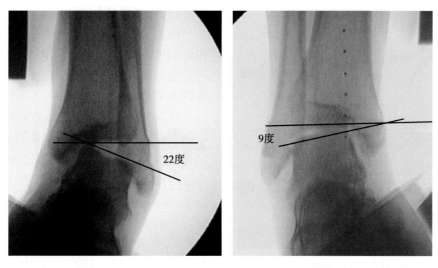

图 143-8　左图患侧距骨倾斜角度为 22°，右图健侧距骨倾斜角度为 9°，两侧差值 13°

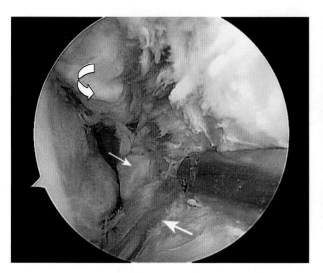

图 143-9　关节镜下
距腓前韧带松弛（粗箭头）；外踝前下游离骨块（细
箭头）；外踝尖增生（弯箭头）

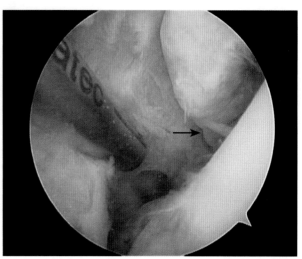

图 143-10　内踝尖增生（箭头）

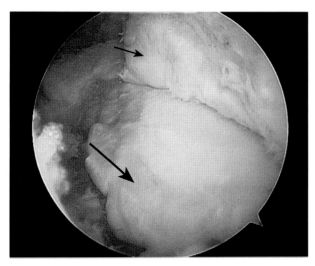

图 143-11　胫骨远端前缘增生（细箭头）；距骨颈增
生（粗箭头）

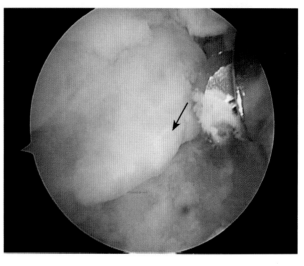

图 143-12　关节镜下打磨距骨颈增生（箭头）

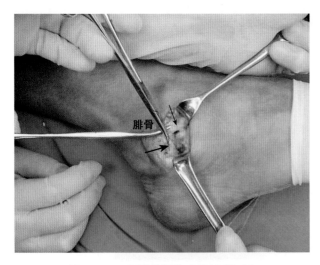

图 143-13　距腓前韧带残端（细箭头）

【讨论与思考】

　　踝关节扭伤是最为常见的运动损伤之一。大约90%的患者伤及外踝,伤后多数患者经保守治疗后可痊愈。而大约20%的患者保守治疗无效,从而残存踝关节外侧不稳定。

　　维持踝关节外侧稳定性的关键韧带为距腓前韧带和跟腓韧带(图143-16)。距腓前韧带松弛,造成距骨的过度前移。跟腓韧带的松弛会造成距骨倾斜角度的增大。根据 Lindstrand 和 Mortensson 提出的标准,如果前抽屉应力片距骨前移距离(d)两侧差值>3mm,或绝对值≥4mm,就可以确定距腓前韧带松弛;如果距骨倾斜应力片中两侧距骨倾斜角度(θ角)两侧差值>6°,或绝对值≥10°,则可以确定为跟

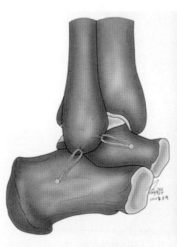
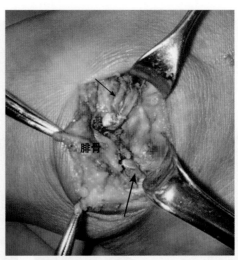

图 143-14　左图:韧带游离重建示意图,腓骨端采用锚钉固定,距骨端采用界面螺钉;右图:距腓前韧带(细箭头)和跟腓韧带(粗箭头)重建移植物

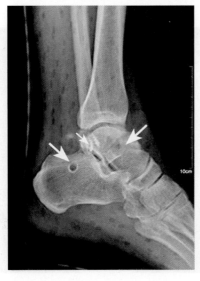

图 143-15　术后 X 线片显示锚钉(细箭头)与界面螺钉(粗箭头)位置良好

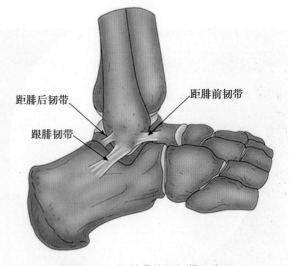

图 143-16　踝关节外侧韧带示意图

腓韧带松弛。有学者研究证实,一旦跟腓韧带松弛,距腓前韧带也必然松弛,即不存在单纯的跟腓韧带松弛。

踝关节外侧不稳定造成患者反复扭伤,如果不及时治疗,可能造成踝关节软骨损伤、局部过度增生,甚至严重的骨性关节炎。因此,应当及时重建外踝的稳定性。当前临床上最常用的方法是对残端进行修补,但如果韧带残端瘢痕化、退变挛缩,不足以进行修补,解剖重建韧带是一种有效的方法。经过短期随访,韧带重建可获得满意的结果,当然还需要进一步更长时间的追踪与研究。此外,关节镜技术能够有效地发现和处理与踝关节不稳定同时存在的关节内的病理改变,因此应常规应用处理此类患者。

(王雪松)

【推荐读物】

1. Andrews JR, Previte WJ, Carson WG. Arthroscopy of the ankle; technique and normal anatomy. Foot and Ankle, 1985, 6:29-33

2. Bassett F H, Gates HS, Billys JB, et al. Talar impingement by anteroinferior tibiofibular ligament. A cause of chronic pain in the ankle after inversion sprain. J Bone and Joint Surg, 1990, 72-A:55-59

3. Ferkel RD. Arthroscopy of the anklAe and foot. In: Mann RA and Coughlin MJ. Surgery of the Foot and Ankle. 6th ed. St. Louis: CV Mosby, 1992

4. Ferkel RD, Karzel RP, Del Pizzo W, et al. Arthroscopic treatment of anterolateral impingement of the ankle. Am J Sports Med, 1991, 19:440-446

5. McGinty, JB. Arthroscopic removal of loose bodies. Orthop Clin North America, 1982, 13:313-328

第四节 髋关节手术

病例144 髋臼边缘骨折关节镜取出骨块

【病例简介】

患者,男,48岁。2007年5月22日因车祸致伤,伤及右髋关节,来北京积水潭医院拍平片和CT发现髋关节后脱位,髋臼后缘骨折,经闭合复位后,髋关节成功复位,但拍CT发现髋关节内存在游离骨块,为进一步诊治,收入院治疗。患者否认糖尿病、肝炎等慢性病史。入院后常规化验检查未见异常,拍摄髋关节正位X线片,以及CT检查(图144-1~图144-3)。

依据临床表现、影像学检查,诊断为髋关节后脱

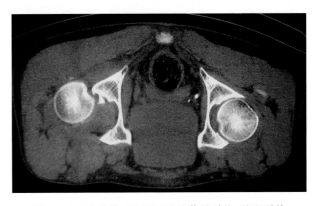

图144-2 髋关节CT显示髋关节后脱位,髋臼后缘骨折,关节腔内可见游离骨片

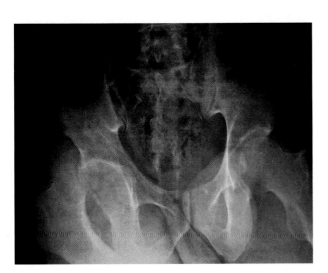

图144-1 髋关节正位X线片示右髋关节脱位

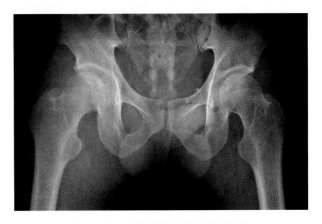

图144-3 X线片显示髋关节已复位

位(右),髋臼后缘骨折(右),髋关节内游离体(右)。

【手术指征的选择】

患者为中年男性,诊断为右髋关节后脱位伴髋臼后缘骨折,髋关节内存在游离骨块(图144-2)。髋关节虽经闭合复位成功,但关节腔内存在游离体,会造成患者功能障碍,所以拟行关节镜探查手术,取出游离体。有明确手术指征。从病史和检查方面,未见明显手术禁忌。关节镜手术创伤小,对取出关节内游离体来讲,有其独特的优势。

【术前计划与手术技巧】

患者髋关节内存在游离体。手术入路宜选择关节镜手术探查,采用髋关节镜外侧前方和后方入路,以及前外入路探查,取出游离体。对关节内进行清理,去除相应位于关节腔内软组织。

受伤后6天手术。硬膜外麻醉下手术。患者仰卧位,采用牵引床对患肢进行牵引。采用髋关节镜外侧前方入路,以及前外入路探查髋关节。手术用时120分钟。术中探查髋关节,可见髋臼后缘存在骨折,骨折块连同关节囊和关节盂唇嵌入髋关节内,对关节进行清创,清除嵌入关节内的软组织并将关

节内游离骨块完全去除,共取出碎骨片3块(图144-4~图144-9)。

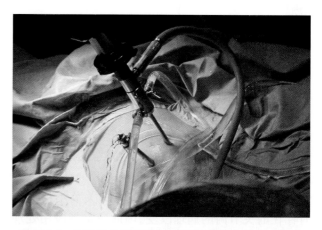

图144-6 采用髋关节镜外侧前方入路和前外入路探查关节腔

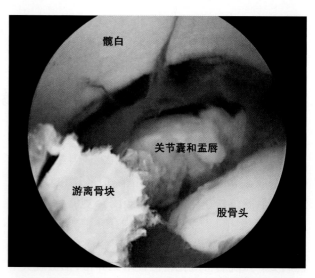

图144-7 关节镜下可见游离骨块连同关节囊和关节盂唇共同嵌入关节内

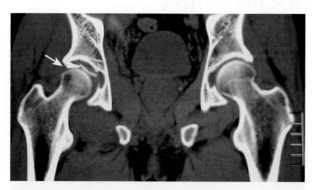

图144-4 CT显示髋关节复位后,关节腔内仍有游离骨块嵌入

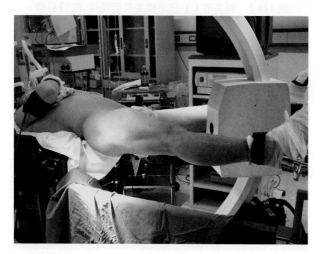

图144-5 髋关节镜手术采用仰卧位,在牵引床上手术,患肢轻度屈髋,中立位内旋,施加牵引

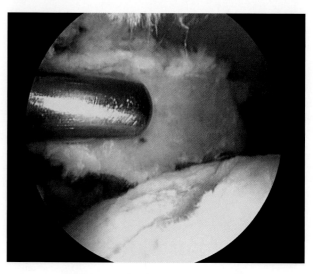

图144-8 清理软组织,取出游离骨

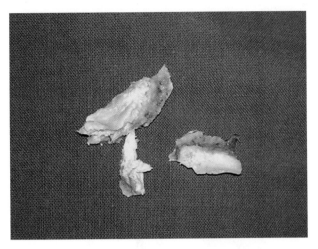

图144-9 完整取出游离骨块共3块

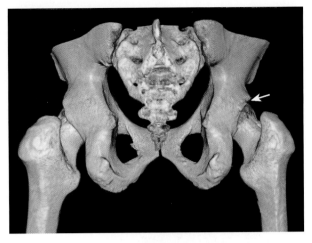

图144-11 三维CT显示右侧髋臼后壁有轻度缺损

（王雪松）

【术后治疗及并发症】

手术后伤口愈合好，未发生感染。术后2周开始屈髋功能锻炼，部分负重。在术后拍片复查游离体被完全清除（图144-10、图144-11）。关节活动良好，未发生再次脱位等并发症。

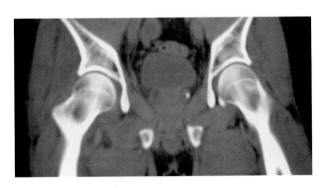

图144-10 术后CT显示游离骨块被完全清除干净

【推荐读物】

1. McCarthy JC, Busconi B. The role of hip arthroscopy in the diagnosis and treatment of hip disease. Orthopedics, 1995, 18: 753-756

2. Hawkins RB. Arthroscopy of the hip. Clin Orthop, 1989, 249: 44-47

3. Clarke MT, Arora A, Villar RN. Hip arthroscopy: complications in 1054 cases. Clin Orthop, 2003, 406: 84-88

4. Sekiya JK, Wojtys EM, Loder RT, et al. Hip arthroscopy using a limited anterior exposure: An alternative approach for arthroscopic access. Arthroscopy, 2000, 16: 16-20

5. Byrd JW, Pappas JN, Pedley MJ. Hip arthroscopy: An anatomic study of portal placement and relationship to the extra-articular structures. Arthroscopy, 1995, 11: 418-423

6. Byrd JW, Jones KS. Prospective analysis of hip arthroscopy with 2-year follow-up. Arthroscopy, 2000, 16: 578-587

病例145 股骨髋臼撞击症

【病例简介】

患者，男，26岁。主因左髋关节扭伤后疼痛，活动受限8个月门诊入院。

患者8个月前跑步过程中扭伤左髋关节，伤后感腹股沟区疼痛，深蹲受限。经过休息、服用止痛药后症状减轻，但仍感腹股沟区隐痛。患者深蹲时疼痛加剧，下蹲或久坐后站起时疼痛严重，步行超过200m疼痛加重。曾多次就诊，多诊断为"髋关节滑膜炎"或"髋关节骨性关节炎"，甚至"股骨头坏死"。保守治疗无效。

既往病史无。否认高血压、冠心病、精神疾患、脑血管疾病等慢性病史。否认肝炎、结核等传染病史。

专科查体：左髋关节腹股沟区压痛明显。屈曲受限，仅达90°。内旋受限较对侧差20°。无明显叩击痛。髋关节前方撞击试验阳性（图145-1）；髋关节后方撞击试验阴性（图145-2）；Thomas征阴性；"4"字征阳性（图145-3）。

放射学检查：X线片：骨盆正位片可见左侧髋臼外缘增生，髋臼前壁轮廓线超出了髋臼后壁轮廓线的外缘形成"8"字征。股骨头颈接合部外侧可见增生（图145-4）。MRI：髋臼外缘增生，髋臼盂唇信号不均匀，边缘有不规则高信号。股骨头颈接合部增生，关节积液（图145-5）。三维CT：髋臼前外缘与股骨头颈接合部增生（图145-6）。

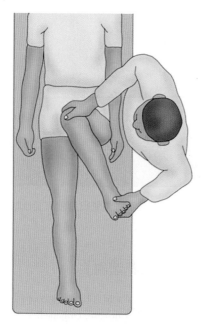

图 145-1　前方撞击试验
屈髋、内收、内旋引发疼痛或活动受限为阳性

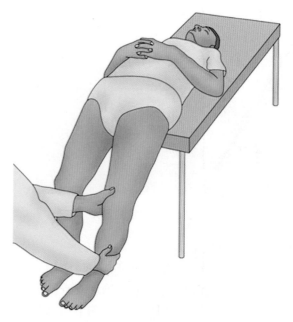

图 145-2　后方撞击试验
伸髋、外展、外旋如引起髋关节后方疼痛为阳性,该患者为阴性

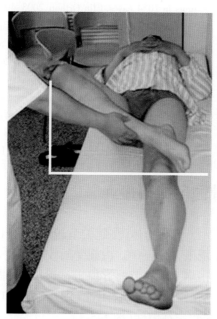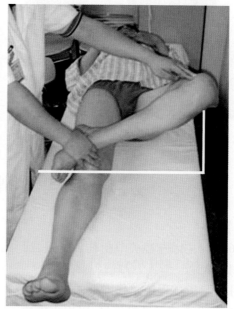

图 145-3　"4"字试验
对于股骨髋臼撞击症患者不是特异性检查,但很多患者"4"字试验阳性,患侧(右图)股骨外髁与床面距离明显大于健侧(左图)

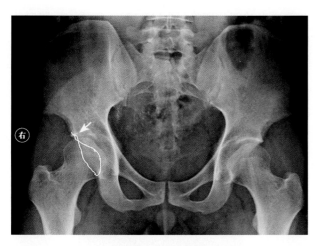

图 145-4 "8"字征

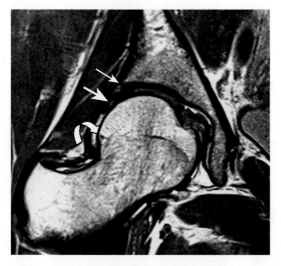

图 145-5 髋臼外缘增生(细箭头),髋臼盂唇损伤(粗箭头),股骨头颈接合部增生,关节积液(弯箭头)

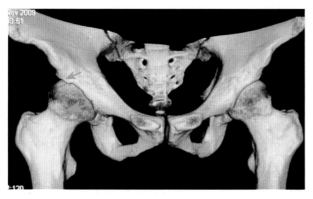

图 145-6 股骨头颈接合部增生(粗箭头),髋臼前缘增生(细箭头)

辅助检查:血常规、生化、类风湿因子、血沉、抗链"O"、HLA-B27 均在正常范围内。

诊断:①股骨髋臼撞击症(左);②髋臼盂唇损伤(左)。

【术前计划与手术技巧】

患者主要表现为髋关节腹股沟区的疼痛,屈髋内旋受限。由于长期保守治疗无效,故计划行髋关节镜探查,对髋臼和股骨头颈接合部增生进行磨削成形,解除撞击,并对髋臼盂唇损伤进行处理。

术中探查可见髋臼前外缘显著增生,髋臼盂唇存在严重的磨损退变(图 145-7)。股骨头颈接合部增生突起(图 145-8)。用打磨刨削刀头对髋臼增生进行磨削。由于盂唇损伤严重无法修复,则连同损伤的盂唇一并进行清除(图 145-9)。对股骨头颈接合部增生进行磨削(图 145-10)。术中动态活动髋关节可见撞击解除(图 145-11)。

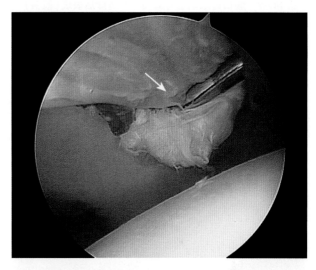

图 145-7 髋臼前缘增生,边缘盂唇磨损(箭头)

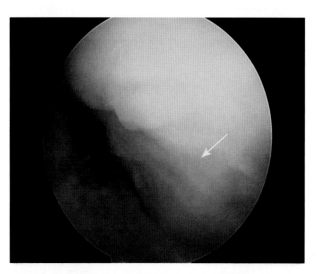

图 145-8 股骨头颈接合部突起、增生

术后影像学检查:X 线片:骨盆正位片可见左侧髋臼外缘增生被切除,"8"字征消失。股骨头颈接

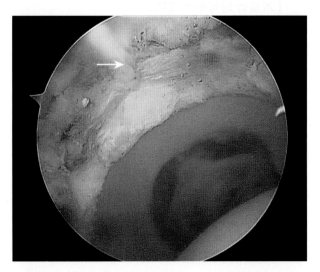

图 145-9 髋臼边缘增生与磨损一并清除后表现（箭头）

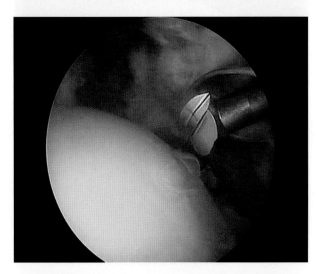

图 145-10 对股骨头颈接合部增生、突起进行磨削

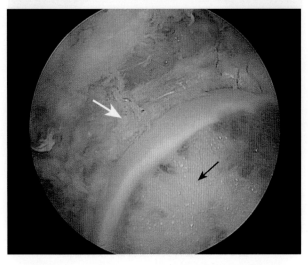

图 145-11 活动髋关节观察撞击解除情况，髋臼打磨后情况（粗箭头）；股骨头打磨后情况（细箭头）

合部增生被部分切除（图 145-12）。三维 CT：髋臼前外缘与股骨头颈接合部增生被磨削去除（图 145-13）。

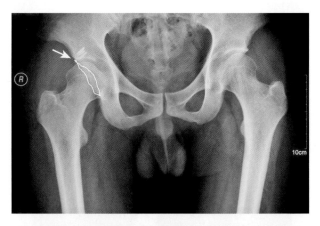

图 145-12 术后骨盆正位 X 线片："8"字征消失，股骨头颈接合部增生切除（箭头）

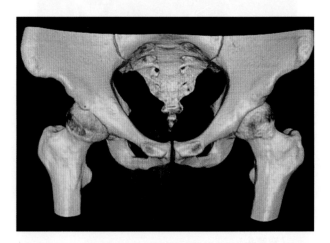

图 145-13 髋臼前方增生骨赘切除，股骨头颈接合部骨赘切除

【讨论与思考】

　　股骨髋臼撞击症的概念是由 Ganz 提出的，实际上他在 20 世纪 90 年代就观察到这类疾患并且发表了相关的文章。但正式将这类疾患命名为股骨髋臼撞击症并发表文章是在 2003 年。这一概念还没有为国内的骨科医生广泛接受，因此患者难以得到及时的确诊和治疗。实际上，这类疾患是由于髋臼或股骨头颈接合部局部或广泛异常增生所造成的一系列病理改变。髋臼侧的增生被称为钳形撞击（pincer impingement），股骨头颈接合部增生被称为凸轮撞击（cam impingement）。临床的病理多为混合型损伤。由于异常的增生相互撞击，可能会造成介于两者之间的髋臼盂唇的损伤，严重者可见软骨损伤，甚至出现囊肿样改变。随着关节镜技术的进展，这些增生

都可以在镜下进行切除,并且可以同时对髋臼盂唇和髋关节的软骨损伤进行相应的处理。因此对于这类疾患,关节镜技术是一项有效而微创的治疗措施,应当成为首选。

（王雪松）

【推荐读物】

1. McCarthy JC, Busconi B. The role of hip arthroscopy in the diagnosis and treatment of hip disease. Orthopedics, 1995, 18: 753-756

2. Hawkins RB. Arthroscopy of the hip. Clin Orthop, 1989, 249: 44-47

3. Clarke MT, Arora A, Villar RN. Hip arthroscopy : complications in 1054 cases. Clin Orthop, 2003, 406: 84-88

4. Sekiya JK, Wojtys EM, Loder RT, et al. Hip arthroscopy using a limited anterior exposure : An alternative approach for arthroscopic access. Arthroscopy, 2000, 16: 16-20

5. Byrd JW, Pappas JN, Pedley MJ. Hip arthroscopy : An anatomic study of portal placement and relationship to the extra-articular structures. Arthroscopy, 1995, 11: 418-423

6. Byrd JW, Jones KS. Prospective analysis of hip arthroscopy with 2-year follow-up. Arthroscopy, 2000, 16: 578-587